癌診療指針のための
病理診断プラクティス
骨・軟部腫瘍

大阪大学名誉教授
総編集 青笹克之
九州大学形態機能病理学
専門編集 小田義直

中山書店

# 刊行にあたって

　腫瘍および類縁疾患の診断において，病理診断はつねに中心的な位置を占める．近年の病理診断技法の進歩と専門的な知識の集積はめざましい．一方，画像医学の進歩は病態の精緻な把握を可能としてきた．加えて分子レベルでの腫瘍の特性解析は個々の患者への適切な治療法の選択へと道を拓きつつある．このような状況において，腫瘍医療に携わる臨床医の最低限知るべき病理診断に関する知識と病理医が知るべき最先端治療の情報は飛躍的に増加してきている．

　昨今，腫瘍の病理形態，画像所見，分子レベルでの異常などを総合した治療方針の決定が強く求められており，もちろん現場サイドにおいても診断から治療への有機的な連携への期待が高まっている．このため病理医，臨床医ともに診断・治療の流れのなかでの両者の役割を相互に理解することが必要となる．いいかえれば，診断と治療の最新の進歩と限界を臨床医と病理医の双方が熟知していることが求められているのである．

　今般の企画は，癌の診断・治療の第一線にある病理医・臨床医にむけて腫瘍の病理診断の実際的かつスタンダードな知識を提供することを目的としている．このため，本シリーズでは各臓器ごとに「病理診断の流れとポイント」を概説した後に，診断に際して必要とされる「基本的知識」を簡明かつ総説的に示した．個々の疾患の診断についてのセッションでは写真とシェーマを豊富に用いて治療方針の決定に役立つ「診断のポイント」と「鑑別診断のフローチャート」を示した．また，日常業務の現場での使いやすさを考え，説明の文章は箇条書きとして簡明にした．編集は各臓器癌の病理診断の第一線で活躍している病理医にお願いし，執筆は病理医と腫瘍臨床の現場で実績のある外科，内科，放射線科医に加わって頂き，腫瘍の病理診断から治療までの一連の流れが理解できるように努めた．

　本書が腫瘍医療に携わる臨床医と病理医を中心とした関係者に広く活用されることを期待している．

2010 年 11 月
大阪大学大学院医学系研究科
病態病理学教室教授
**青笹克之**

## ■■ 序 ■■

　骨・軟部腫瘍はきわめて種類が多く，経験豊富な病理医でさえ確定診断に難渋することがしばしばである．また，軟部腫瘍では歴史的に疾患概念が変遷し組織型の名称そのものが変更されることも多い．さらに近年の病理診断技術の発達を反映して，一部の骨・軟部腫瘍では確定診断に際し，融合遺伝子の検出に代表されるような分子生物学的解析が必須となっているものもある．本書では2013年春に改訂されたWHO分類になるべく従った疾患概念に基づいて解説しており，最新の免疫組織化学染色や分子遺伝学的解析法を組み合わせた病理診断についても解説している．骨腫瘍の病理診断には単純レントゲン写真に代表される画像情報がきわめて重要であることを考慮し，原則として典型的な画像を組織像と一緒に掲載した．最終章の"症例の実際"では頻度は少ないが様々な腫瘍の鑑別に上がる重要な疾患概念をとりあげた．

　本シリーズの特徴として「癌診療指針」として役立つことを目指したため曖昧な記述はなくし箇条書きを基本とし，さらに鑑別診断を理解しやすいようフローチャートを用いている．そのため通常の成書ではかなりのボリュームになる骨・軟部腫瘍の病理診断がコンパクトにまとまっている．複雑なため一般的に敬遠されがちな骨・軟部腫瘍の病理診断を，初学者にとっても理解しやすいよう，記述をなるべく簡潔にするなど工夫がなされている．互いに異なる腫瘍の解説の鑑別診断として同一の腫瘍が繰り返し登場することもあり，自ずと重要な鑑別診断が理解できるようになっている．

　本書もシリーズ全体を企画した総編集の青笹克之先生の信念を持った査読と中山書店の皆様の熱意によって上梓することができた．企画に携わった皆様と査読による要望に快く従って煩雑な修正・追加に応じていただきました執筆者の皆様に深謝いたします．
本書を一般病理医はもとより，骨・軟部腫瘍の診断・治療を行う病理以外の臨床医の先生方にも座右の銘としていただければ専門編集者として幸いである．

2013年10月

九州大学大学院医学研究院
形態機能病理学分野　教授
**小田義直**

# 癌診療指針のための
# 病理診断プラクティス
## 骨・軟部腫瘍
## Contents

### 1章 病理診断の流れとポイント

軟部腫瘍・骨腫瘍の病理診断 　　　　　　　　　　　　　　　　小田義直　2

### 2章 診断のための基本知識

骨腫瘍の画像診断 　　　　　　　　　　　　　　福田健志，川上　剛，福田国彦　18
軟部腫瘍の画像診断 　　　　　　　　　　　　　　　　　　　　　青木隆敏　30
骨腫瘍の病理診断と治療 　　　　　　　　　　　　　　　　松延知哉，岩本幸英　40
軟部腫瘍の病理診断と治療 　　　　　　　　　　　　　　　浅野尚史，川井　章　52
骨軟部腫瘍の組織学的悪性度と grading 　　　　　　　　　荻野次郎，長谷川　匡　64

### 3章 骨腫瘍の概要と鑑別診断

良性骨形成性腫瘍 ― 類骨骨腫，骨芽細胞腫 　　　　　　　福島万奈，野島孝之　72
■ 悪性の骨形成性腫瘍
　髄内骨肉腫 　　　　　　　　　　　　　　　　　　　井浦国生，小田義直　78
　表在性骨肉腫 　　　　　　　　　　　　　　　笹井大督，下地　尚，蛭田啓之　91
良性軟骨形成腫瘍 　　　　　　　　　　　　　　　　　　　　　小西英一　103
軟骨肉腫 　　　　　　　　　　　　　　　　　　　　　　　　　野島孝之　121
骨未分化高悪性多形肉腫 　　　　　　　　　　　　　　　　　　山口岳彦　133
Ewing 肉腫 　　　　　　　　　　　　　　　　　　　　　　　　元井　亨　143
骨原発の非ホジキンリンパ腫と多発性・単発性骨髄腫 　　渡邊麗子，伊藤以知郎　156
脊索腫 　　　　　　　　　　　　　　　　　　菊地文史，中村卓郎，平野和彦　165
骨巨細胞腫 　　　　　　　　　　　　　　　　　　　　　二階堂　孝，福田国彦　171
その他の巨細胞性腫瘍類似病変 　　　　　　　　高木正之，藤野　節，中島久弥　178
線維性骨異形成，骨線維性異形成 　　　　　　　　　　　　石井武彰，小田義直　184

### 4章 軟部腫瘍の概要と鑑別診断

脂肪肉腫 　　　　　　　　　　　　　　　　　　　　　　　　　吉田朗彦　192
結節性筋膜炎と fasciitis-like lesion 　　　　　　　　　　　　　久岡正典　204

※参考文献は巻末にまとめました．

| | | |
|---|---|---|
| デスモイド型線維腫症 | 齋藤　剛 | 221 |
| 隆起性皮膚線維肉腫 | 杉田真太朗，長谷川　匡 | 229 |
| 孤立性線維性腫瘍 | 杉田真太朗，長谷川　匡 | 237 |
| 粘液線維肉腫 | 山元英崇 | 245 |
| 腱鞘巨細胞腫，びまん型巨細胞腫 | 内橋和芳 | 253 |
| 平滑筋肉腫 | 久岡正典 | 260 |
| 横紋筋肉腫 | 孝橋賢一，小田義直 | 268 |
| 血管内皮腫，血管肉腫 | 福永真治，遠藤泰彦，密田亜希 | 280 |
| 悪性末梢神経鞘腫瘍 | 廣瀬隆則 | 296 |
| 滑膜肉腫 | 園部　宏，鬼頭勇輔，竹内　保 | 307 |
| 類上皮肉腫 | 松山篤二，久岡正典 | 316 |
| 胞巣状軟部肉腫 | 関　邦彦 | 322 |
| 明細胞肉腫 | 三橋智子 | 329 |
| 骨外性粘液型軟骨肉腫 | 松山篤二，久岡正典 | 335 |
| 未分化多形肉腫／悪性線維性組織球腫 | 小田義直 | 342 |

## 5章　病理検体の取り扱い

　　　　　　　　　　　　　　　　　　　　　　　蛭田啓之，德山　宣，松本誠一　356

## 6章　症例の実際

| | | |
|---|---|---|
| 症例1　良性脊索細胞腫 | 山口岳彦 | 366 |
| 症例2　骨類上皮血管肉腫 | 髙橋祐介，小田義直 | 370 |
| 症例3　軟部 Pecoma | 山田裕一，山元英崇，小田義直 | 374 |
| 症例4　炎症性筋線維芽細胞性腫瘍 | 山元英崇 | 378 |
| 症例5　低悪性線維粘液肉腫（Evans tumor） | 松山篤二，久岡正典 | 382 |
| 症例6　軟部悪性ラブドイド腫瘍 | 孝橋賢一，小田義直 | 386 |
| 症例7　phosphaturic mesenchymal tumor | 三橋智子 | 390 |

参考文献 …………………… 395
索引 ……………………… 408

## 執筆者一覧
(執筆順)

| | | |
|---|---|---|
| 小田　義直 | 九州大学大学院医学研究院形態機能病理学 |
| 福田　健志 | 東京慈恵会医科大学放射線医学講座 |
| 川上　　剛 | 東京慈恵会医科大学放射線医学講座 |
| 福田　国彦 | 東京慈恵会医科大学放射線医学講座 |
| 青木　隆敏 | 産業医科大学放射線科学教室 |
| 松延　知哉 | 九州大学大学院医学研究院整形外科学教室 |
| 岩本　幸英 | 九州大学大学院医学研究院整形外科学教室 |
| 浅野　尚史 | 国立がん研究センター中央病院骨軟部腫瘍科・リハビリテーション科 |
| 川井　　章 | 国立がん研究センター中央病院骨軟部腫瘍科・リハビリテーション科 |
| 荻野　次郎 | 札幌医科大学医学部病理診断学 |
| 長谷川　匡 | 札幌医科大学医学部病理診断学 |
| 福島　万奈 | 金沢医科大学臨床病理学 |
| 野島　孝之 | 金沢医科大学臨床病理学 |
| 井浦　国生 | 九州大学大学院医学研究院形態機能病理学 |
| 笹井　大督 | 東邦大学医療センター佐倉病院病院病理部 |
| 下地　　尚 | がん研究会有明病院整形外科 |
| 蛭田　啓之 | 東邦大学医療センター佐倉病院病院病理部 |
| 小西　英一 | 京都府立医科大学病理学教室人体病理学部門 |
| 山口　岳彦 | 自治医科大学人体病理学 |
| 元井　　亨 | がん・感染症センター都立駒込病院病理科 |
| 渡邊　麗子 | 静岡県立静岡がんセンター病理診断科 |
| 伊藤以知郎 | 静岡県立静岡がんセンター病理診断科 |
| 菊地　文史 | 日立総合病院病理科 |
| 中村　卓郎 | がん研究会がん研究所発がん研究部 |
| 平野　和彦 | 杏林大学医学部病理学教室 |
| 二階堂　孝 | 立正佼成会附属佼成病院病理科 |
| 高木　正之 | 聖マリアンナ医科大学病理学教室 |
| 藤野　　節 | 聖マリアンナ医科大学病理学教室 |
| 中島　久弥 | 聖マリアンナ医科大学整形外科学教室 |
| 石井　武彰 | 九州大学大学院医学研究院形態機能病理学 |
| 吉田　朗彦 | 国立がん研究センター中央病院病理科 |
| 久岡　正典 | 産業医科大学第1病理学教室 |
| 齋藤　　剛 | 順天堂大学大学院医学研究科人体病理病態学 |
| 杉田真太朗 | 札幌医科大学医学部病理診断学 |
| 山元　英崇 | 九州大学大学院医学研究院形態機能病理学 |
| 内橋　和芳 | 佐賀大学医学部病因病態科学講座臨床病態病理学 |
| 孝橋　賢一 | 九州大学大学院医学研究院形態機能病理学 |
| 福永　真治 | 東京慈恵会医科大学附属第三病院病院病理部 |
| 遠藤　泰彦 | 東京慈恵会医科大学附属第三病院病院病理部 |
| 密田　亜希 | 東邦大学医療センター大森病院病理部 |
| 廣瀬　隆則 | 神戸大学大学院医学研究科・医学部地域連携病理学 |
| 園部　　宏 | 中国中央病院臨床検査科 |
| 鬼頭　勇輔 | 岐阜大学医学部免疫学教室 |
| 竹内　　保 | 岐阜大学医学部免疫学教室 |
| 松山　篤二 | 産業医科大学第1病理学教室 |
| 関　　邦彦 | JR東京総合病院臨床検査科 |
| 三橋　智子 | 北海道大学病院病理部 |
| 徳山　　宣 | 東邦大学医療センター佐倉病院病院病理部 |
| 松本　誠一 | がん研究会有明病院整形外科 |
| 髙橋　祐介 | 九州大学大学院医学研究院形態機能病理学 |
| 山田　裕一 | 九州大学大学院医学研究院形態機能病理学 |

# 1章 病理診断の流れとポイント

# 軟部腫瘍・骨腫瘍の病理診断

　軟部腫瘍は臨床的に特徴がないものが多いうえにその種類がきわめて多く，病理診断に難渋することが多い．さらに同一腫瘍内で多彩な像を呈するものがあることや良悪性境界性病変が多いことも診断困難の一因となっている．各組織型は細胞分化に基づいた分類がなされるため，HE 標本での病理組織像の詳細な観察はもちろんのこと，免疫組織化学染色による細胞分化の同定やキメラ遺伝子の検出といった補助診断が必要となることが多い 図1．

　これに対して骨腫瘍では年齢，発生部位および単純 X 線像によって，ある程度種類を絞り込むことができるため，診断に際して HE 標本での形態観察がかなりの重みをもち，免疫組織化学染色やキメラ遺伝子検出の必要性は軟部腫瘍ほど高くない 図1．

## 軟部腫瘍の臨床所見

　表1 に分類と主な組織型を示す．

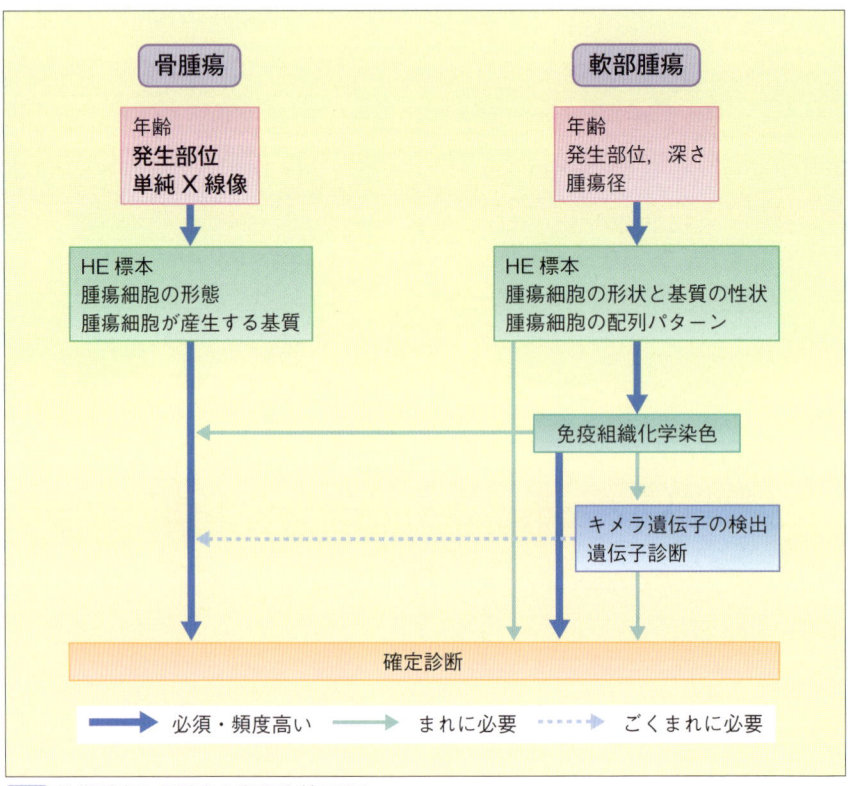

図1　軟部腫瘍と骨腫瘍の病理診断の流れ

**表1 軟部腫瘍の分類** (*本書で取り扱われている腫瘍)

## 1. 脂肪性腫瘍 adipocytic tumors

| | |
|---|---|
| 良性 benign | 脂肪腫 lipoma |
| | 脂肪芽腫／脂肪芽腫症 lipoblastoma/lipoblastomatosis |
| | 血管脂肪腫 angiolipoma |
| | 紡錘形細胞／多形脂肪腫 spindle cell/pleomorphic lipoma |
| 良悪性中間(局所破壊性増殖) intermediate (locally aggressive) | 異型脂肪腫様腫瘍／高分化型脂肪肉腫 atypical lipomatous tumour/well differentiated liposarcoma* |
| 悪性 malignant | 脱分化型脂肪肉腫 dedifferentiated liposarcoma* |
| | 粘液／円形細胞型脂肪肉腫 myxoid/round cell liposarcoma* |
| | 多形型脂肪肉腫 pleomorphic liposarcoma* |

## 2. 線維性／筋線維性腫瘍 fibroblastic/myofibroblastic tumors

| | |
|---|---|
| 良性 benign | 結節性筋膜炎 nodular fasciitis* |
| | 化骨性筋炎 myositis ossificans |
| 良悪性中間(局所破壊性増殖) intermediate (locally aggressive) | 表在性線維腫症（手掌／足底）superficial fibromatosis (palmar/planter) |
| | デスモイド型線維腫症 desmoid-type fibromatosis* |
| 良悪性中間(まれに遠隔転移) intermediate (rarely metastasizing) | 隆起性皮膚線維肉腫 dermatofibrosarcoma protuberans* |
| | 孤立性線維性腫瘍 solitary fibrous tumor* |
| | 炎症性筋線維芽細胞性腫瘍 inflammatory myofibroblastic tumor* |
| | 低悪性筋線維芽細胞肉腫 low grade myofibroblastic sarcoma |
| | 粘液炎症性線維芽細胞肉腫 myxoinflammatory fibroblastic sarcoma |
| | 乳児型線維肉腫 infantile fibrosarcoma* |
| 悪性 malignant | 成人型線維肉腫 adult fibrosarcoma |
| | 粘液線維肉腫 myxofibrosarcoma* |
| | 低悪性線維粘液性肉腫 low-grade fibromyxoid sarcoma* |
| | 硬化性類上皮線維肉腫 sclerosing epithelioid fibrosarcoma |

## 3. いわゆる線維組織球性腫瘍 so-called fibrohistiocytic tumors

| | |
|---|---|
| 良性 benign | 腱鞘巨細胞腫 giant cell tumor of tendon sheath* |
| | びまん型巨細胞腫／色素性絨毛結節性滑膜炎 diffuse-type giant cell tumor/ pigmented villonodular synovitis* |

## 4. 平滑筋性腫瘍 smooth muscle tumors

| | |
|---|---|
| 悪性 malignant | 平滑筋肉腫 leiomyosarcoma* |

## 5. 血管周皮細胞性腫瘍 pericytic (perivascular) tumors

| | |
|---|---|
| 良性 benign | グロームス腫瘍 glomus tumor* |
| | 筋周皮腫 myopericytoma |
| | 血管平滑筋腫 angioleiomyoma |

## 6. 横紋筋性腫瘍 skeletal muscle tumors

| | |
|---|---|
| 良性 benign | 横紋筋腫 rhabdomyoma |
| 悪性 malignant | 胎児型横紋筋肉腫 embryonal rhabdomyosarcoma* |

表1 つづき

| | | |
|---|---|---|
| 悪性 malignant | 胞巣型横紋筋肉腫 alveolar rhabdomyosarcoma* | |
| | 多形型横紋筋肉腫 pleomorphic rhabdomyosarcoma* | |
| | 紡錘形細胞／硬化型横紋筋肉腫 spindle cell/sclerosing rhabdomyosarcoma* | |

### 7. 血管性腫瘍 vascular tumors

| | |
|---|---|
| 良性 benign | 血管腫 hemangioma |
| | 類上皮血管腫 epithelioid hemangioma |
| 良悪性中間（局所破壊性増殖）<br>intermediate<br>（locally aggressive） | カポジ肉腫様血管内皮腫 Kaposiform hemangioendothelioma |
| 良悪性中間（まれに遠隔転移）<br>intermediate<br>（rarely metastasizing） | カポジ肉腫 Kaposi sarcoma |
| 悪性 malignant | 類上皮血管内皮腫 epithelioid hamangioendothelioma* |
| | 軟部血管肉腫 angiosarcoma of soft tissue* |

### 8. 軟骨および骨形成性腫瘍 chondro-osseous tumors

| | |
|---|---|
| 良性 benign | 軟部軟骨腫 soft tissue chondroma |
| 悪性 malignant | 骨外性間葉性軟骨肉腫 extraskeletal mesenchymal chondrosarcoma* |
| | 骨外性骨肉腫 extraskeletal osteosarcoma* |

### 9. 神経原性腫瘍 neurogenic tumors

| | |
|---|---|
| 良性 benign | 神経鞘腫 schwannoma* |
| | 神経線維腫 neurofibroma* |
| | 神経周膜腫 perineurioma |
| | 顆粒細胞腫 granular cell tumor* |
| 悪性 malignant | 悪性末梢神経鞘腫瘍 malignant peripheral nerve sheath tumor* |

### 10. 分化不明の腫瘍 tumors of uncertain differentiation

| | |
|---|---|
| 良性 benign | 筋肉内粘液腫（富細胞型を含む）intramuscular myxoma (cellular variant)* |
| | 深部血管粘液腫 deep (aggressive) angiomyxoma |
| 良悪性中間（まれに遠隔転移）<br>intermediate<br>（rarely metastasizing） | 異型線維黄色腫 atypical fibroxanthoma |
| | 類血管腫線維組織球腫 angiomatoid fibrous histiocytoma |
| | 骨化性線維粘液性腫瘍 ossifying fibromyxoid tumor |
| | 混合腫瘍／筋上皮腫瘍／筋上皮癌<br>mixed tumor/myoepithelioma/myoepithlial carcinoma |
| | phosphaturic mesenchymal tumor, benign and malignant* |
| 悪性 malignant | 滑膜肉腫 synovial sarcoma* |
| | 類上皮肉腫 epithelioid sarcoma* |
| | 胞巣状軟部肉腫 alveolar soft part sarcoma* |
| | 明細胞肉腫 clear cell sarcoma of soft tissue* |
| | 骨外性粘液型軟骨肉腫 extraskeletal myxoid chondrosarcoma* |
| | 骨外性ユーイング肉腫／未熟神経外胚葉性腫瘍<br>extraskeletal Ewing sarcoma/primitive neuroectodermal tumor (PNET)* |
| | 線維形成性小円形細胞腫瘍 desmoplastic small round cell tumor |

表1 つづき

| | |
|---|---|
| 悪性 malignant | 腎外性ラブドイド腫瘍 extrarenal rhabdoid tumor* |
| | 血管周囲類上皮細胞腫瘍 neoplasms with perivascular epithelioid cell differentiation（PEComa）* |
| 11. 未分化/分類不能肉腫 undifferentiated/unclassified sarcoma | |
| 悪性 malignant | 未分化紡錘形細胞肉腫 undifferentiated spindle cell sarcoma |
| | 未分化多形肉腫 undifferentiated pleomorphic sarcoma（以前のMFH）* |
| | 未分化円形細胞肉腫 undifferentiated round cell sarcoma |
| | 未分化上皮様肉腫 undifferentiated epithelioid sarcoma |

〔Fletcher CDM, et al. eds. WHO Classification of Tumours of Soft Tissue and Bone. Lyon：IARC Press；2013より抜粋．WHO分類では胃腸管間質腫瘍（gastrointestinal stromal tumor：GIST）が含まれるが本書では割愛した〕

## 頻度

- 良性腫瘍では脂肪腫の頻度が最も高く，30％近くを占める．次に腱鞘巨細胞腫や良性線維性組織球腫などの線維組織球性腫瘍や結節性筋膜炎などの線維芽細胞性/筋線維芽細胞性腫瘍，血管腫などの血管性腫瘍，神経鞘腫などの末梢神経腫瘍の順に多く認められる．
- 悪性腫瘍では未分化多形肉腫（悪性線維性組織球腫），脂肪肉腫，平滑筋肉腫，粘液線維肉腫，滑膜肉腫および悪性末梢神経鞘腫瘍の6種類で全体の3/4を占め，他は比較的まれな亜型である．

## 症状

- 無痛性の腫瘤形成で気づかれることが多い．
- 悪性腫瘍では腫瘤は急速に増大し，良性腫瘍では緩徐に増大することが多い．例外的に良性腫瘍の結節性筋膜炎や骨化性筋炎では比較的短期間に増大する．
- 神経鞘腫，神経線維腫，悪性末梢神経鞘腫瘍などの神経に発生する腫瘍では神経支配領域に一致した痛みやしびれを伴う．滑膜肉腫でもしばしば痛みを伴う．

## 部位

- 四肢に発生することが多く，体幹部軟部組織や後腹膜にも発生する．後腹膜に発生する腫瘍は腫瘍径が大きくなってから発見されることが多く，腫瘍の種類としては脱分化型脂肪肉腫や平滑筋肉腫のような悪性腫瘍が多い．横紋筋肉腫は四肢以外の頭頸部や泌尿生殖器に発生することが多い．
- 皮下および筋膜より表層の浅部軟部組織に発生し腫瘍径が5cm未満の腫瘍は，ほとんどが良性腫瘍である．一方で筋膜より深部の軟部組織に発生し腫瘍径が5cmを超える場合は悪性腫瘍の可能性が高い．例外的に皮下に発生する悪性腫瘍としては粘液線維肉腫が代表的であり，深部軟部組織に発生する良性腫瘍は筋肉内粘液腫，筋肉内血管腫や筋肉内脂肪腫などが挙げられる．
- 良性の紡錘形細胞/多形脂肪腫は皮下にしばしば5cmを超える大きな腫瘤を形成する．

### 年齢，性

- 悪性腫瘍の多くは中高年に発生するが，滑膜肉腫，類上皮肉腫，明細胞肉腫，骨外性Ewing肉腫/PNET，胞巣状軟部肉腫は若年成人に多く，胎児型横紋筋肉腫は小児に発生する．
- 性別ではやや男性優位に発生するものが多いが，胞巣状軟部肉腫は女性に多く発生する．

### 悪性度

- 軟部腫瘍の悪性度に関しては良性（benign），悪性（malignant）に加えて良悪性中間（intermediate）というカテゴリーがあり，このなかにはデスモイド型線維腫症や高分化型脂肪肉腫に代表される局所破壊性に再発を繰り返すものの遠隔をきたさないlocally aggressiveと呼ばれるものと，孤立性線維性腫瘍や炎症性筋線維芽細胞性腫瘍に代表される数％の症例で遠隔転移を認めるrarely metastasizingと呼ばれるものとがある．

## 骨腫瘍の臨床所見

表2に分類と主な組織型を示す．

**表2 骨腫瘍の分類**　　　　　　　　　　　　　　　　　　　　　　（*本書で取り扱われている腫瘍）

| 1. 軟骨性腫瘍 chondrogenic tumors | |
|---|---|
| 良性 | 骨軟骨腫 osteochondroma* |
| | 軟骨腫 chondroma<br>　　内軟骨腫 enchondroma*<br>　　骨膜軟骨腫 periosteal chondroma* |
| | 滑膜性軟骨腫症 synovial chondromatosis |
| 良悪性中間（局所破壊性増殖） | 軟骨粘液線維腫 chondromyxoid fibroma* |
| | 異型軟骨性腫瘍/軟骨肉腫<br>grade I atypical cartilaginous tumour/chondrosarcoma grade I* |
| 良悪性中間（まれに遠隔転移） | 軟骨芽細胞腫 chondroblastoma* |
| 悪性 | 軟骨肉腫 grade II, III chondrosarcoma grade II, III* |
| | 脱分化型軟骨肉腫 dedifferentiated chondrosarcoma* |
| | 間葉性軟骨肉腫 mesenchymal chondrosarcoma* |
| | 淡明細胞型軟骨肉腫 clear cell chondrosarcoma* |
| 2. 骨形成性腫瘍 osteogenic tumors | |
| 良性 | 類骨骨腫 osteoid osteoma* |
| 良悪性中間（局所破壊性増殖） | 骨芽細胞腫 osteoblastoma* |
| 悪性 | 骨内低悪性度骨肉腫 low grade central osteosarcoma* |

表2 つづき

| | | |
|---|---|---|
| 悪性 | 通常型骨肉腫 conventional osteosarcoma* | |
| | 　　骨芽細胞型 osteoblastic | |
| | 　　軟骨芽細胞型 chondroblastic | |
| | 　　線維芽細胞型 fibroblastic | |
| | 血管拡張型骨肉腫 telangiectatic osteosarcoma* | |
| | 小細胞型骨肉腫 small cell osteosarcoma | |
| | 二次性骨肉腫 secondary osteosarcoma* | |
| | 傍骨性骨肉腫 parosteal osteosarcoma* | |
| | 骨膜性骨肉腫 periosteal osteosarcoma* | |
| | 高悪性度表在性骨肉腫 high grade surface osteosarcoma* | |

**3. 線維性腫瘍 fibrogenic tumors**

| | |
|---|---|
| 悪性 | 線維肉腫 fibrosarcoma |

**4. 線維組織球性腫瘍 fibrohistiocytic tumors**

| | |
|---|---|
| 良性 | 良性線維性組織球腫／非骨化性線維腫<br>benign fibrous histiocytoma/non-ossifying fibroma |

**5. 造血器系腫瘍 hematopoietic tumors**

| | |
|---|---|
| 悪性 | 骨髄腫 plasma cell myeloma* |
| | 孤立性形質細胞腫 solitary plasmacytoma of bone |
| | 骨原発非ホジキンリンパ腫 primary non-Hodgkin lymphoma of bone* |

**6. 富破骨型巨細胞腫瘍 osteoclastic giant cell rich tumours**

| | |
|---|---|
| 良性 | 小骨巨細胞腫 giant cell tumour of small bones |
| 良悪性中間（局所破壊性増殖，まれに転移） | 骨巨細胞腫 giant cell tumour of bone* |
| 悪性 | 悪性巨細胞腫 malignancy in giant cell tumour* |

**7. 脊索性腫瘍 notochordal tumours**

| | |
|---|---|
| 良性 | 良性脊索細胞腫瘍 benign notchordal cell tumor* |
| 悪性 | 脊索腫 chordoma* |

**8. 血管性腫瘍 vascular tumours**

| | |
|---|---|
| 良性 | 血管腫 haemangioma |
| 良悪性中間（局所破壊性増殖，まれに転移） | 類上皮血管腫 epithelioid haemoangioma |
| 悪性 | 血管内皮腫 haemangioendothelioma |
| | 血管肉腫 angiosarcoma* |

**9. 腫瘍性の性質が不明な腫瘍 tumours of undefined neoplastic nature**

| | |
|---|---|
| 良性 | 単純性骨嚢 simple bone cyst |
| | 線維性骨異形成 fibrous dysplasia* |
| | 骨線維性異形成 osteofibrous dysplasia* |
| 良悪性中間（局所破壊性増殖） | 動脈瘤様骨嚢腫 aneurysmal bone cyst* |
| | ランゲルハンス細胞組織球症 Langerhans cell histiocytosis |

**10. その他の悪性腫瘍 miscellaneous tumours**

| | |
|---|---|
| 悪性 | ユーイング肉腫 Ewing sarcoma* |

| 表2 つづき | |
|---|---|
| 悪性 | アダマンチノーマ adamantinoma<br>高悪性未分化多形肉腫<br>undifferentiated high-grade pleomorphic sarcoma（MFH of bone）* |

(Fletcher CDM, et al. eds. WHO Classification of Tumours of Soft Tissue and Bone. Lyon：IARC Press；2013 より抜粋)

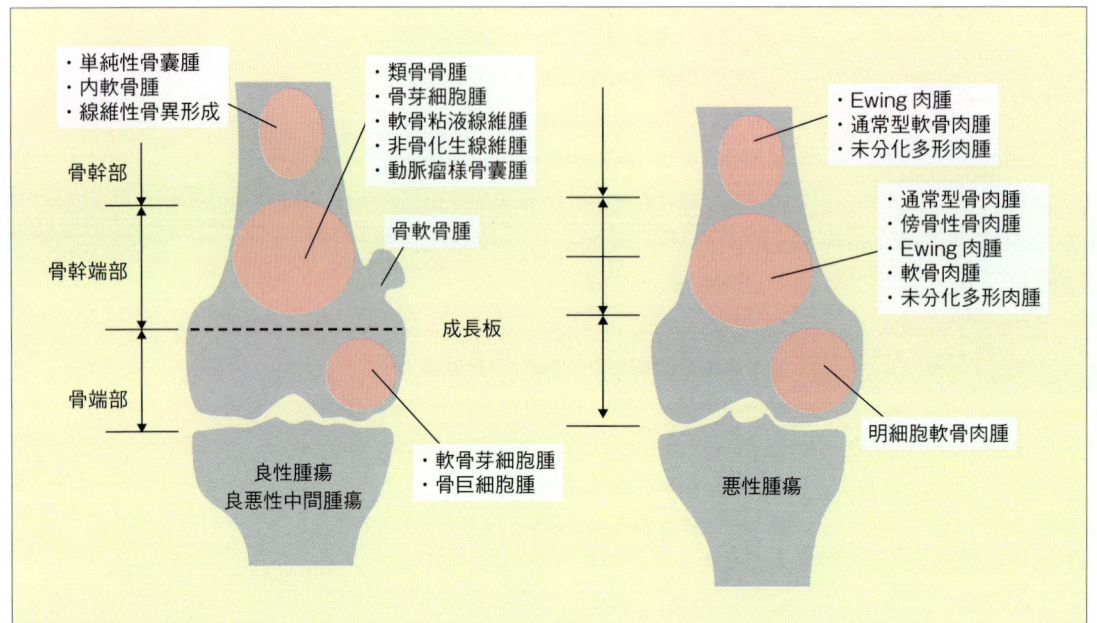

**図2 骨腫瘍の好発部位**
悪性腫瘍は骨幹端部や骨幹部に好発し，骨端部には少ない．

### 頻度

- 良性腫瘍は骨軟骨腫，内軟骨腫，骨巨細胞腫，類骨骨腫，脂肪腫，血管腫の順に多く認められ，特に軟骨性腫瘍の頻度が高い．
- 悪性腫瘍は骨髄腫と悪性リンパ腫を除けば骨肉腫，軟骨肉腫，Ewing 肉腫，脊索腫，未分化多形肉腫／悪性線維性組織球腫の順に多く認められる．

### 症状

- 良性腫瘍は無症状なことが多く，腫瘍が増大して病的骨折をきたすと痛みを伴う．類骨骨腫では夜間痛が特徴である．骨軟骨腫では無痛性の腫瘤として触知される．
- 悪性腫瘍では徐々に増大する痛みを伴うことが多く，進行すると腫瘤を形成し病的骨折をきたす．Ewing 肉腫では罹患部位の痛みに加えて発熱や赤沈の亢進など骨髄炎に似た症状を呈することがある．脊椎に発生する腫瘍では脊髄や神経根の圧迫により神経症状を呈する．

### 部位　図2

- 骨肉腫，軟骨肉腫，Ewing 肉腫などの悪性腫瘍は長管骨骨幹端部や骨幹部に多

く発生し，骨端部には骨巨細胞腫や軟骨芽細胞腫などの良悪性中間腫瘍が発生する．骨端部に発生する悪性腫瘍は淡明細胞型軟骨肉腫のみである．手足の小長管骨に悪性腫瘍が発生することはまれである．
- 脊椎では椎弓や棘突起などの後方要素には良悪性中間腫瘍では動脈瘤様骨嚢腫や骨芽細胞腫が，前方の椎体には骨巨細胞腫が発生する．
- 仙骨には脊索腫や軟骨肉腫といった悪性腫瘍が多く発生し，骨巨細胞腫の頻度も比較的高い．

## 年齢, 性

- 良性腫瘍は小児～10代が好発年齢であり，例外的に内軟骨腫は30～40代，血管腫は40代に多い．
- 良悪性中間腫瘍の軟骨芽細胞腫は10代が，骨巨細胞腫は20～30代が好発年齢である．
- 悪性腫瘍では骨肉腫，Ewing肉腫は小児および10代に多く，軟骨肉腫，脊索腫，未分化多形肉腫は中高年に多く発生する．

## 悪性度

- 以前は良性と悪性のカテゴリーしかなかったが，2013年WHO分類より軟部腫瘍同様に良悪性中間腫瘍の概念が導入されている．
- 従来良性腫瘍に分類されていた軟骨粘液線維腫，骨芽細胞腫，類腱線維腫，動脈瘤様骨嚢腫が良悪性中間（locally aggressive）に，軟骨芽細胞腫が良悪性中間（rarely metastasizing）に，骨巨細胞腫が良悪性中間（locally aggressive and rarely metastasizing）に分類された．
- また悪性腫瘍に分類されていたGrade 1の軟骨肉腫が良悪性中間（locally aggressive）のカテゴリーに移された．

### 免疫組織化学

骨軟部腫瘍の診断に有用な抗体を 表3 に示す．vimentinは間葉系組織全般と軟部腫瘍のほとんどに陽性となり組織型の同定には役立たない．癌腫との鑑別に有用なこともあるが，低分化の癌腫では陽性となることもあり注意を要する．CD99はかつてEwing肉腫/PNETに特異性が高いとされていたが，実際の特異性は低くリンパ芽球性リンパ腫，横紋筋肉腫，小細胞型骨肉腫および間葉性軟骨肉腫などの他の悪性小円形細胞腫瘍でも陽性となる．bcl-2は滑膜肉腫および孤立性線維性腫瘍で陽性率が高いが，アポトーシスのマーカーであるので他の腫瘍でもしばしば陽性となる．NSEは神経のマーカーとされているが，特異性は低くあまり有用でない．血管内皮のマーカーとしてCD31，CD34がよく用いられるが，最近ではERG，FLI1も血管肉腫をはじめとした血管性腫瘍に特異性が高いことが報告されている．

表3 骨軟部腫瘍の診断に有用な免疫染色の抗体と陽性像を示す腫瘍

| | |
|---|---|
| cytokeratin | 滑膜肉腫，類上皮肉腫，中皮腫，類上皮血管肉腫，悪性ラブドイド腫瘍，軟部混合腫瘍，脊索腫，アダマンチノーマ，癌腫 |
| epithelial membrane antigen（EMA） | 癌腫，滑膜肉腫，類上皮肉腫，未分化大細胞型リンパ腫，脊索腫，アダマンチノーマ |
| S-100蛋白 | 良悪性末梢神経腫瘍，良悪性軟骨性腫瘍，良悪性脂肪性腫瘍，顆粒細胞腫，明細胞肉腫，悪性黒色腫，脊索腫，ランゲルハンス細胞組織球症 |
| HMB45, Melan A | 明細胞肉腫，悪性黒色腫，PEComa |
| desmin | 平滑筋腫，平滑筋肉腫，横紋筋腫，横紋筋肉腫，線維形成性小円形細胞腫瘍 |
| muscle specific actin | 平滑筋腫，平滑筋肉腫，横紋筋腫，横紋筋肉腫 |
| smooth muscle actin | 平滑筋腫，グロームス腫瘍，平滑筋肉腫，筋線維芽細胞性腫瘍 |
| myogenin | 横紋筋肉腫 |
| CD31 | 血管腫，血管内皮腫，血管肉腫 |
| CD34 | 血管腫，血管内皮腫，血管肉腫，孤在性線維性腫瘍，隆起性皮膚線維肉腫，類上皮肉腫 |
| factor Ⅷ-related antigen | 血管腫，血管内皮腫，血管肉腫 |
| D2-40 | リンパ管腫，中皮腫 |
| CD45 | 非ホジキンリンパ腫全般 |
| κ-chain, λ-chain | 骨髄腫 |
| CD30 | 未分化大細胞型リンパ腫 |
| CD68 | 腱鞘巨細胞腫，びまん型巨細胞腫（色素性絨毛結節性滑膜炎） |
| MDM2, CDK4 | 分化型脂肪肉腫／異型脂肪腫様腫瘍，脱分化型脂肪肉腫，低悪性度骨肉腫 |
| ALK | 炎症性筋線維芽細胞性腫瘍 |
| SMARCB1/INI1 | 悪性ラブドイド腫瘍および類上皮肉腫で発現消失 |
| β-catenin | デスモイド腫瘍で核に発現 |

(Weiss SW, Goldblum JR, eds. Enzinger & Weiss's Soft Tissue Tumors. Fifth ed. Mosby Inc；2008. p129-174；小田義直．生検，免疫組織化学染色と遺伝子診断．大塚隆信ほか編．骨軟部腫瘍 臨床・画像・病理．東京：診断と治療社；2011．p.62-9 より抜粋)

## キメラ遺伝子

　骨軟部腫瘍に検出される代表的なキメラ遺伝子を 表4 に示す．キメラ遺伝子を有する腫瘍はそうでない腫瘍に比べ好発年齢が比較的若く，組織学的に腫瘍細胞の形態が均一で多形性を示さない．キメラ遺伝子の検出は組織像が類似した腫瘍同士の鑑別診断や臨床像が非定型的な腫瘍の確定診断のための補助手段としては有用である．横紋筋肉腫においては胎児型と胞巣型では治療方針が異なり，胞巣型においても転移例では *PAX3-FKHR* と *PAX7-FKHR* では予後が異なるためキメラ遺伝子の検出とその subtype の決定は治療上必須となりつつある 図3 ．悪性度が高く非常に予後不良である明細胞肉腫と良悪性中間腫瘍群でごくまれにしか転移をきたさない類血管腫線維組織球腫では，共通のキメラ遺伝子 *EWSR1-CREB1* が検出されるように異なる組織型で共通の融合遺伝子を有する場合があり，組織像の確認は必須である．また，遺伝子検査には偽陽性や偽陰性の危険性が伴うことも常に考

**表4** 代表的な骨軟部腫瘍における染色体転座およびキメラ遺伝子

| 組織型 | 染色体転座 | キメラ遺伝子 |
|---|---|---|
| 滑膜肉腫 | t(X;18)(p11.2;q11.2) | SS18-SSX1, SSX2 |
| ユーイング肉腫／primitive neuroectodermal tumor（PNET） | t(11;22)(q24;q12)<br>t(21;22)(q22;q12)<br>t(7;22)(p22;q12)<br>t(17;22)(q12;q12) | EWSR1-FLI1<br>EWSR1-ERG<br>EWSR1-ETV1<br>EWSR1-E1AF |
| 胞巣型横紋筋肉腫 | t(2;13)(q35;q14)<br>t(1;13)(q36;q14) | PAX3-FKHR<br>PAX7-FKHR |
| 粘液型／円形細胞型脂肪肉腫 | t(12;16)(q13;p11)<br>t(12;22)(q13;q12) | TLS/FUS-DDIT3<br>EWSR1-DDIT3 |
| 明細胞肉腫 | t(12;22)(q13;q12) | EWSR1-ATF1 |
| 骨外性粘液型軟骨肉腫 | t(9;22)(q22;q12)<br>t(9;17)(q22;q11) | EWSR1-NR4A3<br>RBP56-NR4A3 |
| desmoplastic small round cell tumor | t(11;22)(p13;q12) | EWSR1-WT1 |
| 隆起性皮膚線維肉腫<br>巨細胞性線維芽細胞腫 | t(17;22)(q22;q13) | COL1A1-PFGFB |
| 孤立性線維性腫瘍 | 12q13内の転座 | NAB2-STAT6 |
| 乳児型線維肉腫 | t(12;15)(p13;q25) | ETV6-NTRK3 |
| 胞巣状軟部肉腫 | t(X;17)(p21;q25) | ASPL-TFE3 |
| 炎症性筋線維芽細胞性腫瘍 | t(2;5)(p23;q35) | TPM3/4-ALK<br>CLTC-ALK |
| 低悪性度線維粘液肉腫／硬化性類上皮線維肉腫 | t(7;16)(q34;p11)<br>t(11;16)(p11;p11) | FUS-CREB3L2<br>FUS-CREB3L1 |
| ヘモジデリン線維脂肪性腫瘍／粘液炎症性線維芽細胞性肉腫 | t(1;10)(p22;q24) | MGEA5-TGFBR3 |
| 間葉性軟骨肉腫 | del(8)(q13.3;q21.1) | HEY1-NCOA2 |
| 類上皮血管内皮腫 | t(1;3)(p36.3;q25) | WWTR1-CAMTA1 |
| 軟部筋上皮腫 | t(1;22)(q23;q12) | EWSR1-PBX1 |
| 腱鞘巨細胞腫，びまん型巨細胞腫 | t(1;2)(p13;q37) | COL6A3-CSF1 |
| 結節性筋膜炎 | t(17;22)(p13;q13) | MYH9-USP6 |
| 動脈瘤様骨嚢腫 | t(16;17)(q22;p13) | CDH11-USP6 |

慮しておかねばならない．

## 遺伝子異常

　高分化／脱分化型脂肪肉腫，および低悪性度中心性骨肉腫や傍骨性骨肉腫などの低悪性度骨肉腫では$MDM2$および$CDK4$遺伝子増幅を認め，それぞれ良性脂肪性腫瘍および線維性骨異形成などの良性fibro-osseous lesionとの鑑別に有用である．これら遺伝子増幅は免疫組織化学染色でも検出可能であるが，FISH法のほうが特異性は高い．

　骨の線維性骨異形成では$GNAS$遺伝子変異（$R201H$, $R201C$, $Q227L$）を認

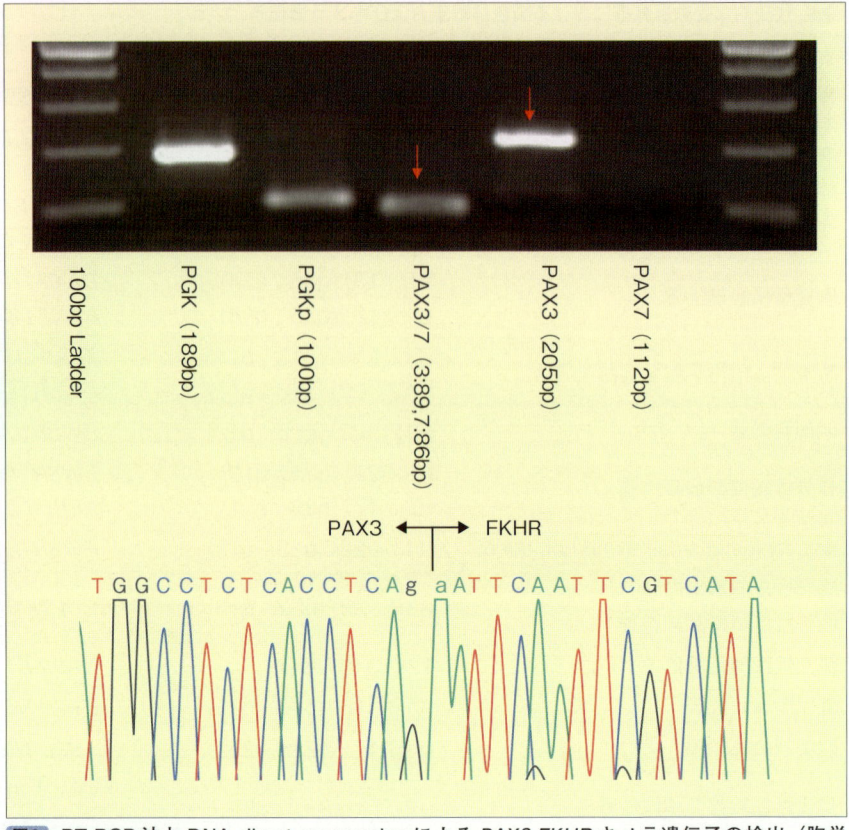

**図3** RT-PCR法とDNA direct sequencingによる*PAX3-FKHR*キメラ遺伝子の検出（胞巣型横紋筋肉腫）

め，低悪性度骨肉腫や他のfibro-osseous lesionとの鑑別に有用である．軟部悪性ラブドイド腫瘍および類上皮肉腫では*SMARCB1/INI1*遺伝子の欠失および変異を認め，免疫染色ではSMARCB1/INI1蛋白発現の消失として検出される 表3 ．

## 病理診断の手順

### 軟部腫瘍

軟部腫瘍の病理診断は，各組織型別によって年齢や発生部位が異なり，この臨床事項に加えてHE染色標本による腫瘍細胞の形状と基質の性状（腫瘍細胞が紡錘形の紡錘形細胞腫瘍，多形性に富む多形性腫瘍，均一な小円形細胞からなる小円形細胞腫瘍，豊富な細胞質を有する類上皮腫瘍，豊富な粘液状基質を背景に有する粘液状腫瘍 図4 ），細胞の配列パターン（血管周皮腫様パターン，ロゼット形成，花むしろ模様，束状配列，杉綾模様，核の柵状配列 図5 ）を総合的に判断して，腫瘍の種類が絞り込まれていく．これに免疫組織化学染色を組み合わせて腫瘍細胞の分化を同定し確定診断に至る．

表5 に主な腫瘍の組織学的特徴および免疫組織化学染色のマーカーを示す．当然，免疫組織化学染色のマーカーと組織型が1対1の対応にあるものはない．免

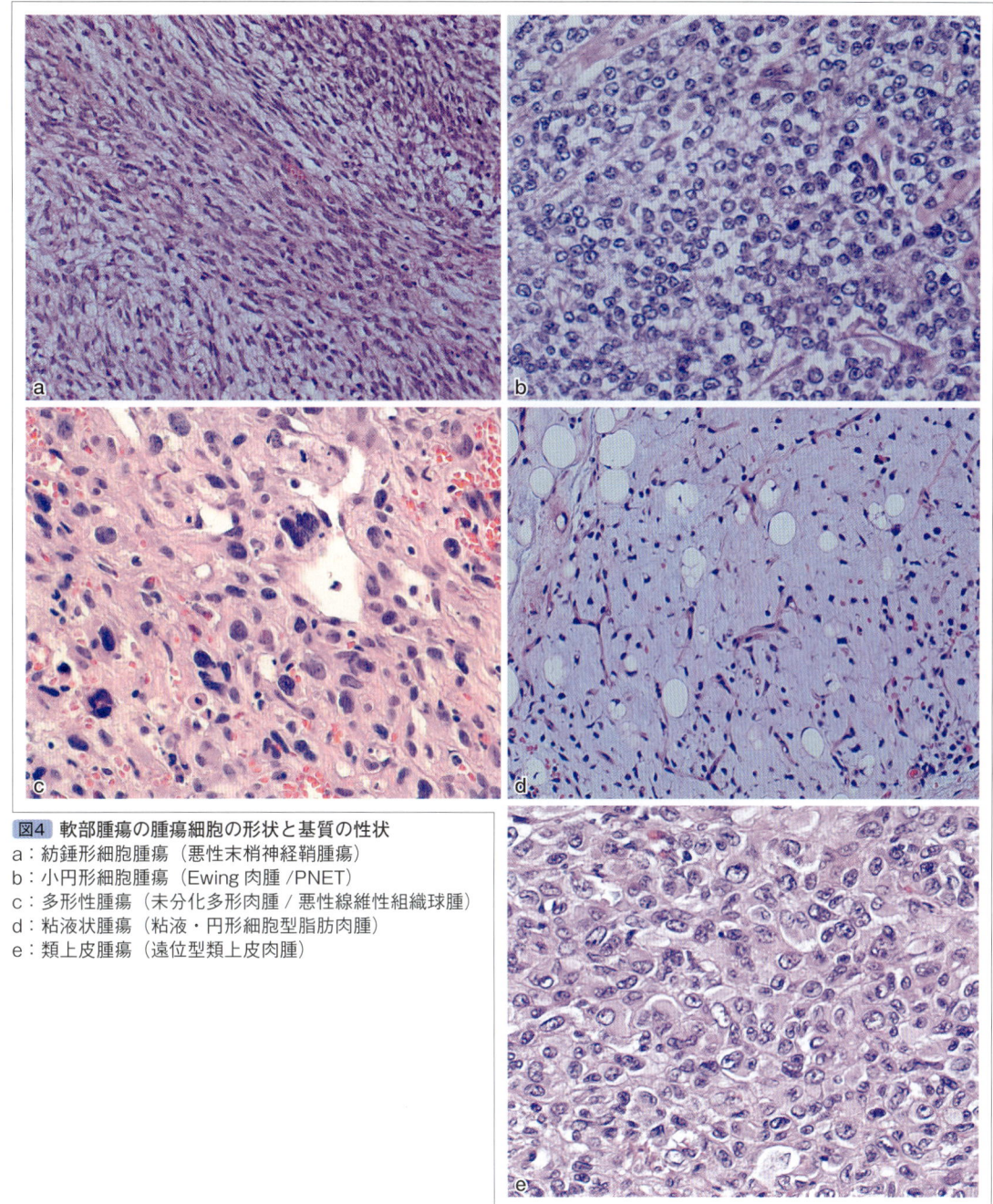

**図4** 軟部腫瘍の腫瘍細胞の形状と基質の性状
a：紡錘形細胞腫瘍（悪性末梢神経鞘腫瘍）
b：小円形細胞腫瘍（Ewing 肉腫 /PNET）
c：多形性腫瘍（未分化多形肉腫 / 悪性線維性組織球腫）
d：粘液状腫瘍（粘液・円形細胞型脂肪肉腫）
e：類上皮腫瘍（遠位型類上皮肉腫）

疫組織化学染色を行っても確定診断が困難な場合はキメラ遺伝子の検出などの遺伝子解析を行い，その結果を参考にする．

　成人型線維肉腫，未分化多形肉腫および粘液線維肉腫には特異的な免疫染色のマーカーや遺伝子異常がなく，HE 染色標本の詳細な観察と鑑別を要する腫瘍の除外診断が必要である．

## 骨腫瘍

　骨腫瘍の病理診断は年齢，発生部位および単純 X 線像（3 章"骨腫瘍の概要と

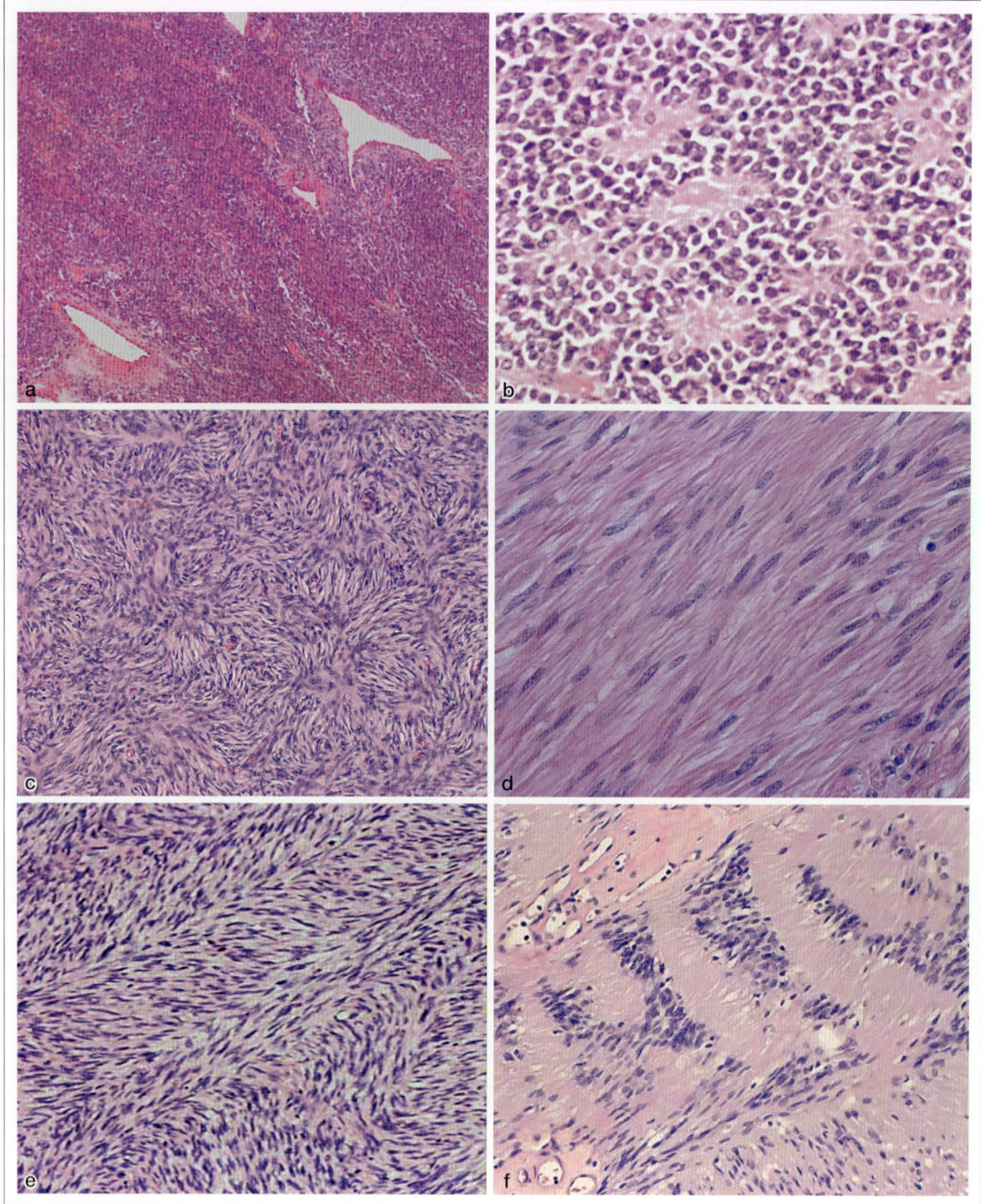

**図5** 軟部腫瘍の腫瘍細胞の配列パターン
a：血管周皮腫様パターン（孤立性線維性腫瘍）　　b：ロゼット形成（PNET）
c：花むしろ模様（隆起性皮膚線維肉腫）　　d：束状配列（平滑筋肉腫）
e：杉綾模様（線維肉腫）　　f：核の柵状配列（神経鞘腫）

鑑別診断"の項参照）の臨床的な情報により，かなり鑑別診断が絞り込まれていく．
　病理診断には基本的にHE染色標本による組織学的な特徴と，類骨や軟骨基質などの腫瘍が産生する基質を元に組織型が決定される 図6．高齢者の未分化多形肉腫が疑われた場合は免疫染色でcytokereratinなどの上皮マーカーの発現を検索して，肺癌や腎癌の肉腫様癌の転移の可能性を除外する必要がある．

**表5** 軟部腫瘍における細胞の形状，基質の性状および細胞の配列パターンと免疫組織化学染色マーカー

| 組織型 | 特徴的な組織像 | マーカー |
|---|---|---|
| **1. 紡錘形細胞腫瘍 spindle cell tumor** | | |
| 結節性筋膜炎 | 組織培養状形態，粘液状基質，出血 | SMA |
| 良性線維性組織球腫 | 花むしろ状配列，皮下 | factor XIIIa |
| デスモイド腫瘍 | 周囲に浸潤，境界不明瞭，豊富な膠原線維 | β核内発現 |
| 孤立性線維性腫瘍 | 血管周皮腫様パターン，膠原線維 | CD34 |
| 炎症性筋線維芽細胞性腫瘍 | 慢性炎症細胞浸潤 | SMA, ALK |
| 隆起性皮膚線維肉腫 | 花むしろ状配列，真皮・皮下，脂肪織に浸潤 | CD34 |
| 乳児型線維肉腫 | 血管周皮腫様パターン，炎症細胞浸潤 | 特異的マーカーなし |
| 成人型線維肉腫 | 束状配列，杉綾模様（herringbone pattern） | 特異的マーカーなし |
| 平滑筋肉腫 | 束状配列，両切りタバコ状核，好酸性細胞質 | desmin, MSA, SMA, h-caldesmon |
| 紡錘形細胞横紋筋肉腫 | 束状配列，好酸性細胞質 | desmin, MSA, MyoD1, myogenin |
| 単相型線維性滑膜肉腫 | 束状配列，血管周皮腫様パターン | EMA, cytokeratin, TLE1 |
| 悪性末梢神経鞘腫瘍 | 束状配列，NF1，神経との連続，粗密配列 | S-100蛋白 |
| **2. 小円形細胞腫瘍 small round cell tumor** | | |
| 骨外性Ewing肉腫/PNET | 充実性，シート状増殖，ロゼット± | CD99（特異性高くない） |
| 線維形成性小円形細胞腫瘍 | 厚い線維性隔壁，胞巣状構造 | cytokeratin, desmin |
| 胞巣型横紋筋肉腫 | 胞巣状配列，横紋筋芽細胞 | desmin, MSA, MyoD1, myogenin |
| 胎児型横紋筋肉腫 | 粘液状基質，横紋筋芽細胞 | desmin, MSA, MyoD1, myogenin |
| 低分化型滑膜肉腫 | 血管周皮腫様パターン，卵円形細胞 | cytokeratin, EMA, TLE1 |
| 骨外性間葉性軟骨肉腫 | 軟骨分化巣 | S-100蛋白（軟骨分化巣） |
| 軟部悪性ラブドイド腫瘍 | 充実性・シート状増殖，ラブドイド細胞 | cytokeratin, EMA, INI1陰性 |
| **3. 多形性腫瘍 pleomorphic tumor** | | |
| 未分化多形性肉腫/多形型MFH | 高度多形性，異型巨細胞，花むしろ状配列 | 特異的マーカーなし |
| 多形型平滑筋肉腫 | 好酸性細胞質，一部に通常の平滑筋肉腫の像 | desmin, MSA, SMA, h-caldesmon |
| 多形型横紋筋肉腫 | 好酸性細胞質，横紋筋芽細胞 | desmin, MSA, MyoD1, myogenin |
| 多形型脂肪肉腫 | 大型脂肪芽細胞 | S-100蛋白 |
| 肉腫様癌 | 上皮性分化 | cytokeratin, EMA |
| **4. 粘液状腫瘍 myxoid tumor** | | |
| 骨化性線維粘液性腫瘍 | 辺縁部骨化，索状配列 | S-100蛋白 |
| 低悪性度線維粘液肉腫 | 線維性・粘液性基質の混在，弯曲小血管 | MUC4 |
| 粘液線維肉腫 | 多形性腫瘍細胞，毛細血管網，偽脂肪芽細胞 | 特異的マーカーなし |
| 粘液/円形細胞型脂肪肉腫 | 脂肪芽細胞，繊細な毛細血管網 | S-100蛋白 |

表5 つづき

| | | |
|---|---|---|
| 骨外性粘液型軟骨肉腫 | 索状・レース状配列，卵円形・紡錘形細胞 | synaptophysin, chromogranin A, S-100蛋白 |
| **5. 類上皮腫瘍 epithelioid tumor** | | |
| 類上皮血管内皮腫 | 血管様管腔，細胞質空胞，粘液硝子様間質 | CD31, CD34, cytokeratin |
| 類上皮血管肉腫 | 血管様管腔，乳頭状増殖，高度細胞異型 | CD31, CD34, cytokeratin |
| 硬化性類上皮線維肉腫 | 硝子化間質，索状配列，一部に通常の線維肉腫成分 | EMA（部分的），MUC4 |
| 二相型滑膜肉腫 | 腺管構造 | cytokeratin, EMA, TLE1 |
| 類上皮肉腫 | 真皮・皮下，多結節性，中心部壊死・肉芽腫様 | cytokeratin, EMA, CD34, INI1 陰性 |
| 軟部混合腫瘍 | 胞巣・腺腔形成，硝子化・軟骨粘液状基質 | cytokeratin, EMA, S-100蛋白, SMA |
| 明細胞肉腫 | 胞巣状配列，淡明細胞質，メラニン顆粒 | S-100蛋白, HMB45, Melan A |
| 胞巣状軟部肉腫 | 胞巣状配列，細胞質内PAS染色陽性針状結晶 | desmin, MyoD1, TFE3 |
| PEComa | 淡明細胞質，血管周囲配列 | HMB45, Melan A, SMA |

（Weiss SW, Goldblum JR, eds. Enzinger & Weiss's Soft Tissue Tumors. Fifth ed. Mosby Inc；2008. p.129-176；小田義直．生検，免疫組織化学染色と遺伝子診断．大塚隆信ほか編．骨軟部腫瘍 臨床・画像・病理．東京：診断と治療社；2011．p.62-9 より抜粋）

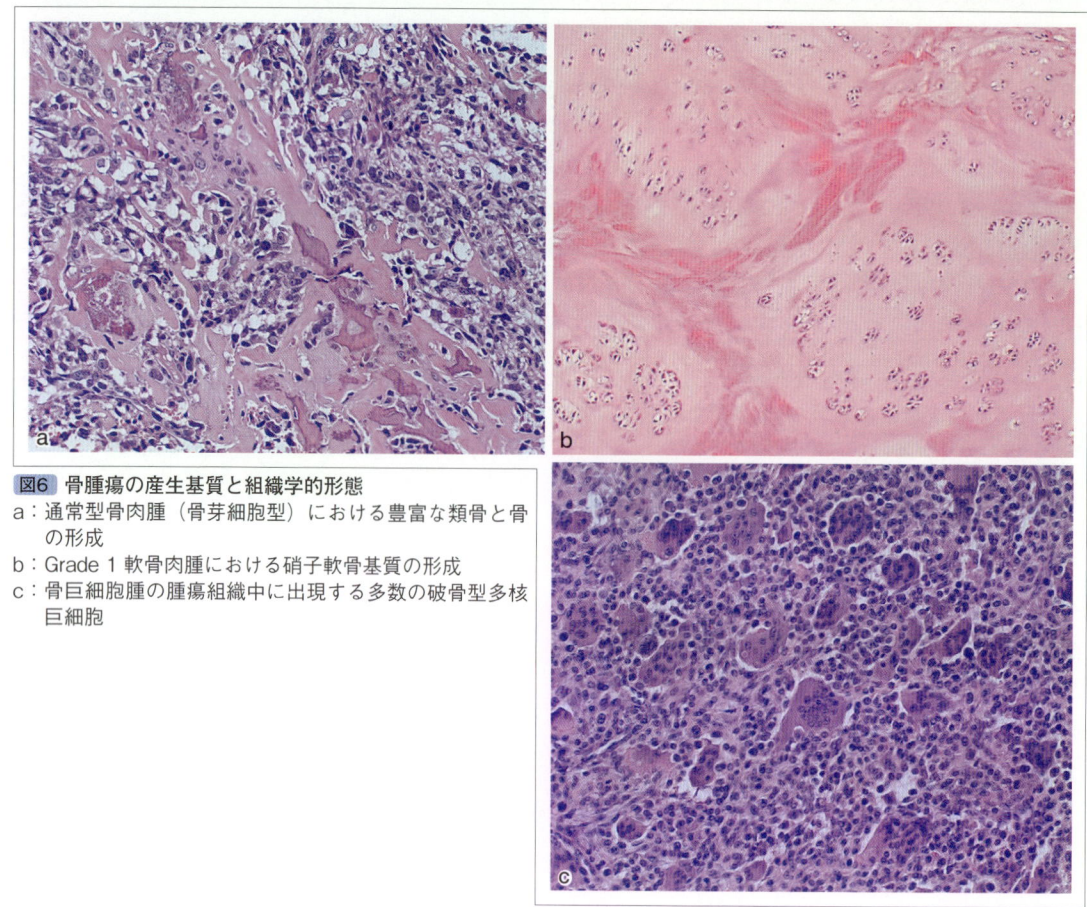

図6 骨腫瘍の産生基質と組織学的形態
a：通常型骨肉腫（骨芽細胞型）における豊富な類骨と骨の形成
b：Grade 1 軟骨肉腫における硝子軟骨基質の形成
c：骨巨細胞腫の腫瘍組織中に出現する多数の破骨型多核巨細胞

（小田義直）

# 2章 診断のための基本知識

# 骨腫瘍の画像診断

　骨腫瘍の画像診断の基本は単純 X 線写真である．骨病変の有無，占拠部位，侵襲性の程度，腫瘍基質の石灰化を評価できるからである．CT，MRI，核医学検査は単純 X 線写真に続いて行われる検査であるが，それぞれ利点と欠点があるので症例により必要な検査が異なってくる．本稿ではこれらの画像の特徴と骨腫瘍診断におけるポイントについて述べる．

## 臨床的事項

　画像診断を行うにあたり患者情報は不可欠である．骨腫瘍の多くに好発年齢と好発部位があり，発生頻度に性差がみられるものもある．骨肉腫は若年者に好発するが 10 歳未満では少ない．軟骨芽細胞腫，原発性動脈瘤様骨嚢腫，骨嚢腫は成長板軟骨閉鎖前に好発し，骨巨細胞腫は閉鎖後に発生する．転移性骨腫瘍，骨髄腫，悪性リンパ腫は 40 歳以上に好発する．骨肉腫，Ewing 肉腫/PNET（原始神経外胚葉性腫瘍），類骨骨腫，骨芽細胞腫，脊索腫は男性に好発する．
　腫脹，疼痛，発熱の有無などの臨床症状も重要で，類骨骨腫や骨芽細胞腫では夜間に疼痛を生じることが多い．また，血液生化学所見も重要で，骨代謝性疾患や骨髄炎と骨腫瘍の鑑別に役立つ．アルカリホスファターゼの著しい高値は Paget 病でみられる．

## 単純 X 線写真

　単純 X 線写真の利点は，簡便で基本的にどの施設でも撮影でき，病変の検出，腫瘍の侵襲性，および腫瘍基質の推測が可能なところである．

### 骨の種類，発生部位，数，大きさ，形状

#### ■ 骨の種類
　造血髄に発生しやすい腫瘍として Ewing 肉腫/PNET，多発性骨髄腫および転移性骨腫瘍がある．造血髄は生下時には全身の骨に広がるが，成人期には脊椎などの軸骨格に限られる．そのため，小児に好発する Ewing 肉腫/PNET は四肢骨にも発生するが，中高年に好発する転移性骨腫瘍は脊椎に多い．四肢末梢骨への転移はまれであるが，肺癌は手に転移をきたすことがある．前立腺癌や膀胱癌のような骨盤内悪性腫瘍は Batson 静脈叢を介して，しばしば骨盤骨や腰仙椎に転移する．

#### ■ 発生部位
　長管骨は長軸方向に骨端，骨幹端，骨幹に分けられる．大部分の骨腫瘍は骨幹端に発生するため，骨端と骨幹に好発する骨腫瘍を覚えておくと便利である　図1．

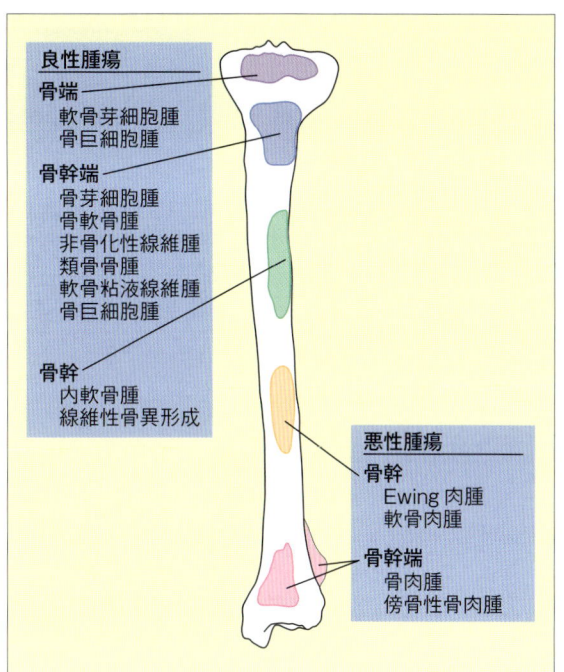

**図1** 長管骨における原発性骨腫瘍の好発部位
(Robert JG, et al. Tumours of bone: introduction. In: Christopher DM Fletcher, et al. eds. WHO Classification of Tumours of Soft Tissue and Bone 4th ed. Lyon: IARC; 2013. p.245)

また，横断軸方向は髄内，骨皮質内，骨表面に分ける．髄内はさらに中心性と偏心性に，骨表面は骨膜下（骨膜性）と骨膜の表面（傍骨性）に分けられる．骨囊腫，原発性動脈瘤様骨囊腫，線維性骨皮質欠損はいずれも骨幹端に発生するが，順に中心性，偏心性，骨皮質内に多い．ただし指節骨などの短管骨では，しばしば病変が骨全体に広がり正確な発生部位を特定できないことがある．

### ■ 数，大きさ，形状

中高齢者の多発性病変はまず転移性骨腫瘍と多発性骨髄腫を疑うべきである．若年者ではアダマンチノーマが下腿に多発することがある．しかしこれらを除くと，多くは良性骨腫瘍や腫瘍類似疾患である．良性腫瘍では，多発性内軟骨腫症（Ollier 病，Maffucci 症候群），多発性骨軟骨腫症，非骨化性線維腫，血管腫症，リンパ管腫症などが知られ，腫瘍類似疾患では線維性骨異形成，骨線維性異形成，Langerhans 細胞組織球症，褐色腫，Paget 病などがある．

病変の大きさが良悪性の判定要因になることは少ないが，画像所見でも病理所見でも鑑別の難しい内軟骨腫と高分化型軟骨肉腫の鑑別において 5cm を超えるものは軟骨肉腫の可能性が高いとの報告がある．類骨骨腫と骨芽細胞腫は画像所見も病理組織所見も類似するが，類骨骨腫は 2cm 以下，骨芽細胞腫は 2cm を超えて増大する．破骨細胞型巨細胞を伴う良性線維芽細胞増殖は発生部位によって病名が異なる．骨皮質内に限局したものは線維性骨皮質欠損，骨髄腔まで進展したものは非骨化性線維腫，長管骨の骨幹端以外あるいは骨盤骨に発生したものは良性線維性組織球腫と呼ばれる．

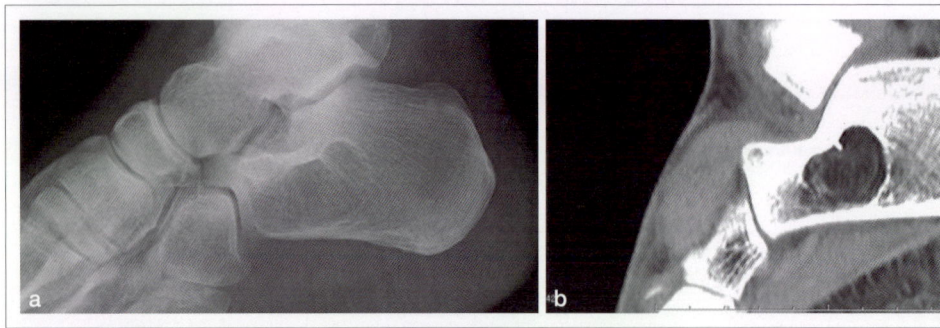

**図2 骨内脂肪腫**
a：単純X線像．踵骨に薄い骨硬化縁を有する辺縁明瞭な骨透亮像を認める．type Iaに相当する．
b：CT像．腫瘍内部が著明な低吸収を示し脂肪が主体である．淡い石灰化も描出されている．

## 病変の侵襲性の評価

### ■骨破壊のパターンと移行帯

　移行帯は，病変から正常骨に移行する領域のことを指し，その広さは病変の侵襲性と関連する．病変部と正常部が明確に境されている場合，移行帯は狭くなり，より侵襲性の低い病変を疑う．その際，病変の増大速度が緩慢であれば，病変の辺縁で反応性骨形成が起こり，骨硬化縁を伴う．一方，病変部と正常部との境界が不明瞭で移行帯が広い場合は，より侵襲性の高い病変を疑う．この場合は腫瘍の増大速度に反応性骨形成が追い付かず，骨硬化縁は認められない．なお，急性骨髄炎は侵襲性が高く，悪性腫瘍ではないが広い移行帯を呈する．移行帯は病変の侵襲性を反映した所見であり，良悪性を反映した所見ではない．

　骨破壊のパターンの解析も病変の侵襲性を評価するうえで重要である．骨破壊のパターンは以下のように分類されている．

① **地図状骨破壊（type I）**：領域をもつ1cm以上の辺縁明瞭な骨破壊で，さらにtype Ia，type Ib，type Icに細分化される．type Iaは辺縁に骨硬化縁をもち骨膨隆は1cm以下に留まるもの，type Ib（いわゆる打ち抜き像）は骨硬化縁を欠くもの，type Icは辺縁の一部が不明瞭あるいは骨皮質破壊を伴うものである．type Iaは侵襲性の低い良性骨病変が含まれ，単純性骨嚢腫，軟骨芽細胞腫，軟骨粘液線維腫，内軟骨腫，骨内脂肪腫 図2a などでみられる．type Ibは活動性の高い良性骨腫瘍や活動性の低い悪性骨腫瘍が含まれ，単純性骨嚢腫，軟骨芽細胞腫，軟骨粘液線維腫，骨巨細胞腫 図3a ，多発性骨髄腫，転移性骨腫瘍などでみられる．type Icは活動性の高い病変が含まれ，骨巨細胞腫，骨肉腫，軟骨肉腫，転移性骨腫瘍などでみられる．

② **虫喰い状骨破壊（type II）**：5mm程度の不揃いな溶骨巣の集簇からなる骨破壊で，病変の辺縁は不鮮明で移行帯は広い．侵襲性の高い病変でみられ，骨肉腫，軟骨肉腫，悪性リンパ腫，Ewing肉腫/PNETなどがある．ただし，急性骨髄炎やLangerhans細胞組織球症でも認めることがある．

③ **浸透状骨破壊（type III）**：微細な線状の溶骨巣が骨皮質の緻密骨内を境界不明瞭に広がったもので，type IIと同様に侵襲性の高い病変でみられる．悪性

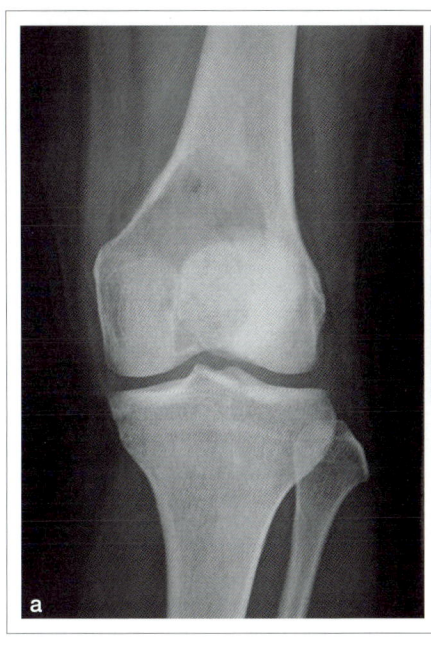
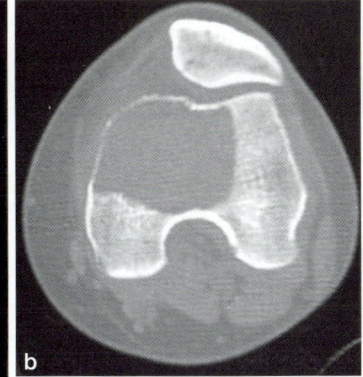
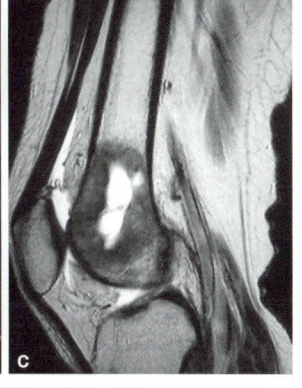

**図3 骨巨細胞腫**
a：単純X線像．大腿骨遠位骨幹端〜骨端の外側を主体に偏心性の骨透亮像を認める．骨硬化縁はなく，type Ib に相当する．腫瘍内に石灰化を認めない．
b：CT像．辺縁明瞭で骨硬化縁のない地図状骨破壊と内部に石灰化がないことが単純X線像より評価しやすい．
c：MRI T2強調像．病変はヘモジデリン沈着を反映した低信号域が主体で，一部に囊胞変性を反映した高信号域を認める．

リンパ腫，Ewing 肉腫/PNET，骨肉腫 図4a などである．

　type Ia が最も侵襲性の低い病変で，type II と III が最も侵襲性の高い病変である．type Ib から活動性の低い悪性腫瘍が含まれることに注意が必要である．2つ以上の変化が混在する場合はより侵襲性の高いものを所見とする．ただし，侵襲性の高さが良悪性に完全に一致するものではなく，病変の活動性を反映していることに注意を要する．

### 骨膜反応

　骨膜反応は，骨髄内圧の変化を反映することから，侵襲性の評価をするうえで重要である．侵襲性の低い骨膜反応に，単層性や骨皮質肥厚がある．骨皮質肥厚は病変により刺激を受けた骨膜下で骨膜骨形成を行う時間的余裕が十分にあることを反映しており，病変の増殖速度が遅いことを示している．病変の増大による骨髄側の骨皮質吸収に対して，骨表面の骨膜骨形成が骨皮質途絶をかろうじて抑えている状態が持続すると骨皮質が膨張する．したがって，骨膨張は骨吸収と骨膜骨形成のバランスがかろうじて保たれた状態の骨膜反応といえる．骨巨細胞腫のような活動性良性腫瘍や形質細胞腫のような活動性の低い悪性腫瘍でみられる．単層性骨膜反応が一度の髄内圧上昇で起こるのに対し，多層性骨膜反応（onion skin appearance）は，骨膜骨形成を惹起する骨髄内圧上昇のエピソードが反復性に生じる侵襲性の高い病変でみられる．さらに，富血管性腫瘍で増大速度が速く骨膜骨形成が追いつかない場合は，骨表面から垂直方向に伸びる骨膜反応（sunburst appearance, hair-on-end）を呈することがある 図4b ．これは，骨皮質に骨膜を付着せしめる Sharpey 線維に沿った骨膜骨形成の結果と推測されている．侵襲性の高い，Ewing 肉腫/PNET や骨肉腫などでみられる．骨腫瘍が骨外に進展すると，骨外進展した腫瘍が骨膜を骨表面から剥離し，骨膜下で腫瘤を形成する．骨膜下骨は腫瘍により破壊されるが，骨膜下腫瘤の辺縁では剥離された骨膜下に三角形の骨膜骨（Codman

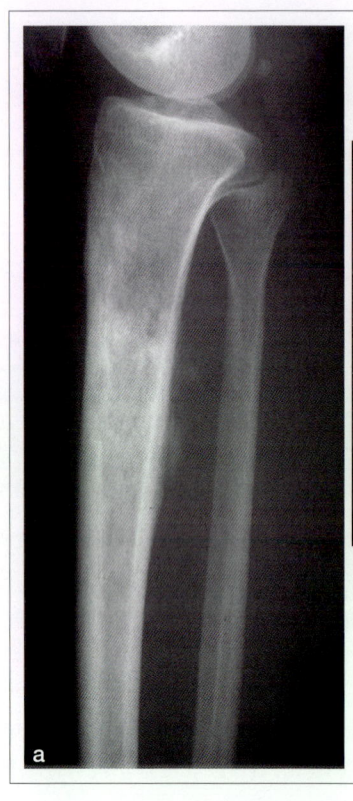
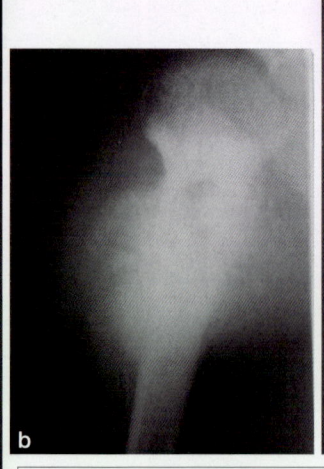
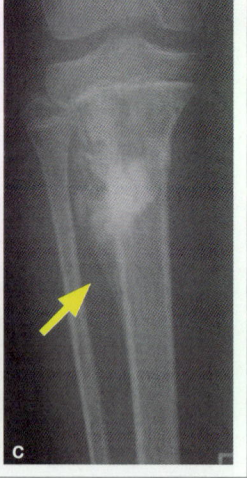

**図4 骨肉腫の単純X線像**
a：脛骨近位骨幹端から骨幹にかけて骨基質性石灰化を伴う浸透状骨破壊を認める．背側では腫瘍の骨外進展を示唆する骨基質性石灰化を認める．
b：上腕骨近位骨幹端に骨破壊と骨硬化が混在する病変とsunburst状骨膜反応を認める．
c：脛骨近位骨幹端に骨基質を反映した雲状の石灰化を有する病変を認め，病変の外側にCodman三角を認める（⇨）．

三角）が残る 図4c．骨肉腫のような侵襲性の高い骨腫瘍では骨皮質を破壊せずHavers管やVolkman管の血管周囲腔を腫瘍細胞が進展するため，粗大な骨皮質破壊を認めない場合がある．そのため，単純X線写真ではCodman三角が骨外腫瘤形成の唯一の所見となることがある．

骨膜反応は病変の侵襲性の高さを反映するため，急性骨髄炎のような活動性の高い病変でも多層性骨膜反応，sunburst appearanceおよびhair-on-endといった骨膜反応を生じることがある．

### 腫瘍の基質の評価

骨腫瘍の基質のなかで単純X線写真で検出可能なものは，石灰化を伴う骨基質ないし軟骨基質である．骨基質の石灰化は雲状，塊状，象牙状といった斑状の石灰化をきたし，骨肉腫や骨芽細胞腫などの骨形成性腫瘍でみられる 図4c．また，骨腫や内骨腫（骨島）では緻密骨を形成する．軟骨基質の石灰化は分葉状の増殖とその辺縁の石灰化を反映して点状，輪状，円弧状の形態を示すことが多い．これらは内軟骨腫，軟骨肉腫および軟骨芽細胞腫などの軟骨形成性腫瘍でみられる 図5a．その他，腫瘍内の石灰化には残存した骨梁や骨片，異栄養性石灰化，病的骨折後の仮骨形成などがあり，骨基質や軟骨基質の石灰化との区別が重要である．

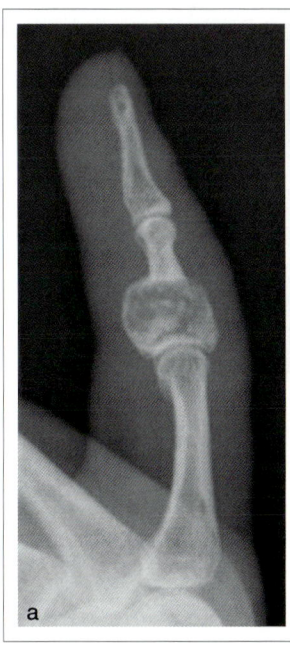
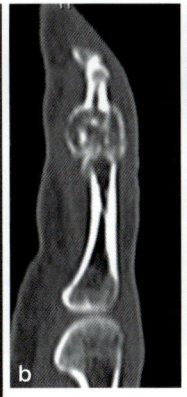
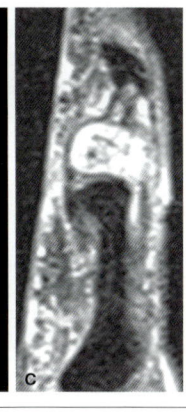

図5 内軟骨腫
a：単純X線像．小指中節骨基部に膨張性骨病変があり，軟骨基質を反映した点状の石灰化を認める．
b：CT像．単純X線像よりも病変内の石灰化はより明瞭で円弧状である．
c：MRI T2強調脂肪抑制像．病変内は軟骨基質を反映した著明な高信号を示している．

## CT

CT は X 線を用いた断層画像なので，単純 X 線写真と読影の基本は同じである．利点として，他の臓器や組織との重なりがないこと，単純 X 線写真よりもコントラスト分解能に優れることが挙げられる．一方，欠点として，単純 X 線写真よりも被曝線量が多いこと，金属アーチファクトによる画像劣化を生じることが挙げられる．

### 解剖学的に複雑な骨の評価

骨腫瘍の発生部位は鑑別を絞るうえで欠かせない．しかし，脊椎や骨盤骨のように形状が複雑な骨の場合，単純 X 線写真では重なりが多く腫瘍の局在を把握しにくいことがある．CT は重なり像のない断層画像であるために，その評価が容易である．類骨骨腫は，脊椎の椎弓や椎間関節近傍に発生すると単純 X 線写真で指摘することが難しいことがしばしばあるが，CT では重なり像がないため検出が容易である 図6a．

### 病変の侵襲性の評価

CT は単純 X 線写真よりもコントラスト分解能に優れ，重なり像のない断片画像であるため，病変の侵襲性の評価のうえでも有用である．特に解剖学的に複雑な骨に発生した骨腫瘍や Ewing 肉腫/PNET，悪性リンパ腫などのように Havers 管や Volkman 管を介して骨皮質の構造を保ったまま骨外に腫瘤を形成する骨腫瘍において有用性が高い．

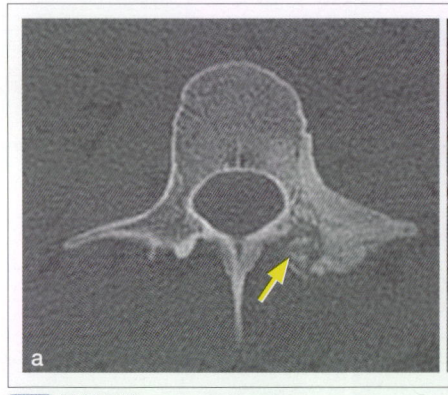
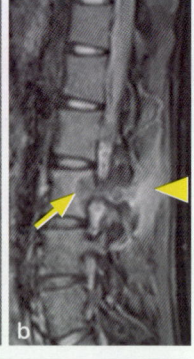
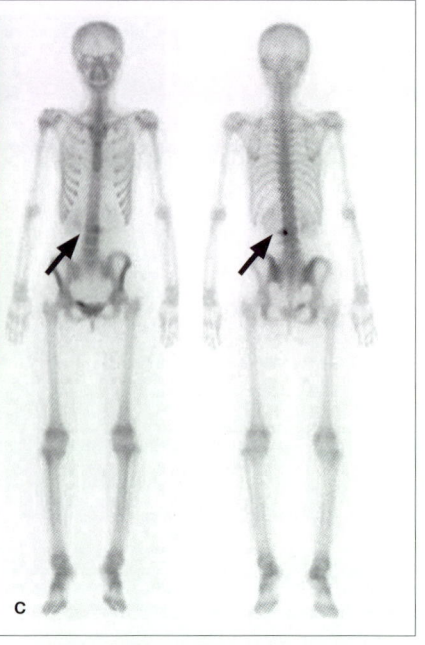

**図6 類骨骨腫**
a：CT像．左椎弓板に骨硬化を伴う nidus を認め（⇨），周囲の反応性骨硬化と骨膜反応が横突起や椎弓根に広がっている．
b：STIR像．反応性骨硬化が低信号に描出され（⇨），背側の軟部組織にまで炎症性信号上昇が及んでいる（▷）．
c：骨シンチグラム．L3椎体左側に強い集積を認める（➡）．

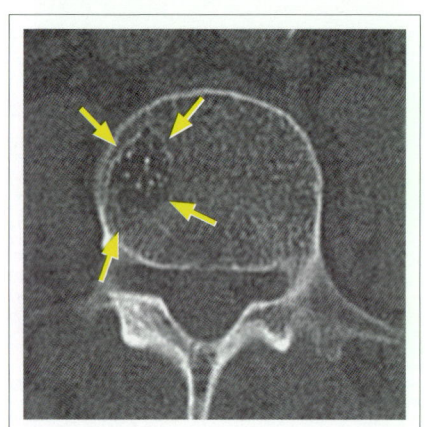

**図7 脊椎血管腫のCT像**
椎体右側に低吸収の病変を認め，内部に肥厚した残存骨梁を認める（polka-dot sign；⇨）．

### 腫瘍内部の性状（特に石灰化の検出）

　重なり像がなくコントラスト分解能がよいCTの大きな利点の1つに，単純X線写真やMRIよりも石灰化の描出能に優れることが挙げられる．腫瘍内の石灰化の有無，石灰化の形態，および骨膜反応の形状など骨腫瘍の診断には欠かせない重要な所見が鋭敏に検出される．椎体に好発する血管腫では，病変内に残存する太い骨梁が明瞭に描出され polka-dot sign として知られる 図7 ．骨囊腫や骨巨細胞腫など基質をもたない病変では，石灰化が存在しないことが容易に確認できる 図3b ．石灰化の形態は，単純X線写真のときと同様に，骨形成性腫瘍と軟骨形成性腫瘍で異なる 図5b ．また，病的骨折を伴う単純性骨囊腫では荷重部に落下した骨片（fallen fragment sign）を単純X線写真よりも容易にとらえることができる．骨内脂肪腫は骨梁構造のない低吸収の脂肪濃度に描出される 図2b ．

#### 造影検査

　ヨード造影剤を使用することで，腫瘍の充実成分と囊胞成分を明確に区別することが可能である．腫瘍の血行動態や周囲の血管との関係を把握するにはダイナミックCTを行うか，早期相と晩期相の撮像が必要である．類骨骨腫のnidusは早期から急速に増強され，血管腫では緩慢に増強され増強効果が遷延する．また，造影検査により，増強効果のある生きた腫瘍組織と増強効果のない壊死組織とを区別できるため，生検部位の決定にも有用である．

#### 転移病変の検索

　悪性骨腫瘍の転移は肺が圧倒的に多い．したがって，悪性骨腫瘍の確定診断がついた場合には，転移性肺腫瘍を否定する目的で胸部CTが行われる．

## MRI

　MRIは静磁場，傾斜磁場，ラジオ波を利用し，水と脂肪のプロトンから発生するMR信号を画像化した断層画像である．したがって，X線の透過性のみでコントラストが決定される単純X線写真やCTとは根本的に異なり，生体内のプロトンがもつさまざまな因子からコントラストが決定される．基本的な撮像方法としてT1強調像とT2強調像がある．信号強度を決定する内的因子には，T1，T2，流速，拡散係数，プロトン密度など多数の因子が存在し，そのいずれかを強調して作成された画像であるためMRIでは強調像という用語が使われる．T1は信号放出能力の回復の速さの指標であり，速いものほどT1強調像にて高信号に描出される．脂肪，メトヘモグロビン，ガドリニウム造影剤により増強された組織がこれにあたる．一方，T2は信号放出持続時間の指標で，長く信号を放出するものがT2強調像において高信号に描出される．これには，関節液，脳脊髄液，尿など粘稠性のない液体成分が含まれる．

　骨髄の構成要素の大部分は脂肪であり，脂肪抑制法を併用すると骨髄病変を明瞭化することができる．脂肪抑制法には緩和時間を利用したSTIR法，周波数差を利用した選択的脂肪抑制法（CHESS法），位相差を利用したopposed phase imagingがある．STIR法は磁場の乱れに強いので四肢の検査で安定した画像が得られる利点があるが，信号雑音比（SNR）が悪い，脂肪でなくとも出血などT1短縮効果を有する病変の信号も抑制してしまう欠点がある．選択的脂肪抑制法では脂肪信号を特異的に抑制できるが，静磁場やラジオ波の不均一性に影響を受けやすい．位相差法は，微量の脂肪の検出に役立つが，脂肪腫など一塊となった脂肪組織の信号は抑制されない．

　MRIにおける他の利点として，放射線被曝がなく，基本的に小児や妊娠可能年齢の女性にも検査が可能であることが挙げられる．欠点として，ペースメーカーや磁化特性が不明な体内金属は磁場による強い力学作用を受けるため禁忌となる症例があること，空気や金属など磁場の不均一性を高めるものが病変の近傍に存在すると画質に劣化をきたすこと，広い範囲の撮像では画像が不鮮明化すること，検査時間

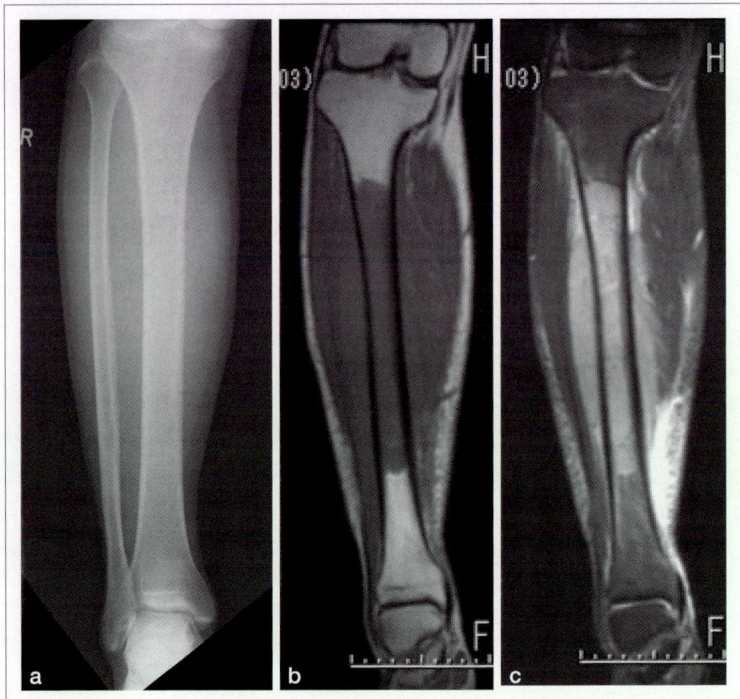

**図8** 悪性リンパ腫
a：単純X線像．明らかな骨破壊を認めない．
b：MRI T1強調像．脛骨骨幹を占拠する低信号の腫瘍を認める．
c：MRI T2強調像．骨皮質を破壊せずに骨外に進展した腫瘍が高信号を呈し，骨内外の腫瘍進展範囲が明瞭に描出されている．

がCTと比較し長いこと，一般に検査へのアクセスが悪いことなどが挙げられる．

### 骨腫瘍の検出

　単純X線写真では骨破壊，CTでは骨破壊に加え腫瘍自体の異常な濃度をとらえることで骨腫瘍を検出できる．MRIでは腫瘍と正常組織とのコントラストがCTよりもさらに明瞭で，骨破壊に乏しい病変 図8 や骨肉腫のskip metastasisの検出も容易である．多くの骨腫瘍がT1強調像で低信号を呈し，背景の脂肪髄と明瞭なコントラストを呈するためである．

### 腫瘍の進展範囲と周囲反応性変化の検出

　腫瘍の進展範囲に関しては，骨内の広がり診断だけでなく骨外軟部腫瘤形成に関してもMRIは有用である．骨破壊を伴わずに骨外腫瘤を形成する腫瘍の場合には，MRIによる進展範囲の評価は必須である 図8 ．多くの腫瘍がT1強調像にて低信号，T2強調像にて高信号を示すが，しばしば反応性層との区別が困難である．しかし，ダイナミックMRIにて腫瘍が造影剤により急速に増強されることで区別可能なことがある．反応性変化が強い腫瘍としては類骨骨腫 図6b ，骨芽細胞腫，軟骨芽細胞腫，Langerhans細胞組織球症などが代表である．関節液の描出もMRIでは明瞭で，骨肉腫などの関節内進展を疑う所見である．

### 腫瘍基質の推測

　骨形成性腫瘍において，石灰化した骨基質はいずれの撮像においても無信号を示す．類骨はT1強調像において低～中等度信号，T2強調像において中等度～高信号を呈し，血管増生が豊富な場合には強く造影される．類骨骨腫のnidusはT1強

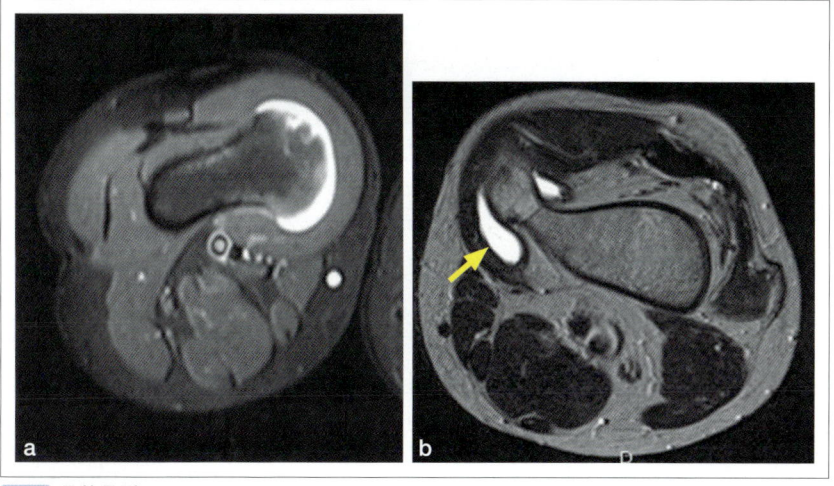

図9 骨軟骨腫
a：STIR像．大腿骨遠位骨幹端の骨隆起表面には軟骨帽が高信号に描出され，厚さの評価に有用である．
b：MRI T2強調像．大腿骨遠位部の骨軟骨腫の骨性隆起表面に偽性滑液胞が形成され，貯留した液体が高信号に描出されている（⇨）．

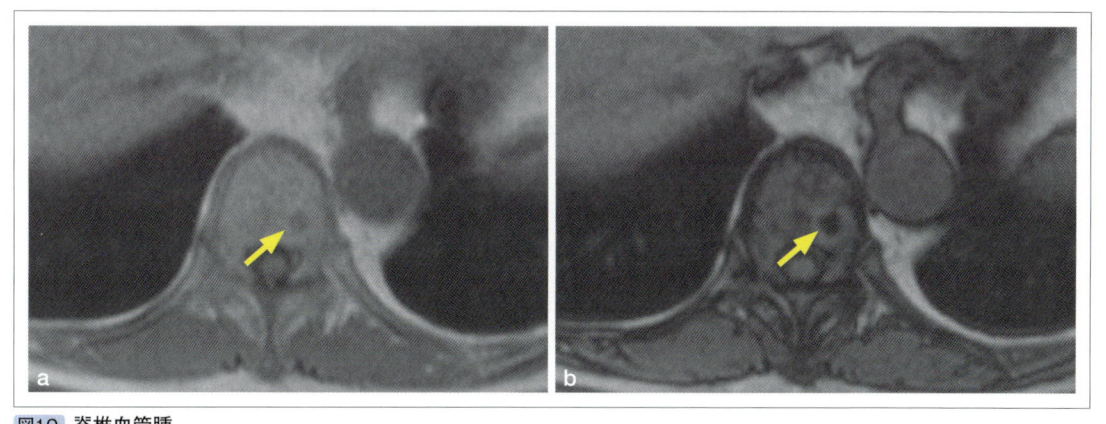

図10 脊椎血管腫
a：MRI T1強調 in phase像　　b：MRI T1強調 opposed phase像
病変は in phase像と比較し opposed phase像で信号低下を認め（⇨），微量の脂肪含有を示唆する．

調像において低〜中等度信号，T2強調像では石灰化や線維化の程度によりさまざまな信号をとる．血管に富み淡く造影される．

軟骨形成性腫瘍は，その発育様式をよく反映し内部に隔壁様構造を有した分葉状腫瘤として描出される．腫瘍の主体である軟骨基質はT2延長を示し，脂肪抑制法を用いるとより高信号が明瞭化する 図5c ．線維性被膜や隔壁は非造影検査で低信号を示すが，造影すると増強され腫瘍の分葉状構造が明瞭化する．骨軟骨腫では，軟骨帽がT1強調像低信号，T2強調像で著明な高信号を示す 図9a ．軟骨帽が1.5〜2cm以上の厚さを呈する場合は軟骨肉腫への悪性転化を疑う．

脂肪組織はT1強調像にて高信号を示し，脂肪抑制法を用いることで信号が抑制される．椎体の血管腫は良好に造影される静脈奇形であるが，肥厚した骨梁と拡張した血管腫の間に脂肪が存在するため，典型的にはT1強調像でもT2強調像でも高信号を示す 図10 ．

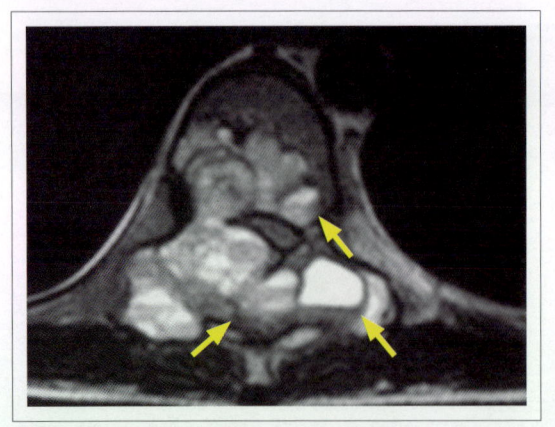

**図11** 椎体動脈瘤様骨嚢腫の MRI T2 強調像
椎体背側〜椎弓に分葉状膨脹性腫瘤を認める．多数の液面形成を認める（⇨）．

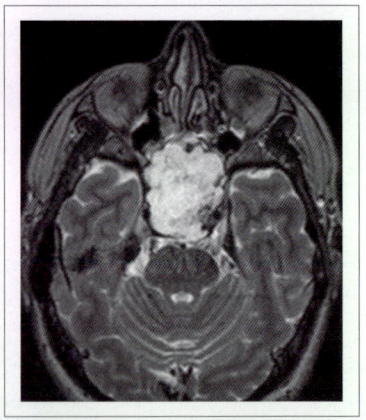

**図12** 脊索腫の MRI T2 強調像
斜台を中心とした分葉状腫瘤を認め，内部は豊富な粘液基質を反映して高信号を示している．

　出血成分は経時的に信号強度が変化する．嚢胞内に出血を含む場合，T1 強調像で高信号，T2 強調像で低信号の血液成分が内部で液面形成することがある．動脈瘤様骨嚢腫，血管拡張型骨肉腫，動脈瘤様骨嚢腫様変化をきたした軟骨芽細胞腫や骨巨細胞腫および病的骨折を合併した単純性骨嚢腫などでみられる 図11．骨巨細胞腫の充実成分は T2 強調像において高〜低信号の混在した不均一な信号を示す 図3c．低信号の原因はヘモジデリン沈着と考えられ，ヘモジデリンによる低信号は T2$^*$強調像でより強調される．

　粘液基質は T2 強調像にて高信号を呈する．脊索腫は豊富な粘液基質を反映し，T2 強調像で隔壁様構造を有する高信号腫瘤として描出される 図12．出血や高蛋白成分などにより，不均一な信号をとることもある．

### 血管・神経との関係

　骨腫瘍が周囲の血管や神経を圧排し障害をきたすことがある．特に脊椎腫瘍では脊柱管内への進展が脊髄を圧排し異常信号を伴うことがある．膝関節周囲の骨軟骨腫では，腓骨神経障害，膝窩動脈の仮性動脈瘤，および偽性滑液胞形成 図9b などの合併症を認めることがある．これらの検出にも MRI は有用である．

### 造影剤による増強効果

　MRI ではガドリニウム造影剤を使用するが，ヨード造影剤と同様に非特異的細胞外造影剤であり，造影剤の動態は CT に準ずる．

## 骨シンチグラフィ

　γ線を放出する $^{99m}$Tc-MDP や $^{99m}$Tc-HMDP を使用し，病変を検出する．骨代謝の亢進，生理的・非生理的石灰化などの領域に集積がみられる．全身骨の把握に適しており，転移性骨腫瘍などの多発病変の検出に有用である．しかし，集積因子の特異性が低いために，骨腫瘍の診断では他の検査と併せて評価する必要がある．読

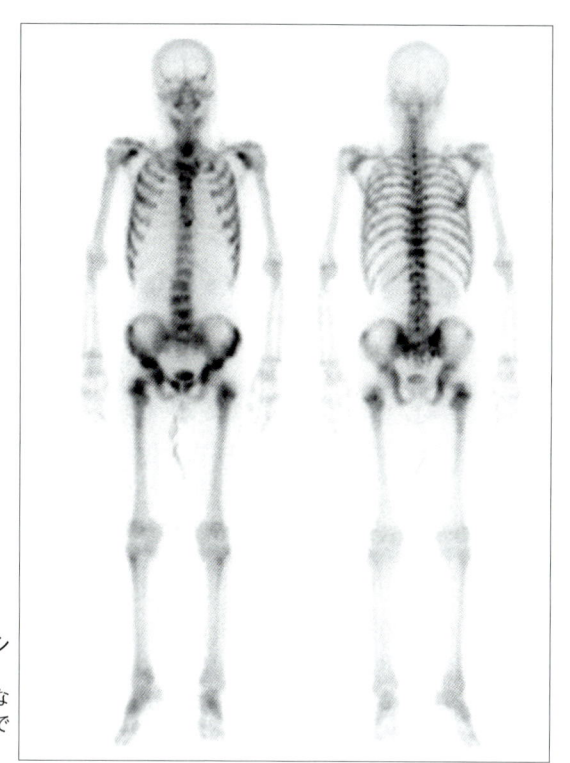

**図13** 前立腺癌多発骨転移の骨シンチグラム
びまん性骨転移を反映した広範な集積を認め，腎臓の描出が不良である．

影上の注意点としては，造骨性変化に放射性医薬品が集積するため，溶骨性変化主体の骨腫瘍が欠損像として描出されることがある．また，全身骨にびまん性の腫瘍浸潤が存在するときには，全身骨にびまん性の集積亢進を認め，集積に強弱が失われるため一見正常のように見えることがある（super bone scan）．この場合，腎への生理的集積が欠損することから識別可能である（absent kidney sign）**図13**．類骨骨腫ではnidusの骨硬化を反映し強い集積を認める**図6c**．また，辺縁の反応性骨硬化を反映した相対的に弱い集積がnidus周囲にみられることもある（double density sign）．骨軟骨腫では，成長板が閉鎖する前では腫瘍でも軟骨内骨化が生じ骨シンチグラフィで集積を認めるが，成長板が閉鎖すると集積はなくなる．

## おわりに

骨腫瘍の画像診断は単純X線写真に始まる．単純X線写真で正常破格や活動性の低い良性腫瘍と判断できれば，さらなる画像検査は避けるか，経過観察に留める．単純X線写真でさらなる精査が必要な場合には，目的に応じてCT，MRI，核医学検査を追加する．骨腫瘍の画像診断においては，患者の臨床情報と併せて読影することが重要である．

（福田健志，川上　剛，福田国彦）

# 軟部腫瘍の画像診断

　病理形態学的な多様性や類似性のために，軟部腫瘍の画像診断は決して容易とはいえない．さまざまな非腫瘍性疾患が軟部組織に腫瘤状の病変を形成することも画像による質的診断を難しくする．しかし，MRIを中心とする画像所見から得られる情報は多く，画像でとらえられる病変の内部性状と病理学的特徴を結び付けることで質的診断に迫ることができる．この画像情報を考慮することで病理組織診断単独では陥りやすいピットフォールを防ぐことができ，より確実に診断することができる．また，小さな生検材料で腫瘍の特徴的病理像をとらえるには，画像から腫瘍内部の組織学的性状を類推して生検部位を決定する必要がある．

## 画像診断法

### 単純X線写真

　単純X線写真は安価で簡便であり，骨軟部疾患を診断するうえでの重要な情報がしばしば得られることから，骨軟部疾患の画像診断は単純X線写真から開始されることが多い．軟部疾患では石灰化・骨化の検出に有用であり，石灰化・骨化の特徴を解析することで特徴的な病理組織像を類推することができる疾患がある．また，緩徐な発育を示す軟部腫瘤は隣接骨の圧排性骨吸収や反応性骨硬化を伴い 図1，急速な発育をきたす悪性軟部腫瘍は浸潤性骨破壊を示すため，軟部組織疾患の発育速度を知るためにも単純X線写真における隣接骨の変化には注意をはらう必要がある．

### CT

　生体を挟んでX線管球と検出器を対向させ，多方向からX線を照射して透過したX線を検出器で測定し，組織のX線吸収値をコンピュータで算出して生体の断面像を得る方法である．X線管球が生体の周りを回転する間X線を照射し続け，細かい角度間隔で投影データの収集を行うことで画像再構成が可能となる．CTにおけるX線吸収の程度はCT値あるいはハンスフィールド値（Hounsfield unit：HU）と呼ばれる値で表される．CT値は水のX線吸収係数を基準とした生体のX線吸収係数の相対値であり，水のCT値は0（HU），空気のCT値は－1000（HU）と設定されている．骨など高いX線吸収を示す組織は＋1000（HU）に近い値となる．脂肪および脂肪を含む組織は－10～－100（HU）を，軟部組織や種々の病変は0～＋100（HU）を示すことが多く，CT画像はわずかなCT値の差を白黒の輝度として描出する．また，CTは重なりのない横断像を得ることができ，マルチスライスCTでは高分解能な任意の断面像を再構成することが可能である．軟部腫

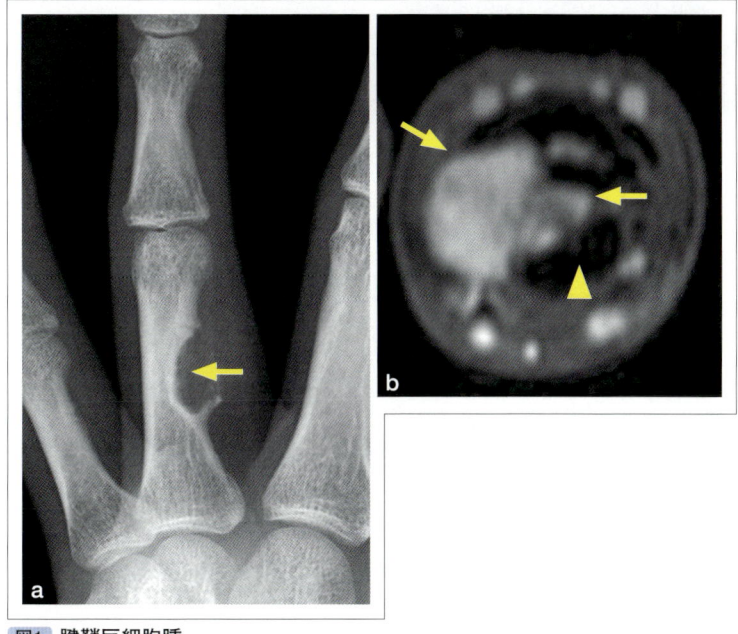

**図1** 腱鞘巨細胞腫
a：単純X線像　　b：MRI脂肪抑制併用造影T1強調横断像
環指の基節骨に圧排性骨吸収像があり，反応性の骨硬化が認められる（⇨）．
MRI造影T1強調像では屈筋腱（▷）と密に接し，基節骨の間に分け入る軟部
腫瘤（⇨）が認められる．

瘍を診断するうえでの主な利点は，①単純X線写真では評価困難な解剖学的構造の複雑な領域が評価できること，②微細な骨変化をとらえやすいこと，③石灰化・骨化の詳細なパターン解析が可能なこと，である．

軟部腫瘍では単純X線写真に引き続いてMRIが施行されることが多く，CTが積極的に用いられることは少ない．CTの利点を認識し，医療被曝や経済性を考慮しながら，選択する必要がある．

## MRI

MRIは異なる組織をグレースケール上で識別化する能力（コントラスト分解能）に優れ，強い信号（高信号）の部分は白っぽく見え，弱い信号（低信号）の部分は黒っぽく見える．各組織の水素原子の量（プロトン密度），縦緩和時間（T1値），横緩和時間（T2値），流れや拡散などの動きがMR信号の強弱を決める要因となり，装置の設定（パラメータ）を変えることでどの要因を強調して画像化するかが選択できる．

単純X線写真では関節軟骨，筋・腱，靱帯，骨髄を明瞭に描出することは困難であり，これらを観察するには良好なコントラスト分解能を有するMRIが必要である．CTと比べてアーチファクトを受けやすいという欠点もあるが，骨軟部領域は呼吸などの動きのアーチファクトが少なく，MRIの利点を活かしやすい．軟部腫瘍診断における画像診断の役割には，①存在診断，②質的診断（良悪鑑別，鑑別診断），③広がり診断がある．コントラスト分解能のよいMRIはこれらを診断するうえでの中心的役割を担い，軟部腫瘍診断においては他の検査法を凌駕してい

**表1** 軟部腫瘍/腫瘍類似病変のMRI撮像法

| 撮像法 | 特徴 |
|---|---|
| T1強調像 | 縦緩和時間（T1値）を強調した画像．脂肪，粘稠な液体，メトヘモグロビン，メラニン，ガドリニウム造影剤など，T1値の短いものが高信号となる |
| T2強調像 | 横緩和時間（T2値）を強調した画像．自由水（さらさらした液体），浮腫などT2値が長いものは高信号，膠原線維，腱，靱帯，デオキシヘモグロビン，ヘモジデリン，フェリチン，粘稠な液体などT2値が短いものは低信号となる |
| T2*強調像 | 組織本来のT2に加えて，静磁場の不均一性や磁化率の違いなどの外的条件による信号の減衰を表す指標をT2*と呼ぶ．T2*強調像は磁化率効果が画像に強く反映されて無信号域が拡大するため，ヘモジデリン沈着を感度よく検出できる |
| 拡散強調像 | 組織における水分子の拡散運動の強さを信号強度に反映させた画像．細胞内外の水分量，細胞密度，線維の走行などの組織構築や粘稠度の影響を受ける．悪性リンパ腫などの小円形細胞腫瘍，表皮嚢腫，膿瘍などの質的診断に有用である |
| STIR（short tau inversion recovery） | 反転回復法を使用した脂肪抑制法．T1およびT2の付加的強調像で，磁場の不均一に強く，手・足など形状が複雑な部位や脊髄の脂肪抑制法として有用．脂肪組織のみならず脂肪に近いT1値をもつ組織（血腫，造影剤を含む組織など）の信号も抑制される場合があり，注意を要する |

る．特に悪性軟部腫瘍の切除範囲の決定には術前に発生部位や腫瘍の広がりをできるだけ正確に診断する必要があり，周囲既存組織とのコントラストがよいMRI所見から得られる情報は多い．

主なMRI撮像法とその特徴を **表1** に示す．軟部腫瘍では組織の内部性状を正確に評価する目的から，スピンエコー法のT1強調像，T2強調像を撮像の基本とし，他の撮像法をうまく組み合わせて撮像する．近年，コイルおよび撮像技術の進歩とMRIの高磁場化が相まって，さまざまな撮像法で高分解能画像を得ることができるようになり，腫瘍の組織学的性状や周囲組織との関係がより詳細に評価できるようになってきている．

造影MRIは嚢胞性か充実性かの鑑別，適切な生検部位の確認，腫瘍の血行動態評価を行う際などに施行される．造影剤を急速に静脈内に注入して高速撮像を繰り返すダイナミック造影MRIは，治療後の腫瘍壊死評価に有用で，浮腫などの反応性変化と腫瘍成分との鑑別にも用いられる．

脂肪抑制法は主に脂肪組織の検出，浮腫や炎症の描出能向上，ガドリニウム造影剤の増強効果強調などを目的として用いられる．造影検査では化学シフト選択法（chemical shift selective法：CHESS法）を用いた脂肪抑制T1強調像を撮像することが多い．STIR法は造影剤にて増強された領域の信号も抑制されるため，造影検査には使用しない．

## 軟部腫瘍診断の病理学的特徴と画像所見

### 石灰化/骨化

特殊な石灰化/骨化を示す軟部疾患があり，石灰化/骨化の有無やそのパターン

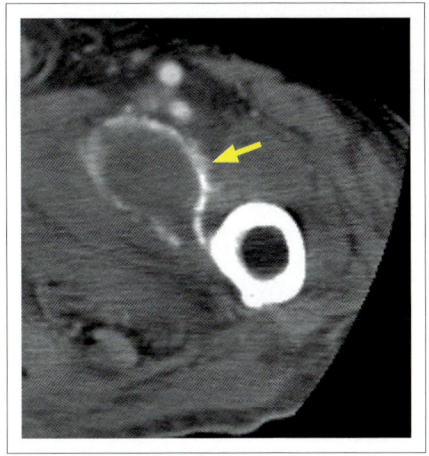

**図2** 化骨性筋炎のCT像
左大腿骨に隣接する腫瘤には辺縁部優位の石灰化（⇨）が認められる．

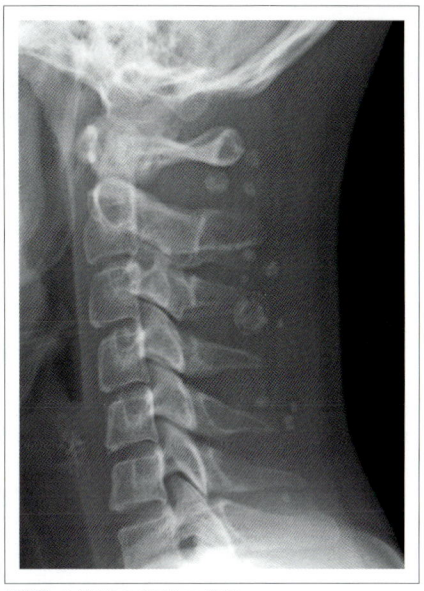

**図3** 血管腫の単純X線像
頸椎背側の軟部組織に複数の円形石灰化（静脈石）が認められる．

解析は質的診断を進めるうえで重要である．石灰化/骨化の評価はMRIのみではしばしば不十分であり，単純X線写真やCTを要することが多い．

化骨性筋炎は臨床的にも病理組織学的にも悪性腫瘍と誤りやすい疾患であり，診断には画像所見が重要な役割を担う．亜急性期では腫瘤の辺縁部優位に石灰化が認められ，周囲組織との境界が明瞭になる．単純X線写真やCTでこの辺縁優位の石灰化（ゾーン現象）をとらえることが軟部肉腫との鑑別点となる **図2** ．一方，病理学的に化骨性筋炎と鑑別を要する骨外性骨肉腫では，象牙様と表現される比較的均一でびまん性の石灰化が認められる．血管腫における円形，楕円形の辺縁平滑な石灰化（静脈石）の存在は特異的診断に結び付く **図3** ．

関節周囲の石灰化を伴う軟部腫瘍には，滑膜骨軟骨腫症，結晶沈着性関節症，腫瘍状石灰症などがある．腫瘍状石灰症は腫瘤状に集塊となった石灰化の中にX線透過性の隔壁様部分が混在しているのが特徴であり，石灰乳が存在することで液面形成（異なるX線吸収値による水平面の形成）が認められることもある．

## 脂肪

脂肪組織はCTでマイナスのCT値を示す低吸収域であり，MRIではT1強調像にて高信号で，脂肪抑制法にて低信号を示す領域として認められ，画像でとらえやすい．

脂肪を多量に含む軟部腫瘍の代表は脂肪腫である．単純X線写真では筋肉よりX線透過性の高い透亮域として認められ，CTやMRIでは腫瘤の大部分が脂肪組織を示唆する吸収値や信号を示す．分化型脂肪肉腫も脂肪成分を主体に構成されることが多く，鑑別は必ずしも容易でない．通常，分化型脂肪肉腫のほうがより脂肪以外の間葉系組織を多く含む傾向にあり，脂肪性腫瘍内部の結節状/斑状の非脂

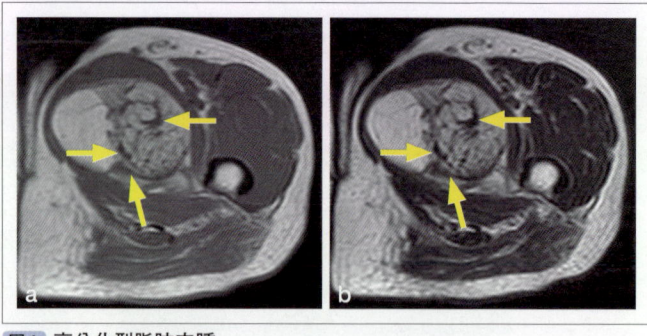

**図4** 高分化型脂肪肉腫
a：MRI T1 強調横断像　　b：MRI T2 強調横断像
左大腿深部に T1 強調像，T2 強調像ともに高信号を示す腫瘤がみられ，腫瘤内部に低信号の厚い隔壁構造（⇨）を伴う．

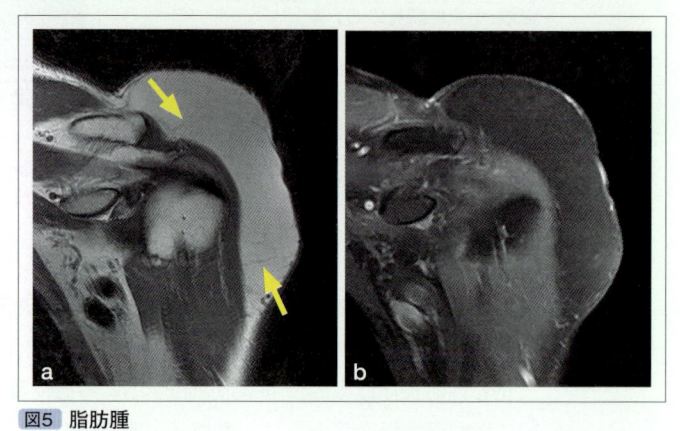

**図5** 脂肪腫
a：MRI T1 強調冠状断像　　b：MRI 脂肪抑制併用造影 T1 強調冠状断像
左肩に T1 強調像で高信号を示す皮下腫瘤が認められる．腫瘤内部にみられる低信号隔壁構造は薄く（⇨），造影による増強効果は認められない．

肪性領域や複数の厚い（2mm 以上）隔壁構造の存在は分化型脂肪肉腫を疑わせる所見である 図4．脂肪腫は一般的に低信号の隔壁構造が薄く，脂肪抑制併用造影 T1 強調像では隔壁内の血管が乏しいことを反映して隔壁が筋肉より低信号を示すことが多い 図5．

脱分化型脂肪肉腫は脂肪肉腫のまれな亜型で，MRI では脂肪信号領域と脂肪以外の非特異的な信号からなる領域が 1 つの腫瘤内に境界明瞭に認められるという特徴的所見を示す．高分化型や脱分化型以外の脂肪肉腫は脂肪以外の成分が大部分を占めるが，画像で腫瘍内の脂肪の存在が確認できれば特異的な診断に結び付く．

脂肪性腫瘍以外にも脂肪の混在をとらえることが他疾患との鑑別に役立つ疾患がある．血管腫や弾性線維腫の病変内には種々の割合で脂肪組織が混在し，MRI や CT で病変内に脂肪を反映した領域を見出すことが診断の一助となる．

### 囊胞

液体を含み，造影にて増強されない領域である．出血などの二次的変化を伴わない場合は内部均一で，CT では低吸収，MRI では T1 強調像で筋より低信号，T2 強調像で著明な高信号を示す境界明瞭な領域として認められる．

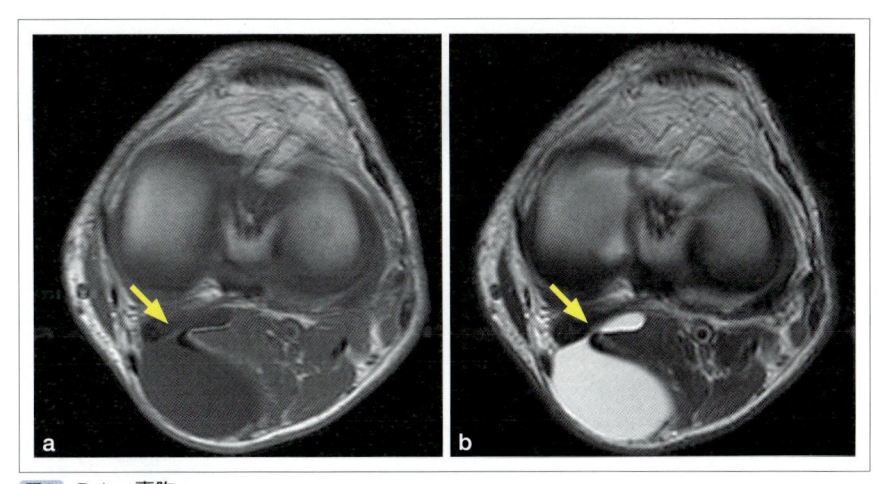

**図6** Baker囊胞
a：MRI T1強調横断像　　b：MRI T2強調横断像
膝窩部内側に T1強調像で筋より低信号，T2強調像で著明な高信号を示す腫瘤を認める．内部信号は均一で，腓腹筋内側頭と半膜様筋の間を抜ける突起状部分（⇨）が認められ，関節腔と交通している．

　日常臨床で遭遇することの多い代表的な囊胞性軟部病変は滑膜囊胞とガングリオンである．ガングリオンは関節周囲の関節包，腱や靭帯，腱鞘に接して発生することが多く，MRIでは基本的な囊胞の信号を示し，しばしば分葉状で隔壁を有する．滑膜囊胞は関節腔と交通する部位が突起状に連続して認められることがある．膝窩部に生じる Baker 囊胞では腓腹筋内側頭と半膜様筋の間を抜ける突起状部分が囊胞性腫瘤に連続して認められ，横断像で涙滴状を呈することを特徴とする **図6**．囊胞性病変を示す画像所見と発生部位より診断が容易なことが多く，代表的な滑液包を認識しておく必要がある．表皮囊腫（アテローム）は角化物を含む皮下囊腫であり，囊胞と類似する画像所見を示す．表皮囊腫内に充満する角化物は拡散しにくいことから，MRI拡散強調像で得られる ADC（apparent diffusion coefficient）値が低く，他の囊胞性腫瘤との鑑別点となる **図7**．真の腫瘍ではリンパ管腫が代表的疾患であり，囊胞変性が著明な神経鞘腫も囊胞性病変として認められることがある．

## 粘液状基質

　CTでは筋より低い吸収値を示し，MRI T1強調像で低信号，T2強調像で著明な高信号を示す領域としてとらえられる．粘液状基質が豊富な領域は囊胞とCT，MRI所見が類似するが，内部が完全に均一でなく囊胞とは異なる吸収値や信号の領域が混在することや，造影にて増強される領域があることで鑑別される．
　粘液型脂肪肉腫は腫瘍内部には繊細な毛細血管網が発達しており，造影にて腫瘍内部は比較的広範囲に濃染される．腫瘍全体に対する脂肪成分の占める割合は少ないが，MRIで腫瘍内の成熟脂肪成分を検出できれば診断可能である．粘液線維肉腫は不完全な線維性隔壁で分画された多結節状の形態を示すことが多い．各結節部分は粘液の含有量や細胞成分の多寡などによって MRIの信号強度が異なるが，T2強調像では基本的に粘液状基質を反映して腫瘍の大部分が高信号を示し，腫瘍内の

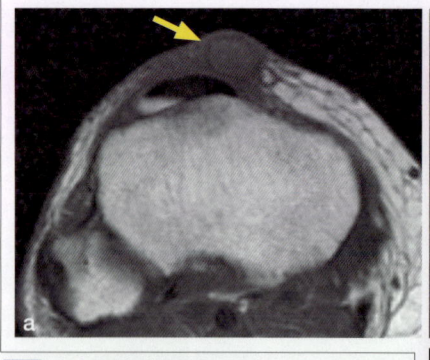

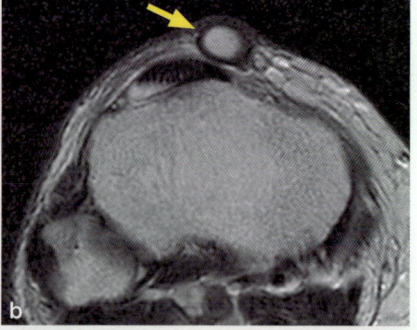

**図7** 表皮嚢腫（アテローム）
a：MRI T1 強調横断像
b：MRI T2 強調横断像
c：MRI 拡散強調像の ADC マップ
膝蓋靱帯前方の皮下脂肪組織内に，T1 強調像で筋よりも低信号，T2 強調像で著明な高信号を示す腫瘤を認める（⇨）．嚢胞性腫瘤を示唆する所見だが，通常の嚢胞と異なり，拡散強調像の ADC 値が低い（⇨）．

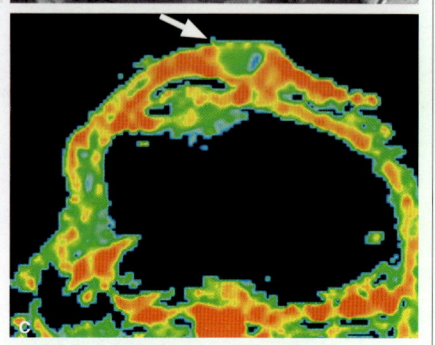

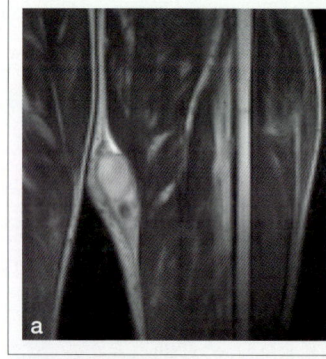

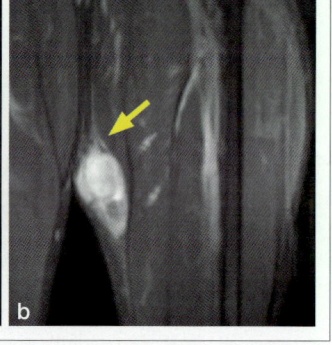

**図8** 粘液線維肉腫
a：MRI T2 強調冠状断像　　b：MRI 脂肪抑制併用造影 T1 強調冠状断像
左大腿内側の皮下腫瘤は T2 強調像で腫瘤の大部分が高信号を示し，内部に低信号の隔壁構造が認められる．造影後，腫瘤は不均一に増強され，腫瘤上部には腫瘍浸潤を示す索状の濃染像（⇨）が認められる．

線維性隔壁を示す低信号の線状・帯状構造が描出される．皮下発生例は周囲組織への浸潤傾向が強く，画像による進展範囲の評価には注意を要する **図8**．骨外性粘液型軟骨肉腫は分葉状ないし多結節状の形態を示す．造影では腫瘍を分画する血管豊富な線維性組織が増強され，特徴的な rings and arcs 状の増強が認められることが診断の手がかりとなる．

これらの軟部肉腫と鑑別を要する良性疾患に筋肉内粘液腫がある．筋肉内粘液腫は粘液状軟部肉腫に比べて腫瘍内血管に乏しいことから造影ダイナミック MRI では緩徐な造影パターンを示す．また，腫瘍の境界が明瞭で周囲の筋萎縮と脂肪化を反映した脂肪信号の縁取り（peritumoral fat rind）がみられることが鑑別点となる．

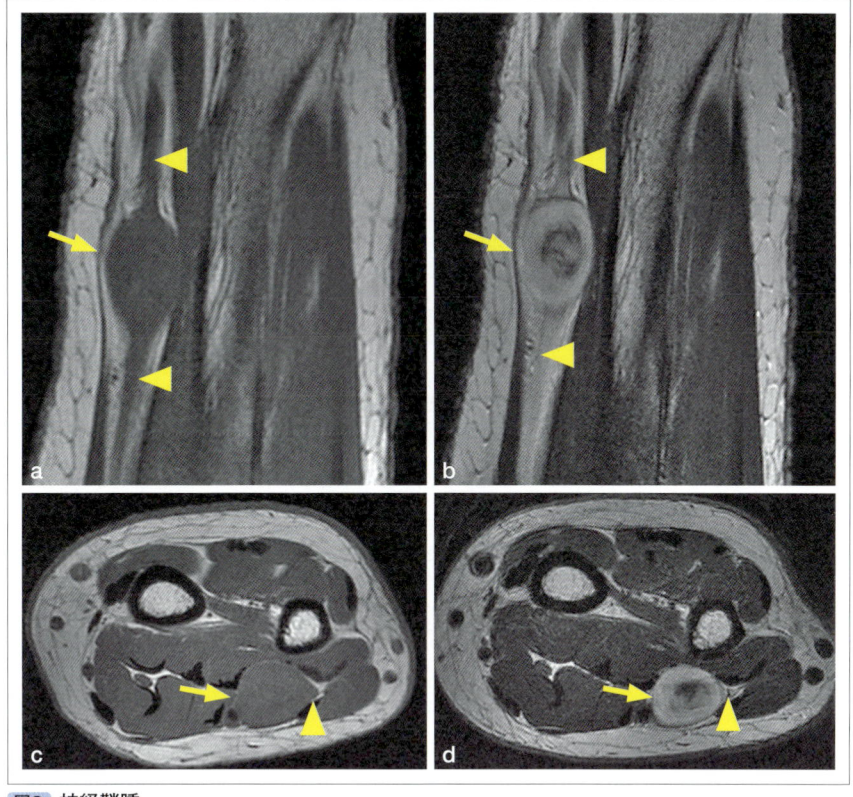

**図9 神経鞘腫**
a：MRI T1 強調矢状断像　　b：MRI T2 強調矢状断像
c：MRI T1 強調横断像　　d：MRI T2 強調横断像
尺骨神経（▷）との連続性を示す腫瘤（⇨）が認められる．T2 強調像で辺縁が Antoni B 領域を反映した著明な高信号，中心部が Antoni A 領域を反映した低信号の target sign を呈し，辺縁には被膜を反映した低信号帯がみられる．T2 強調横断像で尺骨神経は腫瘤の辺縁に認められる．

　神経鞘腫や神経線維腫などの神経原性腫瘍でも粘液状基質は重要な構成要素の1つであり，MRI で比較的容易にとらえることができる．MRI T2 強調像にて辺縁部が粘液状基質を反映した高信号，中心部が低信号の同心円状パターンを示す所見は target sign と呼ばれ，良性神経原性腫瘍の特徴的な MRI 所見として知られている 図9．神経鞘腫では線維性被膜を示す辺縁低信号帯がみられ，神経との連続性が認められることも診断の一助となる．

## 出血・ヘモジデリン

　出血後の MR 信号は時期によってさまざまであり，MRI で出血をとらえるためにはヘモグロビン破壊産物の変化とともに時期による信号パターンの違いを認識することが重要である．出血直後はオキシヘモグロビンの影響を受けるが，オキシヘモグロビンは急速にデオキシヘモグロビンに変化するため，この時期の血腫が MRI でとらえられることはまれである．デオキシヘモグロビンに変化すると，細胞内外の磁化率の違い（magnetic susceptibility effect）が生じて T2 強調像の信号が低下し，T1・T2 強調像ともに筋と比べて低〜等信号を示すようになる．出血後3日以降の亜急性期では，ヘモグロビンの二価の鉄イオンが酸化されて三価の

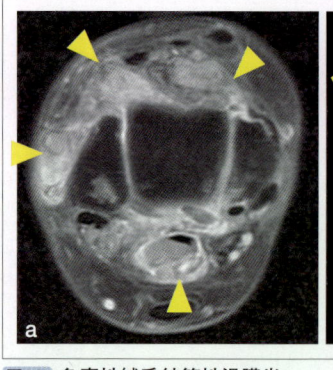

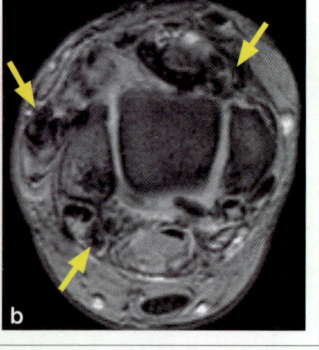

**図10 色素性絨毛結節性滑膜炎**
a：MRI 脂肪抑制併用造影 T1 強調横断像　　b：MRI T2*強調矢状断像
足関節にびまん性の滑膜肥厚がみられ，造影にて不均一に濃染している（▷）．T2*強調像ではヘモジデリン沈着の強い領域が磁化率アーチファクトにより低信号を示している（⇨）．

鉄イオンを有するメトヘモグロビンに変化すると考えられている．メトヘモグロビンは常磁性体効果があり，T1 強調像で高信号を示す．慢性期になるとメトヘモグロビンは変性をきたしてしだいに常磁性体の性質を失い，マクロファージに貪食され細胞内リソソームによりヘモジデリンやフェリチンに変化する．これらは強い磁化率効果を有するため T1・T2 強調像でともに筋よりも低信号を示す．T2*強調像はこの磁化率効果による低信号を強調し，ヘモジデリン沈着の検出に有用である．

　ヘモジデリン沈着を特徴とする疾患として腱鞘巨細胞腫，色素性絨毛結節性滑膜炎 図10 が挙げられ，これらの疾患の診断では MRI でヘモジデリンの存在をとらえることが重要である．ヘモジデリン同様，骨・石灰化，膠原線維およびアミロイド沈着は T2 強調像で低信号を示すため，これらとの鑑別が必要な場合は，T2*強調像が有用である．外傷や手術を契機に緩徐に増大し，悪性腫瘍と紛らわしい chronic expanding hematoma は新旧の出血を反映した不均一な信号を示し，ヘモジデリン沈着を示唆する低信号も混在する．

### 膠原線維

　膠原線維の豊富な領域は T1・T2 強調像ともに低信号を示し，細胞成分や血管密度が疎であることが多いため造影による増強効果は乏しい．ヘモジデリン沈着とは T2*強調像で低信号が強調されないことで鑑別されるが，石灰化との鑑別に単純 X 線写真や CT を必要とすることもある．

　膠原線維を多く含む腫瘍の代表的疾患には弾性線維腫 図11，デスモイド，足底・手掌線維腫症がある．ただし，これらの腫瘍でも活動性が高い領域は幼若な線維芽細胞が増生しているために T2 強調像で高信号を示し，必ずしも膠原線維からなる低信号域が MRI でとらえられるとは限らない．

### 発達した栄養血管

　流れの速い拡張した腫瘍血管は MRI で無信号となり，腫瘍内部や周辺の flow void として認められる．この flow void はエコー時間の長いスピンエコー法で顕

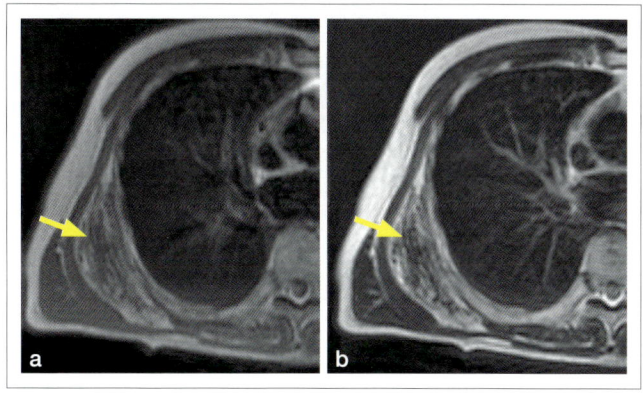

**図11 弾性線維腫**
a：MRI T1 強調横断像　　b：MRI T2 強調横断像
肋骨と肩甲骨下部との間に，T1・T2 強調像ともに筋と同等の信号を示す半球状の腫瘤（⇨）を認める．腫瘤内部には脂肪を示唆する高信号域が霜降り状に混在する．

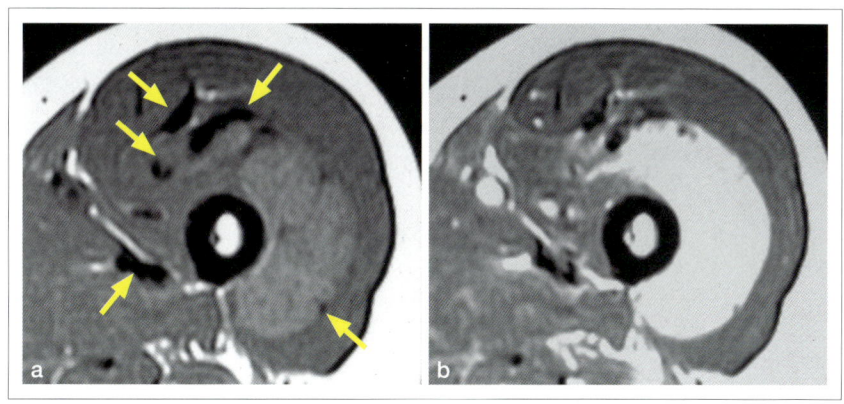

**図12 胞巣状軟部肉腫**
a：MRI T1 強調横断像　　b：MRI 造影 T1 強調横断像
左大腿筋肉内に T1 強調像で筋より高信号を示す腫瘤がみられ，腫瘤辺縁部や周囲には栄養血管を示す複数の flow void（⇨）が認められる．造影にて腫瘤は濃染している．

著となり，多血性腫瘍や炎症性腫瘤などで認められる．栄養血管を反映した flow void が目立つ疾患には血管腫，動静脈奇形，胞巣状軟部肉腫 図12 ，血管平滑筋腫，孤立性線維性腫瘍などがある．

## メラニン

メラニンは常磁性体効果により MRI T1 強調像で高信号を示す．明細胞肉腫ではメラニン色素が半数以上に認められ，色素沈着が豊富な領域は MRI T1 強調像で高信号となる．

〔青木隆敏〕

# 骨腫瘍の病理診断と治療

## 良性骨腫瘍および骨腫瘍類似疾患に対する治療

良性骨腫瘍および骨腫瘍類似疾患は，その病理診断に対応してさまざまな臨床像を呈する．自然治癒するものや経過とともに病勢が衰えるものがあり，これらの病変は治療の対象とはならない．良性骨腫瘍に対する標準治療は外科的治療であり，化学療法や放射線治療は行われない 図1 ．

・手術適応：一般的な良性骨病変における手術適応を 表1 に示す．手術法は，病理診断・画像診断後に，腫瘍掻爬（＋骨移植），腫瘍切除，単発性骨嚢腫に対する減圧術，人工関節置換術などを行う．なお，2013年新WHO分類が発行され，これまで良性腫瘍に分類されていた複数の疾患が良悪性中間腫瘍に分類されるようになった．治療法としては良性骨腫瘍と同様のものもあるため， 表1 には良悪性中間骨腫瘍も含めた．

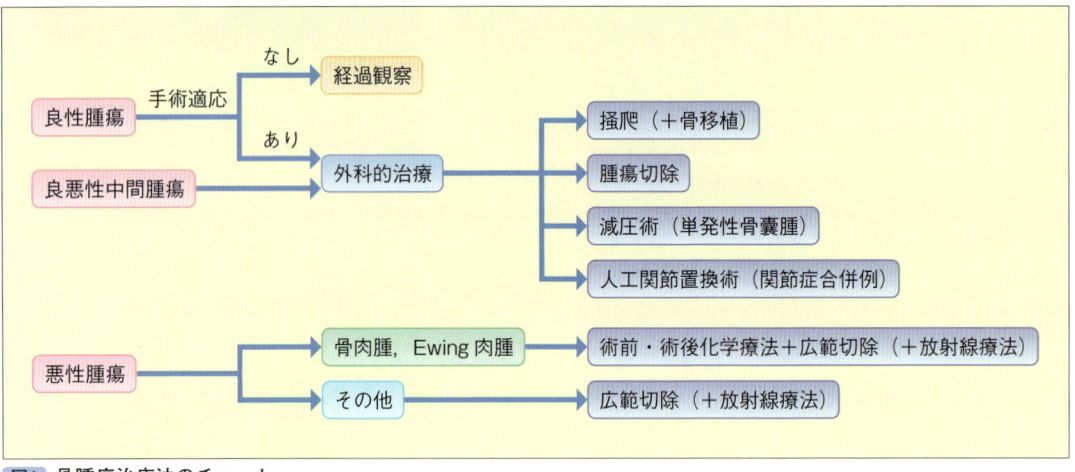

図1 骨腫瘍治療法のチャート

表1 良性骨腫瘍ならびに骨腫瘍類似疾患，良悪性中間群に対する手術の適応

| 痛みの原因となりうる腫瘍 | 類骨骨腫，骨軟骨腫など |
|---|---|
| 病的骨折または切迫骨折をきたす腫瘍 | 単発性骨嚢腫，内軟骨腫，線維性骨異形成，骨線維異形成など |
| 骨破壊を強くきたす腫瘍 | 骨巨細胞腫，動脈瘤様骨嚢腫，軟骨芽細胞腫，骨芽細胞腫，軟骨粘液線維腫，類腱線維腫など |
| 関節可動域障害や関節障害をきたす腫瘍 | 骨軟骨腫，滑膜性骨軟骨腫など |
| 悪性化する可能性がある腫瘍 | 骨軟骨腫，内軟骨腫，線維性骨異形成など |
| 美容上問題となる腫瘍 | 骨軟骨腫など |

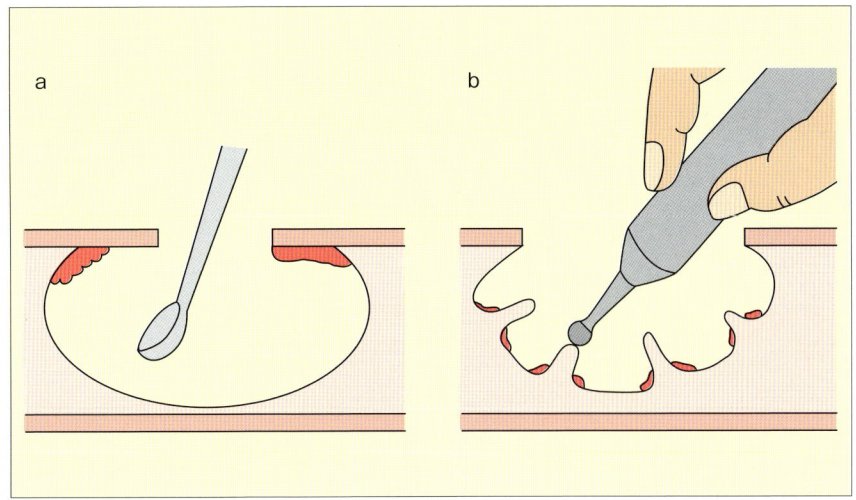

**図2　腫瘍掻爬**
a：開窓が小さいと掻爬が行いづらい．直の鋭匙鉗子だけでは，開窓近くの骨皮質直下の掻爬が不十分となる．
b：隔壁がある場合は，サージエアトームなどを用いて隔壁を削り，平坦にした後に掻爬を追加する．

- **術前準備**：良性骨腫瘍に対する手術を行う際には，病理診断が確定していないこともある．特に，腫瘍掻爬術を施行する際には，典型的な良性骨病変の画像所見を呈していても，術中迅速細胞診/組織診断を施行することが望ましい．病的骨折や切迫骨折の状態にある症例に対しては，内固定材料を準備する．
- **皮膚切開**：いずれの手術方法も，臨床所見から悪性腫瘍の可能性が否定できない場合は切開生検に留め，後に広範切除を行うことを想定し，広範切除術の際に切除できるようなアプローチをデザインする必要がある．四肢では縦方向の皮膚切開を用いることで，広範切除となった際にも皮膚や筋の再建が可能となる．アプローチは，骨皮質の菲薄化した部位に最短で到達できるような部位が望ましく，重要な血管・神経の近傍を避け，複数の筋肉が腫瘍に汚染されるような筋間からの進入は避ける．皮下組織や筋間の剝離は最小限に留め，病変に到達する．出血による血腫の広がりも腫瘍細胞汚染の原因になりうるため，確実に止血する．

## 腫瘍掻爬（＋骨移植）

### ■ 骨皮質の開窓

骨に到達後，骨膜に縦切開を加え，骨皮質を露出するが，後に骨膜は縫合できるように温存する．開窓は，腫瘍の観察，掻爬操作が行いやすいサイズとするが，大きな横方向への開窓は骨折を誘発する恐れがあり，骨の全周の1/3程度に留める．

### ■ 腫瘍掻爬

腫瘍掻爬は主に，リウエル骨鉗子，髄核鉗子，鋭匙を用いる．鋭匙は，形状（弯曲，直線），サイズが異なるものを各種揃える．腫瘍を大部分掻爬した後に内部を観察する．隔壁を伴うような多房性病変では，掻爬が不十分になりやすく，隔壁を平坦にするために，サージエアトームなどで凹凸を削り，さらに掻爬を追加する（**図2**）．単発性骨嚢腫，Langerhans細胞組織球症，手指の内軟骨腫は腫瘍掻爬の

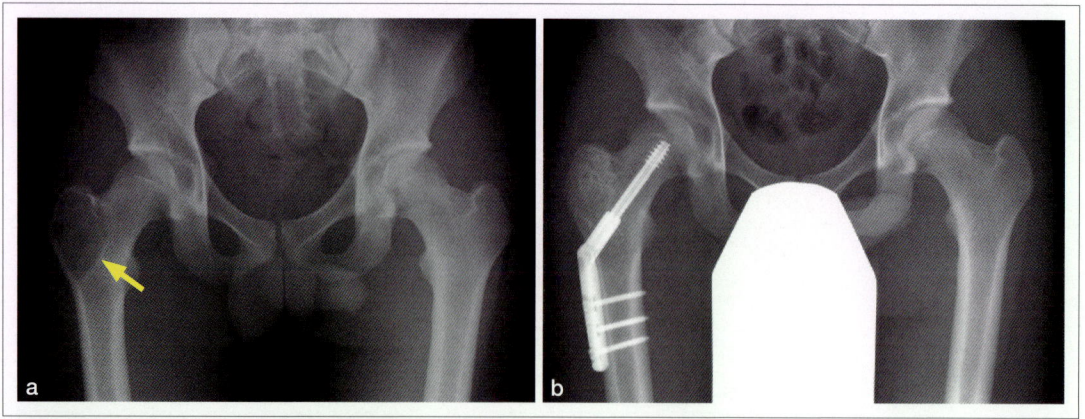

**図3** 腫瘍掻爬術の例（右大腿骨軟骨芽細胞腫）
a：術前写真
b：腫瘍掻爬後に，フェノール，エタノールによる補助療法を行い，骨移植を行った．骨欠損が大きく，自家腸骨と同種骨を併用した．術後の骨折を予防するため，ヒッププレートを用いて内固定を行った．

みでも骨形成が促進されるので，骨移植を行わないこともある．

■ 病巣掻爬後の骨欠損部への骨移植

一般的には腫瘍掻爬後に生じた骨欠損が大きい場合はさまざまな材料を用いて充填する．移植の際に注意すべきことは，できるだけ辺縁から充填を行い，欠損部をつくらないことである．

① **自家骨移植**：これまでに最も標準的に用いられていた方法であり，腸骨からの移植が一般的である 図3．後述する悪性骨腫瘍手術の際に行われる骨移植とは異なり，良性骨腫瘍掻爬後には皮質骨が残存しているために，チップ状にして移植されることが多い．利点としては，良好な骨形成能を有し，同種骨で懸念される伝播性感染症の心配がないことが挙げられる．欠点としては患者への負担が大きく，採取量や回数に限度があることと，骨採取部の術後疼痛などがある．現在では，人工骨の普及により，自家骨移植の頻度は低くなっている．しかし，膝関節など大関節関節面に接して腫瘍が存在し，軟骨下骨が破壊されている場合は，できるだけ早く良好な骨形成の獲得を目的に，自家骨を用いて移植することが勧められる．

② **同種骨移植**：本邦においては，1953年に天児により九州大学整形外科で初めて導入されて以来，汎用されている．東海骨バンク（事務局：愛知県名古屋市）や北里大骨バンク（事務局：神奈川県相模原市）など地域的な骨銀行が運営されているところもあるが，全国的な同種骨バンクがなく各施設に管理が委ねられている．施行に際しては日本整形外科学会の『整形外科移植に関するガイドライン』および『冷凍ボーンバンクマニュアル』に準じる．利点としては，大きな病変の掻爬後に生じる骨欠損に対しても対応可能であり，骨セメントと異なり長期的には自分の骨に置き換わるため異物が残らないことなどが挙げられる 図3．欠点としては，自家骨に比べ骨形成能が低く，伝播性感染症の可能性が完全に否定できないため，人工骨が普及して以来良性骨腫瘍掻爬後に同種骨移植を行うことは減少している．同種移植骨としては大腿骨頭が多いが，関節軟骨と周囲軟部組織を可能な限り取り除くようにする．

③ **人工骨移植**：日本国内ではハイドロキシアパタイト（HA），β-リン酸三カルシウム（β-TCP），ハイドロキシアパタイト/リン酸三カルシウム混合製剤，リン酸カルシウムペーストなどが利用可能である．いずれも良好な骨親和性を示し，骨組織と化学的に直接結合し，骨伝導能を有する．アレルギーや感染症などの危険性がないため，自家骨移植にとって代わりつつある．それぞれの製品によって圧縮強度，気孔率，気孔径が異なるが，どの製剤をどの部位に用いるかは一定の見解が得られていない．人工骨単独で用いることが可能であり，骨欠損が大きい際には，自家骨，同種骨と混ぜて移植することも可能である．

④ **骨セメント**：polymethyl methacrylate（PMMA）が用いられる．充填直後から強い初期高度を保つため早期荷重が可能であり，重合熱による残存腫瘍の変性を期待して用いられる．安価なため大きな骨欠損にも対応可能であり，また術後再発確認が比較的容易であるなどの利点がある．欠点としては，関節面直下に充填した場合に，変形性関節症を生じることが懸念されている．

■ **内固定**

病的骨折を生じた場合や，大腿骨や脛骨などの荷重がかかる長管骨で掻爬後に骨折の可能性が高い場合には，腫瘍掻爬＋骨移植に併用して髄内釘，プレート，スクリューなどを用いた内固定を行う 図3b ．内固定を行うことで，早期荷重歩行が可能となる．骨癒合が得られ，再発の危険性がなくなれば，内固定材料を抜去する．

## 腫瘍切除術

対象疾患：骨軟骨腫などの隆起性疾患，骨巨細胞腫，線維性骨異形成など．

骨軟骨腫は隆起性病変であるため，疼痛の原因となる場合や，関節近傍に発生し可動域制限などをきたす場合には，外科治療の適応となる．また，急速増大をきたした場合には悪性化した可能性があるため，切除する必要がある．切除は，骨軟骨腫の基部からノミで切除する 図4 ．再発を防ぐためには，骨軟骨腫の表面に存在する軟骨帽を完全に切除しなければならない．

線維性骨異形成は，掻爬，骨移植が治療の基本となるが，肋骨発生例では，切除のみで再建は必要ないこともある．

## 単発性骨嚢腫に対する治療法

病的骨折をきたした場合には，自然治癒することがあり，保存的治療を行うことが原則である．しかし，切迫骨折状態においては，外科的治療が必要となるが，比較的再発率が高いために，さまざまな治療法が行われる．

・腫瘍掻爬，骨移植

・減圧術

病因の1つとして，嚢腫内圧が骨髄内圧より高いことが挙げられるため，嚢腫内圧を下げることを目的として行われている．病的骨折をきたした場合に，嚢腫内に骨形成が促進されることも，骨折により内圧が低下したことによるものとされている．嚢腫壁をK-wireなどでドリリングする方法（multiple drilling），中空の

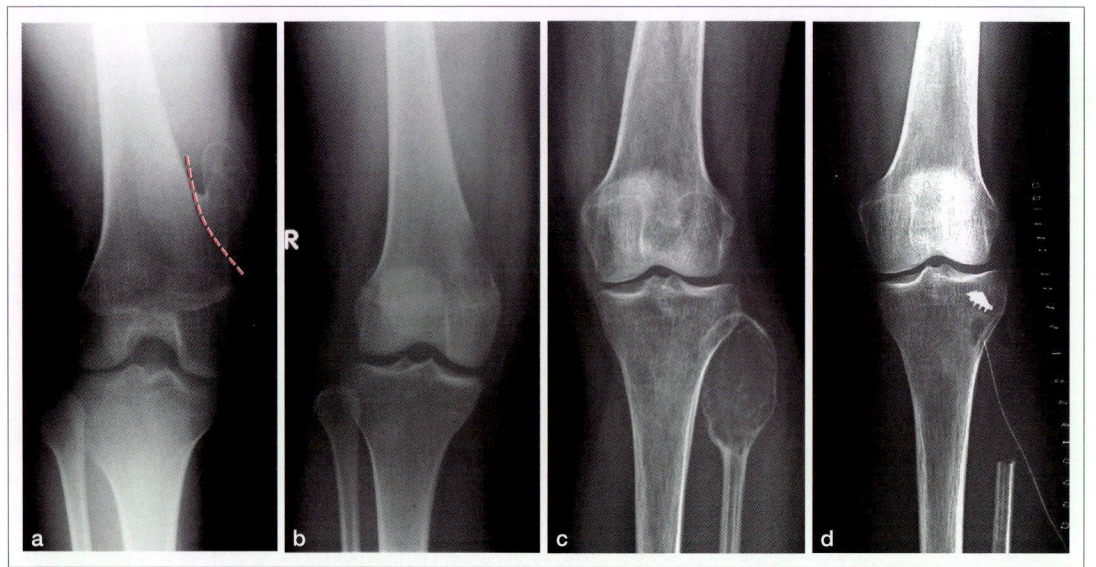

**図4** 腫瘍切除術
a：右大腿骨骨軟骨腫．予定切除ライン（----）
b：ノミを用いて基部から切除する．再発を防ぐためには，軟骨帽を完全に切除する必要がある．
c：左腓骨巨細胞腫
d：腓骨頭発生の骨巨細胞腫の場合は，骨再建を要さず，切除のみを行った．

ネジを留置するcannulated screw法などがある 図5 ．

・ステロイド注入法

X線透視下に針を挿入し，内部より漿液性の液体が排液されたことを確認した後に，メチルプレドニゾロンを注入する．

### 人工関節置換術

滑膜性軟骨腫や関節近傍に発生した骨軟骨腫などにより二次性変形性関節症をきたした場合には，腫瘍切除（摘出）した後に，人工関節を用いた再建が必要になることがある．

## 良悪性中間骨腫瘍に対する治療

2013年，骨軟部腫瘍のWHO分類が改訂されたが，軟部腫瘍同様に，骨腫瘍においても良悪性中間（intermediate）という概念が追加され，これまで良性骨腫瘍として扱われてきた複数の疾患が，新たに良悪性中間に分類された．良悪性中間腫瘍に分類された骨巨細胞腫，軟骨粘液線維腫，軟骨芽細胞腫，骨芽細胞腫，動脈瘤様骨嚢腫は，局所の破壊傾向が強く，高率に再発をきたす疾患群である．これらに対する基本治療方針は外科的治療であり，腫瘍搔爬・骨移植が行われるが，病巣搔爬だけではなく，再発を防ぐためにさまざまな補助療法が試みられている 図1 ．フェノール，エタノールなどのchemical adjuvantや液体窒素を用いたcryosurgery，アルゴンビームコアギュレーターによる腫瘍壁の焼灼，浸透圧により細胞破裂させる蒸留水洗浄などが挙げられる．

軟骨肉腫Grade1は広範切除が標準治療であるが，最近骨内に限局した病変に対

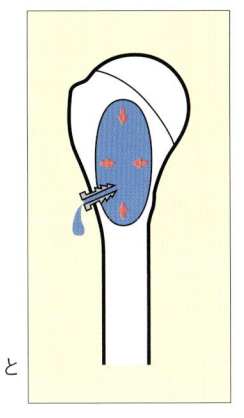

**図5** cannulated screw 法
上腕骨単発性骨囊腫に対し，中空性スクリューを刺入することで，減圧，ドレナージを行う方法

しては搔爬術でよいとする報告もなされ，National Comprehensive Cancer Network（NCCN）の骨腫瘍ガイドラインでも搔爬と切除が併記されている．しかし十分なエビデンスがなく，手術術式選択にあたっては注意が必要である．

骨類腱線維腫も軟部の類腱腫と同様に再発傾向が強く，腫瘍搔爬や辺縁切除が行われた場合には高率に再発をきたすため，広範切除に準じて en bloc に完全切除することが望ましい．

良悪性中間に分類された Langerhans 細胞組織球症は通常，診断確定した後に，腫瘍搔爬・骨移植が行われている．しかし，自然治癒例があることが知られており，有効性があるステロイド局所注入で経過をみたり，脊椎病変に対し，外固定（脊椎装具）のみで経過観察するという報告もみられる．

関節近傍に発生した骨巨細胞腫のように，骨破壊が強く浸潤傾向を示すような腫瘍において，搔爬＋骨移植が困難なほど関節が破壊されている場合には，en bloc で切除した後に，腫瘍用人工関節を用いた再建が必要になることがある．骨巨細胞腫が腓骨頭に発生した場合には，切除のみで骨再建を必要としない **図4d**．

良悪性中間骨腫瘍のなかにも，骨巨細胞腫，Langerhans 細胞組織球症のように放射線感受性が知られているものもある．しかし，放射線照射による二次癌の可能性があるため，安易に放射線治療を行うべきではない．

## 悪性骨腫瘍に対する治療

原発性悪性骨腫瘍の治療は，組織型に基づき治療方針を決定する **図1**．

### 化学療法

原発性悪性骨腫瘍のなかで，化学療法の絶対的適応疾患は，骨肉腫と Ewing 肉腫である．

全身化学療法と原発腫瘍の根治的切除が基本治療戦略であるが，患肢温存手術を行っても切断術に比べ生命予後が悪化することはない．

骨肉腫や Ewing 肉腫においては，術前化学療法，手術療法，術後化学療法が基本である．術前化学療法の目的は，①抗癌剤の感受性が確認できる，②潜在性遠隔転移病変の根絶，③局所再発防止，④腫瘍縮小による患肢機能温存，などが挙

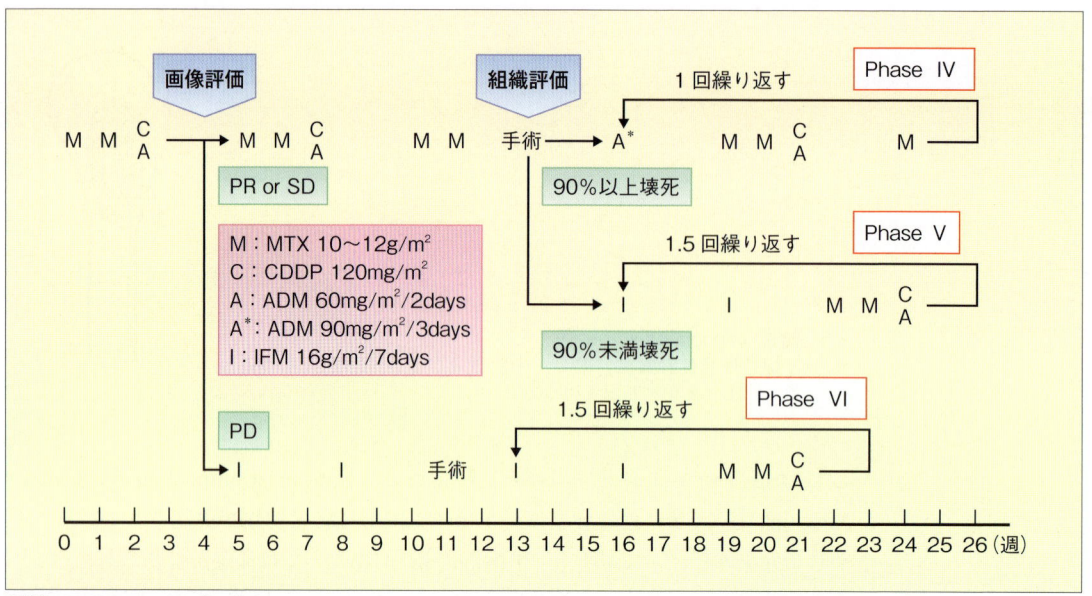

**図6** NECO-95J のプロトコル

術前化学療法は MTX 大量療法，CDDP＋ADM の MAP 療法から開始する．画像効果判定で有効または不変であれば，MAP 療法を継続する．無効例では IFM に薬剤を変更する．術後化学療法は，組織学的効果判定で有効（壊死率が 90％以上）では，MAP 療法を継続する．効果判定で無効（壊死率が 90％未満）の場合，MAP 療法＋IFM とする．
MTX：メトトレキサート，CDDP：シスプラチン，ADM：アドリアマイシン（DXR：ドキソルビシン），IFM：イホスファミド
(Iwamoto Y, et al. Multiinstitutional phase II study of neoadjuvant chemotherapy for osteosarcoma (NECO study) in Japan：NECO-93J and NECO-95J. J Orthop Sci. 2009)

げられる．
　病理組織学的に，切除標本を用いて viable cells の割合を算出し，術後化学療法に用いる薬剤を決定する．

### ■ 骨肉腫

　系統的化学療法導入以前の 5 年生存率は 15％以下であったが，現在では化学療法の発達により，初診時肺転移のない骨肉腫の 5 年生存率は 60〜80％にまで改善されている．骨肉腫に対しては一般に，ドキソルビシン（DXR），メトトレキサート（MTX）大量療法，シスプラチン（CDDP），イホスファミド（IFM）の 4 剤を中心としたプロトコルが用いられている．わが国で施行された多施設共同臨床試験「四肢原発かつ切除可能な骨肉腫に対する術前術後療法の第 II 相試験（NECO-95J）」のプロトコルを 図6 に示す．治療成績は，5 年全生存率で 82.5％であった．予定全治療期間は 8〜12 か月である．

### ■ Ewing 肉腫

　化学療法導入以前の 5 年生存率は 10％以下にすぎなかったが，現在では術前・術後化学療法，手術療法，放射線療法による集学的治療が確立され，治療成績は向上した．初診時肺転移のない Ewing 肉腫の 5 年生存率は 50％以上（VDC-IE 療法では 69％）となっている．化学療法では，ビンクリスチン（VCR），アクチノマイシン D（ACT-D），シクロホスファミド（CPA），DXR（VACA 療法）の有効性が示され，これら 4 剤に IFM，エトポシド（VP-16）を加えた化学療法レジメン（VACA，VAIA，EVAIA，VACA-IE，VDC-IE）が行われている．

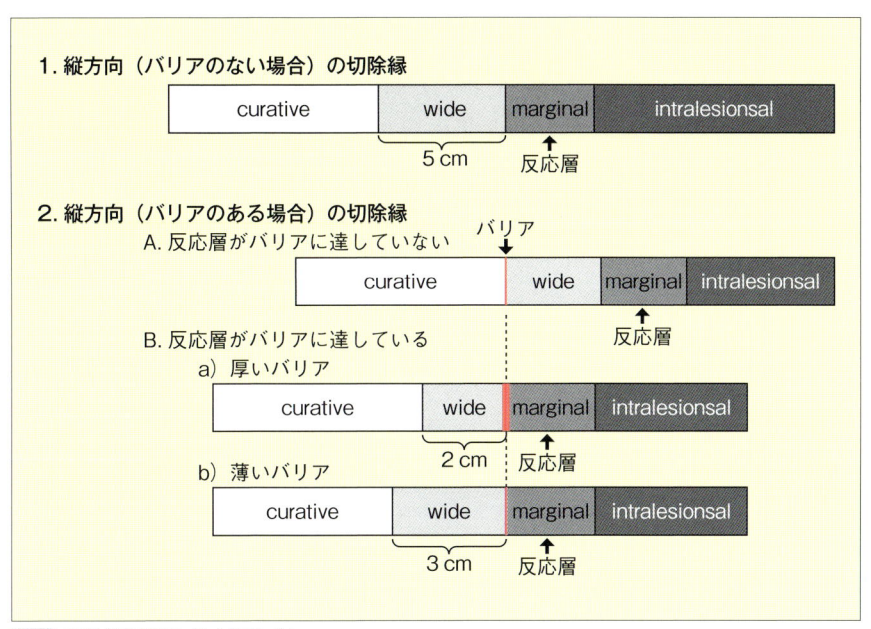

**図7 切除縁評価のガイドライン**
(日本整形外科学会骨・軟部腫瘍委員会編. 整形外科・病理 悪性骨腫瘍取扱い規約. 第3版. 東京:金原出版;2000)

## 手術療法

悪性骨腫瘍に対しては,以前は切断術が行われていたが,現在では80%以上の症例で患肢温存手術が行われている.患肢温存手術を行う際には,安全な広範切除縁の確保が前提であるが,切除縁の設定については,反応層とバリアの概念を理解する必要がある.

### ■腫瘍の切除縁の定義

治癒的広範切除縁(腫瘍の反応層からの距離が5cmあるいはそれに相当する組織外を通過する切除縁),広範切除縁(治癒的広範切除縁には満たないが,腫瘍の反応層より外側にある切除縁),腫瘍辺縁部切除縁(腫瘍周囲の反応層を通過する切除縁),腫瘍内切除縁(腫瘍実質内を通過する切除縁)の4つに大別できる 図7 .悪性骨腫瘍に対しては,広範切除縁以上の切除縁の確保が必要となる.最近では,化学療法が奏効した骨肉腫などでは5cmではなく,腫瘍から3cm離れた部位で切除することもある.

### ■反応層とバリア

腫瘍反応層とは腫瘍周囲の肉眼的変色部で出血巣,筋肉変性部,浮腫,瘢痕部と定義され,バリアとは生体内にある筋膜,関節包,腱・腱鞘,骨膜,軟骨,腹膜,胸膜,血管外膜,神経上膜などを指し,腫瘍抵抗性がある.バリアは厚いバリアと薄いバリアに分けられ,厚いバリアとは下部組織が透見できない白い光沢を有する機械的に強い種々の厚さの膜様組織をいい,代表的な組織として腸脛靱帯や小児の骨膜などが挙げられる.薄いバリアは下部組織が透見できるような薄さの組織であり,筋膜,大人の骨膜,神経外膜などがある.厚いバリアは3cm,薄いバリアは2cm,関節軟骨は5cmとして換算する.

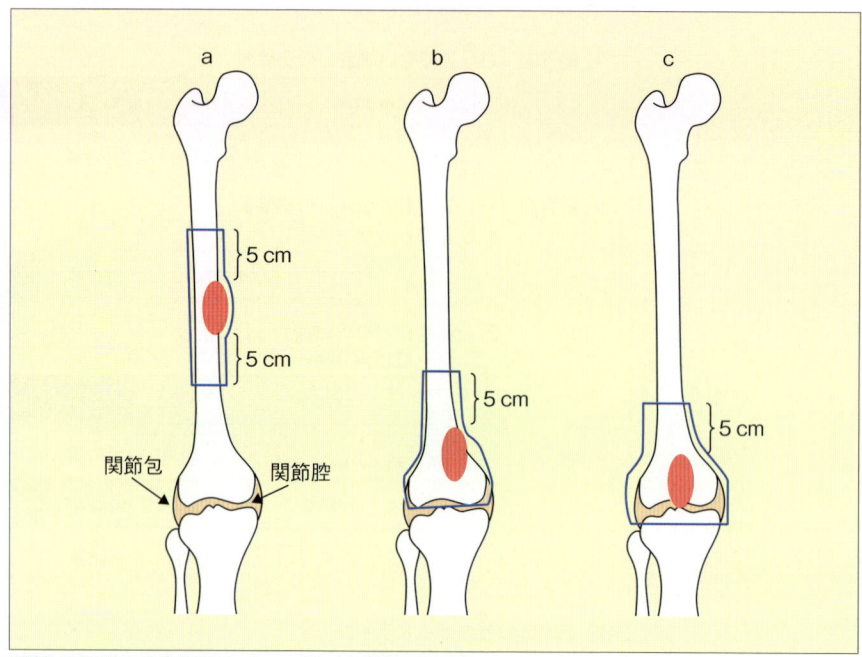

**図8** 長管骨の広範切除のイメージ（大腿骨の場合）
a：腫瘍が骨幹に存在している場合，縦方向にはバリアがないため，原則として病変から5cm離して骨切除を行う．
b：腫瘍が骨幹端/骨端に存在している場合，遠位端は関節内切除となる（切除線は関節内を通る）．
c：腫瘍が関節内に浸潤している場合，関節腔ごと切除するような関節外切除となる（切除線は関節外を通る）．

■ 患肢温存手術

　悪性骨腫瘍は，全身のあらゆる骨に発生しうるが，切除縁の設定に際しては，MRIをはじめとした画像検査に基づき，局所の解剖を念頭にバリアを考慮した切除縁を設定する．四肢長管骨において，骨内の腫瘍には長軸方向にバリアが存在しないため，近遠位端ともに病巣から5cm離して切除する．関節近傍に発生した悪性骨腫瘍であれば中枢端は5cm離して切除を行うが，末梢端は関節軟骨がバリアとなるため，切除線は関節内を通る関節内切除となる．骨肉腫などの高悪性度骨腫瘍では多くの場合，骨外浸潤を伴っているが，関節内浸潤はまれであり，ほとんどの場合は関節内切除となる．MRIなどで関節内病変が疑われる場合には，関節を含めて切除する（関節外切除）図8．切除後にはさまざまな方法で，再建を行う．

　① **人工物**：症例により切除長が異なるため，さまざまな長さのコンポーネントを組み合わせる modular prosthesis が使用されることが多い．人工関節による再建が最も一般的である 図9a．病変が骨幹に存在する場合には人工骨幹が用いられることもある 図9b．小児の場合には，成長に合わせて伸張させることが可能なカスタムメイドの expandable prosthesis を用いて再建することもある 図10．

　人工物による再建の長所は，術後早期から良好な患肢機能が得られること，手術手技が比較的容易であることが挙げられる．短所は，感染に弱く，破損やゆるみなど耐久性の問題が挙げられる．

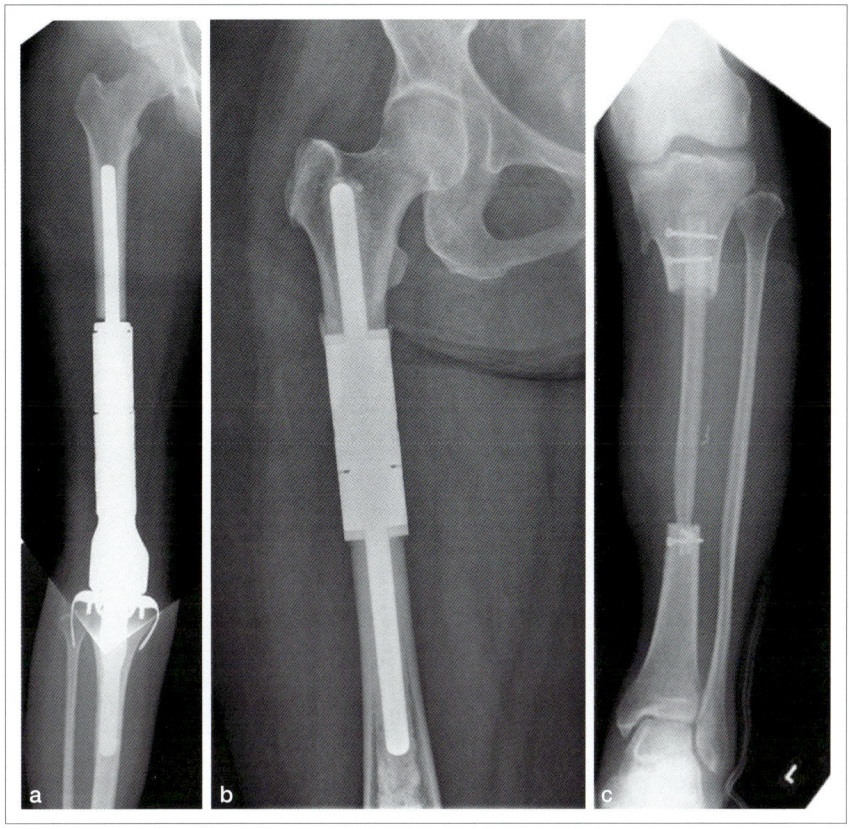

**図9 長管骨の広範切除後の再建例**
a：右大腿骨骨肉腫．大腿骨遠位端切除後（関節内切除），腫瘍用人工関節を用いて再建した．
b：右大腿骨悪性骨腫瘍切除後に，人工骨幹を用いて再建した．
c：右脛骨悪性骨腫瘍切除後に，反対側より採取した血管柄付き腓骨移植により再建した．

② **処理骨**：切除後の骨組織を，病変を取り除いた後に，種々の方法を用いて処理した後に還納し再建する方法である．処理方法には，パスツール処理，オートクレーブ処理，液体窒素処理，放射線照射などがある．長所は，骨癒合が起これば人工物で生じる耐久性の問題がないこと，伝播性感染症の危険性がないこと，人工関節や自家骨との composite graft が可能であることなどが挙げられる．短所としては，骨癒合に時間がかかりしばしば生着しないこと，感染に弱いなどの合併症が多いことなどがある．施行にあたっては，化学療法の効果判定や切除縁評価が組織学的に正確に行えないことも考慮する必要がある．

③ **自家骨移植**：良性骨腫瘍に対する腫瘍掻爬術とは異なり，悪性骨腫瘍の手術においては，骨組織は病巣から5cm離してen blocで切除されるため，切除長が10cmを超えることは珍しくない．そのため，その再建においては良性骨腫瘍と異なりチップ状の骨移植が行われることはない．切除範囲が短ければ遊離骨移植でも再建可能であるが，欠損が大きい場合には，血行を保ったまま血管柄付き骨移植が必要となり，顕微鏡を用いた形成外科的再建が行われる 図9c ．欠損部位に応じて，ドナーサイトとしては，腓骨，肩甲骨，腸骨などが選択され，同種骨や処理骨と併用されることもある．

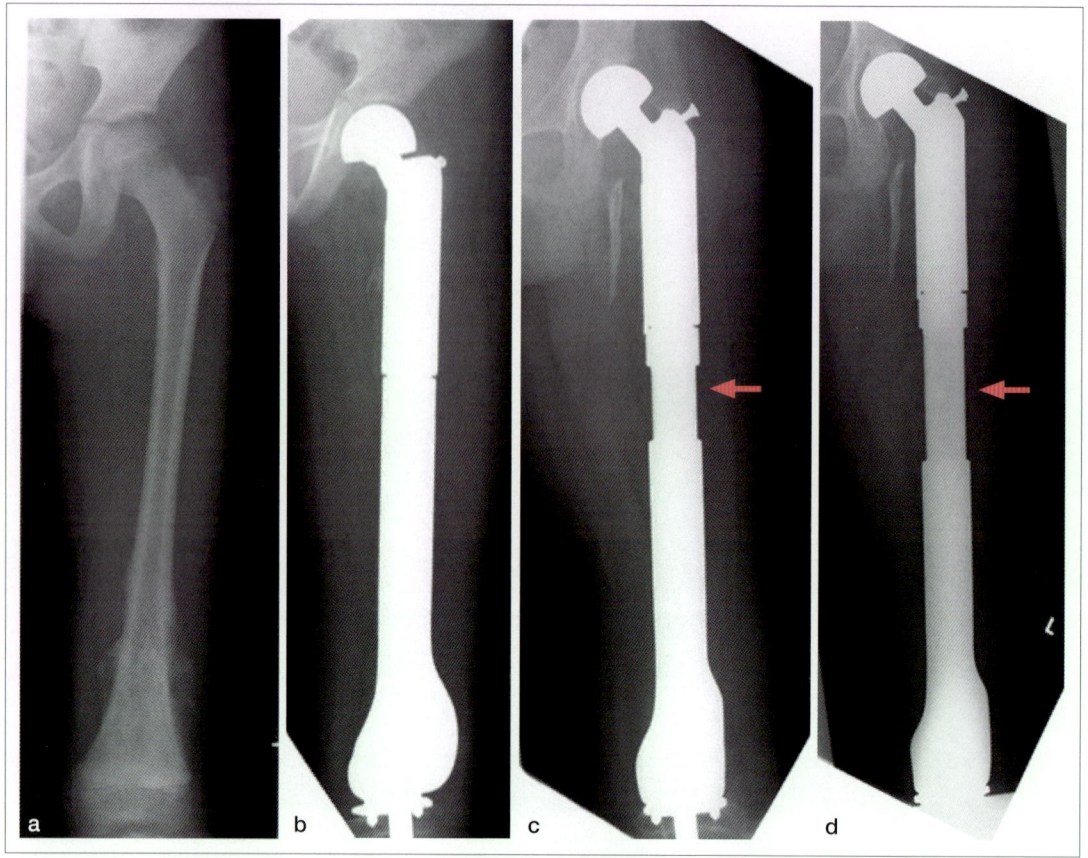

**図10** 伸張型人工関節を用いた大腿骨骨肉腫の再建例（左大腿骨骨肉腫）
9歳男児．骨髄内進展が広範囲であり（a），大腿骨全切除した後に，カスタムメイド伸張型大腿骨全置換術を施行した（b）．その後5年間の間に4回人工関節を伸張させ（➡），合計78mm伸張されている（c, d）．伸張型人工関節の場合，成長に応じて人工関節を長くすることが可能である．

④ **同種骨移植**：本邦においては，良性骨腫瘍の項で述べたとおり，地域骨バンクおよび施設内骨バンクが運営されている．諸外国では，tissue banking systemが確立され，商業ベースで入手可能となっており，同種骨移植は悪性骨腫瘍手術においては重要な役割を果たしている．

### ■ 切・離断術，回転形成術

進行例で主要な血管・神経が温存できず，患肢温存手術で根治性が得られないと判断した場合には，切・離断術あるいは回転形成術を選択する．病巣から近位に5cm以上離して，切・離断術を行う．回転形成術は，腫瘍の存在している関節部を分節状に切除し，残った遠位部を180°回転して近位部に再接着する方法で，膝関節と股関節に適応される．膝関節が切除される場合には，足関節が膝関節として機能し，股関節が切除される場合には，膝関節が股関節としての機能を果たす．切断術に比べ機能が良好であり，人工物では問題となる耐久性に優れている．欠点は，整容上の問題である．

### 放射線療法

一般的に悪性骨腫瘍は，放射線抵抗性であることが多く，第1選択となることは少ない．しかし，画像診断やコンピュータ技術の進歩により，より腫瘍に集中

し，正常組織への被曝を抑えた放射線照射技術の開発などに伴って，化学療法とともに，集学的治療の一部となることも増えている．

## ■ 放射線治療の目的

放射線治療の目的は3つに大別される．

① 放射線を主体とした治療で，根治を目的とした照射（根治的照射）

骨発生血液系腫瘍である孤立性形質細胞腫や骨悪性リンパ腫は放射線感受性が高く，骨病変の治療として放射線照射が行われることがある．根治的照射の適応であり，40Gy以上の照射が行われる．Ewing肉腫も放射性感受性は高いが，局所根治率が外科的切除より劣り，照射後の二次発癌も報告されているため，根治照射の適応は原発部位が頭蓋骨，脊椎，骨盤などで切除不能な場合に限られる．多くの場合，60Gy以上の線量が照射される．晩期有害事象の可能性を減らすため，1回線量を小さくする．

② 外科治療に際し，補助目的に行う照射（術前・術後照射）

術前照射では，安全な切除縁を確保できない腫瘍に対して縮小効果により手術が可能となることを期待したり，手術操作による腫瘍細胞播種の危険性を少なくすることを目的とする．術後照射は，術後病理学的検査により切除縁が不十分であるときなど，再発防止のために行う．手術で遺残が生じた際には，根治的照射と同程度の線量での放射線治療が行われる．

③ 骨痛など，症状の緩和を目的とする照射（姑息的照射）

再発，転移，切除不能の病巣などに伴う疼痛や腫瘍の圧迫などによる症状緩和を目的とする．根治性を期待した治療ではないため，晩期有害事象が問題とはならず，1回線量を多くし，短期間で治療終了とする（8〜30Gy程度）．

## ■ 放射線治療技術

① リニアックを用いた外部照射：体の外から放射線（X線，電子線）を照射する．治療計画時に体表にマーキングを行い，照射時には照射室にあるレーザーポインターと一致させることで照準を合わせ，治療が行われる．一般的な方法である．

② 定位放射線治療：γナイフが代表的である．高い精度で多方向から腫瘍に集中的に放射線を照射する．周囲の臓器への放射線量が少なく，安全に1回に大量の放射線を照射することができる．原発性骨腫瘍に用いられることはない．

③ 強度変調放射線治療（intensity modulated radiation therapy：IMRT）：通常の放射線治療では一定方向からの照射範囲内の放射線の強度は一定である．これに強弱をつけ，さらに多方向から照射することで，従来できなかった凹型の線量集中の領域を得る技術である．

④ 粒子線治療：一般に陽子線，重粒子線が用いられる．高額な大型の加速器（シンクロトロン，サイクロトロン）が必要であるが，体の一定の深さで集中的にエネルギー吸収が起きるため，正常組織の放射線量を減らし腫瘍に放射線を集中させやすい．重粒子線治療では，従来は放射線抵抗性とされていた脊索腫や軟骨肉腫などでも有効性が報告されている．

（松延知哉，岩本幸英）

# 軟部腫瘍の病理診断と治療

軟部腫瘍は，脂肪組織，線維性組織，末梢神経や血管系などさまざまな間葉系組織から発生する腫瘍であり，良性から悪性までその組織型も多彩である．軟部腫瘍の治療方針はこれらの病理組織診断に基づいて決定されるため，その鑑別診断はきわめて重要である．

## 良性軟部腫瘍の治療

良性軟部腫瘍の治療は，手術による切除が基本となるが，炎症など腫瘍以外の疾患や悪性腫瘍との鑑別が重要で，術前に画像検査や生検などによって確定診断が得られていることが望ましい．小さな表在性病変が十分な検討をされないまま安易に切除され，病理検査で悪性と診断された後に専門病院に紹介されることも少なくないが，侵襲の大きな追加広範切除が必要となる場合が多く，局所再発後では生命予後にも影響するため，このようなことのないよう注意が必要である．典型的な脂肪腫や神経鞘腫など，臨床所見やMRIなどの画像検査から良性軟部腫瘍の診断が確実につけられるもの以外は，腫瘍専門施設での診断・治療が望ましい．

### 手術適応

良性軟部腫瘍の手術適応は，疼痛や運動制限，神経症状など腫瘍による症状が出現した場合や，美容上の問題が生じた場合，病理組織学的な確定診断が必要な場合などである．悪性疾患と異なり，腫瘍の存在だけでは観血的治療の適応とはならない．腫瘍以外に症状がない脂肪腫や，広範な浸潤性増殖を認めるデスモイドで切除した際に機能障害が多大となることが予想される場合には，経過観察のみや症状緩和を目的とした薬物治療などが選択されることが多い．

### 手術方法

一般に辺縁切除（摘出術）が選択されるが，発生部位や組織型によっては，腫瘍内切除とならざるを得ない場合や，悪性腫瘍に準じた広範切除を行ったほうが望ましい場合もある．各々の手術法についての詳細は悪性軟部腫瘍の治療で後述する．

#### ■辺縁切除（摘出術）

脂肪腫など多くの良性腫瘍は被膜を有しており，周囲正常組織から被膜表面で容易に剝離して摘出することが可能である 図1 ．腫瘍の局在に応じて，周囲正常組織の損傷が最も少ないアプローチを用い，主要な神経・血管を損傷しないように一塊として切除する．

#### ■腫瘍内切除

びまん性巨細胞腫（色素性絨毛結節性滑膜炎）は主に関節滑膜や腱鞘滑膜より発

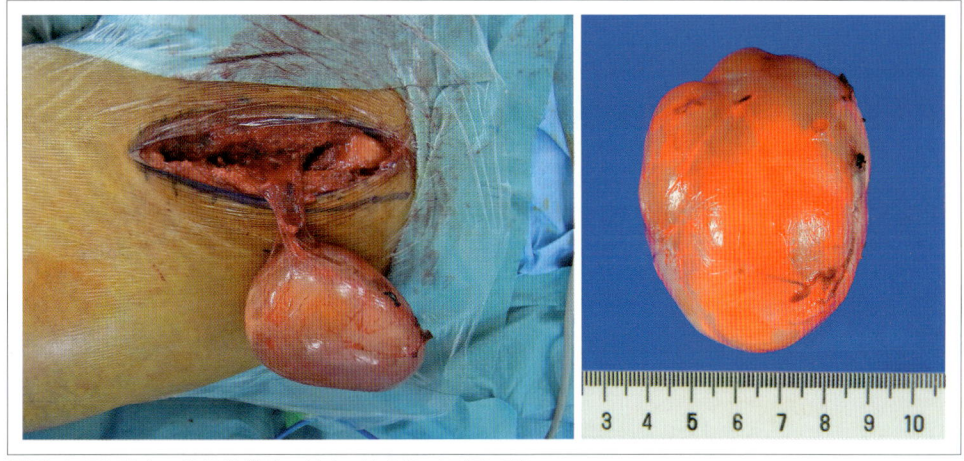

**図1** 大腿部発生の神経線維腫に対する摘出術（辺縁切除）

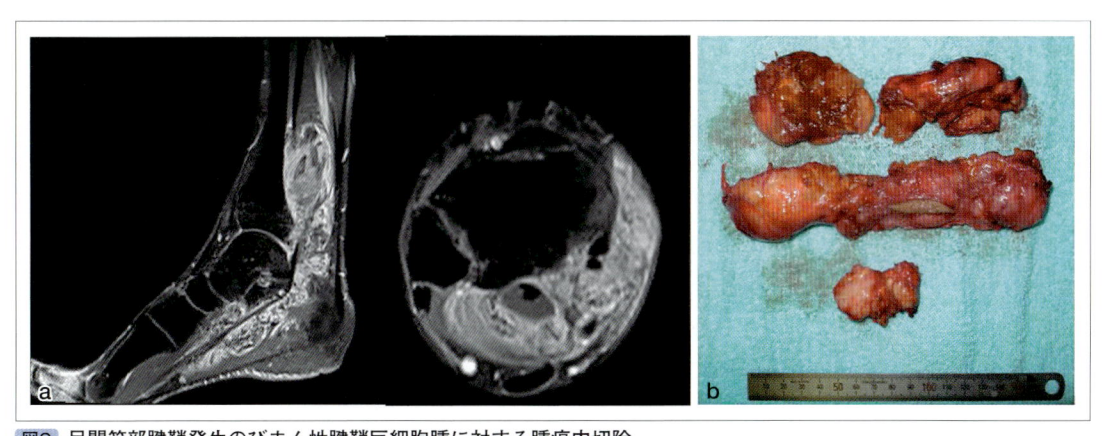

**図2** 足関節部腱鞘発生のびまん性腱鞘巨細胞腫に対する腫瘍内切除
a：術前のMRI像　　b：腱はすべて温存し，腫瘍をpiece by pieceに切除した．

生し，周囲に浸潤性増殖をきたすため，周囲組織を温存して一塊として切除することが難しく，腫瘍内切除となることが多い 図2 ．良性腫瘍でありながら易再発性のため，骨浸潤を認める場合などは骨病変も十分に掻爬して再発を予防することが重要である．

### ■ 核出術

神経鞘腫は通常1本の神経束から発生し，被膜に覆われているため，他の正常な神経線維は温存可能である．このため，神経線維の走行に沿って神経外膜を縦切開し，玉ねぎの皮剥き様に他の正常な神経束を温存しながら腫瘍のみを摘出する核出術が行われることが多い．このような操作により大きな神経脱落症状を生じることなく神経鞘腫を切除することが可能である．

### ■ 広範切除

デスモイドや血管腫などの浸潤性良性腫瘍に対して，機能障害が重篤にならない場合に限り，悪性腫瘍に準じた広範切除が行われることがある．

### ■ 切・離断術

良性腫瘍においては行われることはほとんどないが，びまん性巨細胞腫（色素性絨毛結節性滑膜炎）などの浸潤傾向の強い腫瘍が局所再発を繰り返し，組織破壊の

進行によって患肢機能が著しく障害した場合などは，症状緩和と局所制御を目的に施行される場合もある．

### 悪性軟部腫瘍（軟部肉腫）の治療

　悪性軟部腫瘍は軟部組織に発生する悪性腫瘍の総称であり，軟部肉腫ともいわれる．脂肪組織，筋肉組織，神経組織に分化したと考えられるものや，発生起源不明なものまで多種多様な腫瘍の総称であり，それぞれの腫瘍で生物学的特徴が異なる．病理組織検査や遺伝子検査により診断を確定し，各種画像検査にて病期を分類した後に治療方針を決定する．まれな疾患（希少癌）であり，組織型も多彩であることから診断困難な場合も少なくなく，その治療には手術療法，化学療法，放射線療法などの集学的治療が必要とされるため，腫瘍専門施設で診断・治療が行われるべき疾患である．

#### 生検

　軟部肉腫の治療方針決定のためには生検による病理組織学的診断が不可欠である．生検方法には大きく①針生検，②切開生検，③切除生検の3種類があり，腫瘍の大きさや局在などに応じて選択される．生検時に外科的操作の及んだ部分や生検後出血をきたした部分は後の広範切除（根治術）の際に合併切除することが原則であるため，生検による操作/汚染部分はできる限り小さくすることが望ましい．このため，針生検がしばしば選択されるが，針生検では検体量が少なく正確な診断を得ることが困難な場合や，遺伝子診断に必要な量の検体が採取できない場合などもあり，症例によっては切開生検が推奨される．切開生検の皮切は広範切除を考慮して行わなければならず，四肢では原則として縦方向の皮切が望ましい．不適切な生検がなされたために，根治手術時に創の一次閉鎖が不可能となって植皮や皮弁の併用など侵襲の大きな手術となってしまう症例も残念ながら依然として存在する．切除生検は原則的に腫瘍の大きさが2cm以下で良性腫瘍が疑われるものが適応となるが，万一，悪性腫瘍である可能性も考慮して，少なくとも辺縁切除以上の切除を行う必要がある．

#### 病期分類と治療戦略

　軟部肉腫の治療は化学療法，放射線療法に対する感受性の違いから「円形細胞肉腫」と「非円形細胞肉腫」の2つに大別される．円形細胞肉腫は組織学的に小円形の細胞からなる肉腫で，横紋筋肉腫や骨外性Ewing肉腫などが代表的である．これらの肉腫は化学療法や放射線療法に対する感受性が高く，それぞれの病期に応じた集学的治療が行われる．
　一方，非円形細胞肉腫は，紡錘形や多形細胞からなる肉腫で，脂肪肉腫，平滑筋肉腫，滑膜肉腫，未分化紡錘形または多形肉腫など軟部肉腫の大部分がこれに含まれる．一般的に化学療法や放射線療法に対する感受性が低く，適切な手術療法が基本となる．近年，四肢発生の高悪性度非円形細胞肉腫において補助化学療法の有効性が報告され，これらの症例に対しては，患者の年齢や全身状態などを考慮したうえで補助化学療法も実施されている．また，粘液型脂肪肉腫など一部の肉腫では放

射線治療の有用性も示唆されている．

### ■ 円形細胞肉腫

#### ・横紋筋肉腫

　小児期に好発する腫瘍で，小児の軟部肉腫中最も頻度が高い．頭頸部，泌尿生殖器，四肢，体幹など全身のさまざまな部位に発生し，外科的治療，放射線治療，化学療法を組み合わせた集学的治療が必要であることから，小児科，小児外科，頭頸部外科，整形外科，病理科，放射線科など各科が協力して診断および治療にあたる必要がある．

　欧米においては米国を中心としたIntergroup Rhabdomyosarcoma Study Group（IRSG），現在はChildren's Oncology Group（COG）によって治療研究がなされ，1970年代に25％以下であった生存率は2000年代には70％程度にまで改善した．治療は，①治療前stage分類 表1 （原発の部位・大きさ・リンパ節／遠隔転移の有無による），②術後group分類 表2 （外科的切除後残存腫瘍量による），③組織型（胎児型または胞巣型）によるリスク群分類 表3 を行って，プロトコルを決定する．5年無病生存率は，最近のIRSG（COG）の報告では，低リス

**表1 横紋筋肉腫の治療前stage分類**

| 病期 | 原発腫瘍部位 | 腫瘍の大きさ | 所属リンパ節 | 遠隔転移 |
|---|---|---|---|---|
| 1 | 眼窩，頭頸部（傍髄膜を除く），泌尿生殖器（腎臓・膀胱・前立腺を除く），胆道 | あらゆる大きさ | N0 or N1 | M0 |
| 2 | その他のすべての部位 | ≦5cm | N0 | M0 |
| 3 | その他のすべての部位 | ≦5cm<br>＞5cm | N1<br>N0 or N1 | M0 |
| 4 | あらゆる部位 | あらゆる大きさ | N0 or N1 | M1 |

N0：臨床的に所属リンパ節転移なし　　M0：診断時に遠隔転移なし
N1：臨床的に所属リンパ節転移あり　　M1：診断時に遠隔転移あり

（Malempati S, Hawkins DS. Rhabdomyosarcoma：review of the Children's Oncology Group（COG）Soft-Tissue Sarcoma Committee experience and rationale for current COG studies. Pediatric blood & cancer. 2012；59：5-10）

**表2 横紋筋肉腫の術後group分類**

| group | 定義 |
|---|---|
| I | 完全切除された限局性腫瘍で，病理学的に断端陰性であり，所属リンパ節転移のないもの |
| II | 肉眼的に全切除された限局性腫瘍で，<br>(a) 病理学的に断端陽性だが，所属リンパ節に転移を認めない，<br>(b) 病理学的に断端陰性だが，所属リンパ節に転移を認める，<br>(c) 病理学的に断端陽性かつ所属リンパ節に転移を認めるもの |
| III | 限局性腫瘍で不完全切除または生検術のみ実施後に肉眼的残存病変を認めるもの |
| IV | 診断時に遠隔転移を認めるもの |

（Malempati S, Hawkins DS. Rhabdomyosarcoma：review of the Children's Oncology Group（COG）Soft-Tissue Sarcoma Committee experience and rationale for current COG studies. Pediatric blood & cancer. 2012；59：5-10）

表3 横紋筋肉腫のリスク群分類

| リスク群 | 組織型 | 病期 | group |
|---|---|---|---|
| 低リスク群 | 胎児型 | 1 | Ⅰ, Ⅱ, Ⅲ |
|  | 胎児型 | 2, 3 | Ⅰ, Ⅱ |
| 中間リスク群 | 胎児型 | 2, 3 | Ⅲ |
|  | 胞巣型 | 1, 2, 3 | Ⅰ, Ⅱ, Ⅲ |
| 高リスク群 | あらゆる組織型 | 4 | Ⅳ |

(Malempati S, Hawkins DS. Rhabdomyosarcoma：review of the Children's Oncology Group (COG) Soft-Tissue Sarcoma Committee experience and rationale for current COG studies. Pediatric blood & cancer. 2012；59：5-10)

ク群 90〜87%，中間リスク群 73〜65%，高リスク群 30%未満といわれている．本邦においても2005年に日本横紋筋肉腫研究グループが結成され，多施設共同臨床試験を行っている．

・骨外性 Ewing 肉腫

Ewing 肉腫ファミリー腫瘍（Ewing's sarcoma of family tumors：ESFT）は小児期〜青年期に好発する腫瘍で，全身どこからでも発生し，集学的治療が必要なため，その治療にあたっては横紋筋肉腫と同様に各診療科の緊密な連携が必須である．Cotterill らによる975例の後方視的解析では，5年無増悪生存率は，初診時限局例55%に対し，転移例22%と，初診時転移の有無が有意な予後因子であった．初診時限局例においては，体幹部発生，15歳以上，腫瘍体積100mL以上が予後不良因子であった．治療は骨原発のEwing肉腫と同じ戦略がとられ，全身化学療法，手術療法，放射線治療を組み合わせて行う．転移例はきわめて予後不良であるが，現在まで，転移例に有効な化学療法は確立していない．欧州の大規模臨床研究（Cooperative Ewing's Sarcoma Study：CESS）では，腫瘍量が100mL以上または体幹に発症した症例を「高リスク群」，四肢発生例を「標準リスク群」として化学療法のレジメンを規定している．本邦においても2004年に日本ユーイング肉腫研究グループが発足し，多施設共同臨床試験が行われている．

■ 非円形細胞肉腫

American Joint Committee on Cancer（AJCC）および International Union Against Cancer（UICC）による TNM system を用いた病期分類 表4 およびそれに従った治療戦略が広く用いられている 図3．この分類では，腫瘍の大きさ（5cm以下または5cmを超える），腫瘍の発生部位の深さ（浅在性または深在性），所属リンパ節転移の有無，遠隔転移の有無，病理組織学的悪性度（低悪性度または高悪性度）によって病期を判定する．

Stage Ⅰは低悪性度の軟部肉腫であり，外科的治療が標準治療である．Stage ⅡおよびⅢは遠隔転移のない高悪性度軟部肉腫であり，外科的治療に加えて補助的化学療法の実施を考慮する．腫瘍が神経や重要臓器に隣接して安全な切除縁が確保できない場合や，切除検体の病理組織学的検査で顕微鏡的残存病変を認めた場合などは補助的放射線照射の実施を考慮する．局所リンパ節転移を有する場合はリンパ節郭清術を施行し，場合によってリンパ節転移部に対する放射線治療も考慮する．Stage Ⅳは初診時遠隔転移を有するもので，一般に予後不良である．しかしながら

**表4** AJCC/UICC TNM 分類

| Stage | T-原発腫瘍 | N-リンパ節転移 | M-遠隔転移 | G-悪性度 |
|---|---|---|---|---|
| ⅠA | T1a | N0 | M0 | low grade |
|  | T1b | N0 | M0 | low grade |
| ⅠB | T2a | N0 | M0 | low grade |
|  | T2b | N0 | M0 | low grade |
| ⅡA | T1a | N0 | M0 | high grade |
|  | T1b | N0 | M0 | high grade |
| ⅡB | T2a | N0 | M0 | high grade |
| Ⅲ | T2b | N0 | M0 | high grade |
|  | あらゆるT | N1 | M0 | あらゆるgrade |
| Ⅳ | あらゆるT | あらゆるN | M1 | あらゆるgrade |

T1a：表在性で，大きさ≦5cm　　N0：臨床的に所属リンパ節転移なし
T1b：深在性で，大きさ≦5cm　　N1：臨床的に所属リンパ節転移あり
T2a：表在性で，大きさ＞5cm　　M0：診断時に遠隔転移なし
T2b：深在性で，大きさ＞5cm　　M1：診断時に遠隔転移あり
　　　　　　　　　　　　　　　　G：病理組織学的悪性度

〔Sobin LH, et al. eds. UICC（International Union Against Cancer）TNM Classification of Malignant Tumors Seventh Edition. Wiley-Blackwell；2009〕

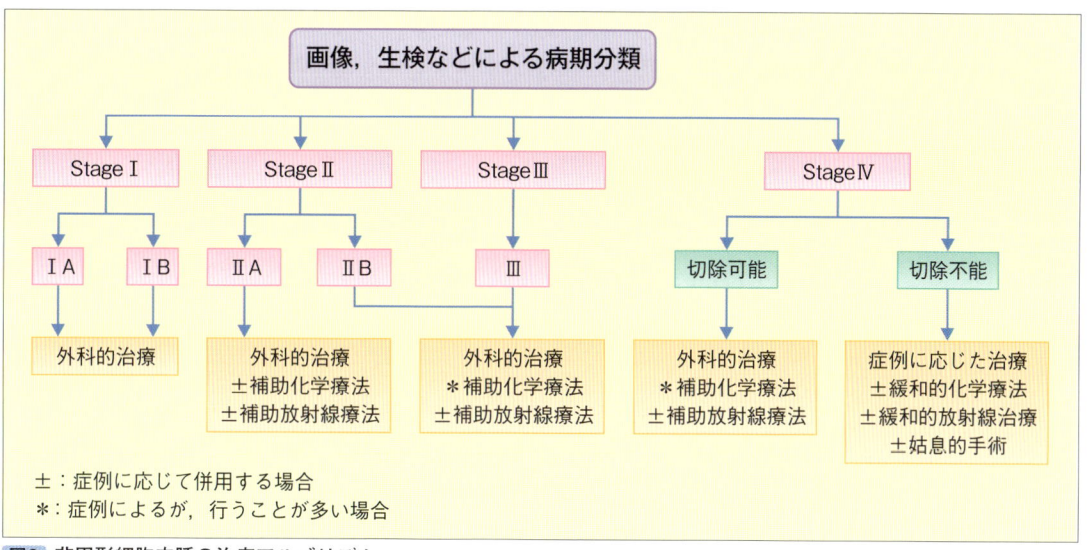

**図3** 非円形細胞肉腫の治療アルゴリズム

転移巣を含む病変の肉眼的切除を達成することができれば治癒の可能性もゼロではない．切除不能な例では化学療法や放射線治療が治療の中心となるが，治療の主目的は延命や症状緩和となり，根治は難しい．Memorial Sloan-Kettering Cancer Centerで治療が行われた初診時転移のない四肢原発軟部肉腫300例（1982～1989年）の5年無遠隔転移生存率はStage Ⅰ 92%，Stage Ⅱ 83%，Stage Ⅲ 48%であったと報告されている．

### 外科的治療

軟部肉腫の治療においては，手術による原発巣の完全な切除が最も重要である．

表5 切除縁分類

| 切除縁 | 定義 |
|---|---|
| 腫瘍内切除縁 | 腫瘍実質内を通過する切除縁 |
| 辺縁切除縁 | 腫瘍反応層を通過する切除縁 |
| 広範切除縁 | 治癒的切除縁には満たないが，腫瘍反応層より外側にある切除縁 |
| 治癒的広範切除縁 | 5cm以上かそれ相当の厚さの組織外を通過する切除縁 |

現在，四肢軟部肉腫に対しては患肢温存手術が主流となり，初回治療として切断術が選択される例は10％程度にまで低下した．しかし，不十分な切除では局所再発のリスクが高くなり，反対に必要以上に周囲組織を切除すると患肢機能は悪化する．腫瘍の生物学的態度を考慮し，必要十分かつ最小限の切除を行うことが重要である．

■ 切除縁の分類

骨軟部腫瘍の手術において切除縁の概念を最初に提唱したのはEnneking（1980）である．しかし，この切除範囲は，区画（compartment）の概念に基づいて広範切除の範囲がきわめて広く設定されている，基準にあいまいな点があるなどの問題があった．これらの問題点を踏まえて，1989年日本整形外科学会骨・軟部腫瘍委員会で切除縁評価基準が作成された．この切除縁評価は切除縁を腫瘍反応層からの距離で分類するもので，治癒的広範切除，広範切除，辺縁切除，腫瘍内切除の4段階に分類する 表5 ．

■ 広範切除

広範切除とは切除縁が腫瘍反応層より外側（5cm未満）を通る切除のことを指す．現在，軟部肉腫に対する外科的治療としてはこの広範切除を行うことが適切と考えられている．しかし，厳密には，広範切除であっても腫瘍周囲の健常な組織の厚さ（腫瘍反応層と切除縁との距離）によって根治性には差が生じる．腫瘍周囲には，筋膜，骨膜，関節包，腱，腱鞘，血管外膜，神経上膜，胸膜，腹膜など腫瘍浸潤に対して抵抗性を示す組織（バリア）が存在するが，切除縁評価基準ではこのバリアを一定の距離に換算することによって，バリアの有無にかかわらず局所根治性の指標として矛盾が生じないよう考慮している．

■ 組織型に応じた至適切除縁

前述のとおり，軟部肉腫に対する外科的治療としては広範切除を行うことが適切とされているが，近年，各々の腫瘍の生物学的態度（浸潤性，易再発性）が明らかになるに従い，組織型に応じたより適切な切除縁の設定が必要と考えられるようになった．

①高分化型脂肪肉腫は，1cm相当の健常組織をつけた広範切除または一部腫瘍の反応巣を通過する辺縁切除でもよい 図4 ．

②その他の非浸潤性低悪性度肉腫は，1cm相当以上の健常組織をつけた広範切除を行う．

③非浸潤性の高悪性度肉腫（滑膜肉腫，脱分化型脂肪肉腫，悪性末梢神経鞘腫瘍

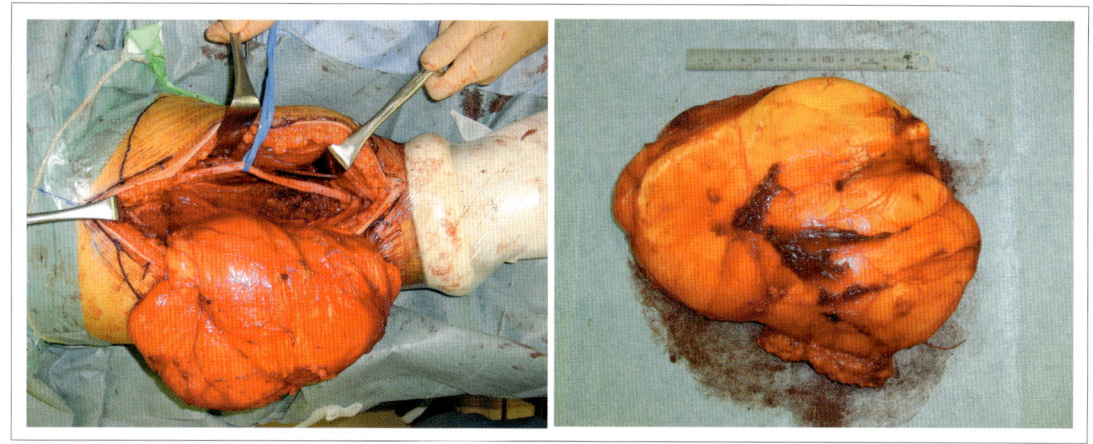

図4 大腿深部発生の高分化型脂肪肉腫に対する1cm広範切除および一部辺縁切除
坐骨神経周囲は一部辺縁切除として，神経を温存した．

図5 大腿深部発生の脱分化型脂肪肉腫に対する2〜5cm広範切除
a, b：肉腫切除前のMRI像．----：切除縁
c, d：大腿動静脈は血管鞘をバリアとして温存した．また，大腿骨は腫瘍と接していたため，合併切除した．

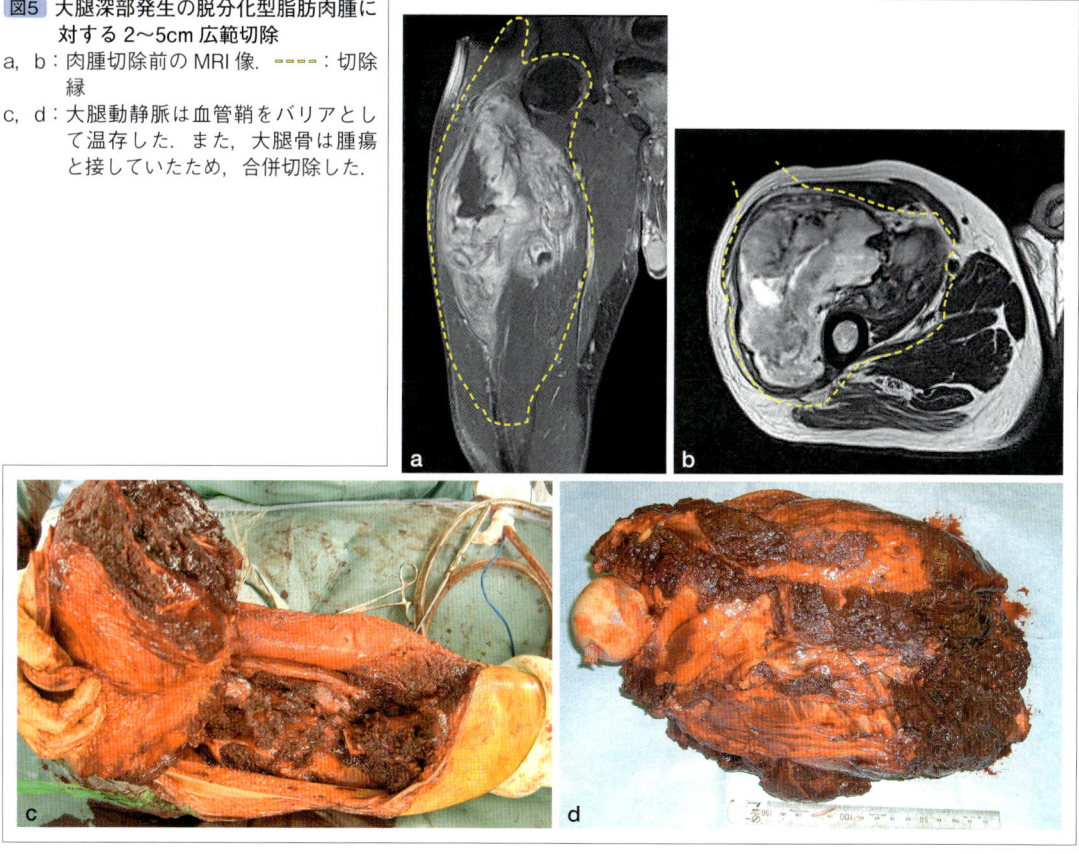

など）は，2cm相当以上の健常組織をつけた広範切除を行う 図5 ．

④浸潤性の肉腫（粘液線維肉腫，未分化多形/紡錘形肉腫の一部）は，低悪性度・高悪性度を問わず5cm相当以上の健常組織をつけた広範切除を行う 図6 ．

## ■追加広範切除

軟部肉腫に対して辺縁切除や腫瘍内切除などの不十分な切除が行われた場合や，広範切除を計画したにもかかわらず切除断端が陽性（顕微鏡的残存病変あり）であ

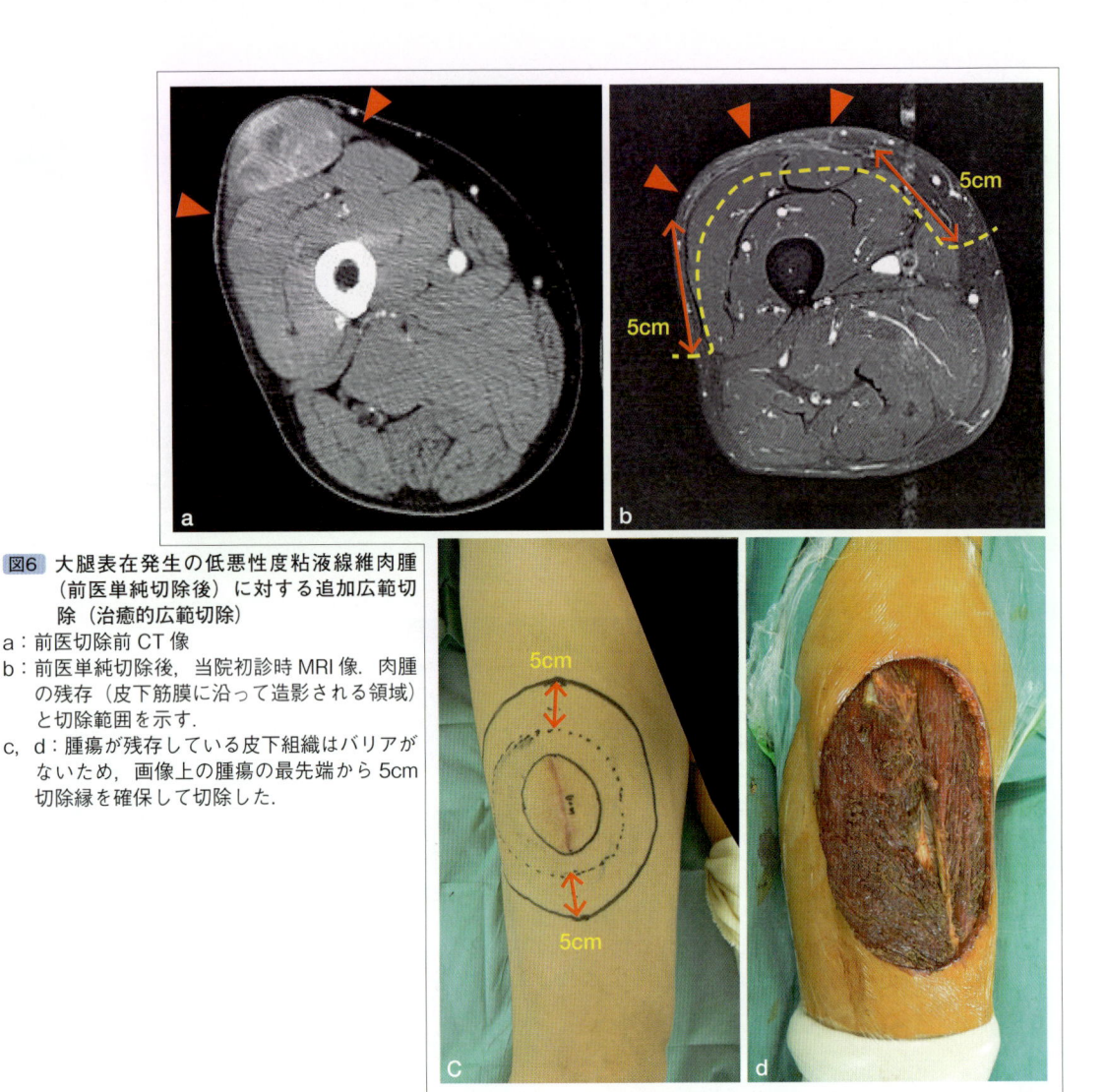

**図6** 大腿表在発生の低悪性度粘液線維肉腫（前医単純切除後）に対する追加広範切除（治癒的広範切除）
a：前医切除前CT像
b：前医単純切除後，当院初診時MRI像．肉腫の残存（皮下筋膜に沿って造影される領域）と切除範囲を示す．
c, d：腫瘍が残存している皮下組織はバリアがないため，画像上の腫瘍の最先端から5cm切除縁を確保して切除した．

った場合には，同部位より局所再発や遠隔転移をきたす可能性が高いため，追加広範切除を行うことが望ましい．追加広範切除を行った症例の再発率は初回から広範切除を行ったものと変わりなく，再発後に広範切除を行ったものより低いとされている．追加広範切除が不可能な場合や，追加切除により機能が著しく損なわれる場合などには放射線照射の追加を検討する．

### ■局所再発例の手術

局所再発例では初回手術例より術後再発のリスクが高いため，再発病変に対しては前回の手術瘢痕を含めたより広い安全域をとった広範切除を行う必要がある．放射線照射を併用した切除縁の縮小や切・離断術の選択も考慮される．

## 化学療法

横紋筋肉腫やEwing肉腫などの円形細胞肉腫において化学療法は必須の治療である．一方，悪性軟部腫瘍の大多数を占める非円形細胞肉腫に対する化学療法の有効性についてはいまだ十分に明らかにされていない．しかしながら，近年，高リス

クの非円形細胞肉腫については補助化学療法の有用性が報告され，現在ではStage Ⅲ（高悪性度，大きさ5cm以上，深部発生またはリンパ節転移）の非円形細胞肉腫については補助化学療法の実施を考慮すべきと考えられている．

## ■ 円形細胞肉腫

### ・横紋筋肉腫

米国や本邦では，IRSのVA療法〔ビンクリスチン（VCR）+アクチノマイシン（ACD）〕やVAC療法〔VCR+ACD+シクロホスファミド（CPA）〕が標準化されている．IRS-Ⅳ研究での3年無再発生存率は，術前Stage Ⅰ 86％，Stage Ⅱ 80％，Stage Ⅲ 68％，Stage Ⅳ 25％であり，術後group Ⅰ 83％，group Ⅱ 86％，group Ⅲ 73％，group Ⅳ 25％である．

### ・骨外性Ewing肉腫（ESFT）

ESFTの化学療法は，ドキソルビシン（DXR），CPA，VCR，イホスファミド（IFM），エトポシド（VP-16），ACDの6剤を組み合わせた多剤併用療法が標準である．

限局例に対する標準化学療法として，米国や本邦ではVDC療法（VCR+DXR+CPA）とIE療法（IFM+VP-16）の交替療法が，欧州では標準リスク群にはVAIA療法（VCR+ACD+IFM+DXR），転移を認めない高リスク群にはこれにVP-16を加えたEVAIA療法（VP-16+VCR+ACD+IFM+DXR）が広く用いられている．

転移例に対してはいまだ有効な化学療法は確立しておらず，現時点では限局例と同様のレジメンで治療されることが多い．限局例に対するVDC-IE交替療法の治療成績は5年無病生存率69％であり，転移例に対してVDC-IE交替療法とVDC単独療法を行ったランダム化比較試験の結果は，両治療群とも5年無病生存率22％であった．

## ■ 非円形細胞肉腫

非円形細胞肉腫は，円形細胞肉腫に比べて化学療法に対する感受性は高くない．Stage Ⅰの低悪性度非円形細胞肉腫は，適切な広範切除が行われた場合には手術単独で十分に根治が期待されるため，一般的に化学療法はほとんど行われない．また，Stage Ⅱ（高悪性度，大きさ5cm以下または大きさ5cm以上かつ表在性）の非円形型軟部肉腫についての補助化学療法の有用性はいまだ明らかでない．

一方，Stage Ⅲ（高悪性度，大きさ5cm以上，深部発生またはリンパ節転移）の非円形細胞肉腫については，手術単独での治療成績は決して良好とはいえず，近年では補助化学療法の有用性が報告されている．2002年Petrioliらは根治手術を行った限局性高リスク軟部肉腫88例中，補助化学療法を併用しなかった43例の5年生存率が47％であったのに対し，補助化学療法を併用した45例（$p$値0.06）の5年生存率は72％であり，生存率が改善する傾向にあったと報告した．また，2008年Pervaizらは，切除可能な高悪性度軟部肉腫1,953例のメタアナリシスにより，DXRとIFM併用による補助化学療法によって有意に生存率が改善した（ハザード比0.56，95％信頼区間0.36〜0.85，$p$値0.01）と報告した．これらの報告によって，現在ではStage Ⅲの非円形細胞肉腫については補助化学療法を考慮すべきとされ，本邦でもJapan Clinical Oncology Group（JCOG）によりStage Ⅲ非円形

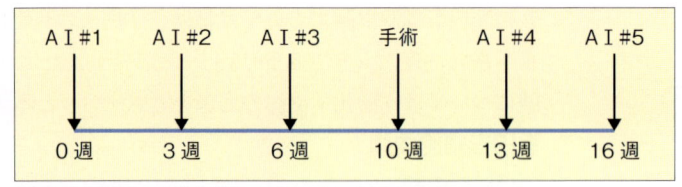

**図7** 高悪性度非円形細胞肉腫に対するJCOG0304
AI療法（DXR：60mg/m²/2 days ＋ IFM：10g/m²/5 days）

細胞肉腫に対するDXR ＋ IFMによる補助化学療法の有効性を検討する臨床試験（JCOG0304）**図7**が実施されている．

　Stage Ⅳの遠隔転移を有する腫瘍に対しては外科的治療のみでは治癒は期待し難い．切除不能な進行再発・転移例では，一般に根治は困難であり，症状の軽減や延命を目的とした化学療法が行われる．これまでにさまざまな臨床試験が実施されてきたが，現在までDXR単剤を上回る生存率の改善が示されたレジメンは存在しない．最近，平滑筋肉腫に対するドセタキセル（DTX）とゲムシタビン（GEM）併用療法，血管肉腫に対するパクリタキセル（PTX），粘液型脂肪肉腫に対するトラベクテジン（yondelis®）など，組織型を限定した化学療法で高い有効性が報告されており，今後は，さらに各腫瘍の組織学的・生物学的特徴に応じた化学療法が開発されることが期待される．

### 放射線療法

　軟部肉腫の放射線感受性は一般的に円形細胞肉腫では高く，非円形細胞肉腫では低いとされている．このため，円形細胞肉腫に対しては集学的治療の一環として放射線治療が積極的に併用されることが多く，非円形細胞肉腫に対しては適応を限定して行われる．

#### ■円形細胞肉腫

・横紋筋肉腫

　胎児型で完全切除された症例を除いては，ほぼ全例に切除後の腫瘍床への放射線照射が行われる．放射線治療の開始時期は化学療法を1〜3か月実施してからが一般的で，照射線量は主として外科的治療後の残存腫瘍量に依存する．完全切除の場合は36Gy/20回，顕微鏡的残存腫瘍ありの場合は41.4Gy/23回，肉眼的残存腫瘍ありの場合は50.4Gy/28回の照射線量が選択される．

・骨外性Ewing肉腫（ESFT）

　ESFTに対する放射線治療は，化学療法導入以前から治療の一環として使用されてきた．照射の適応は切除縁と術前化学療法の奏効性により決定する．適切な広範切除が達成され，術前化学療法の組織学的効果が良好であるものには照射の必要はないが，不十分な切除に留まったものや術前化学療法の効果不良なものは50〜60Gyの術後照射を行うことが推奨される．

#### ■非円形細胞肉腫

　局所制御率の向上や，縮小手術を目的とした補助療法としての放射線治療は以前より行われている．また，最近では線量の集中性を高めた種々の放射線照射技術が応用されつつある．

放射線治療の目的は，①根治照射（放射線を主体にした治療で根治を目的とするもの），②補助照射（外科的切除の補助療法として行うもの），③姑息的照射（進行例に対して症状緩和目的に行うもの）の3つに大きく分けられる．

① **根治照射**：非円形細胞肉腫は放射線感受性が低いため，通常の放射線照射での根治は難しく，脊椎や骨盤，後腹膜などの体幹部深部に発生し，外科的切除が難しい場合や進行例の局所治療などに限定して行われる．放射線単独で高率の局所制御を得るためには75～80Gy程度の高線量が必要とされているが，通常の方法では安全に照射することは難しく，線量を抑えて照射されることが多い．放射線単独での局所制御率は30%前後と報告されている．

最近では，線量の集中性に優れた強度変調照射（intensity modulated radiotherapy：IMRT）や陽子線〔低LET（linear energy transfer）線〕，重粒子線（炭素イオン線）などの粒子線による高線量照射が試みられつつある．重粒子線は1994年より放射線医学総合研究所（放医研）重粒子線医科学センターで臨床試験として開始され，四肢原発肉腫に対して，奏効率65%，5年局所制御率76%と通常の放射線照射と比べ良好な治療成績を報告し，現在は先進医療として骨軟部肉腫の患者にも主に手術適応のない症例に対して行われている．

② **補助照射**：5cm以上の大きな腫瘍や重要臓器が近接しているなどの問題で十分な切除縁が確保できない場合などに局所制御率を高める目的で実施する．術前照射と術後照射があり，それぞれに長所短所がある．

術前照射：局所進行例で切除縁の確保が難しい場合に，術前照射を先行して腫瘍の縮小を図り，その後に切除が行われることがある．特に粘液型脂肪肉腫はその他の非円形細胞肉腫に比較して放射性感受性が高いと考えられており，著者らの施設でも重要臓器に近接している場合などでは積極的に術前照射を併用した縮小手術を試みている．術後照射に比べると照射範囲を狭くできる利点がある一方，切除標本に修飾が加わり，正確な病理組織学的評価が困難となることや術後創部感染や創治癒遷延などの合併症の頻度が増すという欠点がある．通常40～50Gyを20～25回程度で照射することが多い．

術後照射：術後病理検査で切除縁が不十分な場合には追加切除または術後照射を検討する．照射範囲は術前照射より広く設定しなければならないことが多く，線量も通常60Gy/30回以上と多く必要とされる．このため，遅発性の障害（浮腫，皮膚萎縮，関節拘縮など）の発生頻度は高くなる．一方，術後の創部感染や創治癒遷延などの合併症の発生頻度は術前照射より低い．術中，腫瘍切除後の腫瘍床にアプリケーターを留置し，術後アプリケーター内に放射線線源〔多くはイリジウム-192（$^{192}$Ir）〕を挿入して放射線治療を行う組織内照射法も行われている．組織内照射法の利点は，術中に腫瘍床に直接線源を留置するため，物理的に腫瘍床に限局した線量分布が得られ，正常組織の線量を最低限に抑えることができることである．

③ **姑息的照射**：進行例に対して，疼痛や腫瘍の圧迫などによる種々の症状緩和を目的として行われる．治療期間を短くするため，1回線量を多くし，低線量の短期間照射（30Gyを10回など）が実施されることも多い．

〈浅野尚文，川井　章〉

# 骨軟部腫瘍の組織学的悪性度とgrading

　悪性軟部腫瘍は，身体の間葉系の軟部組織から発生した悪性腫瘍であり，四肢，体幹，後腹膜，頭頸部などさまざまな部位に発生する．悪性骨腫瘍は，骨そのものから発生する原発性悪性骨腫瘍と転移性悪性骨腫瘍に分類される．わが国での悪性軟部腫瘍の発生頻度は，10万人に約2人とまれな腫瘍群である．悪性骨腫瘍はさらにまれであり，100万人に約4人程度である．加えて，悪性軟部腫瘍の種類は30種類以上あり，確実な診断のためには生検，手術検体による病理診断が不可欠である．本稿では，悪性軟部腫瘍の臨床病理学的な予後因子として最も重要な組織学的悪性度分類，MIB-1 indexによる悪性度分類，TNM分類について解説する．また，悪性骨腫瘍の悪性度分類，TNM分類についても解説する．

## 軟部腫瘍の組織学的悪性度分類

　悪性軟部腫瘍の病理組織分類のみから，患者の臨床経過や治療のための情報を十分に得ることはできない．組織学的パラメータを用いて判定した悪性度分類により，悪性の程度を評価し，遠隔転移の予測が可能となる．さらに，臨床的および組織学的パラメータを用いて判定した病期分類によって腫瘍の進展範囲についての情報を得ることができる．腫瘍の組織型，細胞密度，核異型度，分化度，核分裂数，壊死の程度などさまざまな組織学的パラメータを評価して判定した悪性度分類が提唱され，予後とよく相関することが知られている．このなかで最も重要な組織学的パラメータと考えられているのは，核分裂数と壊死の程度である．また，組織学的中間悪性度（Grade 2）をもった3段階の悪性度分類が推奨されている．

## FNCLCC/French system と MIB-1 system

　現在，悪性軟部腫瘍の悪性度分類で一般的に使用されているのはFrench Federation of Cancer Centerから提唱されたFNCLCC/French systemである．これは3段階の悪性度分類で，腫瘍分化度，核分裂数，壊死の程度の3つのパラメータのスコアを合計することで，悪性度が決定される 表1 ．この悪性度分類においては組織型の決定が重要であり，最新のWHO分類に基づいて各々の組織型に対する腫瘍分化度がスコア化されている 表2 ．合計スコアが2ないし3点の場合はGrade 1，4ないし5点の場合はGrade 2，6点以上はGrade 3となる．このシステムでは400倍高倍視野で核分裂数を数え，10視野を合計して核分裂数を算出する．その際，適切に固定・作製された標本で，核分裂であることを正確に認識し，細胞密度の高い領域で最も分裂数が多い箇所を選ぶといった核分裂数計測のための一般的な注意事項を守る必要がある．しかし，切除不能あるいは転移性軟部腫

**表1** FNCLCC/French system および MIB-1 system による軟部肉腫の組織的悪性度

| histological parameter | definition | |
|---|---|---|
| tumour differentiation （表2 参照） | ・Score 1： | sarcomas closely resembling normal adult mesenchymal tissue and potentially difficult to distinguish from the counterpart benign tumor (e.g. well differentiated liposarcoma, well-differentiated leiomyosarcoma) |
| | ・Score 2： | sarcomas for which histological typing is certain (e.g. myxoid liposarcoma, myxofibrosarcoma) |
| | ・Score 3： | embryonal and undifferentiated sarcomas, synovial sarcomas, sarcomas of doubtful type |
| mitotic count (established on the basis of 10 HPF；1HPF measures 0.1734mm$^2$) | ・Score 1：<br>・Score 2：<br>・Score 3： | 0〜9 mitoses per 10 HPF<br>10〜19 mitoses per 10 HPF<br>＞19 mitoses per 10 HPF |
| MIB-1 index | ・Score 1：<br>・Score 2：<br>・Score 3： | 0〜9%<br>10〜29%<br>≧30% |
| tumour necrosis | ・Score 0：<br>・Score 1：<br>・Score 2： | no necrosis<br>＜50% tumour necrosis<br>≧50% tumour necrosis |
| histological grade （FNCLCC/French system） | ・Grade 1：<br>・Grade 2：<br>・Grade 3： | total score 2, 3<br>total score 4, 5<br>total score 6, 7, 8 |
| histological grade （MIB-1 system） | ・Grade 1：<br>・Grade 2：<br>・Grade 3： | total score 2, 3<br>total score 4, 5<br>total score 6, 7, 8 |

(Condre JM. Grading and staging of sarcomas. In：Fletcher CDM, et al. eds. WHO Classification of Soft Tissue and Bone. Lyon：IARC；2013, p.17-8)

瘍で，針生検などの小さな検体しか得ることができない場合には，その検体内での壊死の有無，核分裂数が全体像を反映している保証はなく，悪性度を過少評価している可能性がある．切開生検では，針生検よりは全体像を反映している可能性が高いが，一般的に腫瘍中心部が壊死に陥っていることが多く，壊死部が主体の検体では，組織型の確定自体が困難である．したがって，できるだけ多くの組織を採取するように臨床側に周知しておくことも重要である．

また，核分裂像の評価は簡便であるが，観察者の熟練度，染色状態に影響され，再現性に問題がある．そこで，細胞増殖関連抗原 Ki-67 に対するモノクローナル抗体 MIB-1 の MIB-1 index による悪性度分類（MIB-1 system）が提唱された．この MIB-1 index を 10％未満，10〜29％まで，30％以上の3段階に分け，各々をスコア化する．FNCLCC/French system と同じように，腫瘍分化度，壊死の程度，MIB-1 の3つの指標を合計し3段階の悪性度分類を行う 表1．この評価方法は，成人軟部肉腫全体の予後を正確に予測するのみならず，未分化肉腫，脂肪肉腫，滑

**表2** FNCLCC/French system における悪性軟部腫瘍の腫瘍分化度スコア

| histological type | differentiation score |
| --- | --- |
| well-differentiated liposarcoma | 1 |
| well-differentitated leiomyosarcoma | 1 |
| malignant neurofibroma | 1 |
| well-differentiated fibrosarcoma | 1 |
| myxoid liposarcoma | 2 |
| conventional leiomyosarcoma | 2 |
| conventional MPNST | 2 |
| conveitional fibrosarcoma | 2 |
| myxofibrosarcoma | 2 |
| myxoid chondrosarcoma | 2 |
| conventional angiosarcoma | 2 |
| high-grade myxoid (round cell) liposarcoma | 3 |
| pleomorphic liposarcoma | 3 |
| dedifferentiated liposarcoma | 3 |
| rhabdomyosarcoma | 3 |
| poorly differentiated/pleomorphic leiomyosarcoma | 3 |
| poorly differentiated/epithelioid angiosarcoma | 3 |
| poorly differentiated MPNST | 3 |
| malignant Triton tumour | 3 |
| synovial sarcoma | 3 |
| extraskeletal osteosarcoma | 3 |
| extraskeletal Ewing sarcoma | 3 |
| mesenchymal chondrosarcoma | 3 |
| clear cell sarcoma | 3 |
| epithelioid sarcoma | 3 |
| alveolar soft part sarcoma | 3 |
| malignant rhabdoid tumor | 3 |
| undifferentiated (spindle cell and pleomorphic) sarcoma | 3 |

(Condre JM. Grading and staging of sarcomas. In：Fletcher CDM, et al. eds. WHO Classification of Soft Tissue and Bone. Lyon：IARC；2013, p.17-8)

膜肉腫，消化管間質腫瘍（GIST）など個別の組織型でも悪性度を判定し予後を推測するうえで有用である 図1 ．

## 悪性度分類の注意点と限界

悪性度分類は，予後予測に重要であるが，いくつかの注意点がある．まず，治療による修飾を避けるために，未治療の原発性腫瘍で悪性度を判定するべきである．さらに，前述のように，適切な固定条件で，適切な部位を評価する必要がある．な

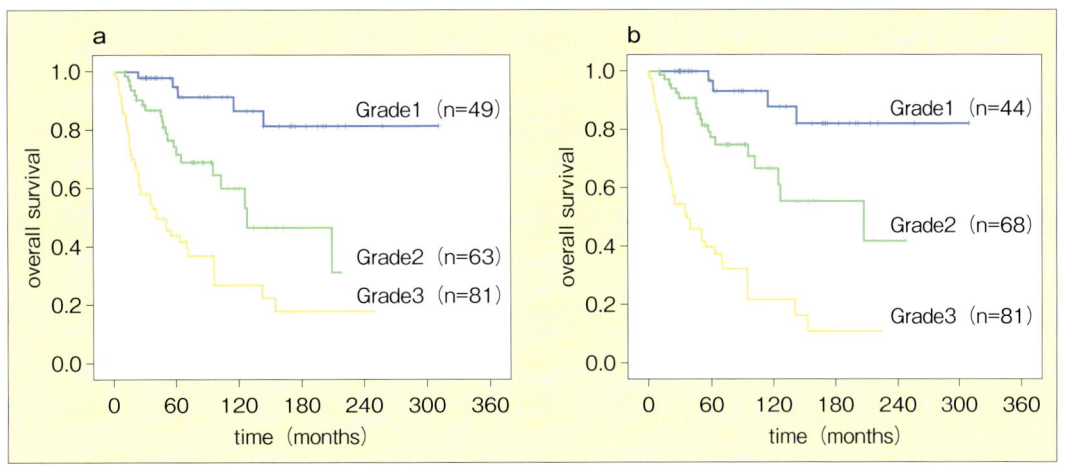

**図1** 成人軟部肉腫における悪性度
FNCLCC/French system(a), MIB-1 system(b)による生存曲線 (Log-rank $p < 0.001$)
(Hasegawa T, et al. Prognostic significance of grading and staging systems using MIB-1 score in adult patients with soft tissue sarcoma of the extremities and trunk. Cancer. 2002; 95: 843-51)

お，悪性度分類は，小児に好発する腫瘍群や悪性末梢神経鞘腫瘍（MPNST），高分化型脂肪肉腫，胞巣型横紋筋肉腫，皮膚血管肉腫，胞巣状軟部肉腫，明細胞肉腫，類上皮肉腫には適応されない．皮膚血管肉腫，胞巣状軟部肉腫，明細胞肉腫，類上皮肉腫などのまれな腫瘍では，予後との相関が示されていないが，軟部血管肉腫は組織学的悪性度分類が有用とされている．MPNSTは，諸家によって種々の悪性度分類がなされてきたが，FNCLCC/French systemでは，転移を予測する因子にはならなかった．したがって，悪性軟部腫瘍においては正確な組織診断を下すことが，悪性度分類の適応すなわち遠隔転移の予測に何よりも重要である．

## 軟部腫瘍の病期分類

軟部腫瘍の病期分類は，組織学的所見および臨床情報に基づいてなされる．主に用いられているTNM分類は，臨床的に有用であり，予後因子となる**表3**．本分類は，腫瘍の占拠部位に応じて浅在性および深在性腫瘍に分けられる．浅在性腫瘍とは浅筋膜に浸潤していない，浅筋膜より浅いところに限局する腫瘍であり，深在性腫瘍とは浅筋膜より深いところに限局しているか，浅筋膜に浸潤あるいは貫通した腫瘍をいう．また，後腹膜，縦隔，骨盤内の腫瘍は，深在性腫瘍に分類される．なお，以下の組織型の腫瘍は含まれない〔Kaposi肉腫，隆起性皮膚線維肉腫，線維腫症，血管肉腫，GIST，（硬膜，脳，管腔臓器，または実質臓器から発生した肉腫）〕．

軟部腫瘍の病期分類としてAmerican Joint Committee Cancer (AJCC) 病期分類がある．TNM分類と同様に腫瘍の大きさ（T），深さ（T/a or b），組織学的悪性度（G），リンパ節転移の有無（N）および遠隔転移の有無（M）の組み合わせによって規定される．組織学的悪性度は，以前は4段階分類が用いられていたが，最新の規定では3段階分類が用いられている．この3段階分類には，NCI systemよりもFNCLCC/French systemが推奨されている．AJCC病期分類では，悪性

**表3** 軟部肉腫と悪性骨腫瘍のTNM病理学的分類（第7版）

| soft tissue sarcomas | G1 | G2 | G3 |
|---|---|---|---|
| T1a/b（≦5cm, superficial/deep） | ⅠA | ⅡA | |
| T2a（>5cm, superficial） | ⅠB | ⅡB | Ⅲ |
| T2b（>5cm, deep） | ⅠB | | |
| N1 | Ⅲ | | |
| M1 | Ⅳ | | |

| bone tumours | low grade | high grade |
|---|---|---|
| T1（≦8cm） | ⅠA | ⅡA |
| T2（>8cm） | ⅠB | ⅡB |
| T3（discontinuous） | Ⅲ | |
| M1a（lung） | ⅣA | |
| N1/M1b（others） | ⅣB | |

（Sobin LHほか編．UICC日本委員会TNM委員会訳．TNM悪性腫瘍の分類．第7版．東京：金原出版；2009, p.151-61）

末梢神経鞘腫瘍，胎児型・胞巣型横紋筋肉腫，血管肉腫，骨外性粘液型軟骨肉腫，胞巣状軟部肉腫，明細胞肉腫および類上皮肉腫は適用されない．したがって，TNM分類とAJCC分類はほぼ同一の内容となっているが，適応とする疾患に相違がある．

## 骨腫瘍の組織学的悪性度分類

　骨腫瘍は，きわめて多彩な生物学的挙動を示す．種々の組織学的悪性度分類があるが，軟部腫瘍におけるFNCLCC/French systemのように広く受け入れられている分類は存在しない．2013年WHO分類（第4版）で，骨腫瘍は，軟部腫瘍のカウンターパートに応じて，良性，良悪性中間（locally aggressive or rarely metastasizing），悪性に分類された．そのなかで悪性骨腫瘍は，局所破壊性あるいは再発性であり，病理組織学的分類および悪性度に応じて，20〜100％の割合で遠隔転移をきたす．組織学的に低悪性度の骨腫瘍は，2〜10％程度の転移リスクである．しかし，軟骨肉腫や骨膜性骨肉腫などでは局所再発巣で高悪性度に転じる場合があり，転移リスクが増加することがある．原発性悪性骨腫瘍では，組織学的分類そのものが悪性度と相関している．例えば，Ewing肉腫，間葉性軟骨肉腫，脱分化型軟骨肉腫は高悪性度，傍骨性骨肉腫は低悪性度である．通常型軟骨肉腫では，Evansらによって提唱された悪性度分類が広く用いられている．組織学的悪性度分類は，前述のように定まった分類はないものの，3段階分類が広く使用されている **表4** ．しかし，観察者間の一致率は低く，中間悪性度に分類されがちであることから，2段階法での分類が簡便である．すなわち3段階分類における低悪性度と中悪性度を「低悪性度」とするのである．一般的に，低悪性度は25％未満の転移リスクであり，高悪性度は25％以上の転移リスクである．

**表4** 骨腫瘍の悪性度分類

| grade | sarcoma type |
|---|---|
| Grade I | parosteal osteosarcoma<br>grade I chondrosarcoma<br>clear cell chondrosarcoma<br>low-grade intramedullary osteosarcoma |
| Grade II | periosteal osteosarcoma<br>grade II chondrosarcoma<br>classic adamantinoma<br>chordoma |
| Grade III | osteosarcoma (conventional, telangietatic, small cell, secondary, high-grade surface)<br>undifferentiated high-grade pleomorphic sarcoma<br>ewing sarcoma<br>grade III chondrosarcoma<br>dedifferentiated chondrosarcoma<br>mesenchymal chondrosarcoma<br>dedifferentiated chordoma<br>malignancy in giant cell tumour of bone |

(Grimer RJ, et al. Tumours of bone：Introduction. In：Fletcher CDM, et al. eds. WHO Classification of Soft Tissue and Bone. Lyon：IARC；2013, p.246-7)

## 骨腫瘍の病期分類

　骨腫瘍では，TNM分類 表3 が用いられ，悪性リンパ腫，多発性骨髄腫，表在性/傍骨性骨肉腫，傍骨性軟骨肉腫を除く，すべての原発性悪性骨腫瘍に適用される．TNM分類では，悪性度は2段階に区分されており，上記骨腫瘍悪性度分類のGrade 1が低悪性度，Grade 2・3が高悪性度に対応しており，病期分類は，その2段階分類による悪性度分類，骨腫瘍の大きさ，原発巣からの非連続性の腫瘍の有無，所属リンパ節転移の有無によってなされる．

　　　　　　　　　　　　　　　　　　　　　　　　　　　　（荻野次郎，長谷川　匡）

# 3章
# 骨腫瘍の概要と鑑別診断

benign bone forming tumor — osteoid osteoma, osteoblastoma

# 良性骨形成性腫瘍─類骨骨腫, 骨芽細胞腫

## 疾患の概要

- 類骨骨腫, 骨芽細胞腫はともに骨形成性腫瘍である.
- 組織像から両者の鑑別は難しく, 類骨骨腫は 2cm 以下, 骨芽細胞腫は 2cm 以上と定義される.
- 間質は血管豊富な結合組織で, 骨芽細胞が類骨あるいは骨形成を示す. 類骨骨腫では nidus と呼ばれる.
- 2013 年発行の WHO 分類では, 類骨骨腫が benign, 骨芽細胞腫は intermediate (locally aggressive) に分類された.

## 類骨骨腫 (osteoid osteoma)

### ▶ 臨床所見

#### ■ 好発年齢, 性
- 全年齢に発生するが, 10〜30 歳が多い. 男性に多い.
- 全骨腫瘍の 3% を占める.

#### ■ 好発部位
- 胸骨を除くすべての骨に発生する. 長管骨, 特に大腿骨近位に多い.
- 皮質に発生する.

#### ■ 臨床的特徴
- 約 8 割の症例で夜間痛を認め, 鎮痛剤が有効である.

#### ■ 画像所見
- 放射線透過性の nidus を取り囲む骨硬化像を認める 図1a .

### ▶ 病理所見

#### ■ 肉眼的所見
- 皮質に限局する小さい赤色顆粒状病変で, 周囲の骨は硬化する 図1b .
- 大きさは 2cm 以下 (1cm 以上はまれ).

#### ■ 組織学的所見
- 腫瘍の中央部は nidus と呼ばれ, 血管豊富な結合組織で, 骨芽細胞が類骨あるいは骨形成を示す 図1c, d .
- 軟骨はない.

**図1** 類骨骨腫
a：単純X線像．nidus周囲に骨硬化像を認める．
b：肉眼像．赤色顆粒状病変を認める．
c, d：組織像．間質は血管豊富な結合組織で，1層の骨芽細胞に縁取られた類骨あるいは骨形成を示す．

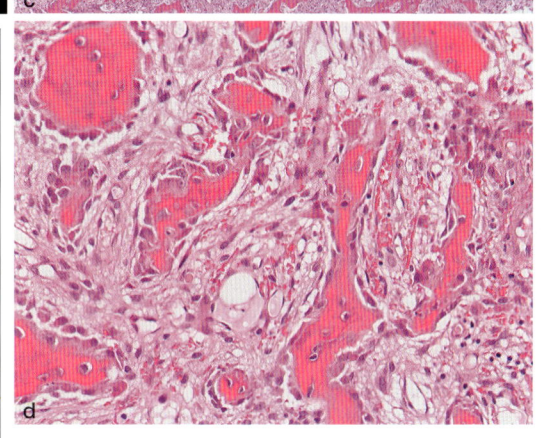

- nidus周囲に骨の硬化を伴う．

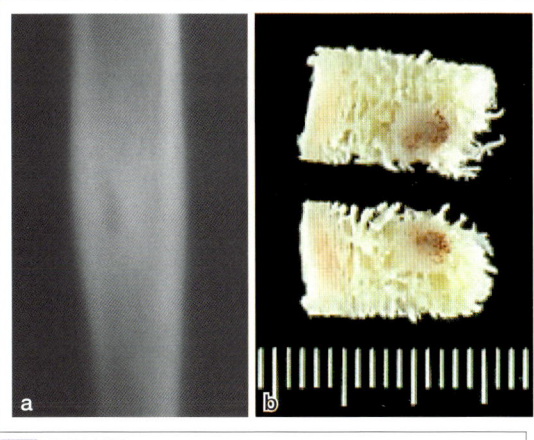

■ 免疫組織化学

- Runx2, Osterixが陽性となる．

## 鑑別診断

### 良性腫瘍，腫瘍様病変

▶ 骨腫（osteoma）

- 下顎骨，上顎骨，頭蓋骨など膜性骨化の部位に発生することが多い．
- 成熟，硬化した層板骨の骨梁よりなる．
- nidusが微小で標本化されなかった場合に鑑別が必要となるが，夜間痛の有無や画像所見が診断に役立つ．

**診断のポイント**
- 骨皮質に発生する2cm以下の小さな骨形成性腫瘍．
- nidusと呼ばれる血管豊富な結合組織と骨芽細胞の縁取りのみられる骨・類骨形成を示す．
- 夜間痛が特徴的（鎮痛剤が有効）．

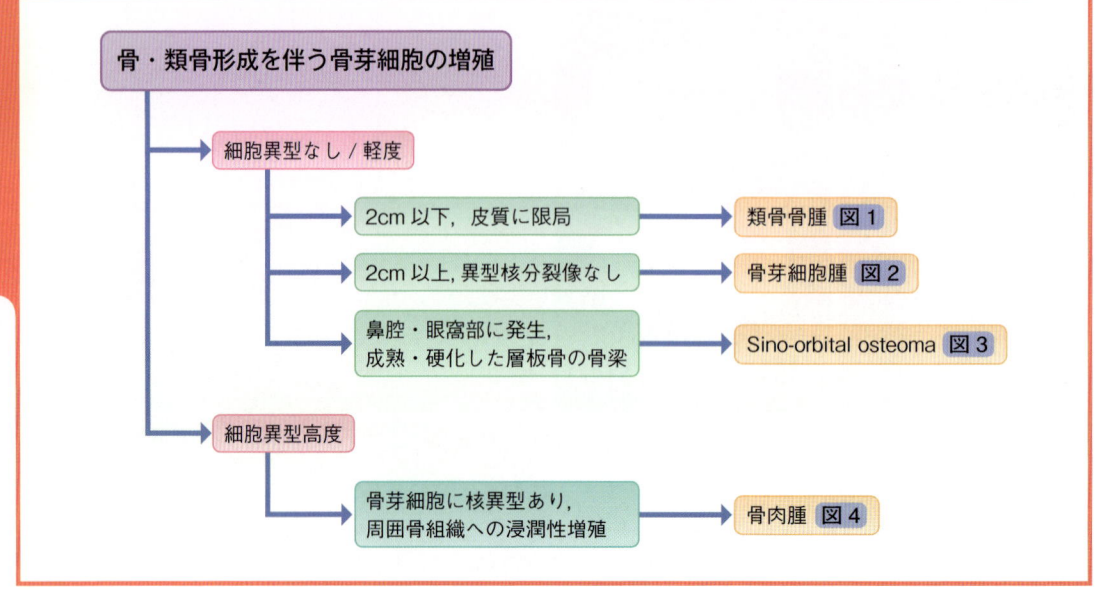

**良性骨形成性腫瘍**

```
骨・類骨形成を伴う骨芽細胞の増殖
├─ 細胞異型なし/軽度
│   ├─ 2cm 以下,皮質に限局 ──→ 類骨骨腫 図1
│   ├─ 2cm 以上,異型核分裂像なし ──→ 骨芽細胞腫 図2
│   └─ 鼻腔・眼窩部に発生,成熟・硬化した層板骨の骨梁 ──→ Sino-orbital osteoma 図3
└─ 細胞異型高度
    └─ 骨芽細胞に核異型あり,周囲骨組織への浸潤性増殖 ──→ 骨肉腫 図4
```

▶ **骨芽細胞腫(osteoblastoma)**

- 組織像は類似するが,病変は 2cm 以上である(次項参照).

### 治療,予後

- 予後は非常によい.再発はまれで,自然消退することもある.
- 痛みには鎮痛剤が有効である.
- 痛みが強い場合は,外科的切除や CT ガイド下ラジオ波焼灼療法などが施行される(ラジオ波焼灼療法後の再発は 5〜10%).

## 骨芽細胞腫(osteoblastoma)

### 臨床所見

**■好発年齢,性**
- 10〜30 歳に多く,男性に多い.
- 全骨腫瘍の 1% を占める.

**■好発部位**
- 脊椎(後方),仙骨,大腿骨近位・遠位,脛骨近位に好発する.
- 多くは髄腔内に発生する.

**■臨床的特徴**
- 痛みは比較的軽度で,鎮痛剤があまり効かない傾向がある.

**■画像所見**
- 円形ないしは卵円形の境界明瞭な溶骨性病変を示す 図2a

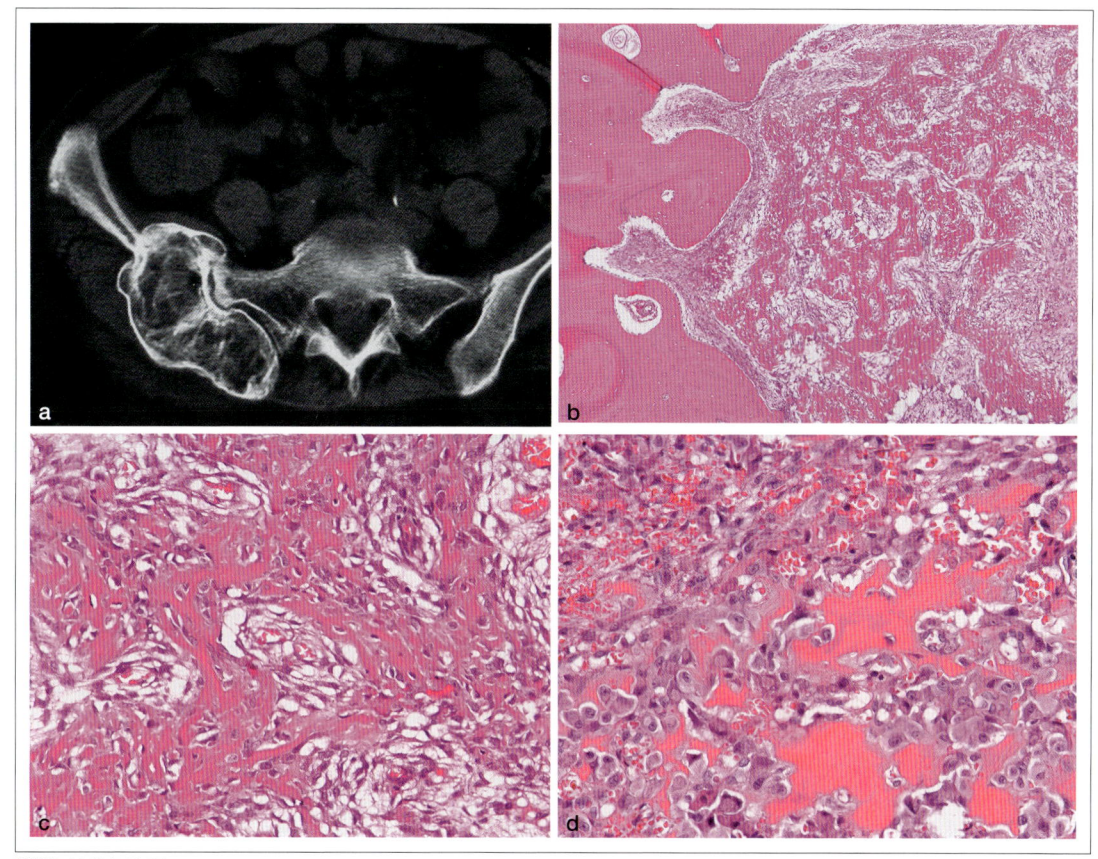

**図2** 骨芽細胞腫
a：CT像．境界明瞭な溶骨性腫瘤を形成する．
b～d：組織像．1層の骨芽細胞に縁取られた不規則な配列を示す線維骨を形成し（b），間質は血管が豊富である（c）．時に骨芽細胞が上皮様配列を示すことがある（d）．

- 石灰化や二次性の動脈瘤様骨嚢腫を伴うことがある．

## 病理所見

### ■ 肉眼的所見

- 境界明瞭な円形～類円形の腫瘤で，赤～茶褐色のざらざらした割面を呈する．
- 皮質が破壊されると骨膜に薄い反応性骨の殻を形成する．

### ■ 組織学的所見

- 不規則な配列を示す線維骨（woven bone）からなり，1層の骨芽細胞の縁取りがみられる **図2b**．
- 間質は血管が豊富で，しばしば赤血球遊出を伴う **図2c**．

**診断のポイント**
- 骨芽細胞の縁取りのみられる骨・類骨を形成する2cm以上の病変．
- 骨芽細胞は異型性に乏しく，核分裂像は少数で，周囲骨組織への浸潤性増殖は示さない．

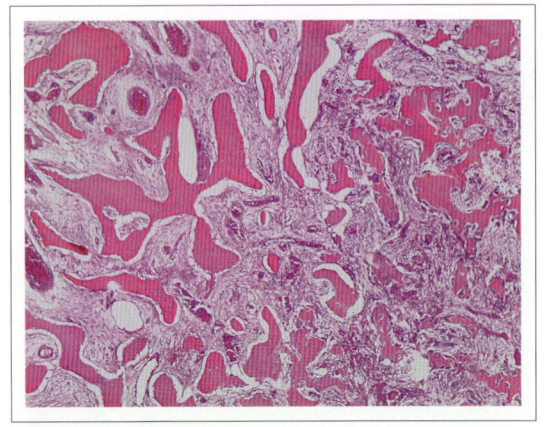

**図3** Sino-orbital osteoma
成熟，硬化した層板骨とともに，部分的に骨芽細胞腫に類似する領域を認めることがある．

**図4** 骨肉腫
骨芽細胞の核に異型があり，核分裂像が散見される．

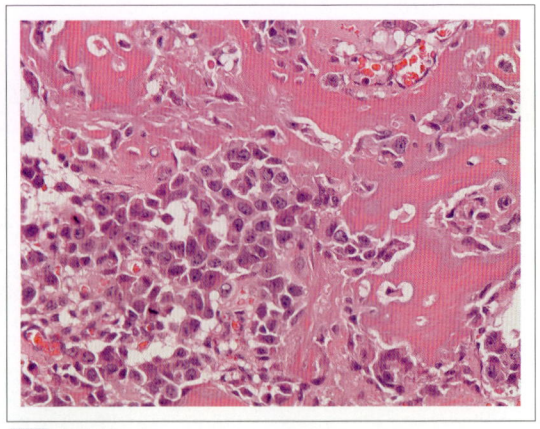

- 核分裂像がみられるが，異型核分裂像はない．
- まれに硝子軟骨を含むことがある．
- 細胞密度が高く，骨芽細胞が上皮様配列を示すものは侵襲性骨芽細胞腫（aggressive osteoblastoma）と呼ばれる．骨芽細胞腫と骨肉腫の間に位置する境界病変で，局所侵襲性が強く，再発率も高いが，遠隔転移をきたさない．2002年のWHO骨腫瘍分類からこの疾患名は削除されている．
- 上皮様配列は，通常の骨芽細胞腫でも部分的に認められることがある 図2d．

■ 免疫組織化学
- 類骨骨腫と同様，Runx2，Osterix が陽性となる．

## 鑑別診断

### 良性腫瘍，腫瘍様病変

▶ **類骨骨腫（osteoid osteoma）**

- 組織像は類似するが，病変は 2cm 以下である（前項参照）．

▶ **Sino-orbital osteoma** 図3

- 鼻腔〜眼窩部に発生する骨腫の一亜型である．
- 成熟・硬化した層板骨の骨梁よりなるが，部分的に骨芽細胞腫に類似する骨芽細胞の増殖を伴う．

▶ **動脈瘤様骨嚢腫（aneurysmal bone cyst）**

- 二次性の動脈瘤様骨嚢腫を伴った場合に鑑別診断に挙がる．
- 原発性動脈瘤様骨嚢腫は長管骨の骨幹端に好発し，骨芽細胞腫の成分を含まない．

> 悪性腫瘍

### ▶骨肉腫（osteosarcoma）図4

- 特に骨芽細胞腫様形態を示す骨肉腫との鑑別は重要で，鑑別の難しい症例がある．
- 骨芽細胞に核異型や多形性，核分裂像の増加を認め，周囲骨組織への浸潤がみられる．

## ▶ 治療，予後

- 外科的切除が第1選択（掻爬または切除術）となる．
- 予後良好．ただし不完全な切除の場合には再発することがある．

（福島万奈，野島孝之）

## medullary osteosarcoma
### 悪性の骨形成性腫瘍
# 髄内骨肉腫

### 疾患の概要

- 悪性腫瘍細胞が腫瘍性類骨を産生する．
- 腫瘍細胞の悪性度，形態および類骨以外の間質もさまざまであり，多彩な組織像を呈する．
- 造血器系腫瘍を除き，原発性悪性骨腫瘍のなかで最も頻度が高い．
- 髄内に発生する頻度の高い髄内骨肉腫と骨表面に発生するまれな表在性骨肉腫に分けられる．
- 髄内骨肉腫は通常型（骨芽細胞型，軟骨芽細胞型，線維芽細胞型），特殊型（血管拡張型，小細胞型など），低悪性中心型/骨内高分化型がある 表1 ．
- 髄内骨肉腫では通常型骨肉腫が多い．通常型の亜型は頻度的には骨芽細胞型76〜80%，軟骨芽細胞型10〜13%，線維芽細胞型10%である．
- 通常型骨肉腫のなかには細胞形態の特徴より，富巨細胞型，骨芽細胞腫類似亜型，上皮型，明細胞型，軟骨芽細胞腫類似亜型などがある．
- 臨床像の違いから顎骨骨肉腫，骨Paget病や放射線照射に続発する続発性骨肉腫がある．

**表1** 髄内骨肉腫〔medullary osteosarcoma（OS）〕の分類

通常型（conventional OS）（Grade 3 or Grade 4）
　　骨芽細胞型（osteoblastic）
　　軟骨芽細胞型（chondroblastic）
　　線維芽細胞型（fibroblastic）
血管拡張型（telangiectatic OS）
小細胞型（small cell OS）
低悪性中心型/骨内高分化型（low-grade central OS/intraosseous well diff. OS）（Grade 1 > Grade 2）
多中心性（multicentric OS）
顎骨骨肉腫（OS of jaw bones）（Grade 2 or Grade 3）
続発性骨肉腫（secondary OS）
　　Paget's肉腫（OS in Paget's disease）
　　放射線照射後（postradiation）
　　良性病変に伴う骨肉腫（OS in other benign condition）

**診断のポイント**
- 異型腫瘍細胞と類骨・骨産生を認めることが重要である．
- 骨肉腫には組織学的に多くの亜型が存在する．
- 異型に乏しい高分化型骨肉腫の存在に注意する必要がある．

- 細胞異型から骨肉腫を Grade 1〜4 の 4 段階に分ける分類もあり，通常型骨肉腫は Grade 3 あるいは 4，低悪性中心型/骨内高分化型骨肉腫は Grade 1 あるいは 2 となる．

# 通常型骨肉腫（conventional osteosarcoma）

## 臨床所見

### ■既往歴
- まれに骨 Paget's 病や放射線照射後に続発することがある．

### ■好発年齢，性
- 10 代に多く，特に 10〜14 歳で多い．40 歳以降にもう 1 つの小さなピークがあるが，乳幼児はまれである．
- 男性にやや多い．

### ■好発部位
- 長管骨の骨幹端部に好発し，大腿骨遠位（30％），脛骨近位（15％），上腕骨近位（15％）に多い．
- 次いで骨盤，大腿骨近位や骨幹部，腓骨近位，脛骨遠位，顎顔面骨，肩甲骨などにみられる．

### ■画像所見
- 単純 X 線写真，CT：境界不明瞭な溶骨性変化と硬化性変化が混在し，sunburst appearance や Codman 三角など種々の骨膜反応を示す．骨皮質は破壊され骨外病変を伴う 図1a ．
- MRI：T1 強調像で低信号〜等信号，T2 強調像で不均一な高信号を呈する．骨化・石灰化の強い症例では T1・T2 強調像で低信号を示す．

### ■検査所見
- 血清アルカリホスファターゼ値の上昇を認めることが多い．

## 病理所見

### ■肉眼的所見
- 黄白色〜灰白色の充実性の腫瘍で，硬さは骨形成の程度により骨様硬〜肉腫様を呈する．
- 出血や嚢胞性変化を伴うことがある．

### ■組織学的所見
- 骨髄腔，既存の骨梁を破壊し増殖する．
- 腫瘍細胞は高度の異型性・多形性を示し，核分裂像も目立つ．細胞質は好酸性で時に淡明である．
- 腫瘍細胞による類骨・骨産生像を認め，石灰化も伴う．
- 基質の性状によって骨芽細胞型（osteoblastic），軟骨芽細胞型（chondroblastic），

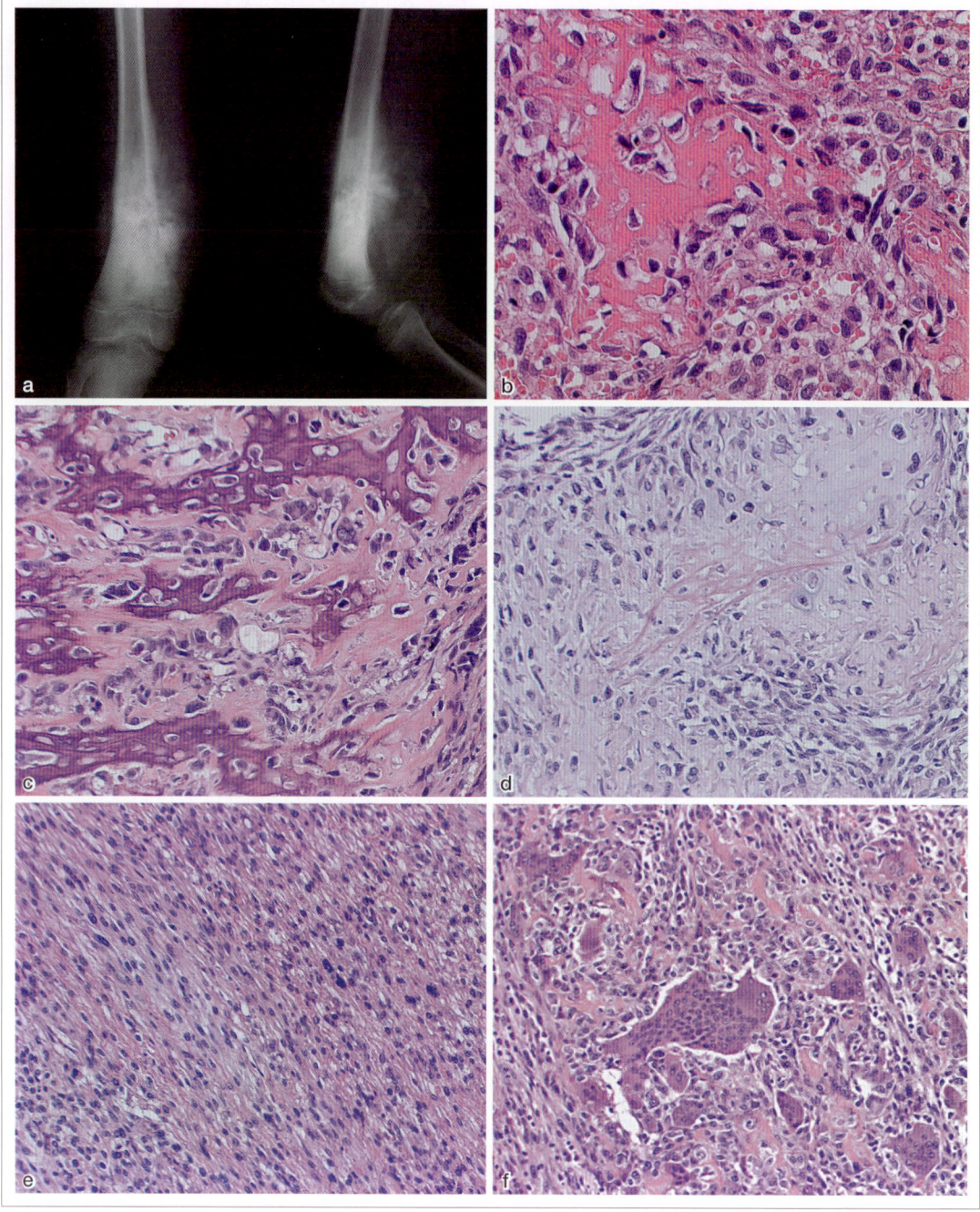

**図1 通常型骨肉腫**
a：単純X線．大腿骨遠位骨幹端部に髄内の硬化性病変とCodman三角，sun-burst appearance様の骨膜反応を認める．
b：骨芽細胞型骨肉腫．異型細胞と腫瘍性類骨の産生を認める．
c：骨芽細胞型骨肉腫．腫瘍性類骨に著明な石灰化を伴う．
d：軟骨芽細胞型骨肉腫．著明な軟骨基質と類骨産生を伴い多形性細胞の増殖を認める．
e：線維芽細胞型骨肉腫．軽度多形性を伴う紡錘形細胞の束状配列を示す．
f：富巨細胞型骨肉腫．不規則で繊細な類骨を背景に破骨型多核巨細胞と類円形単核細胞の増殖を認める．

線維芽細胞型（fibroblastic）に分けられる．
- 骨芽細胞型は類円形，多角形ないし短紡錘形の異型の強い腫瘍細胞が未熟なレース状またはシート状の類骨を豊富に産生する 図1b, c．

- 軟骨芽細胞型は軟骨基質産生が目立ち類骨も伴う 図1d．
- 線維芽細胞型は類骨産生に乏しく紡錘形細胞の密な増殖を示す 図1e．
- ほかに細胞形態の特徴により，破骨細胞様巨細胞の出現が目立つ富巨細胞型（giant cell-rich osteosarcoma）図1f，骨芽細胞類似細胞に縁取りされた骨形成を伴う骨芽細胞腫類似亜型（osteoblastoma-like osteosarcoma），癌などの上皮性腫瘍に類似した上皮型（epithelioid osteosarcoma），明細胞型（clear cell osteosarcoma），軟骨芽細胞腫類似亜型（chondroblastoma-like osteosarcoma）などがある．

## 免疫組織化学

- 特異的なマーカーはない．
- osteocalcin，osteonectin，S-100 蛋白，SMA，NSE，CD99 などが陽性となる．
- 上皮系マーカーが陽性となることもある．
- Factor Ⅷ，CD31，LCA に陰性である．

## 鑑別診断

### ▶骨芽細胞腫（osteoblastoma）図2

- 骨芽細胞型骨肉腫，骨芽細胞腫類似亜型骨肉腫と鑑別を要する．
- 骨腫瘍の1%程度を占めるまれな腫瘍で，10〜30歳に好発する．大きさは2cm以上．
- 脊椎後方要素に好発し，四肢では大腿近位部・遠位部，脛骨近位部に好発する．
- 吻合する類骨や線維骨とそれを縁取る1層の骨芽細胞よりなる．豊富な血管と破骨細胞様多核巨細胞も認められる．
- 骨芽細胞に核分裂像はあるが，核異型は認めない．
- 骨芽細胞は大型で上皮様を呈することがある．
- 通常，軟骨形成を認めることはない点，既存の骨梁を浸潤しない点が鑑別に重要である．

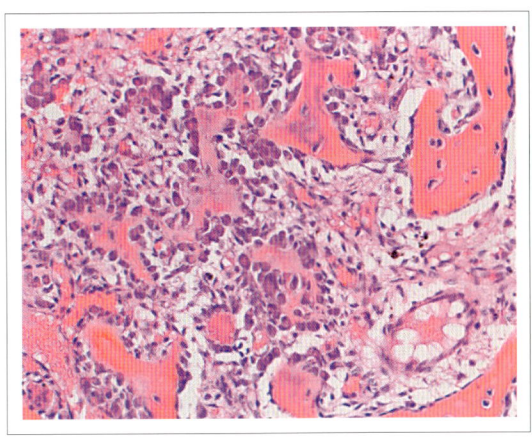

図2 骨芽細胞腫
中心部での多数の骨芽細胞に縁取られた未熟な類骨形成．細胞異型を認めない．

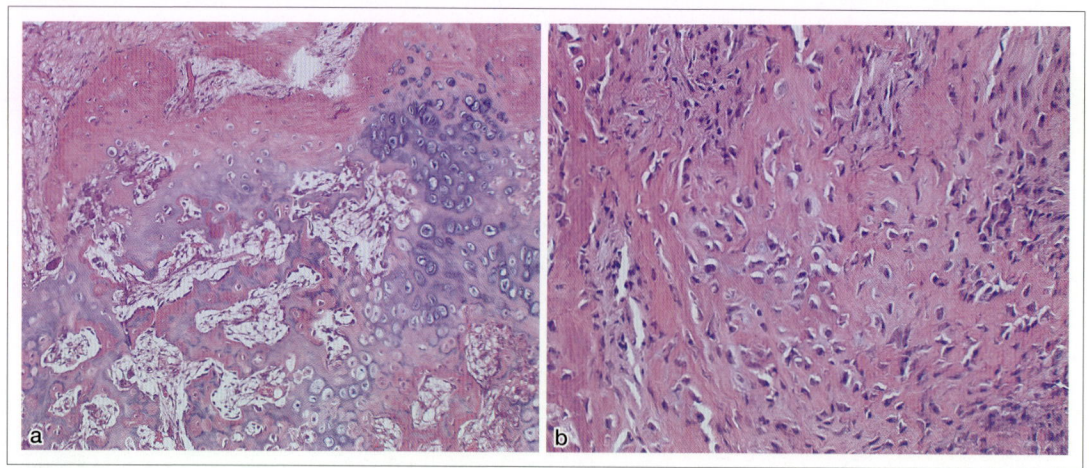

**図3 仮骨**
a：石灰化を伴う軟骨・類骨および線維性骨への移行像　　b：豊富な類骨と軟骨組織，核異型を伴わない．

### ▶仮骨（fracture callus）図3

- 骨芽細胞型骨肉腫，軟骨芽細胞型骨肉腫と鑑別を要する．
- 骨折の修復期における線維骨，軟骨，線維肉芽組織が混在した組織である．
- 類骨は未熟なものから成熟傾向を示す移行像を示し，類骨・骨は秩序だった配列を呈する．
- 骨芽細胞に核異型を認めない．軟骨に核の大小不同など異型を示すことはある．

### ▶軟骨芽細胞腫（chondroblastoma）

- 軟骨芽細胞型骨肉腫と鑑別を要する．
- 10代の長管骨の骨端部に好発する．
- 画像的には境界明瞭な骨透亮像を呈し，隔壁や石灰化を伴う．
- 類骨様の無構造な淡好酸性から好塩基性の無構造な軟骨様基質を認める．
- 類円形の核と淡好酸性の細胞質を有する細胞境界明瞭な軟骨芽細胞様腫瘍細胞がシート状に増殖する．多核巨細胞も認められる．
- しばしば核溝を有し，腫瘍細胞周囲の石灰化（chicken wire calcification）を認める．
- 核の異型を認めることがあり，核分裂像はしばしば観察されるが，異型核分裂像は認めない．
- 動脈瘤様骨嚢腫変化を1/3程度に認める．

### ▶軟骨肉腫（chondrosarcoma）図4

- 軟骨芽細胞型骨肉腫と鑑別を要する．
- 中高年の骨盤，肋骨，大腿骨近位部，上腕骨近位部に好発する．
- 画像的には骨内の溶骨像と不規則な石灰化，骨皮質のscallopingがみられる．
- 異型を有する軟骨細胞を含んだ硝子軟骨基質が多結節状に増殖し，既存の骨梁を軟骨組織が取り囲むpermeating patternを呈する．

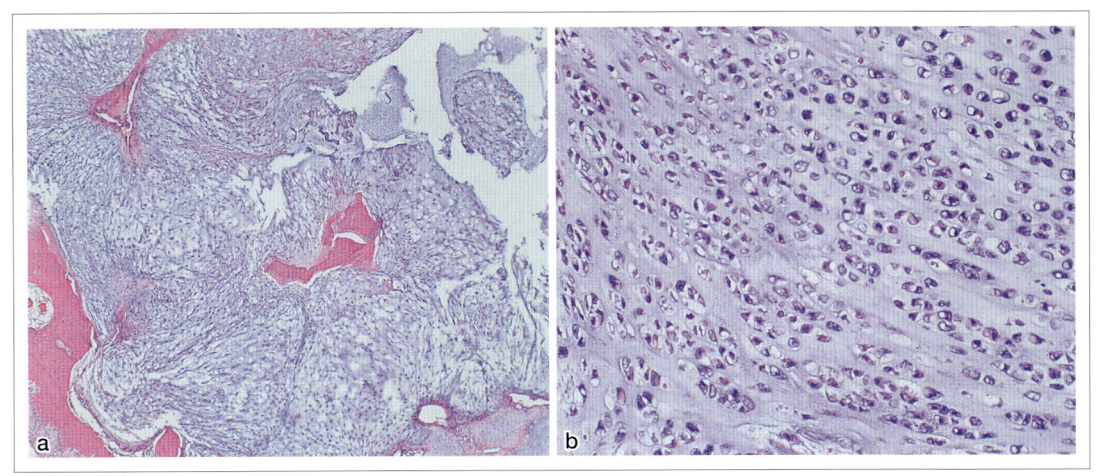

**図4 軟骨肉腫**
a：既存の骨梁に浸潤性に軟骨性腫瘍が増殖している（permeating pattern）．
b：豊富な軟骨基質を背景に異型をもつ軟骨細胞が密に増殖している（Grade 2）．

- 核異型，細胞密度，核分裂像より悪性度が Grade 1〜3 に分類される．
- 腫瘍性類骨・骨産生は認めない．
- 核分裂像は軟骨芽細胞型骨肉腫の軟骨に比較して少ない．

### ▶線維肉腫（fibrosarcoma）

- 線維芽細胞型骨肉腫と鑑別を要する．
- 成人以降の長管骨骨幹端に好発する．
- 比較的均一な紡錘形細胞が錯綜あるいは杉綾模様（herringbone pattern）に増殖する．
- 類骨・骨の形成は認めない．

### ▶未分化高悪性度多形肉腫（undifferentiated high-grade pleomorphic sarcoma）

- 線維芽細胞型骨肉腫と鑑別を要する．
- 以前は悪性線維性組織球腫と分類されていた腫瘍で，原発性骨腫瘍の 2% 以下のまれな腫瘍である．
- 40 歳以上の下肢長管骨，特に大腿骨に好発する．
- 特定の分化を示さない多形性腫瘍で，基本的に除外診断である．
- 高度の細胞異型と多形性をもつ紡錘形細胞ないし多角形腫瘍細胞が無秩序に増殖し，奇怪な腫瘍巨細胞がしばしば認められる 図5．
- 腫瘍性類骨・骨産生は認めない．

### ▶癌の骨転移

- 上皮型骨肉腫との鑑別を要する．
- 上皮系マーカーに陽性であるが，骨肉腫も上皮系マーカーに陽性となることがあり注意が必要である．
- 骨形成性の転移性癌もあり，診断には注意が必要である．

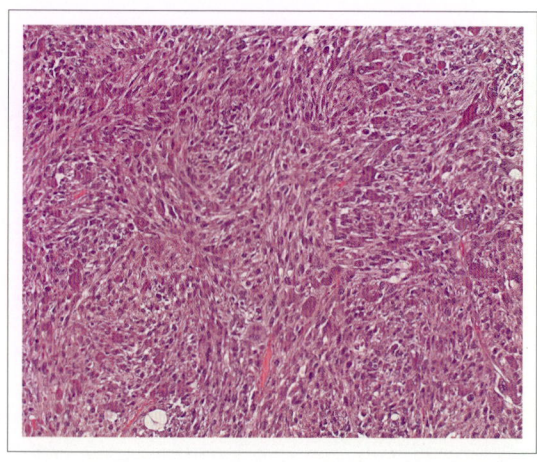

**図5 未分化高悪性度多形肉腫**
紡錘形から多形性細胞が花むしろ状に配列

> ### 治療，予後

- 術前化学療法＋手術＋術後化学療法が行われる．現在では手術は患肢温存広範切除が主流である．
- 初発時肺転移のない例で5年生存率は約70％である．
- 転移は肺が最も多く，転移例・再発例では生存率は20％未満である．
- 通常型骨肉腫での組織学的亜型と予後との相関はない．

# 特殊型骨肉腫

## 血管拡張型骨肉腫（telangiectatic osteosarcoma）

> ### 臨床所見

■ **好発年齢，性**
- 10代に多く，男性に多い（1.5倍）．
- 全骨肉腫の4％以下のまれな腫瘍である．

■ **好発部位**
- 通常型骨肉腫と同様に長管骨骨幹端に好発し，大腿骨遠位が最も多く，次いで脛骨近位，上腕骨近位，大腿骨近位である．

■ **画像所見**
- 単純X線写真，CT：広範な骨破壊と軟部浸潤に伴う溶骨性変化が主体で，骨皮質の破壊を伴い膨隆性変化を認める．Codman三角やonion skinなどの骨膜反応を伴うことが多い．病的骨折も多い．CTでは隔壁を有した多囊胞性腫瘤で，辺縁や隔壁に石灰化をみる．
- MRI：T1強調像で不均一な低信号，T2強調像で不均一な高信号を示し，囊胞性病変を認める．囊胞の液面形成を見ることがあり，特徴的である．

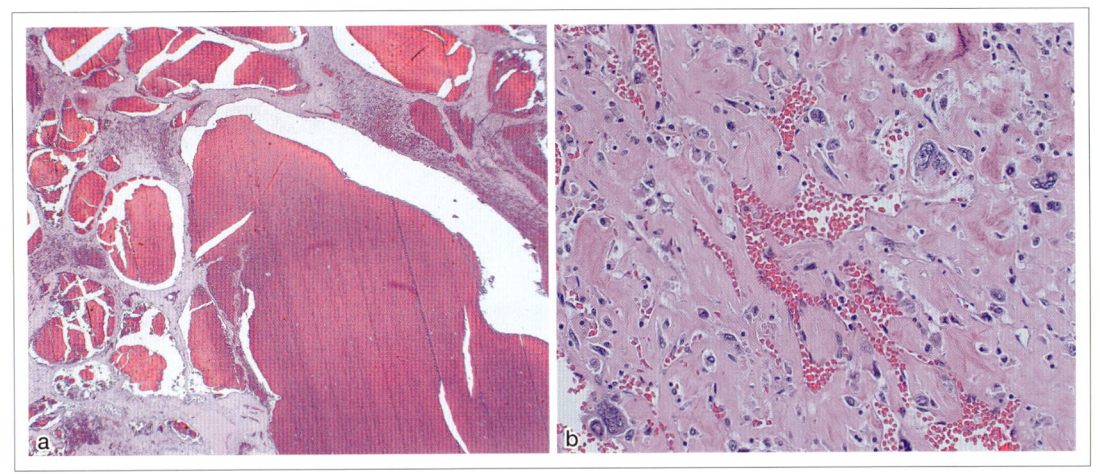

**図6** 血管拡張型骨肉腫
a：血液を内部に含んだ嚢胞腔と嚢胞壁組織からなる．
b：嚢胞壁には核異型をもつ多形性の細胞を認め，類骨産生と破骨細胞様多核巨細胞を伴う．

## 病理所見

### ■ 肉眼的所見

- 出血性の多嚢胞性病変で，通常は充実性成分や硬化性領域を認めない．

### ■ 組織学的所見

- 血液を内部に含んだ嚢胞腔と嚢胞壁組織からなり **図6a**，低倍率では動脈瘤用骨嚢腫病変と類似した像をとる．
- 嚢胞壁には著明な核異型をもつ多形性の細胞を認める．
- 嚢胞壁の厚さは一様ではなく，破骨細胞様多核巨細胞を伴う **図6b**．
- 核分裂像は多く，異型核分裂も認められる．
- 類骨形成は通常乏しい．
- 辺縁では既存の骨梁への浸潤性増殖をしばしば認める．

### ■ 免疫組織化学

- 特異的なマーカーはない．

## 鑑別診断

### ▶動脈瘤様骨嚢腫（aneurysmal bone cyst）

- 血液を内部に貯留した多嚢胞性良性骨腫瘍である．
- 20歳以下の長管骨の骨幹端に好発し，大腿骨，脛骨，上腕骨，脊椎後方要素に多い．
- 内部に血液を溜めた多数の嚢胞腔と線維性嚢胞壁を見る．嚢胞壁は線維芽細胞が増生し，破骨細胞様多核巨細胞も認める．
- 核分裂像は認められるが，異型核分裂は認めない．

### 治療，予後

- 通常型骨肉腫に準じ，術前化学療法＋手術＋術後化学療法を行う．
- 病的骨折をきたしやすいが，通常型骨肉腫と同等の治療成績である．

## 小細胞型骨肉腫（small cell osteosarcoma）

### 臨床所見

■ 好発年齢，性
- 10代に好発し，わずかに女性に多い．
- 全骨肉腫の1.5％程度に発生する．

■ 好発部位
- 長管骨の骨幹端に多い．

■ 画像所見
- 通常型骨肉腫と同様である．

### 病理所見

■ 肉眼的所見
- 通常型骨肉腫と区別はつかない．

■ 組織学的所見
- レース状の腫瘍性類骨産生を伴い，細胞質に乏しい円形〜卵円形の核をもつ小型の細胞がシート状に増殖する 図7．
- まれなspindle cell typeでは顆粒状のクロマチンをもち，核小体の不明瞭な卵円形〜短紡錘形細胞の増殖を見る．

■ 免疫組織化学
- 特異的マーカーはない．
- CD99，osteocalcin，SMA，CD34に陽性となることがある．

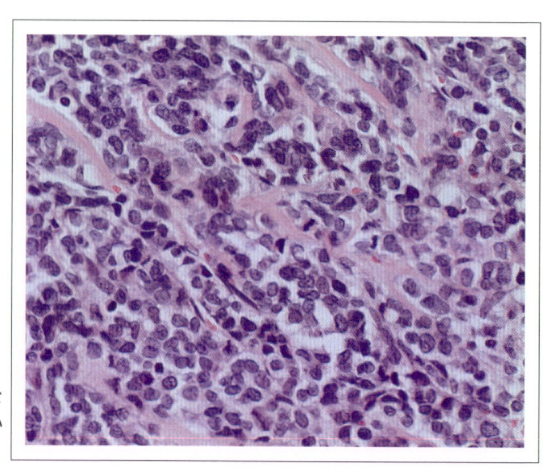

図7 小細胞型骨肉腫
細胞質に乏しくクロマチンに富む小型円形細胞が腫瘍性類骨を伴いシート状に増殖

- FLI1 には陰性である．

## 鑑別診断

### ▶ Ewing 肉腫（Ewing's sarcoma）

- 20 歳未満の男性の長管骨の骨幹部や骨幹端部に好発する．
- 細胞質に乏しく繊細なクロマチンの核をもつ小型円形細胞の均一な増殖を認める．
- 骨や類骨などの基質の産生は認めない．
- CD99 に強陽性となるが，特異性はない．FLI1, ERG が陽性となる．
- 融合遺伝子 *EWS-FLI1*, *EWS-ERG* の検出が特異的である．

### ▶ 悪性リンパ腫（malignant lymphoma）

- 多くの例で LCA（leukocyte common antigen/CD45）が陽性である．

### ▶ 転移性小細胞癌（small cell carcinoma）

- 小型円形細胞の増殖で時に胞巣構造，ロゼット形成，リボン状配列を認める．
- 骨・類骨の産生は認めない．
- 上皮系マーカーに陽性であり，chromogranin A, synaptophysin, NCAM などの神経内分泌マーカーが陽性である．

### ▶ 骨髄腫（myeloma）

- 成人の原発性骨腫瘍のなかで最も頻度が高い．
- κ 鎖，λ 鎖などの免疫グロブリンのモノクローナリティを認める．
- 腫瘍性骨・類骨産生を認めない．

### ▶ 間葉性軟骨肉腫（mesenchymal chondrosarcoma）　図8

- 10～20 代の顎骨，肋骨，腸骨，脊椎に好発する．
- 細胞質に乏しい未分化な小円形細胞の充実性増殖と境界明瞭な硝子軟骨島の形成の二相性を示す．類骨様基質や破骨細胞様多核巨細胞もみられる．
- SOX9, CD99 に陽性，FLI1 が陰性である．

## 治療，予後

- 通常型骨肉腫に準じた治療が行われる．
- 予後は通常型骨肉腫と同程度かわずかに劣る程度である．

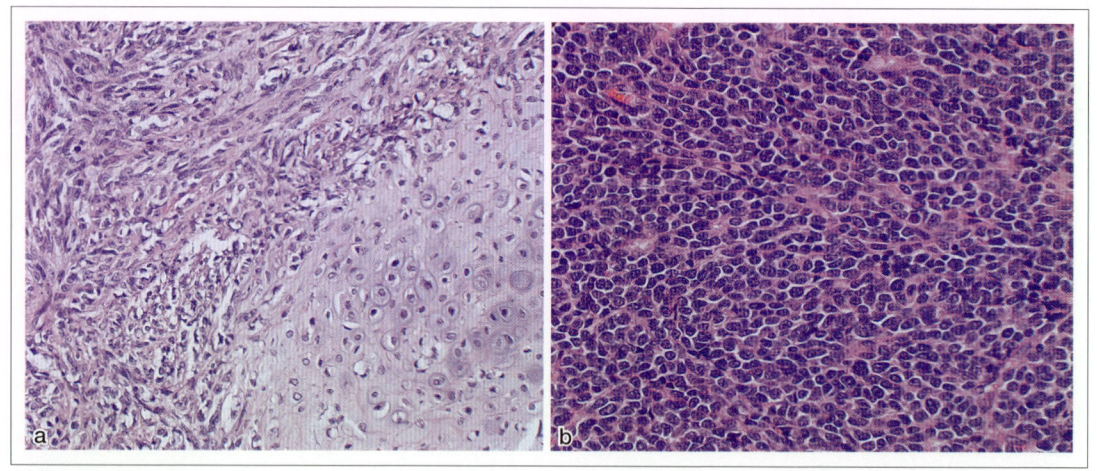

**図8 間葉性軟骨肉腫**
a：左側の小円形細胞の増殖と右下の分化した硝子軟骨島　b：細胞質に乏しい小円形細胞の密な増殖の領域

# 高分化型骨肉腫

## 低悪性中心型骨肉腫／骨内高分化型骨肉腫（low-grade central osteosarcoma/intraosseous well-differentiated osteosarcoma）

### 臨床所見

**■好発年齢，性**
- 20〜30代に多く，性差はない．
- 全骨肉腫の1〜2%である．

**■好発部位**
- 長管骨の骨幹端に好発し，大腿骨遠位と脛骨近位に多い．
- 扁平骨や手足の小骨には通常発生しない．

**■画像所見**
- 単純X線写真，CT：圧排性の増殖を示し，骨幹端に溶骨性変化を認め，骨皮質の菲薄化，途絶を認めることが多い．骨外進展は少なく，骨膜反応はみられないことが多い．

### 病理所見

**■肉眼的所見**
- 弾性硬の灰白色調充実性の腫瘍で，骨形成の程度により骨様硬を示す．

**■組織学的所見**
- 異型の少ない紡錘形細胞が線維性間質と類骨・骨形成を伴い束状に増殖する 図9 ．
- 既存の骨梁を浸潤性に増殖し，軟部にも進展することがある．

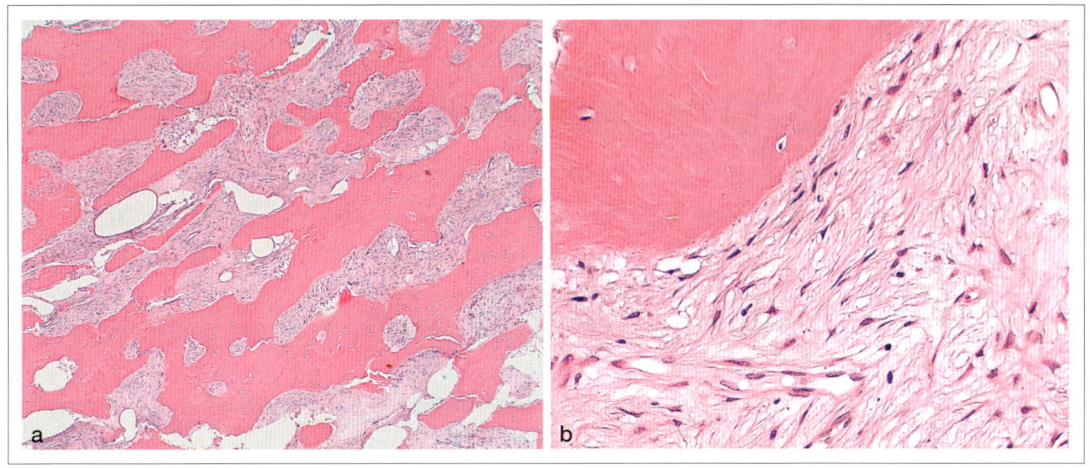

**図9** 低悪性中心型/骨内高分化型骨肉腫
a：平行に走行する骨形成を伴う腫瘍細胞が増殖している．
b：腫瘍細胞は異型の乏しい紡錘形細胞で線維性間質を背景に増殖している．

## ■ 免疫組織化学

- CDK4 と MDM2 に陽性である．

## 鑑別診断

### ▶線維性骨異形成（fibrous dysplasia）

- 単骨性と多骨性があり，10代までの発生が多く，大腿骨頸部や顎骨，頭蓋骨，肋骨に好発する．
- 単純 X 線写真・CT では溶骨性，すりガラス状病変を示し，膨張性の増殖で骨皮質の菲薄化を伴う．
- 幼若な緩やかに弯曲した線維性骨の形成と線維性間質を伴い，異型のない紡錘形細胞の増殖を認める．紡錘形細胞の細胞密度はさまざまである．
- CDK4，MDM2 は陰性である．

### ▶類腱線維腫（desmoplastic fibroma）

- 原発性骨腫瘍の 0.1% 以下のまれな良性骨腫瘍で，転移はしないが局所侵襲傾向が強い．
- 豊富な膠原線維を背景に細胞異型のない紡錘形細胞が束状もしくは渦巻状に増殖する．
- 辺縁で既存骨に浸潤することはあるが，骨や軟骨形成はみられない．
- 免疫組織化学的には actin や desmin に陽性で，β-catenin が核に陽性となる．CDK4，MDM2 は陰性である．

### ▶線維肉腫（fibrosarcoma）

- 骨の形成がない．

## 髄内骨肉腫

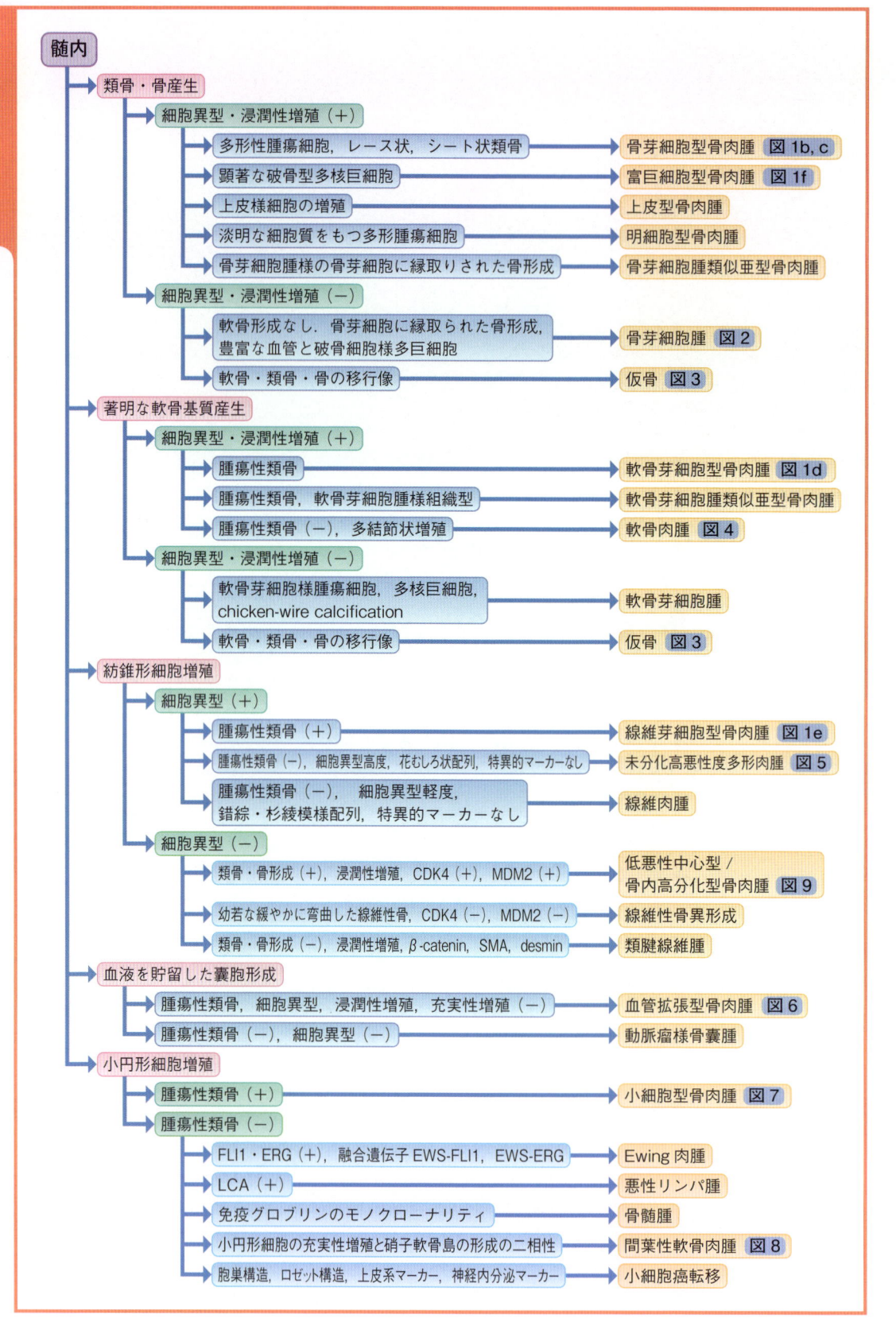

- **髄内**
  - **類骨・骨産生**
    - **細胞異型・浸潤性増殖（＋）**
      - 多形性腫瘍細胞，レース状，シート状類骨 → 骨芽細胞型骨肉腫　図1b, c
      - 顕著な破骨型多核巨細胞 → 富巨細胞型骨肉腫　図1f
      - 上皮様細胞の増殖 → 上皮型骨肉腫
      - 淡明な細胞質をもつ多形腫瘍細胞 → 明細胞型骨肉腫
      - 骨芽細胞腫様の骨芽細胞に縁取りされた骨形成 → 骨芽細胞腫類似亜型骨肉腫
    - **細胞異型・浸潤性増殖（－）**
      - 軟骨形成なし，骨芽細胞に縁取られた骨形成，豊富な血管と破骨細胞様多巨細胞 → 骨芽細胞腫　図2
      - 軟骨・類骨・骨の移行像 → 仮骨　図3
  - **著明な軟骨基質産生**
    - **細胞異型・浸潤性増殖（＋）**
      - 腫瘍性類骨 → 軟骨芽細胞型骨肉腫　図1d
      - 腫瘍性類骨，軟骨芽細胞腫様組織型 → 軟骨芽細胞腫類似亜型骨肉腫
      - 腫瘍性類骨（－），多結節状増殖 → 軟骨肉腫　図4
    - **細胞異型・浸潤性増殖（－）**
      - 軟骨芽細胞様腫瘍細胞，多核巨細胞，chicken-wire calcification → 軟骨芽細胞腫
      - 軟骨・類骨・骨の移行像 → 仮骨　図3
  - **紡錘形細胞増殖**
    - **細胞異型（＋）**
      - 腫瘍性類骨（＋）→ 線維芽細胞型骨肉腫　図1e
      - 腫瘍性類骨（－），細胞異型高度，花むしろ状配列，特異的マーカーなし → 未分化高悪性度多形肉腫　図5
      - 腫瘍性類骨（－），細胞異型軽度，錯綜・杉綾模様配列，特異的マーカーなし → 線維肉腫
    - **細胞異型（－）**
      - 類骨・骨形成（＋），浸潤性増殖，CDK4（＋），MDM2（＋）→ 低悪性中心型／骨内高分化型骨肉腫　図9
      - 幼若な緩やかに弯曲した線維性骨，CDK4（－），MDM2（－）→ 線維性骨異形成
      - 類骨・骨形成（－），浸潤性増殖，β-catenin，SMA，desmin → 類腱線維腫
  - **血液を貯留した嚢胞形成**
    - 腫瘍性類骨，細胞異型，浸潤性増殖，充実性増殖（－）→ 血管拡張型骨肉腫　図6
    - 腫瘍性類骨（－），細胞異型（－）→ 動脈瘤様骨嚢腫
  - **小円形細胞増殖**
    - 腫瘍性類骨（＋）→ 小細胞型骨肉腫　図7
    - 腫瘍性類骨（－）
      - FLI1・ERG（＋），融合遺伝子 EWS-FLI1，EWS-ERG → Ewing肉腫
      - LCA（＋）→ 悪性リンパ腫
      - 免疫グロブリンのモノクローナリティ → 骨髄腫
      - 小円形細胞の充実性増殖と硝子軟骨島の形成の二相性 → 間葉性軟骨肉腫　図8
      - 胞巣構造，ロゼット構造，上皮系マーカー，神経内分泌マーカー → 小細胞癌転移

（井浦国生，小田義直）

surface osteosarcoma

# 悪性の骨形成性腫瘍
# 表在性骨肉腫

## 疾患の概要

- 骨表面に発生する骨形成性の悪性腫瘍で，髄内発生と同様，低悪性度（高分化型）と通常型があり，特徴的な画像所見を呈する．
- 低悪性度 Grade 1-2 の傍骨性骨肉腫，中～高悪性度 Grade 2-3 の骨膜性骨肉腫，Grade 3-4 の高悪性度表在性骨肉腫に分類され，組織学的にはそれぞれ髄内発生の低悪性度骨肉腫，軟骨芽細胞型骨肉腫，通常型骨肉腫の像を示す 表1 ．
- 髄内発生と同様に悪性度が異なり，治療と予後に関わるので，生検での診断・分類には注意が必要である．
- 表在性骨肉腫のなかでは傍骨性骨肉腫が最も多く，全骨肉腫の約4%を占めている．次に骨膜性骨肉腫で1～2%未満，高悪性度表在性骨肉腫は1%未満とまれである．
- 骨膜性骨肉腫および高悪性度表在性骨肉腫は髄内病変がないことを原則とするが，髄内進展を示した報告例も見受けられる．

**表1** 表在性骨肉腫と髄内骨肉腫との対比

| Grade | 髄内 | 表在性 |
|---|---|---|
| 1-2 | 低悪性度（骨内高分化型） | 傍骨性 |
| 2-3 | （軟骨芽細胞型） | 骨膜性 |
| 3-4 | 通常型 | 高悪性度　表在性 |

**診断のポイント**

- 骨表面に発生して特徴的な画像所見を呈する悪性腫瘍で，髄内発生と同様，組織学的に低悪性度（高分化型）骨肉腫と通常型骨肉腫に相当するものがある．
- 骨形成性腫瘍に分類されるが，軟骨形成が主体をなす腫瘍もあり，髄内外の骨形成性および軟骨形成性の良悪性腫瘍との鑑別が必要である．
- 成熟した骨形成の著しい低悪性度 Grade 1-2 の傍骨性骨肉腫，軟骨形成の目立つ中～高悪性度 Grade 2-3 の骨膜性骨肉腫，Grade 3-4 の高悪性度表在性骨肉腫の3つに分類される．
- 組織学的にはそれぞれ髄内発生の低悪性度骨肉腫，軟骨芽細胞型骨肉腫，通常型骨肉腫の像を示す．
- 骨膜性骨肉腫および高悪性度表在性骨肉腫は髄内病変のないことを原則とするが，髄内病変を伴う場合は，髄内発生の同様の肉腫との鑑別が問題となる．

- 鑑別には骨・軟骨形成性の良悪性腫瘍が挙げられ，髄内病変を伴う場合は，髄内発生の同様の肉腫との鑑別が問題となる．
- 骨膜性骨肉腫については，『悪性骨腫瘍取扱い規約第3版』および2002年のWHO分類で，髄内病変のないことが診断基準の1つとなっていたが，2013年のWHO分類では，まれに髄内進展を示すと記載されている．

# 傍骨性骨肉腫（parosteal osteosarcoma）

## 臨床所見

### ■好発年齢，性
- 若年成人に好発し，約1/3が20代に発生する．10代にも発生するが，小児にはまれである．
- 女性にやや多い．

### ■好発部位
- 長管骨の骨幹端部もしくは骨幹端〜骨幹移行部にかけて発生し，扁平骨にはまれである．
- 約60〜70％が大腿骨遠位，特に後方部に好発する．脛骨および上腕骨の近位にも比較的多い．

### ■画像所見
- 広基性に骨表面に付着して外向性に発育し，骨化の目立つ，不整分葉状・キノコ状の結節として認められる 図1a, 2a ．
- 腫瘤は骨を包むように存在する傾向があり，中心部で硬化性変化が強く，辺縁部で石灰化が弱くなる傾向を示す 図1b, c, 2b ．
- 腫瘍が大きくなると，外向性に発育した腫瘍と骨皮質との間に若干の隙間，透明帯（lucent zone）を形成する．

## 病理所見

### ■肉眼的所見
- 骨表面に密着する骨様硬，白色調，分葉状の腫瘍である 図1d ．
- 軟骨成分を伴い，時に不完全な軟骨帽様の像を呈することがある．
- 部分的には骨皮質〜髄内への浸潤を示すことがあり，約20％で髄内進展を認める．
- 骨形成の乏しい軟らかい領域を伴っている場合は，高悪性度骨肉腫への脱分化が疑われる．

### ■組織学的所見
- 比較的規則的もしくは平行に配列する骨梁形成と，線維芽細胞様の紡錘形細胞の増殖よりなる 図3a ．
- 骨梁の分化は良好で，時に層板構造を示すこともあり，一見，悪性腫瘍に見えないこともある．通常，骨梁周囲に骨芽細胞の縁取りは認められないが，部分的に

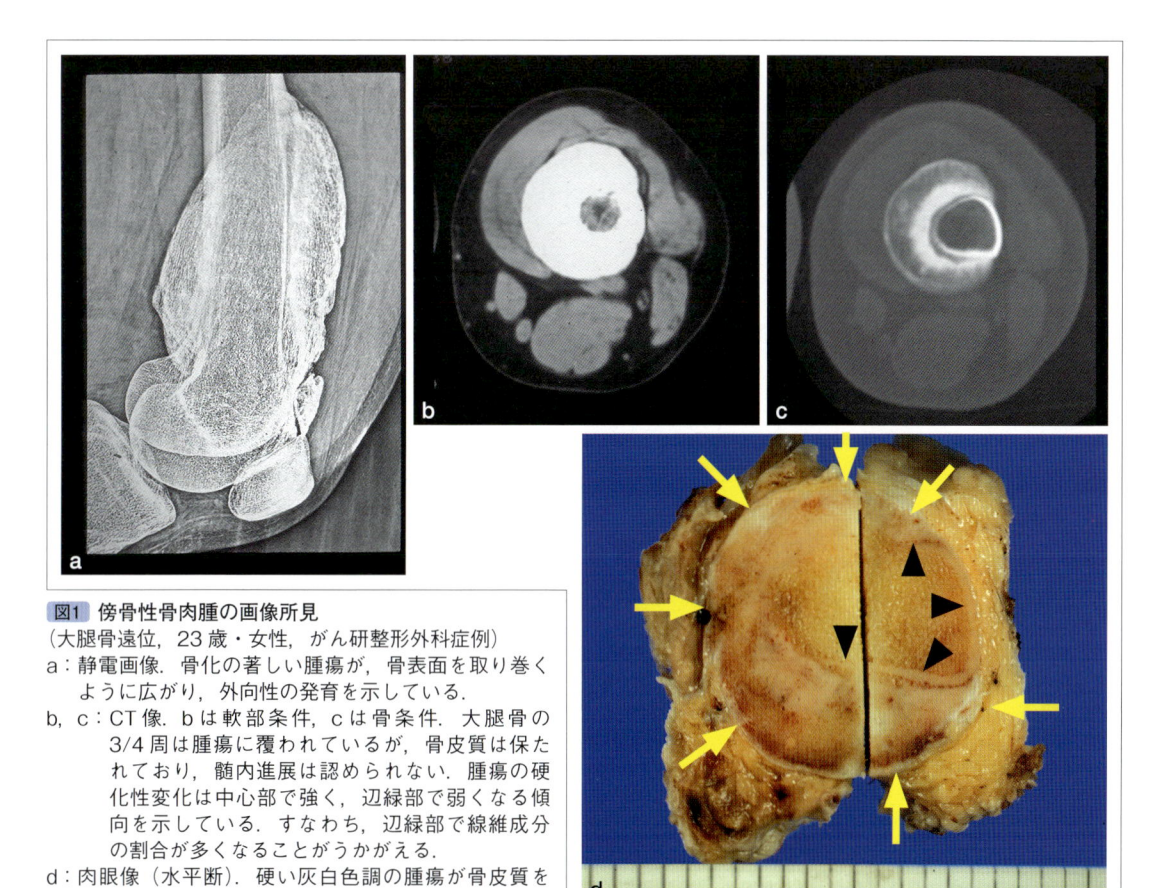

**図1　傍骨性骨肉腫の画像所見**
（大腿骨遠位，23歳・女性，がん研整形外科症例）
a：静電画像．骨化の著しい腫瘍が，骨表面を取り巻くように広がり，外向性の発育を示している．
b, c：CT像．bは軟部条件，cは骨条件．大腿骨の3/4周は腫瘍に覆われているが，骨皮質は保たれており，髄内進展は認められない．腫瘍の硬化性変化は中心部で強く，辺縁部で弱くなる傾向を示している．すなわち，辺縁部で線維成分の割合が多くなることがうかがえる．
d：肉眼像（水平断）．硬い灰白色調の腫瘍が骨皮質を取り巻いているが，皮質や骨髄は保たれている．外向性に発育し，周囲組織との境界は明瞭である．
⇨：腫瘍外側縁，▶：骨皮質

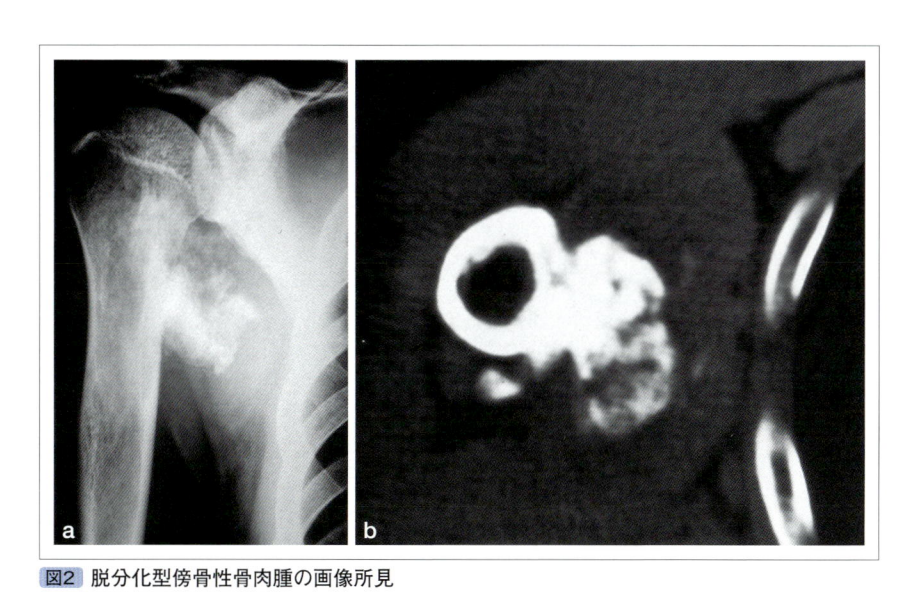

**図2　脱分化型傍骨性骨肉腫の画像所見**
（上腕骨近位，39歳・男性）
a：単純X線像　　b：CT像
近位内側の骨幹端部から骨幹部に硬化性変化の強い不整な隆起性腫瘤を形成している．皮質骨近くでは骨形成が目立ち，辺縁部では弱いが，むしろ形成された骨の破壊をうかがわせる像も伴っている．

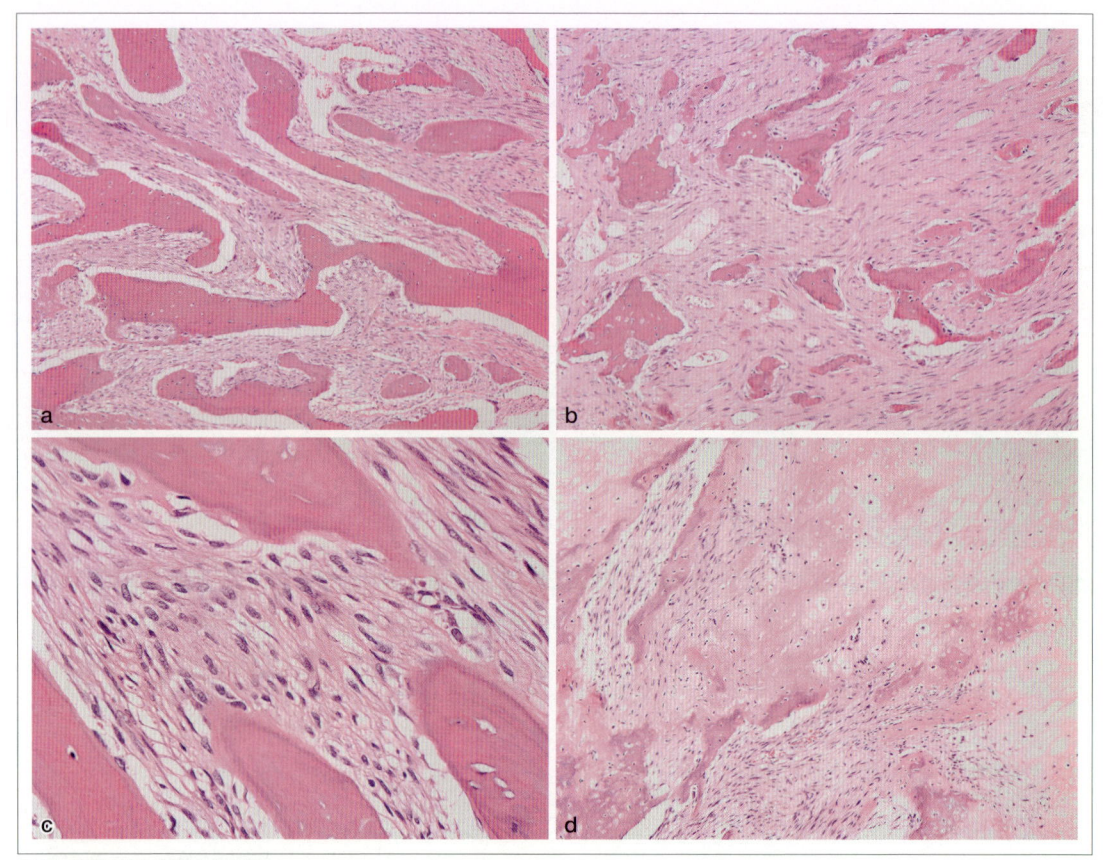

**図3 傍骨性骨肉腫の組織像**
a：規則性を示す骨梁が形成され，間には紡錘形細胞をまじえた線維性組織の増生が認められる．骨は比較的成熟し，線維性成分の細胞密度は高くない．
b：不整で，やや小型の骨形成もみられ，一部には骨芽細胞の縁取りを伴っている．
c：骨梁間には膠原線維が豊富で，線維芽細胞様の紡錘形細胞の異型は軽度である．
d：半数程度の症例に軟骨形成が認められ，時に軟骨帽様の構造を示すが，軟骨細胞には異型が認められる．

　　伴っている場合もある 図3b．
- 紡錘形細胞には軽度〜中等度の異型を示すが，おおむね細胞密度はそれほど高くはなく，核分裂像は認められても少ない 図3c．
- 50％程度に軟骨形成を伴うが，軟骨細胞に大小不同など軽度の異型がみられる 図3d．
- 15〜25％の症例で，線維成分の細胞密度が高く，細胞異型の強い領域 図4 を伴っており，脱分化が示唆される（progression に相当するが，本腫瘍では一般的に dedifferentiation が使われている）．脱分化領域は必ずしも境界明瞭な発育を示すのではなく，低悪性度領域との移行像も認められる．

■ 免疫組織化学
- 特異的なマーカーはない．
- 特に生検組織における良悪性の鑑別には，MDM2・CDK4 の共発現が有用である．

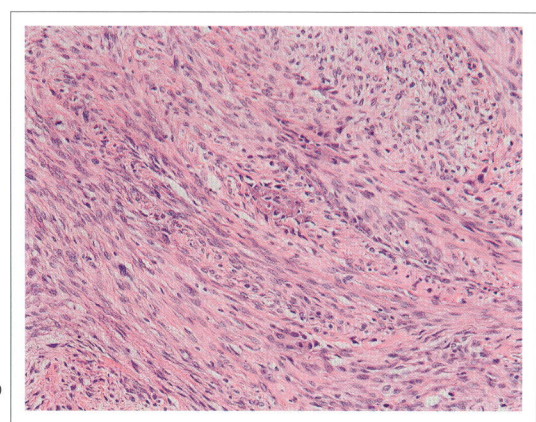

**図4** 脱分化型傍骨性骨肉腫の組織像（図2と同症例）
紡錘形細胞の細胞密度が高くなり，中央部に小さな類骨の形成を伴って，線維芽細胞型骨肉腫様の像を呈している．

## 鑑別診断

### 良性腫瘍

- 画像を含む全体像からの鑑別はそれほど難しくないが，生検組織で問題となることがあり，画像・臨床情報を確認する必要がある．

#### ▶傍骨性骨腫（parosteal osteoma）

- 非常にまれで，成熟した層板骨が主体であり，紡錘形細胞・線維増生は認められない．

#### ▶骨軟骨腫（osteochondroma）

- 傍骨性骨肉腫でも軟骨帽様の軟骨を形成することもあるが，骨軟骨腫の軟骨でみられるような柱状配列を欠き，より細胞密度が高く細胞異型が認められる．
- 骨軟骨腫に紡錘形細胞・線維成分の増生は認められない．

#### ▶デスモイド型線維腫症（desmoid-type fibromatosis）

- 線維形成が強く，骨形成の乏しい領域からの生検では，線維形成性腫瘍との鑑別が必要である．
- 画像所見を確認すれば，鑑別は容易である．

#### ▶骨化性筋炎（myositis ossificans）

- 骨近傍に発生した場合に鑑別が必要である．
- 病変の辺縁部で成熟傾向のある骨形成，中心部に未熟な線維芽細胞増生を示す，いわゆる zoning phenomenon を呈し，画像・組織像ともに傍骨性骨肉腫とは逆のパターンを示す．

> 悪性腫瘍

### ▶脱分化型傍骨性骨肉腫（dedifferentiated parosteal osteosarcoma） 図4

- 高悪性度の骨肉腫成分をみる場合は，部分的でも低悪性度成分が認められれば，傍骨性骨肉腫の脱分化の可能性を考える．

### ▶骨内低悪性度骨肉腫（low-grade central osteosarcoma）

- 髄内病変を伴っている場合，組織学的に区別することは困難であり，鑑別は発生部位，発育形態，優位像による．

## ▶ 治療，予後

- 広範切除が行われ，補助化学療法は不要である．
- 高悪性度の脱分化巣を伴っている場合のみ化学療法が必要である．
- 5年生存率は90％以上で，予後は良好である．
- 髄内進展や中等度までの異型性は予後不良因子とならない．
- 切除が不完全な場合の再発率は高く，再発時には脱分化を示すことがある．

# 骨膜性骨肉腫（periosteal osteosarcoma）

## ▶ 臨床所見

### ■好発年齢，性
- 発生のピークは10～20代であるが，10％程度は50歳以上に発生する．
- 男女比は報告により異なるが，明らかな性差はない．

### ■好発部位
- 傍骨性骨肉腫が骨幹端に多いのに対し，本腫瘍は骨幹部，骨幹端骨幹移行部に好発する．
- 大腿骨遠位側，脛骨近位側で80％を占め，次いで上腕骨，腓骨，橈骨，骨盤に多い．鎖骨，肋骨，頭蓋骨，顎骨にもまれに発生する．

### ■画像所見
- 骨表面に紡錘状の軟部陰影として認められることが多く，骨皮質の肥厚，表面の不整像やびらんを示す．
- 単純X線では，雲状もしくは点状の石灰化像を示す 図5a ．
- 骨膜反応がみられ，骨皮質から垂直状に立ち上がる spicula 状あるいは放射状に見える sunburst 状を呈する．腫瘍辺縁部では骨膜の持ち上がりにより形成されたCodman三角を認める場合がある．
- CTやMRIでは境界明瞭であり，髄内進展を含む腫瘍進展範囲の評価が可能である 図5b ．

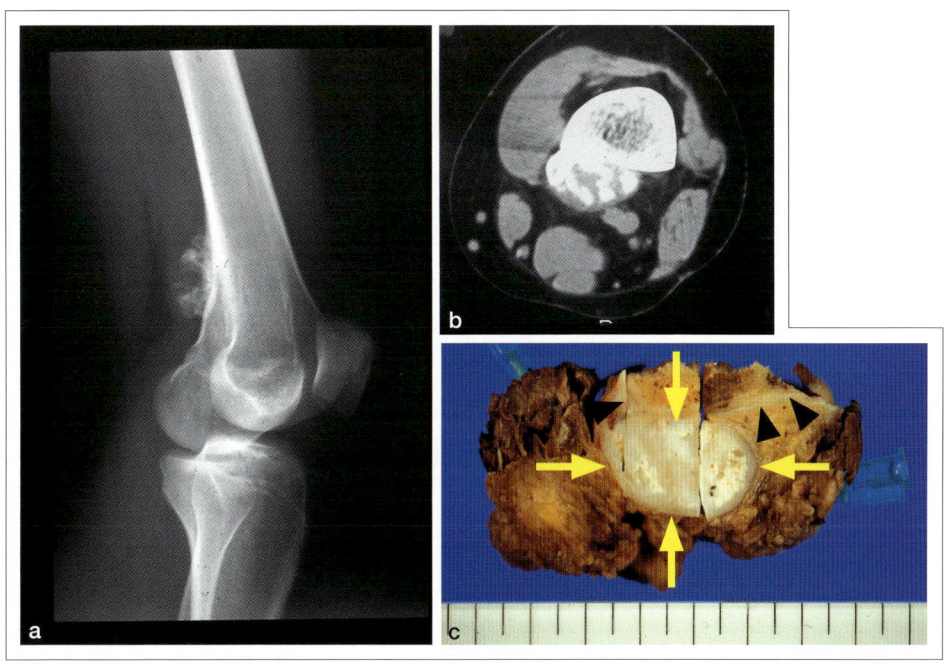

**図5** 骨膜性骨肉腫の画像所見
（大腿骨遠位，25歳・女性，がん研整形外科症例）

a, b：骨皮質から連続して後方へ発育する腫瘤が認められ，単純X線では雲状もしくは点状の石灰化像を示している（a）．CTでは外側で骨膜の立ち上がりが確認され，骨皮質と硬化病巣が連続して見える（b）．

c：肉眼像（水平断）．大腿骨後方部分と周囲軟部組織とともに広範切除されている．周囲との境界は明瞭で，割面では軟骨様の透明感のある白色調領域と，石灰化を伴った黄白色～灰白色調領域が混在している．骨皮質（▶）は保たれ，髄内進展は認められない（⇨：腫瘍外側縁）．

## 病理所見

### ■ 肉眼的所見

- 骨表面に広基性に付着するように発育する腫瘍で，肥厚した骨膜や線維性偽被膜を有し，境界は明瞭である 図5c．
- 割面は軟骨様の光沢を示すが，腫瘍基部側で骨化が目立つ傾向にある．
- 髄内進展の報告も認められるが，まれである．

### ■ 組織学的所見

- Grade 2-3相当の軟骨芽細胞型骨肉腫の像が主体を占める．
- 軟骨が分葉状，豊富に形成され，基質の不規則な石灰化や骨化など，さまざまな変化を示し，時に粘液性の基質を伴う 図6a, b．
- 腫瘍辺縁や分葉の辺縁・間では細胞密度が高く，分化の低い傾向を示す 図6b, c．
- 微細な腫瘍性類骨形成 図6d を示し，線維芽細胞型骨肉腫の像を認めることもある．
- 髄内進展は認められないことを原則とする．あってもまれで，軽度に留まる．

### ■ 免疫組織化学

- 特異的なマーカーはない．

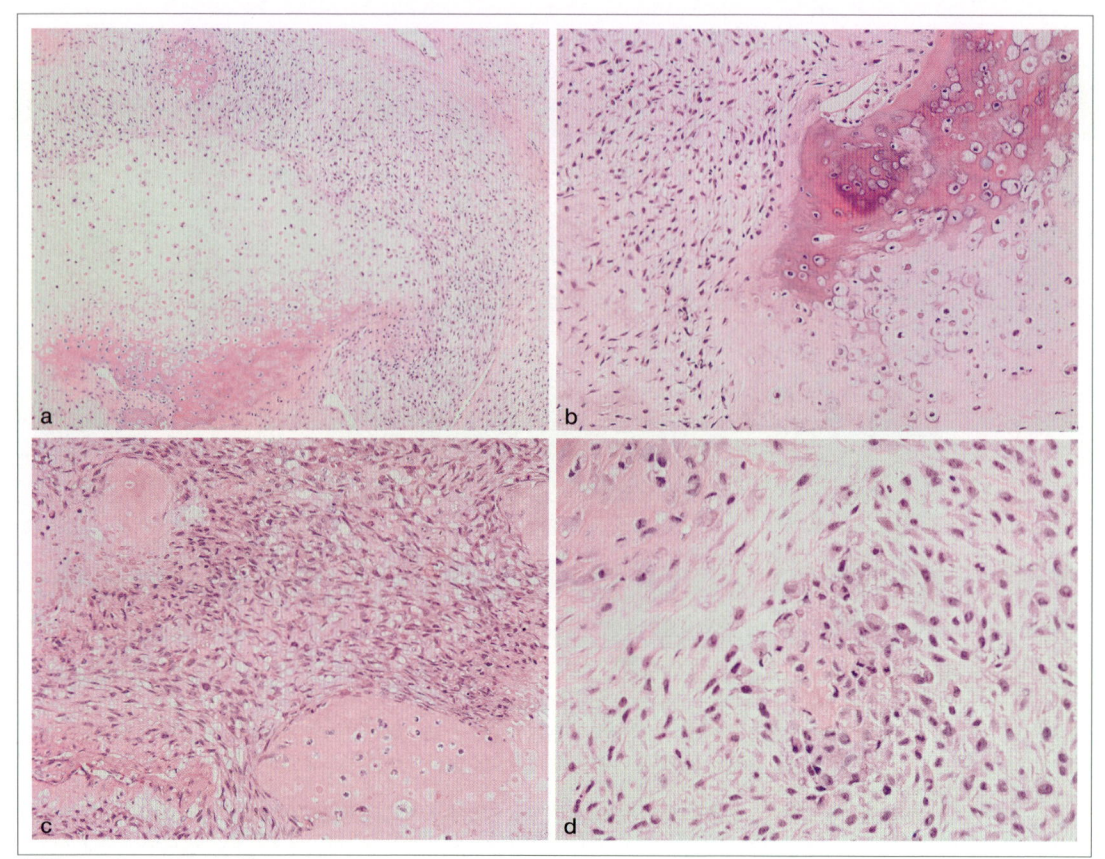

図6 骨膜性骨肉腫の組織像
a：軟骨形成が豊富で，分葉状の発育を示し，粘液状の基質を伴う領域も認められる．
b：軟骨細胞には異型がみられ，基質には不規則な石灰化もみられる．分葉の辺縁や腫瘍の辺縁部で細胞密度が高く，分化の低い傾向を示す．
c：小葉間には紡錘形細胞を含む，幼若な異型細胞の増殖を認める．
d：わずかに類骨様の基質を形成している．Grade 4 に相当する異型，多形性は示していない．

## 鑑別診断

### ▶骨膜性軟骨肉腫（periosteal chondrosarcoma）図7，骨膜軟骨腫（periosteal chondroma）

- 骨表面に発生する軟骨性腫瘍が鑑別に挙げられるが，腫瘍性類骨形成が確認できれば鑑別可能である．軟骨性腫瘍でも分葉状の発育を示すが，その間に未分化細胞の増殖はなく，種々の程度に成熟した骨形成をみる．
- 生検材料などで類骨形成が明らかでない場合は鑑別は難しいが，腫瘍細胞の異型，未分化細胞の有無や臨床所見などを併せて判断する．

### ▶通常型髄内骨肉腫，軟骨芽細胞型
（conventional intramedullary osteosarcoma, chondroblastic type）

- 軟骨芽細胞型の通常型骨肉腫が髄外進展している場合は，生検組織のみでは本腫瘍との鑑別は不可能である．髄内進展が強い場合は，通常型骨肉腫と判断する．

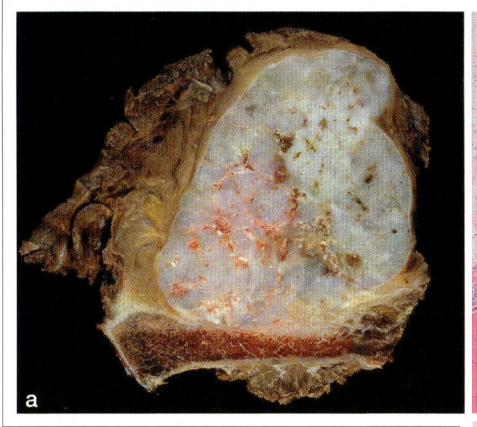

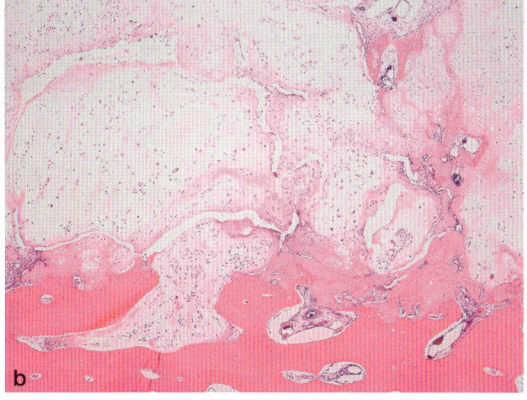

**図7　骨膜性軟骨肉腫**
(恥骨，38歳・女性)
a：肉眼像．恥骨骨皮質に接し，外向性に発育し，境界明瞭である．割面は半透明状，軟骨様で，分葉状の発育がうかがえる．
b：骨皮質の一部を含む弱拡大で，分葉構造が認められる．骨皮質にびらんを示し，腫瘍進展を伴っている．
c：Grade 2 の軟骨肉腫に相当し，分葉間には軟骨内骨化によりさまざまな程度に骨形成が認められる．骨膜性骨肉腫にみられる幼若な細胞の増生や密度の高い領域は認められない．

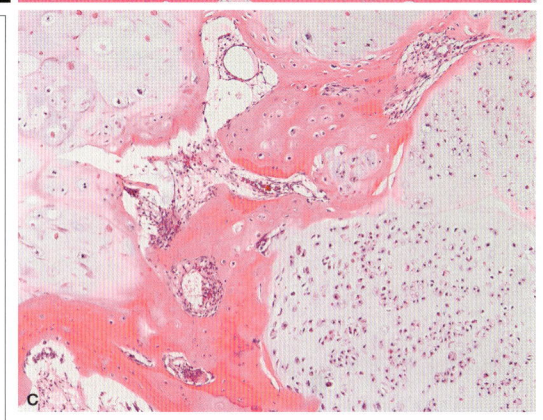

- 髄内進展の有無・程度は鑑別診断および予後に関与する．

### ▶高悪性度表在性骨肉腫 (high-grade surface osteosarcoma)

- 骨芽細胞型の通常型骨肉腫の像を示す場合や，軟骨分化が優位であっても Grade 4 に相当する異型，多形性がみられる場合は高悪性度表在性骨肉腫を考える．

## 治療，予後

- 広範切除が行われる．
- 補助化学療法が予後を改善するか否かについては十分な知見が得られていない．
- 予後は通常型骨肉腫に比べ良好で，5年および10年生存率はそれぞれ89％，83％である．
- 約15％の症例で転移が認められる．

# 高悪性度表在性骨肉腫（high-grade surface osteosarcoma）

> 臨床所見

■ 好発年齢，性
- 10～20代に好発し，発生のピークは10代後半で，通常型骨肉腫と同様の分布を示している．
- 男女比はおよそ2：1で，男性に多い．

■ 好発部位
- 長管骨の骨幹端部および骨端部で，大腿骨に最も多く，全体の約50％を占める．次に脛骨（約20％），上腕骨（約10％）に好発する．

■ 画像所見
- 骨表面に広基性に接し，部分的に石灰化・骨化を示す腫瘤としてみられ，周囲の軟部組織へ進展する 図8a, b ．
- 石灰化の程度は症例によりさまざまであるが，毛羽立ち様，雲状の像を示し，骨膜反応を示すものもある．
- 傍骨性骨肉腫のような強い石灰化や，透明帯（lucent zone）は認められない．

> 病理所見

■ 肉眼的所見
- 腫瘍は骨皮質表面に広く接し，皮質に浸潤する例が多いが，骨外に主座がある 図8c ．

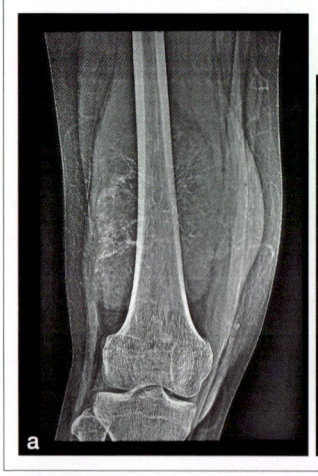

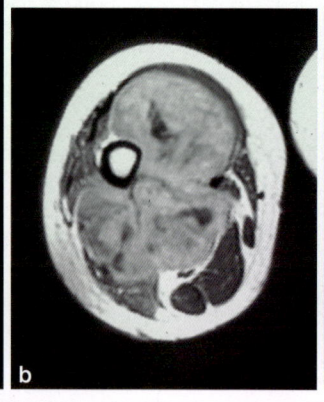

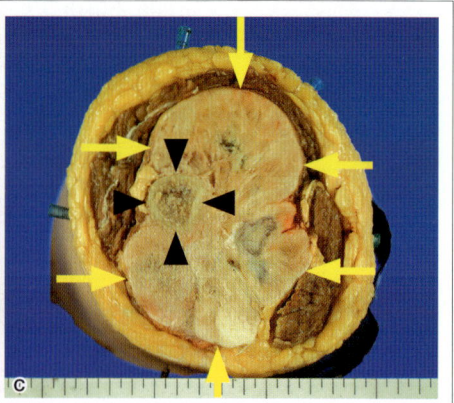

図8 高悪性度表在性骨肉腫の画像所見
（大腿骨，28歳・女性，がん研整形外科症例）
a：静電画像．骨幹部周囲を主体に骨形成を伴った巨大な軟部腫瘤を形成している．骨皮質は保たれている．傍骨性骨肉腫のような高度の石灰化はない．
b：MRI T2強調像（水平断）．大腿骨の3/4周以上を取り巻くように発育しているが，髄内進展は認められない．
c：肉眼像（水平断）．境界の明瞭な腫瘤を形成し，骨皮質（▶）と接しているが，皮質の破壊は認められない（⇨：腫瘍外側縁）．

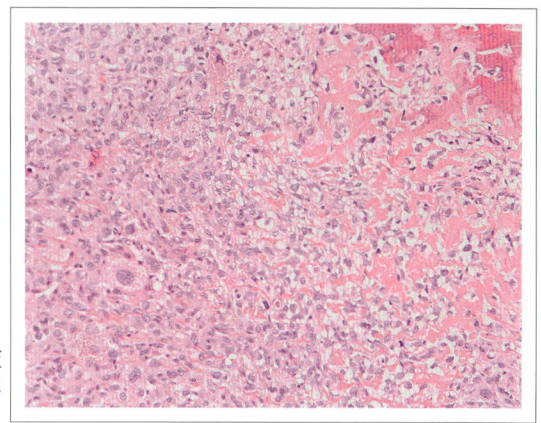

**図9 高悪性度表在性骨肉腫の組織像**
異型の強い細胞の密な増殖からなり，右側には一部に石灰化を伴った類骨の形成を認める．骨芽細胞型骨肉腫の像に相当する．

- 主な構成要素が骨芽細胞型，線維芽細胞型あるいは軟骨芽細胞型であるかによって，硬さが異なる．
- 隣接する軟部組織に進展し，一般には境界の明瞭な分葉状の腫瘤を形成する．
- 原則として髄内進展は認められない．

### ■組織学的所見
- 通常型骨肉腫と同様の組織像を示す．
- 高悪性度の骨肉腫の所見で，Grade 3-4 の骨芽細胞型の像 図9 を示すことが多く，線維芽細胞型，軟骨芽細胞型骨肉腫の像をとる場合もある．
- 低悪性度の高分化型骨肉腫の成分は含まない．

### ■免疫組織化学
- 特異的なマーカーはない．

## 鑑別診断

- 原則として髄内進展はない．髄内進展を示す症例の報告もあるが，浸潤が軽度であることが本腫瘍を考える条件となる．
- 組織学的所見のみからは通常型骨肉腫と区別できない．病変の局在から鑑別し，髄内進展の目立つ例は，通常型骨肉腫の骨外進展とすべきである．
- 低悪性度の高分化型骨肉腫成分を含む場合は，傍骨性骨肉腫の脱分化を考える．
- 軟骨芽細胞型の通常型骨肉腫の所見が優勢の場合は，Grade 4 相当の領域が明らかでなければ，骨膜性骨肉腫とみなす．
- 骨外性骨肉腫（extraskeletal osteosarcoma）が骨と接している場合は，骨表面での局在や範囲，骨との関係，腫瘍の主座が鑑別点となる．

## 治療，予後

- 治療と予後は，通常型骨肉腫と同様である．
- 術前化学療法に対する反応性は，通常型骨肉腫の場合，予後を反映するが，本腫瘍では腫瘍の壊死率が予後を反映するか否かについては，定見がない．

# 表在性骨肉腫

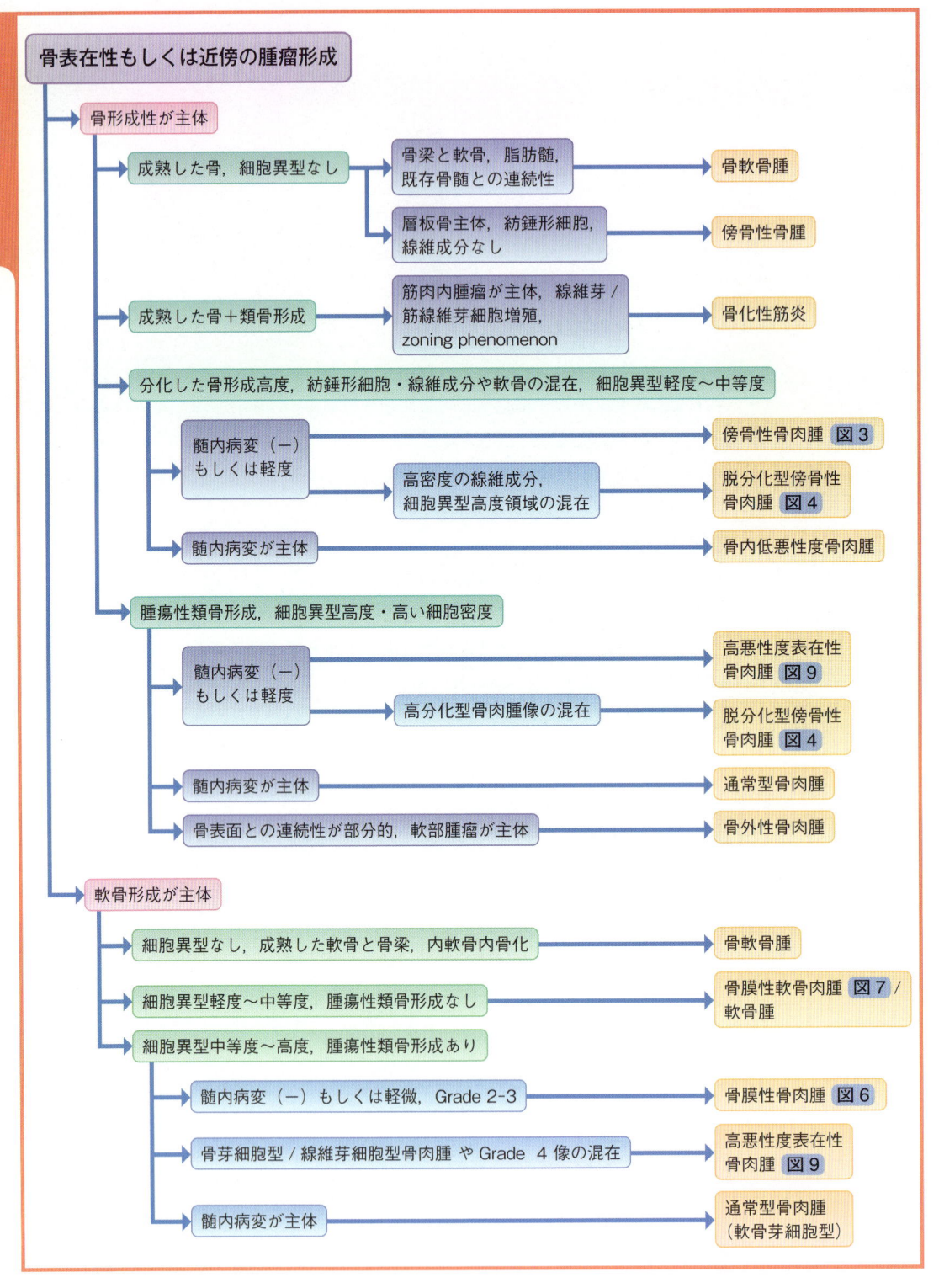

**骨表在性もしくは近傍の腫瘍形成**

- **骨形成性が主体**
  - 成熟した骨，細胞異型なし
    - 骨梁と軟骨，脂肪髄，既存骨髄との連続性 → 骨軟骨腫
    - 層板骨主体，紡錘形細胞，線維成分なし → 傍骨性骨腫
  - 成熟した骨＋類骨形成
    - 筋肉内腫瘤が主体，線維芽／筋線維芽細胞増殖，zoning phenomenon → 骨化性筋炎
  - 分化した骨形成高度，紡錘形細胞・線維成分や軟骨の混在，細胞異型軽度～中等度
    - 髄内病変（−）もしくは軽度 → 傍骨性骨肉腫 図3
      - 高密度の線維成分，細胞異型高度領域の混在 → 脱分化型傍骨性骨肉腫 図4
    - 髄内病変が主体 → 骨内低悪性度骨肉腫
  - 腫瘍性類骨形成，細胞異型高度・高い細胞密度
    - 髄内病変（−）もしくは軽度 → 高悪性度表在性骨肉腫 図9
      - 高分化型骨肉腫像の混在 → 脱分化型傍骨性骨肉腫 図4
    - 髄内病変が主体 → 通常型骨肉腫
    - 骨表面との連続性が部分的，軟部腫瘤が主体 → 骨外性骨肉腫
- **軟骨形成が主体**
  - 細胞異型なし，成熟した軟骨と骨梁，内軟骨内骨化 → 骨軟骨腫
  - 細胞異型軽度～中等度，腫瘍性類骨形成なし → 骨膜性軟骨肉腫 図7／軟骨腫
  - 細胞異型中等度～高度，腫瘍性類骨形成あり
    - 髄内病変（−）もしくは軽微，Grade 2-3 → 骨膜性骨肉腫 図6
    - 骨芽細胞型／線維芽細胞型骨肉腫 や Grade 4 像の混在 → 高悪性度表在性骨肉腫 図9
    - 髄内病変が主体 → 通常型骨肉腫（軟骨芽細胞型）

（笹井大督，下地　尚，蛭田啓之）

chondrogenic tumors, benign

# 良性軟骨形成腫瘍

## 疾患の概要

- 硝子軟骨を形成する骨原発の良性腫瘍で，骨原発良性腫瘍の約55％を占める．
- 単発例に加え，多発例や遺伝性の腫瘍（骨軟骨腫症，Ollier病，Maffucci症候群など）が含まれる．
- 近年遺伝性の症例を対象に分子病理学的な発生メカニズムの解明が進みつつある．
- 免疫組織化学が診断に寄与する割合は少ない．
- 発生部位，年齢，画像所見によりある程度疾患の鑑別が可能である．
- 発生部位により良悪の組織学的判定基準が異なる腫瘍がある．
- 臨床・画像所見も含めた総合的な判断が必要である．

### 染色体・遺伝子異常

- IDH1/2，EXT1/2をはじめさまざまな染色体・遺伝子異常が指摘されるが，良悪性の鑑別に日常的に用いうる特異的な異常はない．

### 免疫組織化学

- S-100蛋白，Sox9，collagen typeⅡなどが挙げられるが，用途は限られる．

## 軟骨腫（chondroma）

- 内軟骨腫，骨膜軟骨腫，内軟骨腫症がある．
- 前二者はよく似た良性硝子軟骨形成腫瘍であるが，発生部位（髄内・骨表面）により名称が異なる．手足の小骨や扁平骨では両者はしばしば鑑別困難である．
- 多発性病変である内軟骨腫症は低悪性度（Grade 1）の軟骨肉腫と形態上の鑑別が難しいことがある 表1．
- WHO分類（2013）では，軟骨腫の項には内軟骨腫と骨膜軟骨腫のみが含まれ，内軟骨腫症は別項（腫瘍症候群）に扱われている．

**表1** 軟骨を伴う髄内病変の鑑別診断

| 年齢 | 発生部位 | 放射線画像所見 | 病理組織所見 | 診断名 |
|---|---|---|---|---|
| 小児〜若年成人（5〜30歳） | 長管骨骨端・骨幹肋骨，顎骨，頭蓋骨 | すりガラス状の溶骨性病変 皮質の菲薄化および膨隆 ドット状・リング状の石灰化 | 硝子軟骨島の周囲に紡錘形細胞 異型細胞含まず 紡錘形細胞の領域はアルファベット状の骨梁を伴い，線維性異形成の像 | 線維軟骨性異形成 |
| 小児〜若年成人（5〜30歳） | 長管骨骨幹端 手足の短管骨 寛骨 | 偏在する溶骨性病変 しばしば皮質の消失 中心側にびらんを伴う辺縁硬化像 図17 | 小葉状のmyxoidな基質と線維性領域 星芒状あるいは紡錘形の腫瘍細胞 破骨細胞型巨細胞 図18 | 軟骨粘液線維腫 |
| 小児〜中年（5〜55歳） | 手足の短管骨 長管骨骨幹端 | ドット状・リング状の石灰化 境界明瞭な溶骨性病変 多発例では骨の変形 図1, 10 | 異型を伴わない硝子軟骨 しばしば石灰化あり 手足や多発例ではmyxoid changeや細胞異型あり．浸潤像なし 図2, 11 | 内軟骨腫 内軟骨腫症 |
| 若年（10代） | 長管骨骨端部 足（踵骨，距骨） 側頭骨 | 限局性溶骨性病変 種々の石灰化を伴う 辺縁硬化像あり ときに囊胞性変化あり 図15 | 好酸性の未熟軟骨基質 くびれのある核を有する単核細胞のシート状増殖 破骨細胞型巨細胞 図16 | 軟骨芽細胞腫 |
| 若年（10代） | 長管骨骨幹端 | 破壊性病変 石灰化・骨化あり | 強い異型軟骨細胞を有する軟骨小葉あり 小葉辺縁で細胞密度の増加あり 小葉の周辺に高悪性度紡錘形細胞肉腫 | 軟骨形成性骨肉腫 |
| 中高年（30〜50歳） | 長管骨骨端部 | 限局性あるいは浸潤性の溶骨性病変 軟骨芽細胞腫に類似（小さな病変の場合） 斑点状石灰化 | 類骨を伴う大型淡明異型細胞 通常型軟骨肉腫の混在 破骨細胞型巨細胞 | 淡明細胞型軟骨肉腫 |
| 中高年（30〜60歳） | 寛骨 長管骨骨幹・骨幹端 | 種々の石灰化を伴う溶骨性病変 皮質のびらんや肥厚あり 図3 | 異型軟骨細胞の増生あり しばしばmyxoid changeを伴う 低悪性度の場合明瞭な浸潤像が診断に必要 図4 | 通常型軟骨肉腫 |
| 中高年（45〜75歳） | | 上記所見に破壊性病変が境界明瞭に接する | 高悪性度肉腫（紡錘形細胞肉腫あるいは骨肉腫）が接する | 脱分化型軟骨肉腫 |

# 内軟骨腫（enchondroma）

## 臨床所見

### 好発年齢，性

- 良性骨腫瘍の16.3%を占める．
- 全年齢で発生する（中年までにみつかることが多い）．
- 性差なし．

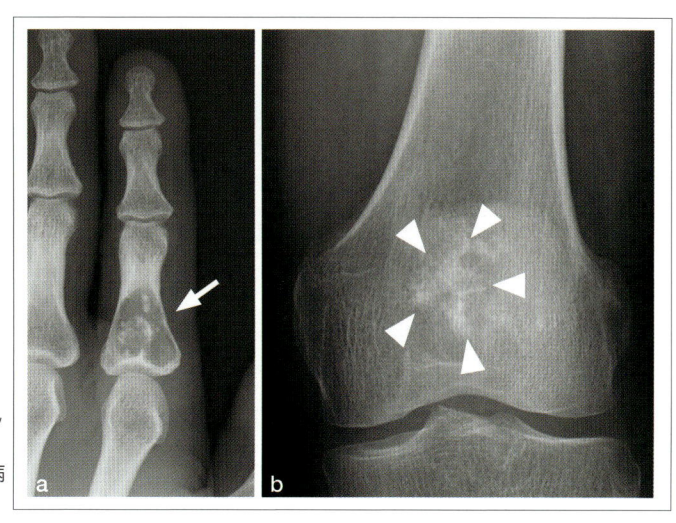

**図1 内軟骨腫の単純X線像**
a：基節骨に境界明瞭な骨透亮像あり．ドット状の石灰化を伴う（⇨）．
b：大腿骨遠位の境界明瞭な石灰化を伴う病変（▷）．

### ■ 好発部位
- 手足の小骨（短管骨）（手：約40％）の骨幹部に好発．
- 長管骨の上腕骨近位，大腿骨遠位・近位にも発生する．
- 骨幹端，骨幹部の順に多く，骨端部発生はまれである．

### ■ 初発症状
- 腫脹を触知する．偶発病変である．

### ■ 画像所見　図1
- 境界明瞭である．
- 骨透亮像から著明な石灰化を伴う像まで幅があり，ドット状・リング状の石灰化を伴う．
- 小骨では菲薄化を伴う皮質骨の膨隆がみられ，時に皮質が消失する．
- 長管骨で皮質に肥厚やびらん（scalloping）をしばしば示すものは軟骨肉腫を考えるべきである．

## 病理所見

### ■ 肉眼的所見
- 透明感のある灰白色の硝子軟骨基質からなる境界明瞭な結節性病変である．
- 結節には種々の程度の石灰化あるいは骨化を伴う．

---

**診断のポイント**
- 臨床症状，発生部位，放射線画像の確認が必要である．
- 低悪性度（Grade1）軟骨肉腫との鑑別には，浸潤像（entrapment，皮質浸潤，軟部浸潤など）の有無が最も重要である．
- 小骨発生の内軟骨腫はmyxoid changeや2核細胞，細胞異型，細胞密度の増加を伴うことがあり，これらの病理像だけでは悪性と診断できない（明瞭な浸潤像や少なくともGrade 2の軟骨肉腫以上の異型が必要）．
- 迷ったら腫瘍整形外科医，放射線診断医と必ず相談することが重要である．

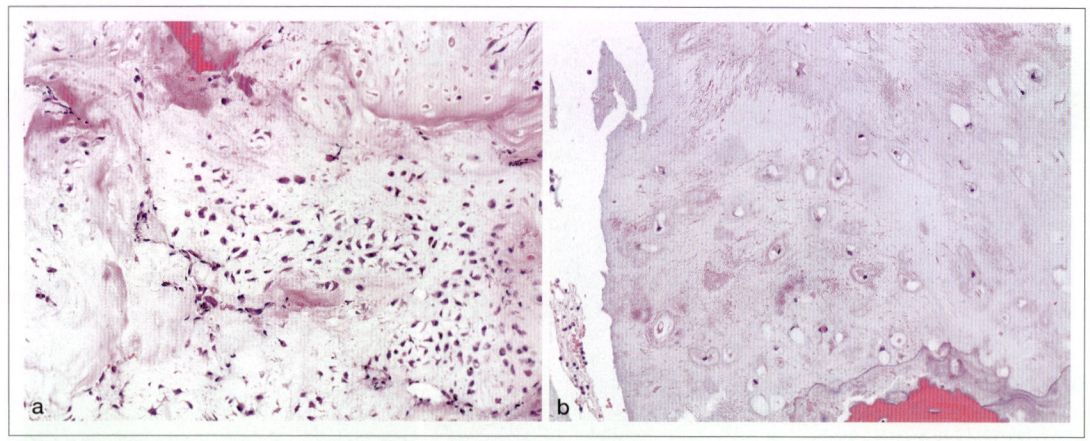

**図2** 内軟骨腫
a：手足の小骨に発生した場合，小型で軽度異型を伴う細胞が，myxoid な基質あるいは硝子軟骨基質を背景にやや高い細胞密度でみられることがある．
b：通常は硝子軟骨基質の小窩内に異型の乏しい軟骨細胞が疎にみられる．

- 多結節性の増殖パターンを示すことがある．
- 手足の小骨では粘液様の割面を示すことがある．
- 偏在性の病変では皮質のびらんは起こりうるが，中心性の病変で皮質にびらんを認める場合は注意を要する．

■ 組織学的所見 図2
- 結節性の硝子軟骨基質の軟骨小窩に小型で異型の乏しい単核軟骨細胞が存在する．
- 細胞密度は低い．
- しばしば軟骨基質の辺縁で骨化を示す．
- 種々の程度の石灰化を伴う．
- 小骨に限らず，少数の2核細胞や壊死細胞，myxoid change（軟骨小窩の消失）を伴うことあり．
- 小骨の場合，上記所見に加え低悪性度（Grade 1）の通常型軟骨肉腫相当の細胞密度の増加や細胞異型がみられることがある．
- 小骨においても entrapment など浸潤性発育 図4 を示すことはない．

## 鑑別診断

### 良性病変

▶化骨や変形性関節症にみられる軟骨形成

- 非腫瘍性の軟骨は一様な像を示さない．
- 組織の移行像（zonation）を認め，連続性の分化像（例えば骨へ向かう）がみられる．

▶線維軟骨性異形成（fibrocartilaginous dysplasia）

- 内軟骨腫類似の結節性軟骨を形成する．

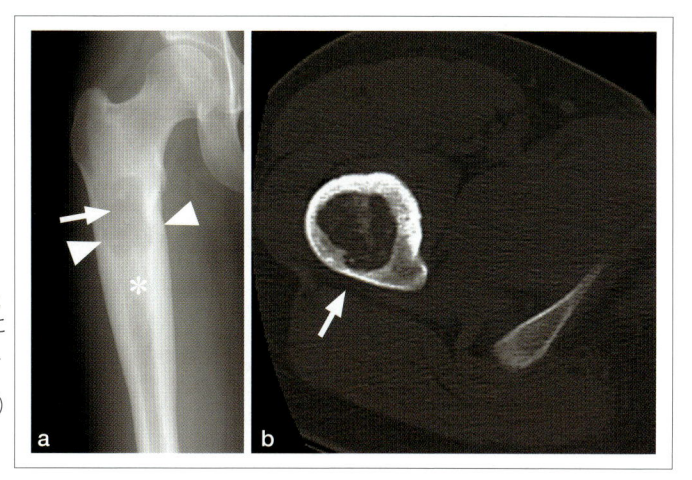

**図3** 通常型軟骨肉腫の画像所見
a：単純X線像．皮質にびらん（scalloping，▷）を伴う溶骨性病変が大腿骨骨幹端にみられる．ドット状の石灰化を伴う（⇨）．遠位部では皮質の肥厚（＊）がみられる．
b：CT像．皮質のびらん（scalloping，⇨）はCTでより観察しやすい．

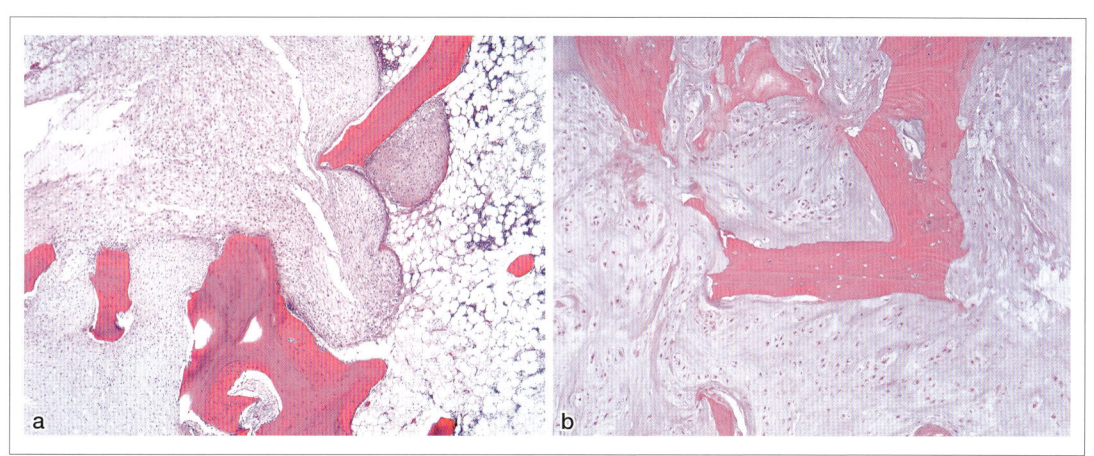

**図4** 通常型軟骨肉腫
a：軟骨小窩がはっきりしないmyxoidな基質を有する細胞密度のやや高い腫瘍が，既存の骨梁の間を浸潤している．
b：腫瘍が既存骨（層板骨）を取り囲むように存在する（entrapment）．

- 周囲に線維性骨異形成（fibrous dysplasia）の像あり．

## 悪性腫瘍

### ▶通常型軟骨肉腫（conventional chondrosarcoma）

- 痛みをしばしば伴う臨床像や浸潤性の画像所見が内軟骨腫と異なる **図3**．
- 高い細胞密度や細胞異型，基質のmyxoid changeなどが軟骨肉腫の組織学的特徴である．
- 低悪性度（Grade 1）軟骨肉腫との組織学的鑑別の決め手は浸潤像 **図4** の有無である．

# 骨膜軟骨腫 (periosteal chondroma)

## 臨床所見

### ■ 好発年齢，性
- 小児～若年成人に好発（5～25歳にピーク）.
- 男性にやや多い.

### ■ 好発部位
- 上腕骨近位骨幹端，大腿骨骨幹端，手足の小骨（短管骨）.

### ■ 初発症状
- 痛み，腫瘤.

### ■ 画像所見　図5
- 皿状に皮質骨のびらんを伴う骨表在性の境界明瞭な溶骨性病変がみられる.
- 病変の周囲を囲うように皮質骨・骨膜が挙上する.

## 病理所見

### ■ 肉眼的所見
- 内軟骨腫と同様の透明感のある灰白色の硝子軟骨基質の結節性病変.
- 皮質骨の陥凹と周囲皮質の挙上により病変が埋め込まれているように見える.
- 粘液様の割面がみられることがある.

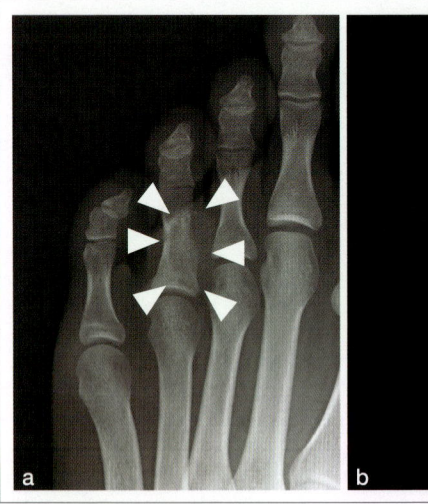

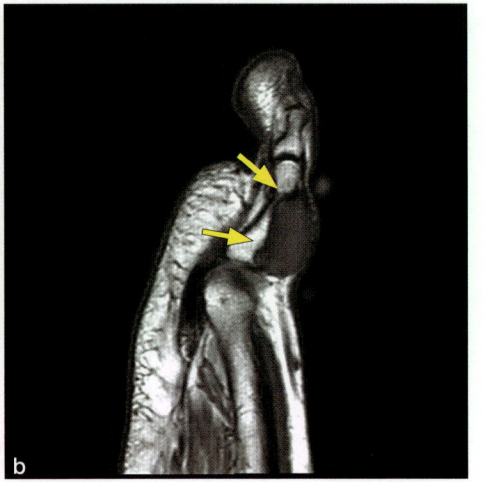

**図5　骨膜軟骨腫の画像所見**
a：単純X線像．基節骨の皮質を圧排する表在性の境界明瞭な病変あり（▷）.
b：同一症例のMRI T1強調像．低信号を示す皮質骨（⇨）が残存し，病変による圧排像がみられる.

### 診断のポイント
- 発生部位および特徴的なX線画像.
- 明瞭な浸潤像がみられない限り基本的に良性である.

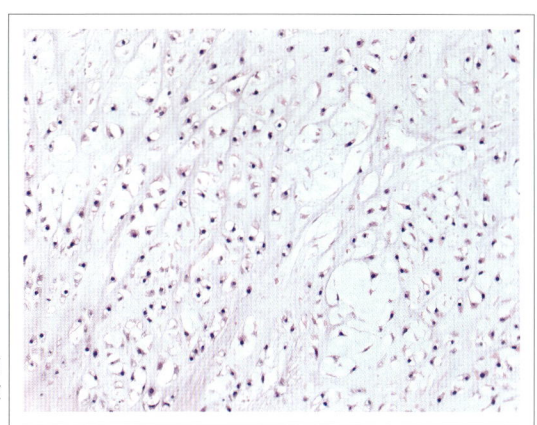

**図6** 骨膜軟骨腫
硝子軟骨あるいは myxoid な基質にかなり高い細胞密度で小型の軟骨細胞がみられる.

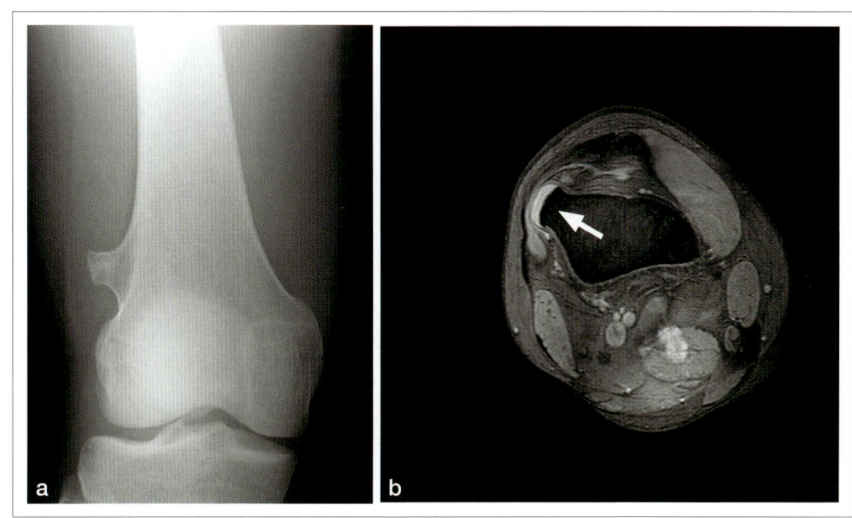

**図7** 骨軟骨腫の画像所見
a：単純 X 線像．大腿骨遠位骨幹端に皮質から連続して隆起するポリープ状の病変あり．
b：同病変の MRI T2 強調脂肪抑制像．大腿骨の骨髄がポリープ状病変の茎と連続している（⇨）．ポリープの頂部には軟骨帽と思われる高信号領域あり．

### ■ 組織学的所見 図6

- 内軟骨腫と同様の所見である．
- 小骨発生の内軟骨腫同様，細胞密度の増加や，myxoid change，細胞異型，2核細胞が出現することがある．
- 周囲軟部組織や皮質に明確な浸潤像はみられない．

## 鑑別診断

### 良性腫瘍

#### ▶骨軟骨腫（osteochondroma） 図7, 8

- 皮質から連続する隆起性病変で頂上に軟骨帽を伴う．
- 放射線画像ならびに組織学的に元の骨の骨髄腔と連続する髄腔をもつ茎がみられる．

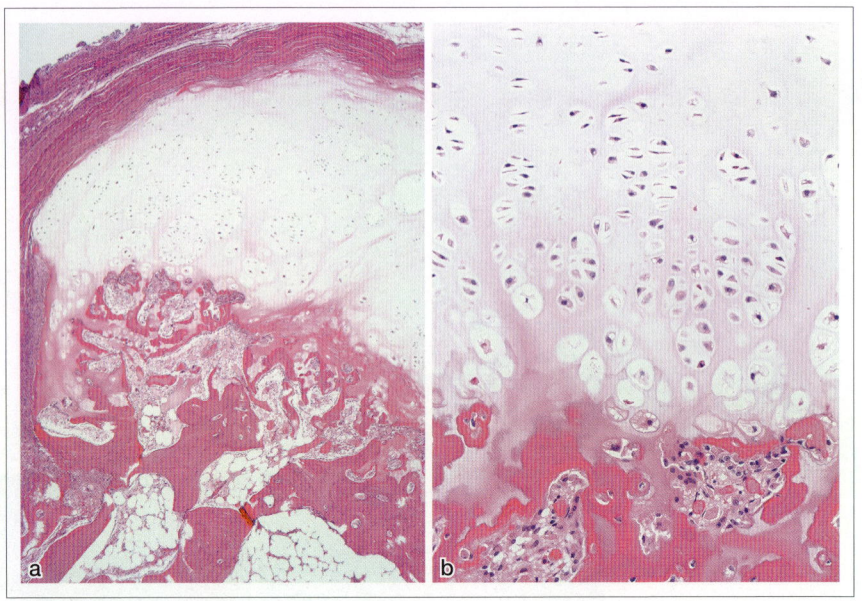

**図8 骨軟骨腫**
a：関節軟骨を思わせる軟骨帽とその下部に脂肪髄を伴う骨組織がみられる．
b：a を拡大すると，軟骨と骨組織の境界部では軟骨内骨化がみられ，またその上方の軟骨組織では柱状配列がみられる．

- 軟骨帽と連続する軟骨内骨化を示す．

### ▶内軟骨腫（enchondroma）図1, 2

- 発生部位，放射線画像により鑑別する．
- 小骨の場合，皮質が消失し鑑別困難なこともある．

## 悪性腫瘍

### ▶骨膜性軟骨肉腫（periosteal chodrosarcoma）

- 非常にまれである．5cm を超えるサイズになる．
- 放射線画像や病理組織像に明瞭な皮質ないし軟部浸潤像がある．

### ▶骨膜性骨肉腫（periosteal osteosarcoma）図9

- 発生部位や著明な骨膜反応，骨化を伴う放射線画像が骨膜軟骨腫と異なる．
- 明瞭な異型軟骨細胞を伴う軟骨結節の増生がある．
- 軟骨結節周囲に異型紡錘形細胞の取り巻きをみる．

## 内軟骨腫症（enchondromatosis）（Ollier 病，Maffucci 症候群）

- 軟骨内骨化の障害により多発性の内軟骨腫が発生する．
- Maffucci 症候群では主に皮膚・皮下（四肢末梢）に発生する血管腫を合併する．
- いずれも 40〜50％の確率で二次性悪性転化（軟骨肉腫）する（Maffucci 症候群

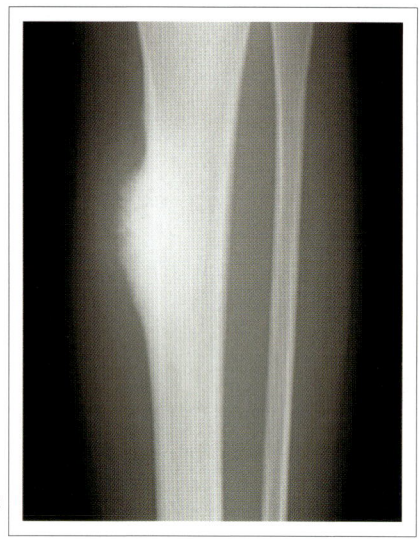

**図9 骨膜性骨肉腫の単純X線像**
脛骨骨幹部表面に骨膜反応を伴う不整な骨性隆起あり．スピキュラの形成を伴う．

がやや高率）．
- 長管骨を含む例に悪性転化が多い．
- IDH（isocitrate dehydrogenase）1と2の体細胞モザイク変異により発症するとされる．

## 臨床所見

### ■好発年齢，性
- 単発例より早く，通常幼少期〜青年期までに気づく（5〜20歳にピーク）．
- 性差なし．

### ■好発部位
- 手足の小骨，長管骨（大腿骨や上肢），扁平骨．
- 骨幹端に好発するが，どこにでも発生しうる．
- 多発病変は，単一の骨や1つの上肢あるいは下肢，また半身に限局してみられることがある．

### ■初発症状
- 骨の変形．偶発病変である．

### ■画像所見　図10
- 限局性溶骨性あるいは石灰化病変がみられる．

---

**診断のポイント**
- 臨床像，放射線画像を含めた診断が重要である．
- ある程度の細胞組織学的な異型（通常型軟骨肉腫 Grade1 相当）を伴うことがある．
- 悪性転化の組織診断には明らかな浸潤像が必要である．
- 悪性転化の組織診断は骨腫瘍の専門家でも難しいことがあり，総合的な判断が必須となる．
- 診断に迷ったら腫瘍整形外科医・放射線科医と相談する．

**図10** 内軟骨腫症（Ollier病）の単純X線像
いずれも境界明瞭だが多発する溶骨性病変がみられる．aでは骨の変形がみられる．

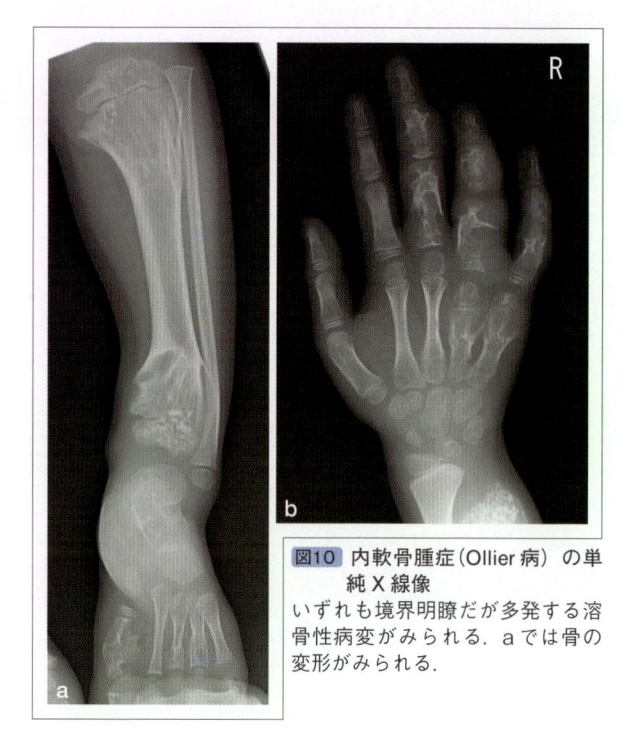

- 髄内および骨膜に発生する．
- 骨の膨化や変形が起こる．

## 病理所見

### ■ 肉眼的所見
- 基本的な性状は内軟骨腫と同じである．

### ■ 組織学的所見　図11
- 基本的な性状は内軟骨腫と同じである．
- 小骨の内軟骨腫や骨膜軟骨腫と同様，myxoid change や異型を示すことがある．

## 鑑別診断

### 良性腫瘍

▶ 内軟骨腫（単発）（enchondroma）　図1, 2
- 臨床所見や放射線画像で鑑別する．

### 悪性腫瘍

▶ 二次性軟骨肉腫（secondary chondrosarcoma）（内軟骨腫症の悪性転化）
- 放射線画像で浸潤破壊像の確認を行う．

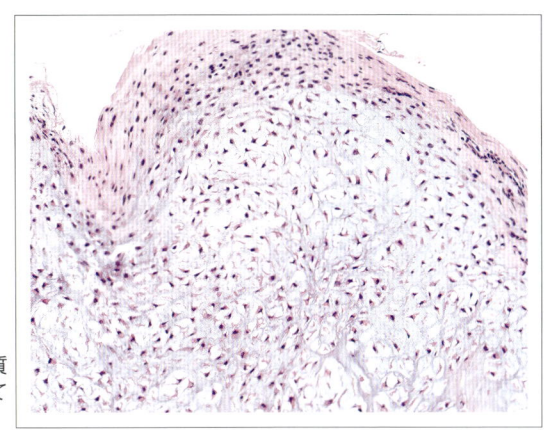

**図11** 内軟骨腫症（Ollier病）
小型の軟骨細胞がmyxoidな基質に比較的高い細胞密度で増生している．

- 著明なmyxoid changeや，明瞭な浸潤性の組織像 **図4** が特徴である．

# 骨軟骨腫（osteochondroma）

- 成長軟骨板の軟骨内骨化の異常により形成される．
- *EXT1/2*遺伝子が関与している．多発例は常染色体優性遺伝である．
- 良性骨腫瘍の約1/3を占める（症状を呈さないこともあり，実際の頻度はより高いと推察される）．

## 臨床所見

### ■好発年齢，性
- 若年者（10代にピーク）．
- やや男性に多い．

### ■好発部位
- 四肢長管骨（大腿骨遠位など）の骨幹端に好発する．
- 扁平骨にも発生する．

### ■初発症状
- 骨表面の骨性隆起．痛み（骨折，圧迫症状）．偶発病変である．

### ■画像所見 **図7**
- 骨表面の皮質から連続する隆起性病変である．
- CTとMRIにて，元の骨の髄腔と隆起性病変の茎の髄腔に連続性が確認できる．
- 軟骨帽の存在（通常1cmに満たない厚さ）がみられる（CT，MRI）．

**診断のポイント**
- 放射線画像で骨髄腔の交通を確認する．
- 軟骨組織に著明なmyxoid changeや浸潤像がみられない．
- 二次性悪性転化の有無の判断に迷ったら，腫瘍整形外科医・放射線科医と相談する．

良性軟骨形成腫瘍

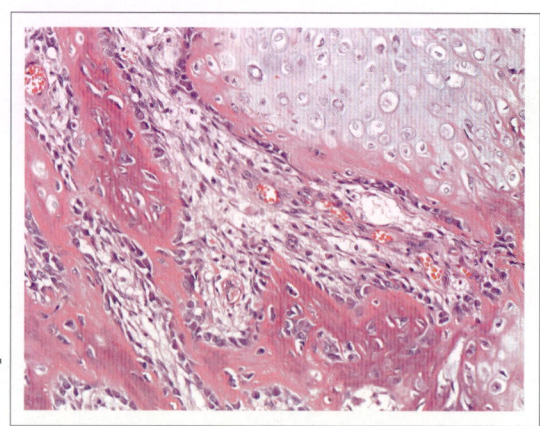

**図12 反応性骨形成**
軟骨形成と骨形成が混在した組織．軟骨から骨へと組織像はなだらかに移行し（zonation），反応性の骨軟骨形成と考える．

## 病理所見

### ■ 肉眼的所見
- 皮質骨から膨隆する骨性隆起がみられる（広基性の場合もある）．
- 割面で髄腔や軟骨帽が存在する．
- 元の骨の髄腔と茎の髄腔に連続性がある．

### ■ 組織学的所見　図8
- よく分化した硝子軟骨を隆起先端部に有する．
- 元の骨から連続する皮質が茎を覆う．
- 軟骨内骨化を介しよく分化した骨梁と時に造血細胞を伴う骨髄腔を有する茎に移行する．
- 茎の髄腔は元の骨の髄腔と交通がある．

## 鑑別診断

### 良性腫瘍

▶ 爪下外骨腫（subungual exostosis）・傍骨骨軟骨異形増生（bizarre parosteal osteochondromatous proliferation）（Nora病変）　図12

- 組織像に分化の方向性（zonation）がみられる反応性病変．
- 基本像は化骨性筋炎に類似している（Nora病変）．

### 悪性腫瘍

▶ 傍骨性骨肉腫（parosteal osteosarcoma）

- 髄腔を有することがあるが，元の骨の骨髄との連続はない．
- 平行に配列する腫瘍性骨梁の間に並走する，異型紡錘形細胞の束状増生を伴う．

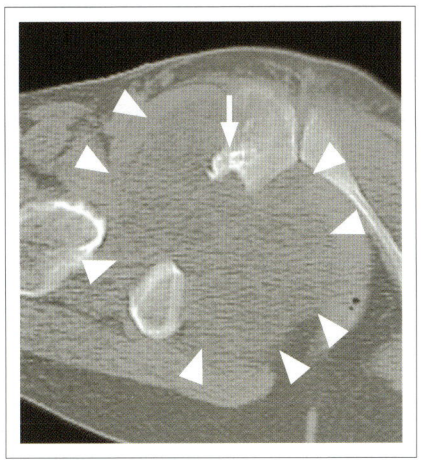

**図13** 骨軟骨腫からの二次性軟骨肉腫のCT像
恥骨に茎を有する骨軟骨腫（⇨）より発生した二次性軟骨肉腫．骨盤内外に広く進展する（▷）．

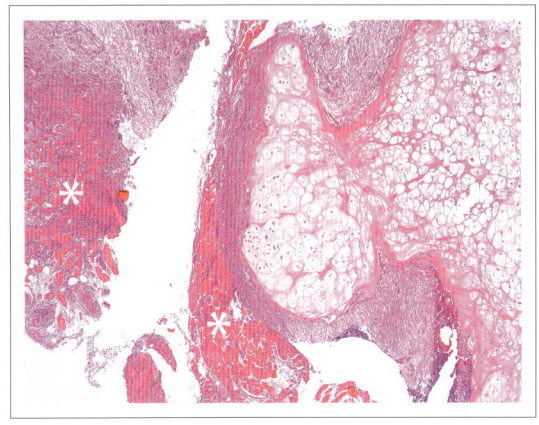

**図14** 骨軟骨腫からの二次性軟骨肉腫
周囲骨格筋（＊）へ浸潤性の発育を示す異型軟骨組織

- 異型を伴う軟骨帽がみられる．
- 放射線画像が必須である．

▶ **末梢型軟骨肉腫（peripheral chondrosarcoma）（骨軟骨腫の二次性悪性転化）** 図13, 14

- 骨軟骨腫多発例では悪性転化の頻度が高い（単発例1％，多発例5％）．
- 著明なmyxoid changeを伴う軟骨帽の不規則な肥厚がみられる．
- 周囲軟部組織あるいは茎への浸潤がある．
- 放射線画像が必須（軟骨帽の厚さ＞1.5〜2cm）である．

# 軟骨芽細胞腫（chondroblastoma）

## 臨床所見

### 好発年齢，性
- 若年者（10代にピーク）．
- 男性に多い．

### 好発部位
- 長管骨の骨端部（大腿骨，脛骨，上腕骨）に多く，次いで寛骨，踵骨，距骨，側頭骨にもみられる．

### 初発症状
- 痛み．側頭骨発生例では難聴や耳鳴，眩暈を伴うこともある．
- 偶発病変である．

### 画像所見　図15
- しばしば辺縁硬化像を伴う境界明瞭な骨透亮像である．

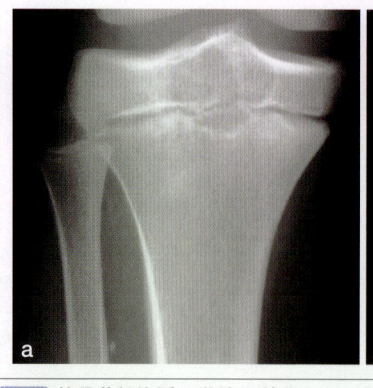

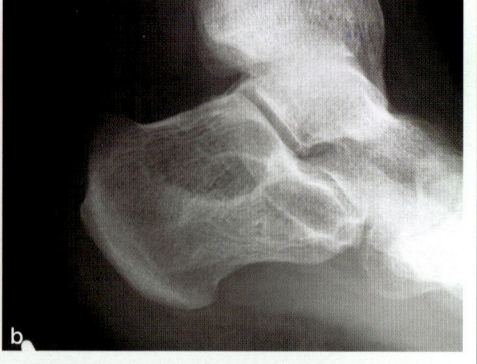

**図15** 軟骨芽細胞腫の単純X線像
a：脛骨近位成長軟骨板を挟んで骨端部から骨幹端に境界明瞭な骨透亮像あり．周囲に辺縁硬化像を伴う．
b：踵骨に辺縁硬化像を伴う境界明瞭な骨透亮像あり．

- 種々の程度の石灰化がみられる．
- 嚢胞性変化を伴うことがある．
- 長管骨では時に骨端部から骨幹端に及ぶ．
- まれに破壊像を示す（aggressive chondroblastoma）．

## 病理所見

### ■ 肉眼的所見
- 灰色がかったピンクである．
- 石灰化や出血，嚢胞を時に伴う．

### ■ 組織学的所見　図16
- くびれのある小型類円形核を有する単核細胞のびまん性増殖である．
- 好酸性の未熟な軟骨基質がみられる．
- 網目状石灰化（chicken wire calcification）を認める．
- 破骨細胞型巨細胞の出現．
- 二次性動脈瘤性骨嚢胞を伴うこともある．
- まれに偽肉腫様変化を伴う．
- CAM5.2, CK8, CK18, CK19陽性である．

---

**診断のポイント**
- 発症年齢および発生部位を観察することでかなり鑑別疾患がしぼられる．
- くびれのある核を有する単核細胞の増殖がある．
- 特徴的な好酸性軟骨基質がみられる．
- 網目状石灰化（chicken wire calcification）を認める．

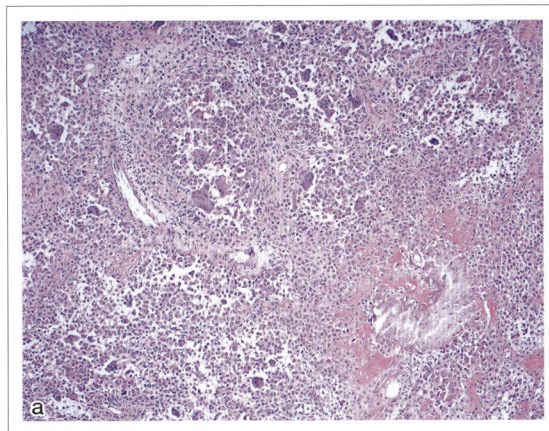

**図16** 軟骨芽細胞腫
a：好酸性の未熟な軟骨基質と石灰化を右下に伴う単核細胞のびまん性増生あり．ところどころ破骨細胞型巨細胞がみられる．
b：単核細胞はしばしば核にくびれや溝を伴う（➡）．一部の細胞は周囲に線状の石灰化を認める（▶）．
c：変性単核細胞周囲に網目状の石灰化がみられる（chicken wire calcification）．

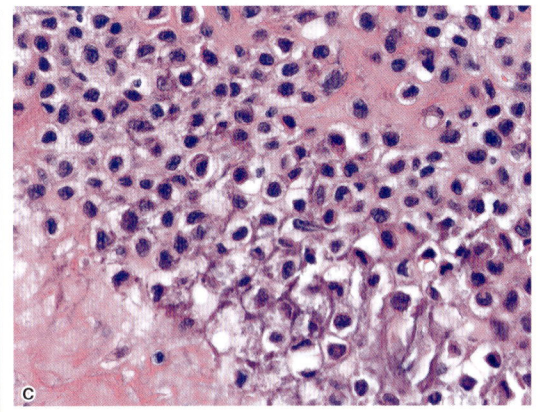

## 鑑別診断

### 良性腫瘍

#### ▶ Langerhans 細胞組織球症（Langerhans cell histiocytosis）

- 好発年齢は軟骨芽細胞腫より低い（5歳未満が多い）．
- 多発病変をはじめ多彩な画像所見を示しうる．
- 特徴的な軟骨基質を伴わない．
- 好酸球浸潤をしばしば伴う．
- CD1a 陽性，CAM5.2 陰性である．

### 悪性腫瘍

#### ▶骨巨細胞腫（giant cell tumor of bone）

- 画像所見が軟骨芽細胞腫と異なり，より高い発症年齢（10代後半〜30代）となる．
- 特徴的な好酸性軟骨基質を伴わない．
- 紡錘形細胞を時に伴う．

良性軟骨形成腫瘍

### ▶淡明細胞型軟骨肉腫（clear cell chondrosarcoma）

- 画像は軟骨芽細胞腫と類似することがある．
- 類骨形成を示す淡明な胞体を有する大型異型細胞が出現する．
- 通常型軟骨肉腫の成分がある．
- 軟骨芽細胞腫より高い発症年齢（30〜60歳）となる．

# 軟骨粘液線維腫（chondromyxoid fibroma）

## 臨床所見

### ■好発年齢，性
- 最もまれな腫瘍の1つである．
- すべての年齢でみられるが，若年者に多い（5〜30歳）．
- 男性に好発する．

### ■好発部位
- 全身の骨に発生しうるが，膝周囲長管骨の骨幹端に好発する．
- 偏在性である．

### ■初発症状
- 痛みや腫脹を伴う．偶発病変である．

### ■画像所見　図17
- 溶骨性病変である．
- 皮質の消失を時に伴う偏在性病変である．
- 長管骨では中心側に辺縁硬化像を伴うびらん（scalloping）の多発がみられる．
- 時に囊胞性変化を伴う．石灰化はまれである．
- myxoidな基質に応じたMRI像を示す．

## 病理所見

### ■肉眼的所見
- 青白色調を呈す．
- 軟骨形成はまれである．
- 囊胞を伴うことがある．

### ■組織学的所見　図18
- 小葉状のmyxoidな基質に紡錘形・星芒状単核細胞が疎に分布する．
- 小葉の辺縁に異型の乏しい紡錘形細胞を伴う線維性血管性領域がある．
- myxoidな基質と線維血管性領域の境界に破骨細胞型巨細胞が出現する．
- 硝子軟骨や石灰化はまれである．
- 二次性動脈瘤性骨囊胞を時に伴う．
- 時に著明な核異型を伴う偽肉腫様変化がみられる．
- 軟骨芽細胞腫の像が含まれることがある．

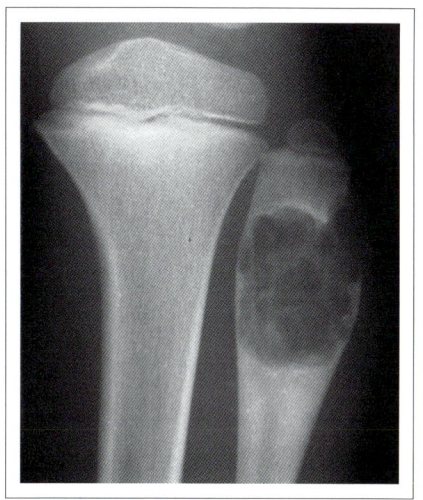

**図17** 軟骨粘液線維腫の単純X線像
腓骨近位骨幹端に境界明瞭な骨透亮像あり．やや偏在性で皮質骨の消失を認め，髄質側には辺縁硬化を伴うびらん（scalloping）がみられる．

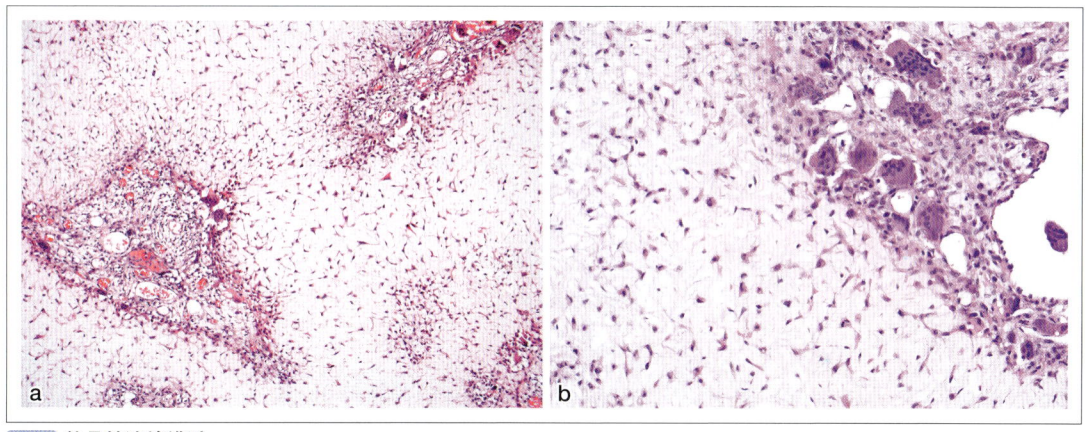

**図18** 軟骨粘液線維腫
a：細胞密度の低いmyxoidな基質を有する組織とその周囲の線維血管性の組織がみられる．
b：線維血管性の組織には異型の乏しい線維芽細胞様の紡錘形細胞が増生している．myxoidな基質内には紡錘形あるいは星芒状の単核細胞が疎に分布し，両者の境界には破骨細胞型巨細胞がみられる．

## 鑑別診断

### 良性腫瘍

- 基本的に鑑別の対象となる疾患はない．

**診断のポイント**
- 長管骨では，偏在性の溶骨性病変で中心側に辺縁硬化像を伴う，多発性のびらん（scallop）を示す．
- 一見myxoidな変化の強い軟骨肉腫を思わせる小葉状の増生パターンがみられる．
- myxoidな基質の辺縁に破骨細胞型巨細胞を伴う線維血管性組織がある．
- 大変まれな疾患であり，鑑別の候補とする場合は，他の疾患を否定してから加えるべきである．
- 診断に迷ったら専門家にコンサルトする．

## 良性軟骨形成腫瘍

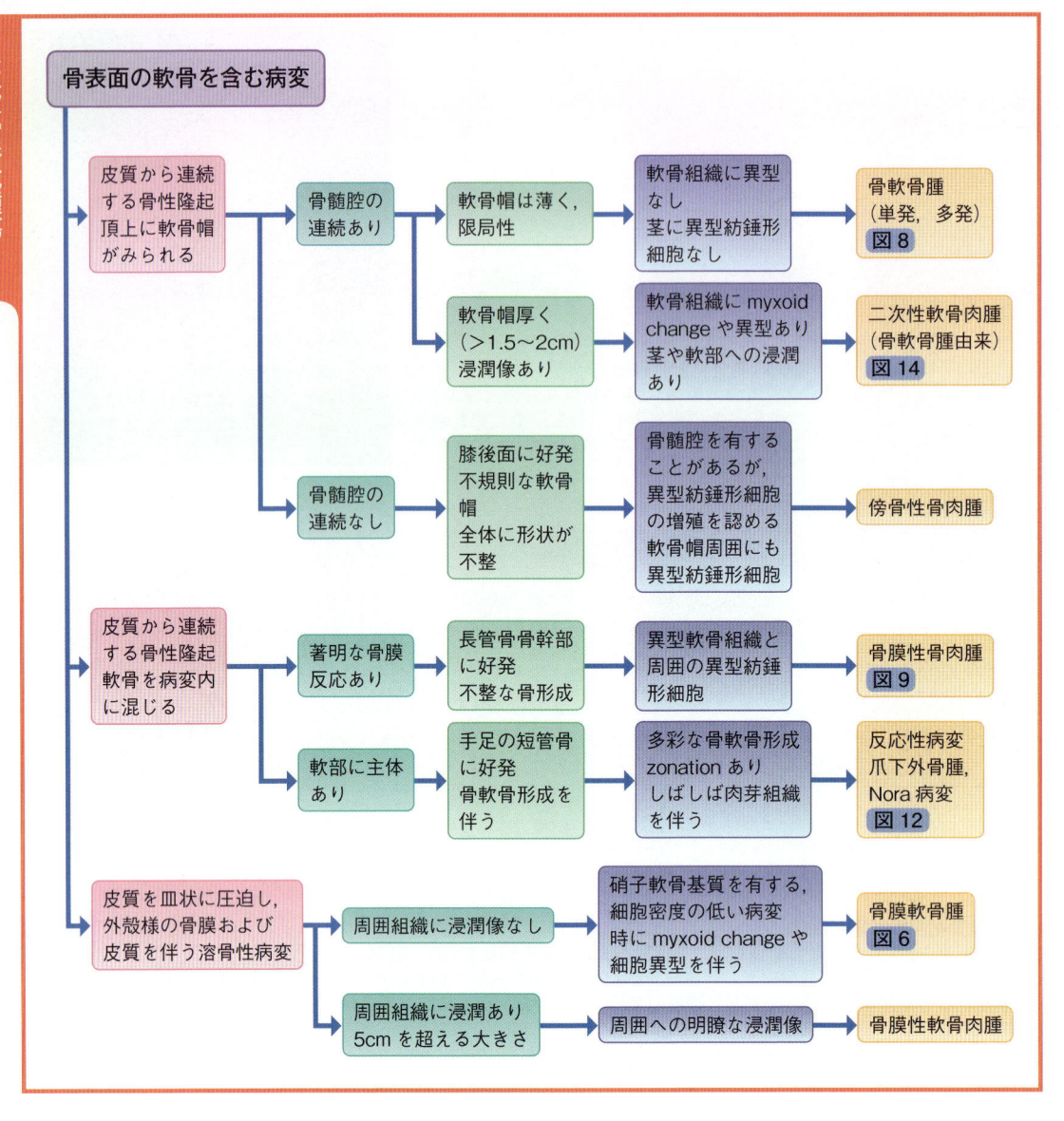

**骨表面の軟骨を含む病変**

- 皮質から連続する骨性隆起頂上に軟骨帽がみられる
  - 骨髄腔の連続あり
    - 軟骨帽は薄く，限局性 → 軟骨組織に異型なし 茎に異型紡錘形細胞なし → **骨軟骨腫（単発，多発）** 図8
    - 軟骨帽厚く（>1.5～2cm）浸潤像あり → 軟骨組織にmyxoid changeや異型あり 茎や軟部への浸潤あり → **二次性軟骨肉腫（骨軟骨腫由来）** 図14
  - 骨髄腔の連続なし
    - 膝後面に好発 不規則な軟骨帽 全体に形状が不整 → 骨髄腔を有することがあるが，異型紡錘形細胞の増殖を認める 軟骨帽周囲にも異型紡錘形細胞 → **傍骨性骨肉腫**

- 皮質から連続する骨性隆起軟骨を病変内に混じる
  - 著明な骨膜反応あり → 長管骨骨幹部に好発 不整な骨形成 → 異型軟骨組織と周囲の異型紡錘形細胞 → **骨膜性骨肉腫** 図9
  - 軟部に主体あり → 手足の短管骨に好発 骨軟骨形成を伴う → 多彩な骨軟骨形成 zonationあり しばしば肉芽組織を伴う → **反応性病変 爪下外骨腫, Nora病変** 図12

- 皮質を皿状に圧迫し，外殻様の骨膜および皮質を伴う溶骨性病変
  - 周囲組織に浸潤像なし → 硝子軟骨基質を有する，細胞密度の低い病変 時にmyxoid changeや細胞異型を伴う → **骨膜軟骨腫** 図6
  - 周囲組織に浸潤あり 5cmを超える大きさ → 周囲への明瞭な浸潤像 → **骨膜性軟骨肉腫**

## 悪性腫瘍

### ▶通常型軟骨肉腫（conventional chondrosarcoma） 図3, 4

- 軟骨粘液線維腫より高い年齢（30～60歳）にて発症する．
- 浸潤性の画像所見を示す．
- 組織学的に明瞭な浸潤像を示すが，小さな標本では鑑別が難しいことがある．
- 破骨細胞型巨細胞を伴う線維性の領域は通常みられない．

（小西英一）

## chondrosarcoma

# 軟骨肉腫

## 疾患の概要

- 軟骨形成性の原発性悪性腫瘍で，骨髄腫を除くと，骨肉腫に次いで多い．
- 通常型，二次性，特殊型に三分され，特殊型には淡明細胞型，間葉性，脱分化型がある．
- 通常型は軟骨肉腫の85％を占め，組織学的に純粋な硝子軟骨の分葉状増殖からなる．骨内から発生する髄内型が一般的だが，骨表在型として骨膜性軟骨肉腫がある．
- 二次性は内軟骨腫や骨軟骨腫，Ollier病やMaffucci症候群が先行する．
- 骨軟骨腫が軟骨肉腫化したものが，骨表在型の二次性軟骨肉腫である．
- 淡明細胞型は2％を占め，明るい大型軟骨細胞の充実・敷石状の増殖からなる．
- 脱分化型は10％を占める高悪性度腫瘍で，良性あるいは低悪性度の軟骨病変に脱分化が起こり，軟骨肉腫以外の骨肉腫，線維肉腫，悪性線維性組織球腫などの腫瘍を同一病変内に認める．
- 間葉性は未分化な間葉系細胞とよく分化した硝子軟骨島よりなる予後不良の腫瘍である．

### 染色体・遺伝子異常

- 通常型および脱分化型軟骨肉腫にIDH1あるいはIDH2の変異が報告され，約20％にIDH1 R132Hのmutationがみられる．
- 淡明細胞型と間葉型ではIDH1とIDH2の変異はみられない．
- 間葉型では*HEY1-NCOA2*キメラ遺伝子が同定される．

# 通常型軟骨肉腫

## 軟骨肉腫（chondrosarcoma）

### ▶ 臨床所見

**■ 好発部位**
- 中高齢者の骨盤，大腿骨，上腕骨，肩甲骨に好発する．

**■ 画像所見**
- 皮質骨を侵食・破壊性に発育する．

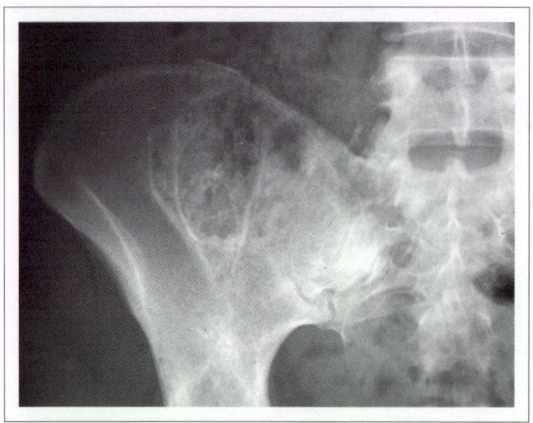

**図1 右腸骨の軟骨肉腫の単純X線像**
腸骨を破壊性に比較的境界明瞭な腫瘤を見る．点状石灰化，O型リング状陰影がみられる．

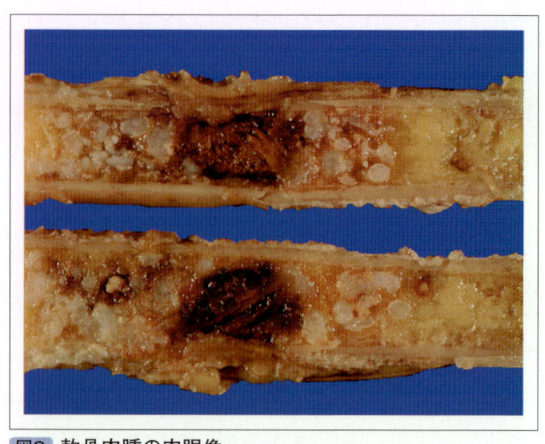

**図2 軟骨肉腫の肉眼像**
大腿骨骨幹部に分葉状灰白色，半透明な硝子様軟骨の増生を認める．中央部の出血巣は生検の影響である．

- 軟骨の点状石灰化，分葉状の軟骨基質辺縁の骨化によるO型リング状陰影がみられる 図1 ．

## 病理所見

### ■ 肉眼的所見
- 分葉状灰白色，半透明な硝子様軟骨の増生からなる 図2 ．
- 粘液ゼリー状，石灰沈着巣を伴う．

### ■ 組織学的所見
- 骨梁を破壊性に，純粋な軟骨基質と軟骨細胞の分葉状増殖からなる 図3a, b ．
- 腫瘍細胞の密度，多形性や腫大核の出現頻度と基質の状態により，悪性度を3段階に分ける．
- 症例の半数以上を占める Grade 1（低悪性度）では，石灰化を伴う分化した軟骨基質に，異型性の弱い軟骨細胞の増殖をみる 図3c ．
- Grade 2 では細胞密度，異型性が増し，しばしば軟骨細胞が星芒状で，基質が粘液状となる 図3d ．
- Grade 3（高悪性度）の発生頻度は10％以下で，細胞密度，多形性，異型性が増加し，核分裂像もみられる 図3e ．

### ■ 免疫組織化学
- vimentin，S-100蛋白，Sox9 が陽性を示す．
- 高悪性度では Ki-67 の陽性率が高くなる．

## 鑑別診断

### ▶ 内軟骨腫（enchondroma）

- 10〜30代で，大腿骨，上腕骨，指趾の短管骨が好発部位である．

**図3 軟骨肉腫**

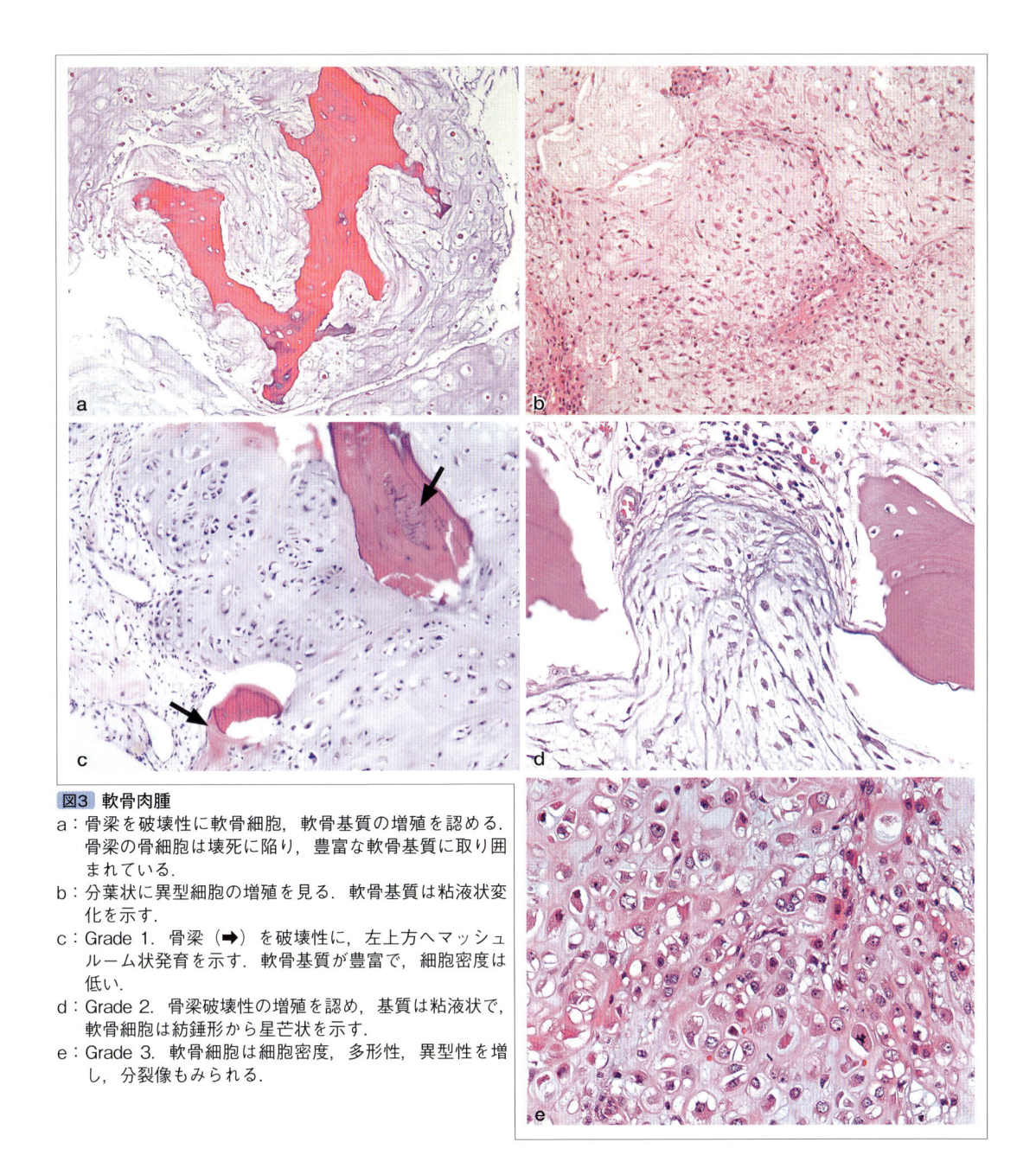

a：骨梁を破壊性に軟骨細胞，軟骨基質の増殖を認める．骨梁の骨細胞は壊死に陥り，豊富な軟骨基質に取り囲まれている．

b：分葉状に異型細胞の増殖を見る．軟骨基質は粘液状変化を示す．

c：Grade 1．骨梁（➡）を破壊性に，左上方へマッシュルーム状発育を示す．軟骨基質が豊富で，細胞密度は低い．

d：Grade 2．骨梁破壊性の増殖を認め，基質は粘液状で，軟骨細胞は紡錘形から星芒状を示す．

e：Grade 3．軟骨細胞は細胞密度，多形性，異型性を増し，分裂像もみられる．

- 健診や病的骨折で偶然発見されることが多く，骨折を伴わない限り疼痛は少ない．
- 既存の骨髄を介在する軟骨組織を島状に認め，軟骨結節の周辺に好酸性帯状構造（encasement pattern）をみる．
- 軟骨細胞は軟骨小腔に濃縮した小型円形核を入れ，しばしば2核細胞もみる．
- 指趾の短管骨発生の内軟骨腫はしばしばGrade 1の細胞の特徴や，時にGrade 2にみられる粘液状基質を示すことがある．

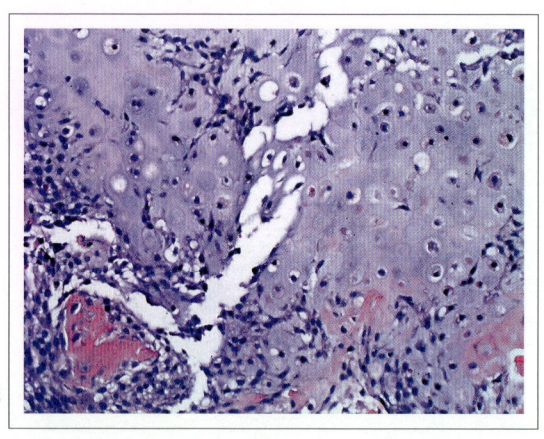

**図4　軟骨芽細胞型骨肉腫**
豊富な軟骨基質の産生とともに，図下方に細胞密度の増加，好酸性の類骨形成像がみられる．

### ▶軟骨粘液線維腫（chondromyxoid fibroma）

- 多少の細胞異型を示す紡錘形から星芒状細胞の分葉状増殖を示す．
- 成熟した軟骨基質や軟骨小腔をみない．

### ▶軟骨芽細胞型骨肉腫（chondroblastic osteosarcoma）　図4

- 細胞の多形性，異型性が目立ち，腫瘍性類骨や骨形成をみる．

## ▶予後

- 骨肉腫と比較して発育は緩徐で，局所再発は多いが，遠隔転移はまれである．

# 骨膜性軟骨肉腫（periosteal chondrosarcoma）

## ▶臨床所見

### ■好発部位
- 30代以降の大腿骨や上腕骨に好発し，5cm以上に増大する．

---

**診断のポイント**

- Grade 1の軟骨肉腫と内軟骨腫との鑑別はしばしば難しい（特に生検材料）．
- 軟骨肉腫は病変が大きく，皮質を内部から侵食（scalloping），骨梁を破壊し，浸潤性発育を示す．
- 組織像，臨床所見（疼痛），画像所見の総合的な判断が重要となる．
- 生検材料で内軟骨腫との鑑別に悩む場合，手術を急がず，6か月間経過を観察し，画像で腫瘍の増大が観察されれば悪性と診断できると提案することも推奨される．
- 指趾の短管骨の内軟骨腫はしばしばGrade 1やGrade 2の細胞の特徴を示すことがあるが，再発することはなく良性と結論されている．
- 同様の細胞の特徴は，骨膜性軟骨腫，滑膜性軟骨腫症，軟部組織の軟骨腫，若年者のOllier病やMaffucci症候群における多発性内軟骨腫症でも観察される．

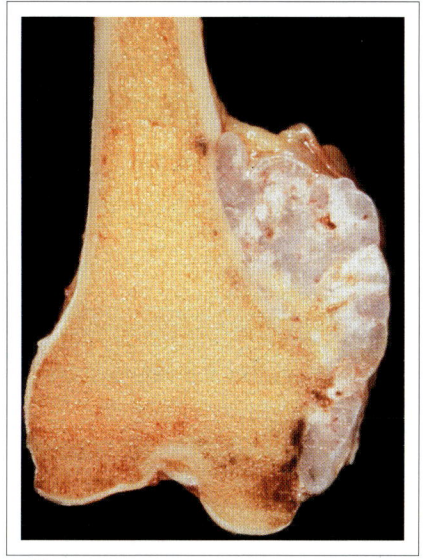

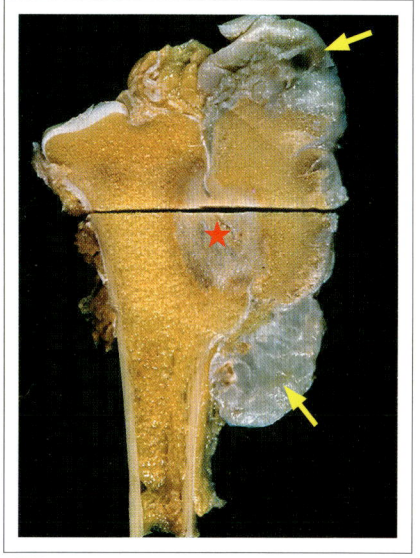

**図5** 骨膜性軟骨肉腫の肉眼像
大腿骨遠位側の骨表在性に充実性白色調の軟骨性腫瘍を認める．皮質骨は保たれ，髄腔内への浸潤はみられない．

**図6** 骨表在性二次性軟骨肉腫の肉眼像
脛骨近位側の骨軟骨腫の悪性化．図右側に髄腔の連続と軟骨帽を見る骨軟骨腫を認める．軟骨帽は粘液状変化を伴い，3cm厚に肥厚し（⇨），軟骨肉腫の組織像を示す．基部の灰白色充実性部（★）は骨肉腫の組織像（脱分化型軟骨肉腫）であった．

### ■ 画像所見

- 長管骨骨幹端部の皮質骨外側に比較的境界明瞭な病変を見る．
- 点状石灰化や O 型リング状陰影がみられる．

## 病理所見

### ■ 肉眼的所見

- 骨表面に石灰化を示す黄白色充実性腫瘍で，髄腔内への発育はない **図5**．

### ■ 組織学的所見

- 分葉状の硝子軟骨性病変で，Grade 1～2 を示し，周囲軟部組織への浸潤像を見る．

### ■ 免疫組織化学

- 腫瘍細胞は S-100 蛋白，Sox9 が陽性を示す．

## 鑑別診断

### ▶ 骨膜性軟骨腫（periosteal chondroma）

- 通常 3cm 以下で，表層を骨膜，基部を反応性に肥厚した皮質骨で囲まれる．
- 豊富な軟骨基質に，小型，均一な核を有する軟骨細胞を見る．

▶ **骨膜性骨肉腫**（periosteal osteosarcoma）

- 豊富な軟骨基質とともに腫瘍細胞による骨・類骨の産生像を見る．

▶ **骨軟骨腫から発生した二次性軟骨肉腫**（secondary chondrosarcoma）

- 先行病変である骨軟骨腫の存在の確認が重要である．

# 二次性軟骨肉腫（secondary chondrosarcoma）

## 臨床所見

- 内軟骨腫や骨軟骨腫から発生した軟骨肉腫である 図6．
- 急激なサイズの増加や軟骨帽が2cm以上の厚さを示した場合，悪性化を疑う．
- Ollier病やMaffucci症候群の多発性内軟骨腫症では，単発性の内軟骨腫に比して二次性軟骨肉腫の発生は10倍頻度が高い．

# 特殊型軟骨肉腫

## 淡明細胞型軟骨肉腫（clear cell chondrosarcoma）

### 臨床所見

■ 好発年齢
- 通常型の軟骨肉腫よりも若い25〜50歳で，悪性度は低い．

■ 好発部位
- 大腿骨近位部，上腕骨近位部の骨端あるいは骨端〜骨幹端に好発する．

■ 画像所見
- 長管骨の骨端部に軟骨芽細胞腫に類似した比較的境界明瞭な溶骨性病変を見る．
- 点状石灰化やO型リング状陰影がみられる．

### 病理所見

■ 肉眼的所見
- 出血や嚢胞化を伴い，石灰化を示す黄白色充実性腫瘍で，明らかな軟骨成分をまじえることは少ない 図7．

■ 組織学的所見
- グリコーゲン顆粒を含む淡明で大型の細胞質をもつ軟骨細胞が充実・敷石状に配列する．
- 核は類円形で細胞の中心部に位置し，多形性に乏しい．

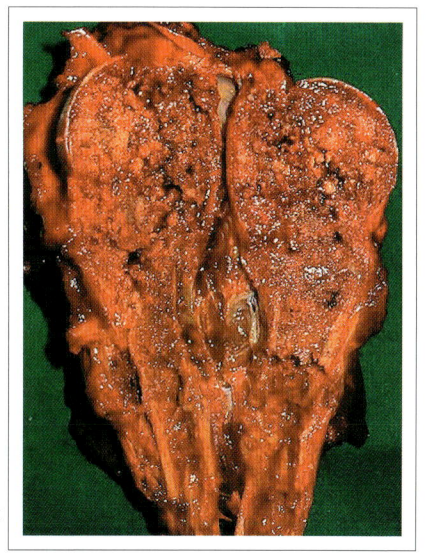

**図7** 淡明細胞型軟骨肉腫の肉眼像
上腕骨近位の骨端から骨幹端に出血, 石灰化を示す黄白色充実性腫瘍を認める.

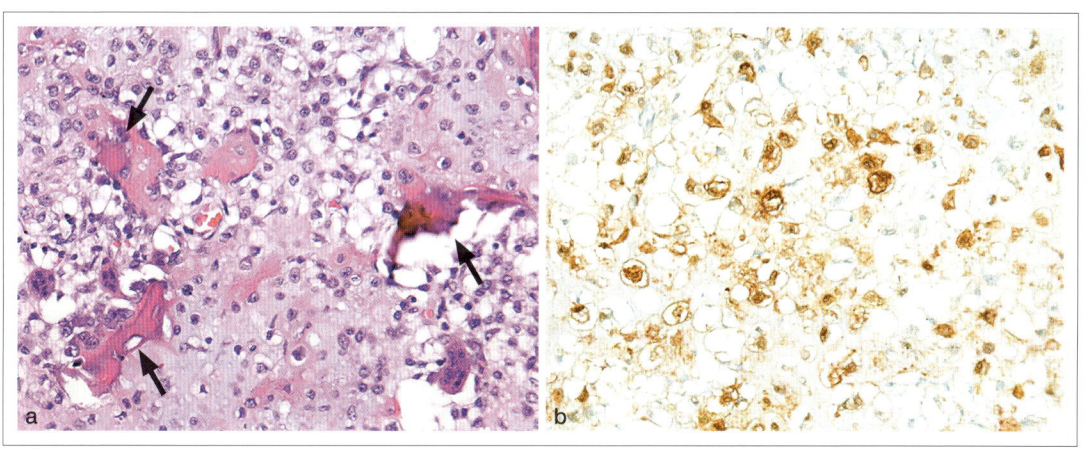

**図8** 淡明細胞型軟骨肉腫
a：大型細胞質を有する軟骨細胞の増殖を認める．3個の破骨型多核巨細胞と骨芽細胞に縁取られた好酸性の骨形成像（➡）を見る．
b：S-100 蛋白の免疫染色で，腫瘍細胞の核，細胞質が陽性を示す．

- 不整形の類骨や骨梁（反応性骨）形成像がみられ，破骨型多核巨細胞を伴う 図8a．
- 典型的な低悪性度軟骨肉腫の像を一部に見ることが多い．

### 免疫組織化学
- 腫瘍細胞は S-100 蛋白が陽性を示す 図8b．

## 鑑別診断

### ▶軟骨芽細胞腫（chondroblastoma）

- 類円形から不整多角形の小型単核細胞で，細胞境界が明瞭である．
- 組織球様の核の切れ込みを見る．

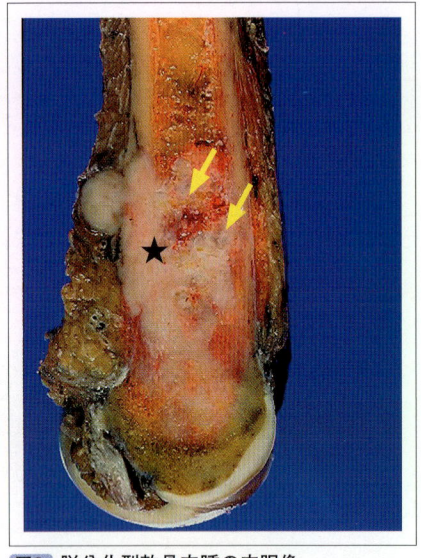

**図9 脱分化型軟骨肉腫の肉眼像**
大腿骨遠位骨幹端に分葉状白色の硝子軟骨性病変（⇨）と灰白色充実性の肉腫病変（★）を認める．

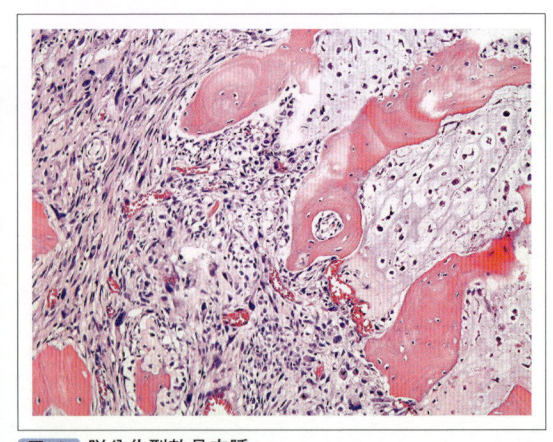

**図10 脱分化型軟骨肉腫**
右側に骨梁間を浸潤性に発育を示す低悪性度の軟骨肉腫の像を認め，境界明瞭に左側に異型性・多形性の強い紡錘形細胞の増殖を見る．

- 網目状の石灰沈着像（chicken-wire calcification）をしばしば認める．

▶ **骨肉腫（osteosarcoma）**

- 骨幹端部に好発し，年齢は10～20代に多い．
- 腫瘍性類骨や骨を見る．

## 脱分化型軟骨肉腫（dedifferentiated chondrosarcoma）

### ▶ 臨床所見

■ **好発部位**
- 通常の軟骨肉腫と同様だが，好発年齢は通常の軟骨肉腫よりも高い．

■ **臨床症状**
- 無症状や比較的長期間の腫脹，痛みが，最近急激に進行することが多い．

■ **画像所見**
- 点状石灰化やO型リング状陰影を示す石灰化を伴う分化した軟骨性病変に接して，高悪性度肉腫成分である骨破壊・融解性病変を見る．

### ▶ 病理所見

■ **肉眼的所見**
- 石灰化を示す黄白色充実性の通常型軟骨肉腫の部分と軟骨成分を含まない肉腫部分が境界明瞭にみられる 図9 ．

■ **組織学的所見**
- 分化した軟骨組織と高悪性度の肉腫成分を見る 図10 .

■ **免疫組織化学**
- 分化した軟骨細胞は S-100 蛋白が陽性を示す.

## 鑑別診断

### ▶軟骨芽細胞型骨肉腫（chondroblastic osteosarcoma）
- 軟骨成分から移行して腫瘍性類骨を形成する.

### ▶間葉性軟骨肉腫（mesenchymal chondrosarcoma）
- 小円形細胞の血管周皮腫様配列を見る.
- 分化した軟骨島から移行して小細胞間に好酸性軟骨基質を見る.

## 予後
- 予後は高悪性度肉腫成分に依存する.

# 間葉性軟骨肉腫（mesenchymal chondrosarcoma）

## 臨床所見

■ **好発年齢，性**
- 15～35 歳の若い成人に好発し，性差はない.

■ **好発部位**
- 軟部組織にも発生するが，骨に 2 倍多く発生する.
- 頭蓋骨や顔面骨，肋骨，骨盤，脊椎の骨や頭頸部，頭蓋・脊椎近傍の軟部に好発する.

■ **画像所見**
- 溶骨性病変で，腫瘍性の軟骨組織の石灰化や骨化による不整形の硬化性陰影を見る.
- 皮質骨を侵食・破壊性に発育する.

## 病理所見

■ **肉眼的所見**
- 灰白色調・軟で，小出血巣や壊死を伴う.
- 不整形の軟骨組織の石灰化，骨形成による充実・硬の部分をまじえる.

■ **組織学的所見**
- 血管周皮腫様配列を示す小円形細胞からなる間葉系細胞の増殖と島状の軟骨組織

**図11 間葉性軟骨肉腫**
a：血管周皮腫様配列を示す小型細胞の増殖と右側に成熟した軟骨島を見る．
b：線維血管性結合織に隔壁され，小円形細胞の胞巣状・充実性配列を認める．
c：線維肉腫様あるいは単相性線維型滑膜肉腫様の紡錘形細胞の密な束状の増殖を認める．
d：CD99の免疫染色で，腫瘍細胞は細胞膜および細胞質に陽性を示す．
e：腫瘍細胞は血管周皮腫様に配列し，CD34の免疫染色で血管網が陽性を示す．

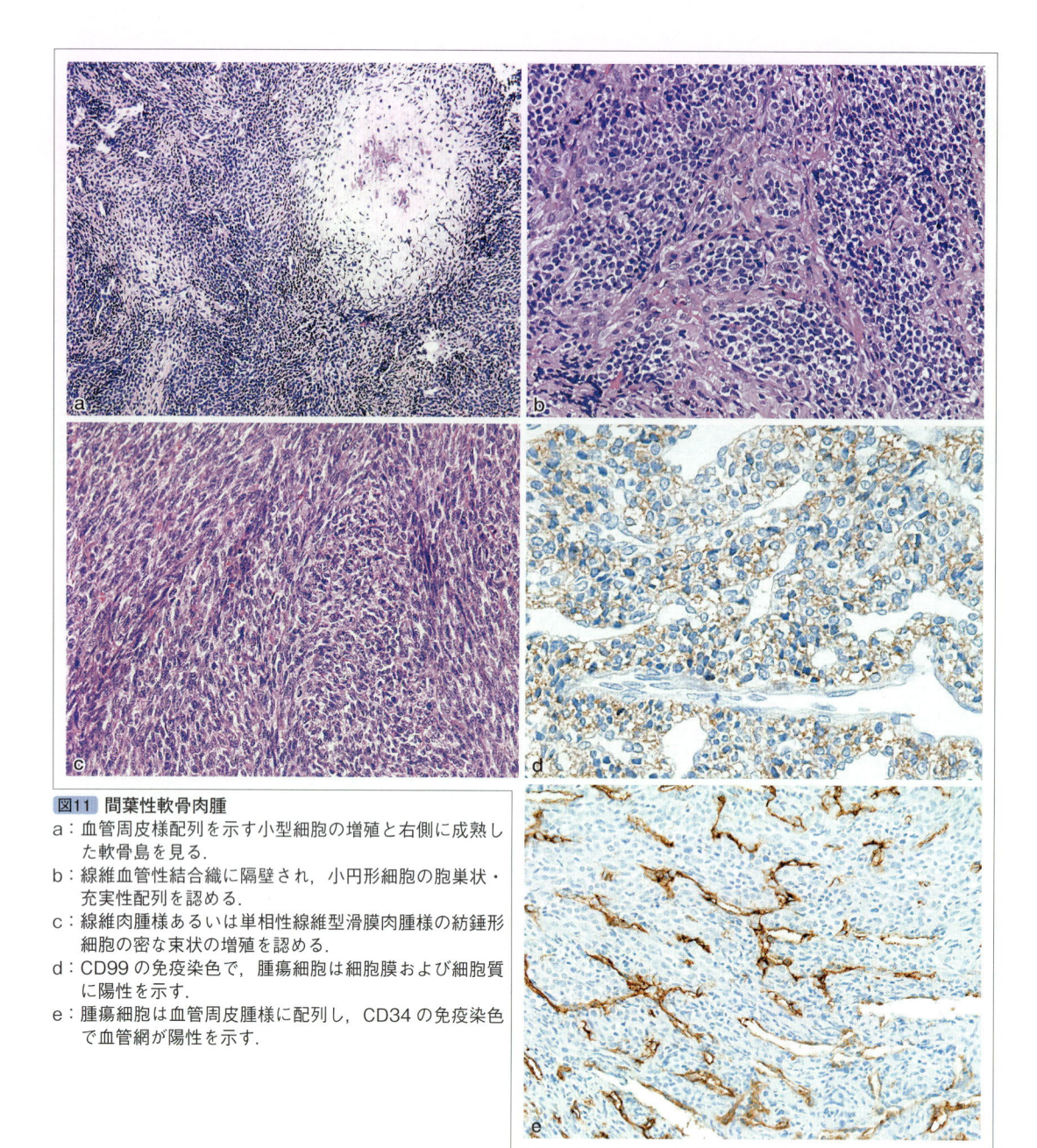

を見る 図11a, b．
- 血管周皮腫様配列を失い，単相性線維型滑膜肉腫や線維肉腫を思わせるような紡錘形細胞の束状に錯綜する像をまじえることもある 図11c．
- 軟骨島はよく分化しており，中央に向かって石灰化や骨化を伴う．
- 軟骨基質に膠原線維の成分が豊富になると好酸性を示し，類骨様に見える．

■ **免疫組織化学**
- 軟骨細胞はS-100蛋白が陽性となるが，小円形細胞はCD99，Sox9が陽性を示す 図11d．
- 血管周皮腫様構造はCD34で明瞭に観察される 図11e．

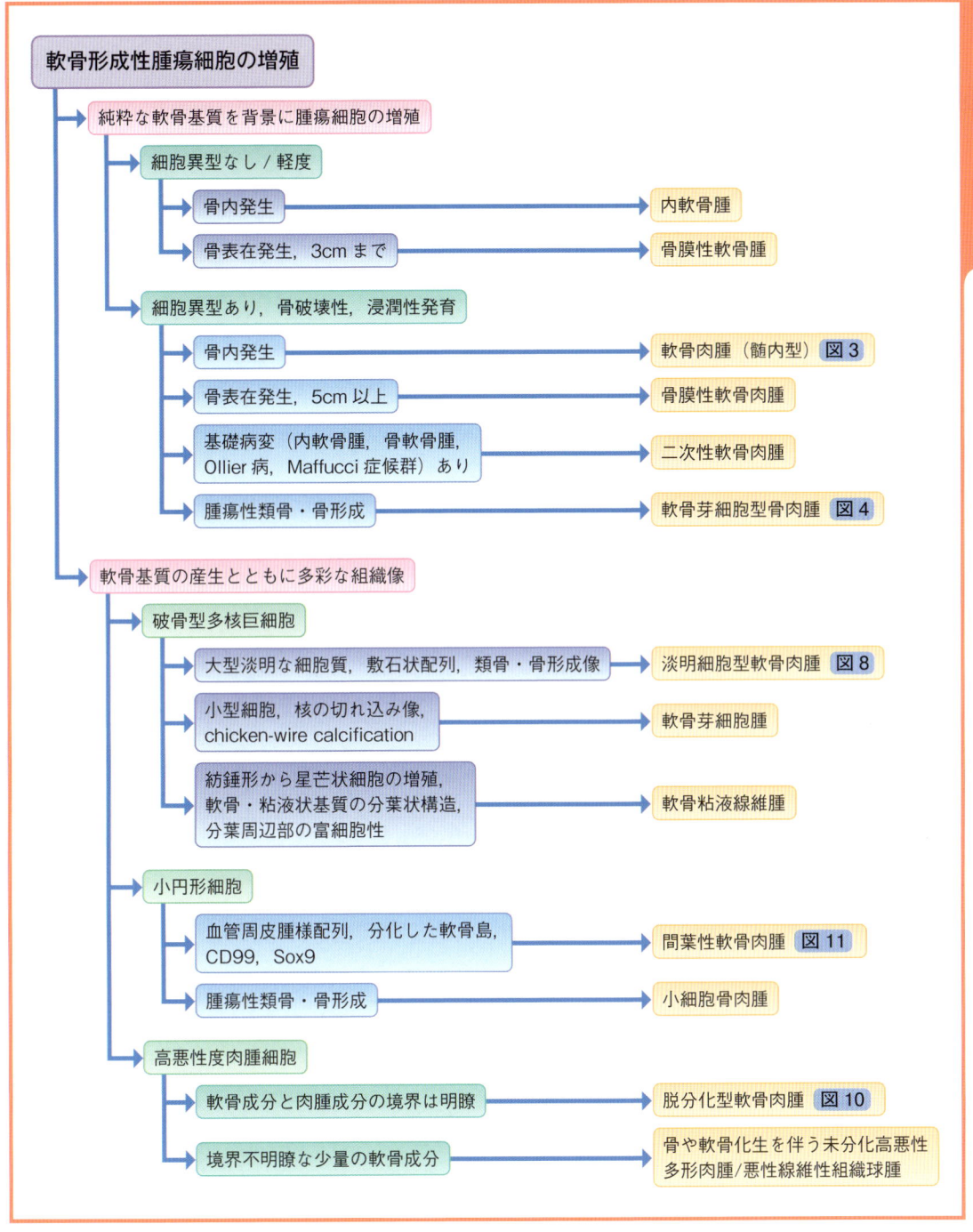

```
軟骨形成性腫瘍細胞の増殖
├─ 純粋な軟骨基質を背景に腫瘍細胞の増殖
│   ├─ 細胞異型なし／軽度
│   │   ├─ 骨内発生 ──────────────────── 内軟骨腫
│   │   └─ 骨表在発生，3cmまで ────────── 骨膜性軟骨腫
│   └─ 細胞異型あり，骨破壊性，浸潤性発育
│       ├─ 骨内発生 ──────────────────── 軟骨肉腫（髄内型）図3
│       ├─ 骨表在発生，5cm以上 ────────── 骨膜性軟骨肉腫
│       ├─ 基礎病変（内軟骨腫，骨軟骨腫，
│       │   Ollier病，Maffucci症候群）あり ── 二次性軟骨肉腫
│       └─ 腫瘍性類骨・骨形成 ──────────── 軟骨芽細胞型骨肉腫 図4
└─ 軟骨基質の産生とともに多彩な組織像
    ├─ 破骨型多核巨細胞
    │   ├─ 大型淡明な細胞質，敷石状配列，類骨・骨形成像 ── 淡明細胞型軟骨肉腫 図8
    │   ├─ 小型細胞，核の切れ込み像，chicken-wire calcification ── 軟骨芽細胞腫
    │   └─ 紡錘形から星芒状細胞の増殖，軟骨・粘液状基質の分葉状構造，分葉周辺部の富細胞性 ── 軟骨粘液線維腫
    ├─ 小円形細胞
    │   ├─ 血管周皮腫様配列，分化した軟骨島，CD99, Sox9 ── 間葉性軟骨肉腫 図11
    │   └─ 腫瘍性類骨・骨形成 ──────────── 小細胞骨肉腫
    └─ 高悪性度肉腫細胞
        ├─ 軟骨成分と肉腫成分の境界は明瞭 ── 脱分化型軟骨肉腫 図10
        └─ 境界不明瞭な少量の軟骨成分 ──── 骨や軟骨化生を伴う未分化高悪性多形肉腫／悪性線維性組織球腫
```

### ■ 染色体・遺伝子異常
- 多くの例で腫瘍特異的 *HEY1-NCOA2* 融合遺伝子を有する．

## 鑑別診断

### ▶単相性線維型/低分化型滑膜肉腫
（monophasic fibrous/poorly differentiated synovial sarcoma）

- 小円形細胞のびまん性増殖が認められ，免疫染色で上皮マーカーが陽性となる．
- 軟骨島は出現しない．
- *SS18* 遺伝子の変異を見る．

### ▶Ewing 肉腫/PNET（Ewing sarcoma/primitive neuroectodermal tumor）

- 細胞質にグリコーゲン顆粒がみられ，Homer Wright 型ロゼットや神経細胞性分化がみられる．
- 軟骨成分はみられない．
- *EWSR1* 遺伝子の変異を見る．

### ▶軟骨芽細胞型骨肉腫（chondroblastic osteosarcoma）

- 腫瘍性類骨や骨を見る．

## 予後

- 悪性度が高く，高率に肺転移をきたし，予後不良である．

（野島孝之）

### undifferentiated high-grade pleomorphic sarcoma of bone

# 骨未分化高悪性多形肉腫

## 疾患の概要

- 核の多形性を特徴とし，特定の細胞分化を示さない未分化な骨原発高悪性肉腫である．骨原発悪性腫瘍の約2%を占める．
- 未分化多形肉腫（undifferentiated pleomorphic sarcoma）は，2002年版WHO分類にて軟部の悪性線維性組織球腫（malignant fibrous histiocytoma：MFH）に代わる名称として導入され，2013年版WHO分類では骨MFHに対して骨未分化高悪性多形肉腫の名称が用いられるようになった．
- 単一の腫瘍というより，現在の診断技法では鑑別し得ない未分化な腫瘍群と考えられる．
- 筋線維芽細胞分化を示す腫瘍も含まれる．
- 生検による限られた検体での確定診断は困難であり，切除検体より多くの組織切片を作製し，他の腫瘍の可能性を除外することにより診断する．

### 染色体・遺伝子異常

- 核型は複雑で，共通の遺伝子異常はみつかっていない．
- 9p21-22欠失が，diaphyseal medullary stenosis関連・非関連腫瘍でみられる．
- TP53変異，MDM2増幅，CDKN1A発現などの報告もあるが，頻度は高くない．

## 臨床所見

### ■既往歴
- 約20〜30%の症例は，先行する良性病変に続発する．
- 先行病変としては，骨Paget病，骨梗塞，放射線照射，diaphyseal medullary stenosis，線維性骨異形成などがある．

### ■好発年齢，性
- 幼児を除くすべての年齢層に発症するが，40歳以降に好発する．
- 男性にやや多い．

### ■好発部位
- 膝周囲の長管骨に好発し，特に大腿骨の遠位骨幹端部に多い．
- 次いで脛骨の近位骨幹端部や体幹部では骨盤に多い．

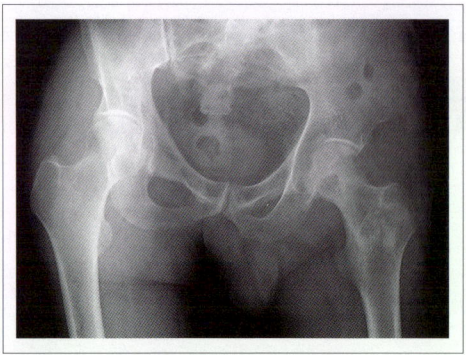

**図1** 骨未分化高悪性多形肉腫のX線像
正面写真．左大腿骨骨頭～頸部内側に，比較的境界明瞭な溶骨性病変をみる．石灰化・骨化を認めない．

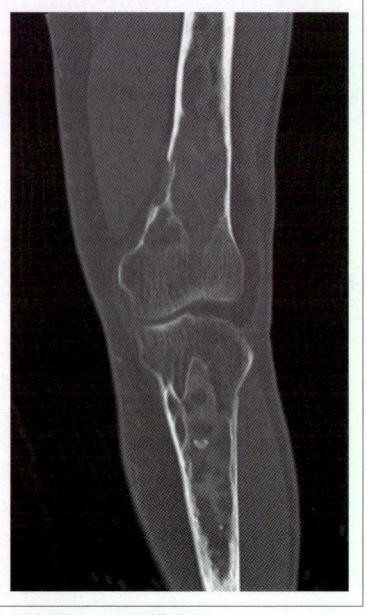

**図2** 多骨性線維性骨異形成に生じた骨未分化高悪性多形肉腫のCT再構成像
大腿骨・脛骨骨幹部に，すりガラス状を示す多発性線維性骨異形成を認める．大腿骨遠位骨幹端部内側に皮質骨の途絶を示す溶骨像が骨未分化高悪性多形肉腫に相当する．

### ■ 臨床症状
- 疼痛が最も一般的な所見であり，数か月〜数年続くことがある．
- 病的骨折で発症することもある．

### ■ 画像所見
- 非特異的である **図1**．
- 高悪性を反映し，境界不明瞭な偏心性の溶骨像を示すことが多い．
- 皮質骨はしばしば破壊・途絶し，骨外腫瘤を形成する．
- 骨膜反応は乏しく，通常辺縁硬化像を欠く．
- 病変内の骨化や石灰化を認めない．
- 二次性腫瘍では，骨Paget病，骨梗塞，線維性骨異形成などの先行する良性病変の所見を認める **図2**．

---

**診断のポイント**
- 特異的所見に乏しいことから，骨未分化高悪性多形肉腫の診断は基本的には除外診断である．
- 平滑筋肉腫や骨肉腫の可能性を念頭に，鑑別診断を行う．
- 他の骨腫瘍の診断同様，組織所見だけではなく，年齢・発生部位，画像所見なども参考に診断する．
- 先行病変の可能性を考慮し，画像あるいは組織学的に検討する．

# 病理所見

## ■肉眼的所見
- 非特異的で，灰白色充実性腫瘤を形成し，しばしば壊死や出血を伴う．
- 通常皮質骨を破壊し，周囲軟部組織に浸潤する．

## ■組織学的所見
- 異型紡錘形腫瘍細胞が束状・錯綜状・不規則に増殖し，しばしば花むしろ状を呈する 図3a, b．
- 腫瘍細胞核は多形性に富み，異型分裂像を含む多数の核分裂像をみる 図3c．
- 泡沫状の豊富な細胞質を有し類上皮様を示すことも多い 図3d．
- 炎症細胞浸潤を伴い，時に顕著にみられる 図3e．
- 腫瘍性異型多核巨細胞のほか，多数の破骨細胞型多核巨細胞が出現することがある 図3f．
- 骨・軟骨基質形成を認めない．しかし，硝子様膠原線維が類骨様に見えることがあり，鑑別に注意を要する 図3g．
- 腫瘍細胞間に膠原線維がさまざまな程度に沈着し，デスモイド様を示すこともある．
- 組織学的鑑別診断のフローチャートを示すが，骨腫瘍診断では組織所見だけではなく，年齢・発生部位，画像所見などを参考にする．

## ■免疫組織化学
- 特異的なマーカーはない．
- 約半数の症例で smooth muscle actin (SMA) が陽性を示す．
- まれに keratin が陽性を示すことがあるため，転移性癌腫の鑑別診断時には注意を要する．
- CD68 (KP-1) が陽性を示すことが多いが，組織球形質を示唆するものではない．

# 鑑別診断

### ▶平滑筋肉腫 (leiomyosarcoma) 図4

- 紡錘形腫瘍細胞の核は両端が鈍で，細胞質は好酸性・細線維状であることが多い．
- 免疫染色にて，SMA のほか desmin, h-caldesmon, calponin など複数の平滑筋マーカーが陽性になる．
- 女性では，子宮平滑筋肉腫の転移の可能性を考慮する．

### ▶通常型骨肉腫 (conventional osteosarcoma) 図5

- 10代に好発する．
- 腫瘍性類骨・骨あるいは軟骨基質を形成する．
- 腫瘍細胞間の膠原線維が，類骨・骨と鑑別が困難なことがある．
- 基質形成の乏しい症例では，画像所見・組織所見ともに類似しているため，多く

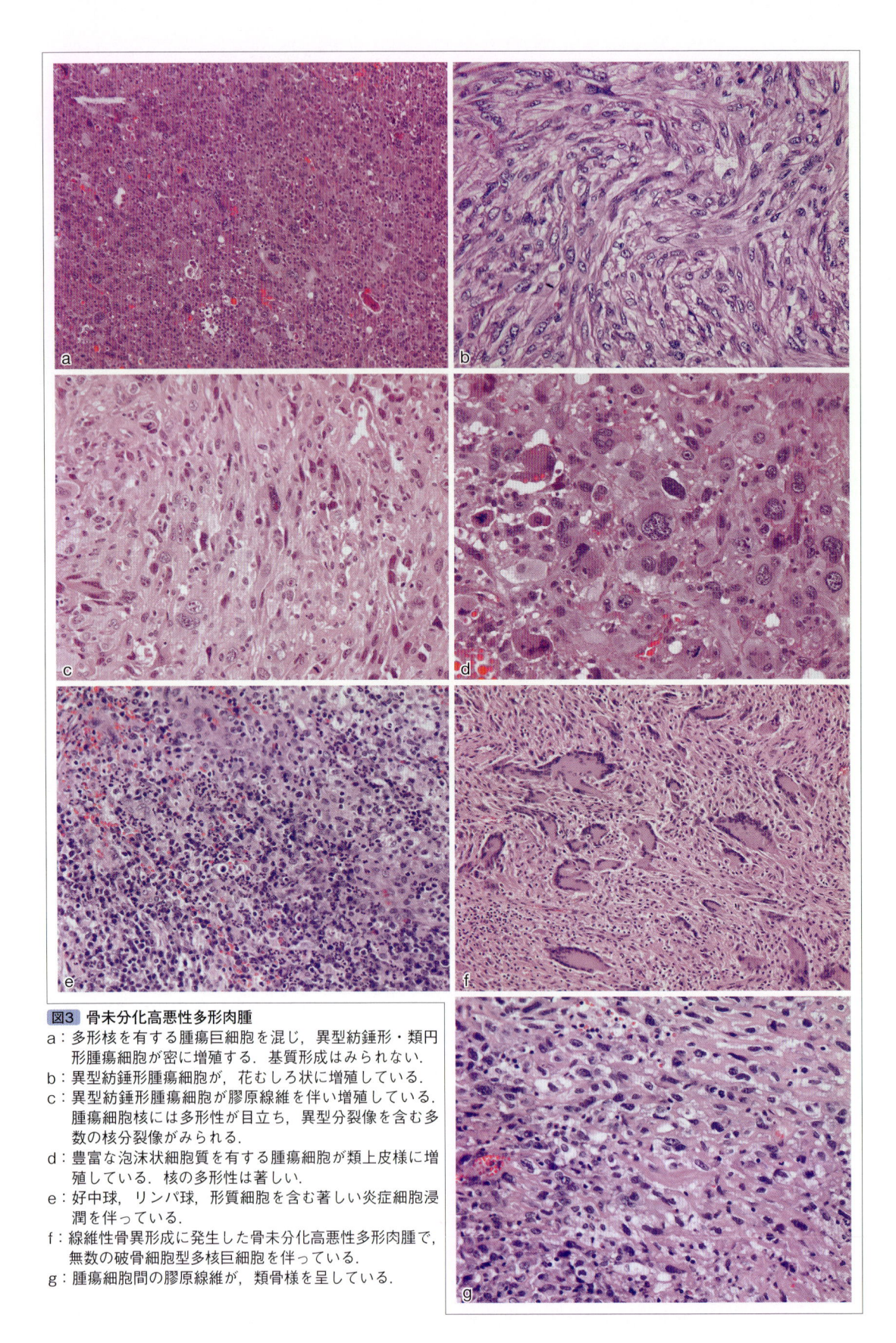

**図3 骨未分化高悪性多形肉腫**

a：多形核を有する腫瘍巨細胞を混じ，異型紡錘形・類円形腫瘍細胞が密に増殖する．基質形成はみられない．
b：異型紡錘形腫瘍細胞が，花むしろ状に増殖している．
c：異型紡錘形腫瘍細胞が膠原線維を伴い増殖している．腫瘍細胞核には多形性が目立ち，異型分裂像を含む多数の核分裂像がみられる．
d：豊富な泡沫状細胞質を有する腫瘍細胞が類上皮様に増殖している．核の多形性は著しい．
e：好中球，リンパ球，形質細胞を含む著しい炎症細胞浸潤を伴っている．
f：線維性骨異形成に発生した骨未分化高悪性多形肉腫で，無数の破骨細胞型多核巨細胞を伴っている．
g：腫瘍細胞間の膠原線維が，類骨様を呈している．

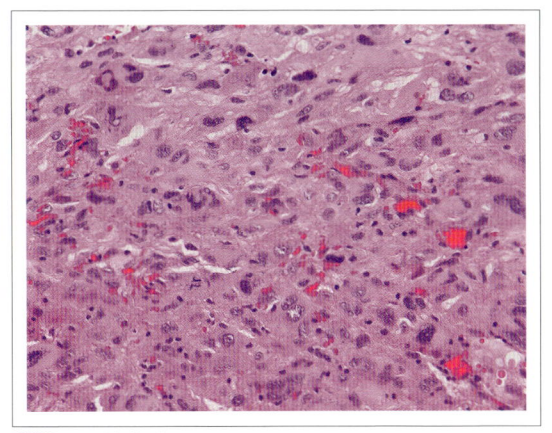

**図4 平滑筋肉腫**
多形核と好酸性細胞質を有する腫瘍細胞が密に増殖している．基質形成はみられず，腫瘍細胞は免疫染色でh-caldesmonやcalponinに陽性を示す．

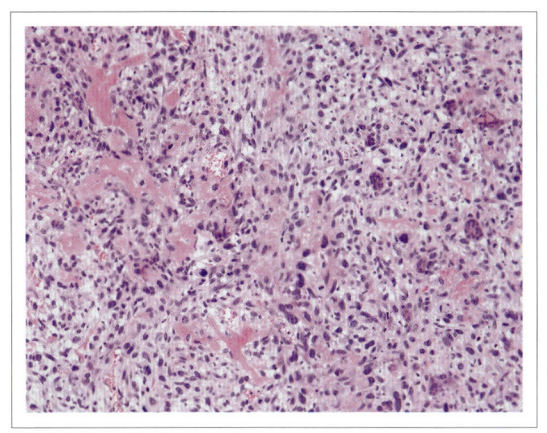

**図5 通常型骨肉腫**
異型紡錘形腫瘍細胞が密に増殖し，腫瘍細胞間に好酸性の類骨を形成している．

の組織切片を作製し鑑別診断を行う必要がある．
- 中高齢者では，骨Paget病，骨梗塞，放射線照射，線維性骨異形成を先行病変として発症することがある．

### ▶類骨骨腫／骨芽細胞腫（osteoid osteoma/osteoblastoma）

- 10代に好発し，類骨骨腫では特徴的な画像を示す．
- 血管に富み，類骨・骨基質を形成する．
- 腫瘍細胞は骨芽細胞に類似し，異型・多形は乏しい．

### ▶線維肉腫（fibrosarcoma）

- 腫瘍細胞核の多形性は弱く，杉綾模様や魚骨様配列を示す．
- さまざまな程度に膠原線維を伴うが，骨・軟骨基質を形成しない．
- 免疫染色や遺伝子検査で，特異的所見は認めない．

### ▶滑膜肉腫，単相型（synovial sarcoma, monophasic type）

- 腫瘍細胞核は多形性に乏しく，均一感がある．
- 杉綾模様や魚骨様配列を示すことがある．
- 骨・軟骨基質を形成しない．
- 免疫染色にて，上皮性マーカーやTLE1が陽性を示す．
- *SS18-SSX* のキメラ遺伝子を検出する．
- 骨原発はきわめてまれである．

### ▶類腱線維腫（desmoplastic fibroma）

- 若年成人に多い．
- 異型の乏しい線維芽細胞/筋線維芽細胞が豊富な膠原線維を伴い増生する．

### ▶非骨化性線維腫（non-ossifying fibroma）　図6

- 小児の下肢長管骨骨幹端部に好発する．

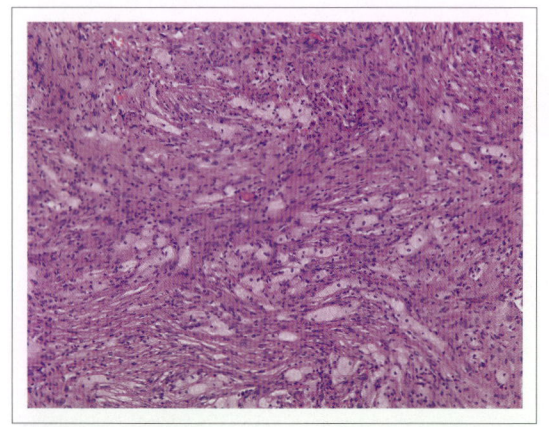

**図6 非骨化性線維腫**
異型の乏しい紡錘形腫瘍細胞が泡沫細胞を混じ，花むしろ状に増生している．

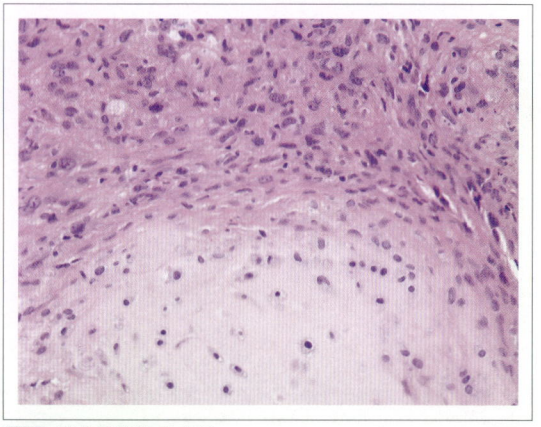

**図7 脱分化型軟骨肉腫**
硝子軟骨基質を有する高分化軟骨肉腫と明瞭な境界を形成し，異型紡錘形腫瘍細胞が不規則に増殖している．脱分化腫瘍の組織所見は，骨未分化高悪性多形肉腫にきわめて類似している．

- 異型の乏しい紡錘形腫瘍細胞が花むしろ状に増生し，破骨細胞型多核巨細胞，泡沫細胞，hemosiderin 沈着を伴う．
- 皮質骨に限局する病変は，線維性皮質骨欠損（fibrous cortical defect）とも呼ばれるが，この名称は画像診断時に用いられることが多い．

### ▶良性線維性組織球腫（benign fibrous histiocytoma）

- 組織所見は非骨化性線維腫と同じであるが，臨床像が異なる．
- 骨盤などの扁平骨や長管骨骨幹部に発生する．
- 2013 年 WHO 分類では，non-ossifying fibroma/benign fibrous histiocytoma of bone と同一疾患概念としてまとめられている．

### ▶通常型軟骨肉腫（chondrosarcoma）

- Grade 2 以上の軟骨肉腫では，軟骨基質が粘液腫状となることが多い．
- 病変は一様であり，多形核を有する異型紡錘形腫瘍細胞が密に増殖することはない．
- 石灰化や軟骨内骨化を示す．

### ▶脱分化型軟骨肉腫（dedifferentiated chondrosarcoma）図7

- 脱分化腫瘍が未分化高悪性多形肉腫所見を示すことが多いため，組織像だけでの鑑別は困難である．
- 画像検査あるいは組織学的に，通常型軟骨肉腫成分を認める．
- 通常型軟骨肉腫成分は，しばしば石灰化・骨化を示す．

### ▶軟骨芽細胞腫（chondroblastoma）

- 10 代の長管骨骨端部に好発する．
- 破骨細胞型多核巨細胞が混在し，核溝を有する類円形腫瘍細胞が増殖する．

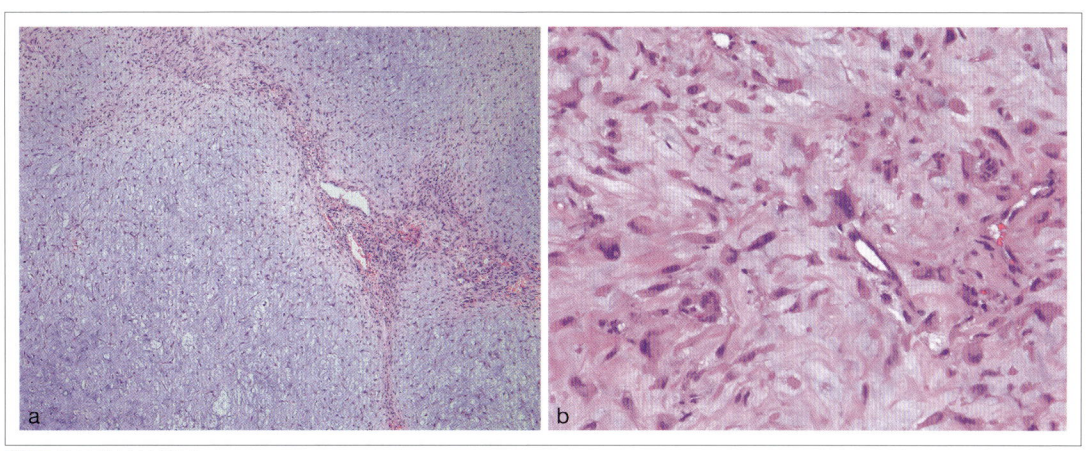

**図8 軟骨粘液線維腫**
a：星芒状腫瘍細胞が，豊富な粘液を背景に増生している．分葉状を呈し，各分葉辺縁部では，細胞密度が高くなる傾向がある．
b：核の異型・多形が目立つ症例では，多形肉腫との鑑別に注意を要する．このような例では，通常核分裂像を認めない．

- 淡好酸性の軟骨様基質の形成や chicken-wire calcification を示す．
- 免疫染色にて，腫瘍細胞は S-100 蛋白に陽性を示す．

### ▶軟骨粘液線維腫（chondromyxoid fibroma）　図8

- 10〜20代の長管骨骨幹端部に好発する．
- 粘液基質に富む分葉状腫瘍で，星芒状腫瘍細胞が比較的疎に増生する．
- 変性による核異型・多形が著しいことがある．

### ▶巨細胞腫（giant cell tumor）

- 20〜40代の長管骨骨幹端部〜骨端部に好発する．
- 一様にばらまかれたような大型破骨型多核巨細胞を認める．
- 腫瘍性とされる単核細胞の核は，巨細胞の核に類似する．
- 核分裂像が目立っても，核異型は乏しい．

### ▶悪性巨細胞腫（malignant giant cell tumor）

- 核異型・多形が著しく，組織所見のみでは鑑別は困難である．
- 画像所見や組織学的に典型的な巨細胞腫の所見を認めるか，あるいは巨細胞腫の既往歴がある．

### ▶脊索腫（chordoma）

- 例外を除き頭蓋底から尾椎に至る中心骨に発生する．
- 分葉状で，特徴的な担空胞細胞（physaliphorous cell）が増殖する．
- 豊富な粘液基質を有することが多い．
- 免疫染色にて腫瘍細胞は brachyury，上皮系マーカー，S-100 蛋白に陽性を示す．
- 脱分化すると，未分化多形肉腫や骨肉腫の所見を示すため，組織学的鑑別は困難になる．

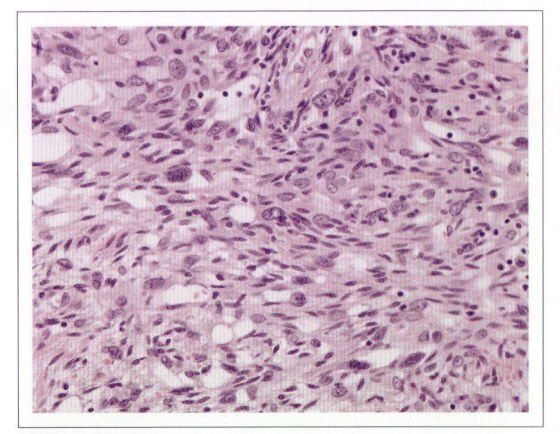

**図9** 血管肉腫
異型・多形核を有する腫瘍細胞が，血管腔を形成し密に増殖している．

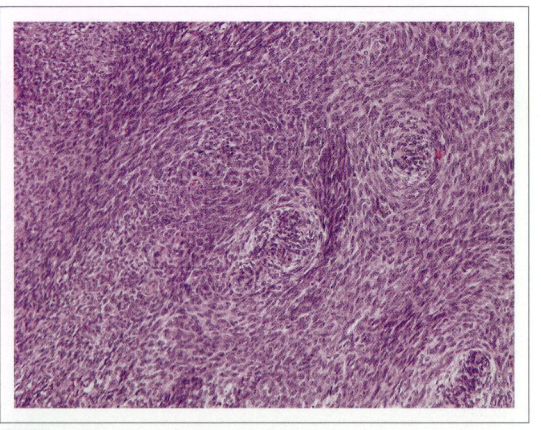

**図10** アダマンチノーマ
紡錘形細胞型では，線維肉腫に類似した核多形に乏しい異型紡錘形腫瘍細胞が錯綜状に増殖する．

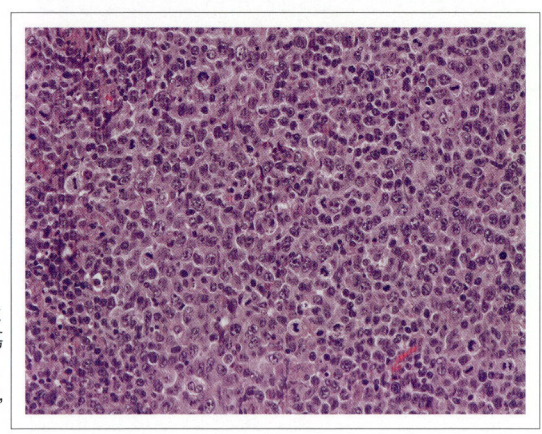

**図11** 非ホジキンリンパ腫
未分化大細胞リンパ腫は，多形核と比較的豊富な細胞質を有する腫瘍細胞が，類上皮様に密に増殖する．免疫染色にて，腫瘍細胞はCD3，CD30に陽性を示す．

### ▶類上皮血管内皮腫（epithelioid hemangioendothelioma）/ 血管肉腫（angiosarcoma） 図9

- 血管腔を形成する．
- 多発することがある．
- 免疫染色にて，血管内皮マーカー（CD31, CD34, factor Ⅷ）が陽性を示す．

### ▶アダマンチノーマ（adamantinoma） 図10

- 20～50代の脛骨あるいは腓骨の骨幹部に好発する．
- 腫瘍細胞は基底細胞様あるいは紡錘形を呈し，多形性は乏しい．
- 免疫染色にて，腫瘍細胞は上皮系マーカーに陽性を示す．

### ▶非ホジキンリンパ腫（non-Hodgkin lymphoma） 図11

- 腫瘍細胞は髄様に増殖し，核は類円形を示し，細胞質は乏しい．
- まれに肉腫様を呈する．
- 免疫染色にて，B細胞リンパ腫ではCD20やCD79aが，T細胞リンパ腫ではCD3が陽性を示す．

# 骨未分化高悪性多形肉腫

```
骨内多形性腫瘍細胞の増殖
├─ 基質形成なし／高度多形性
│  ├─ 好酸性・細線維状細胞質, SMA, desmin, h-caldesmon, calponin → 平滑筋肉腫　図4
│  ├─ 血管腔形成, CD31, CD34, factor Ⅷ → 類上皮血管内皮腫／血管肉腫　図9
│  ├─ 定型的巨細胞腫の所見あるいは既往歴 → 悪性巨細胞腫
│  ├─ Reed-Sternberg細胞, CD15, CD30, 多彩な炎症細胞浸潤 → ホジキンリンパ腫
│  ├─ 上皮性分化, cytokeratin, EMA, 癌腫の既往歴 → 転移性肉腫様癌　図12
│  └─ 特異的分化なし → 骨未分化高悪性多形肉腫　図3
├─ 基質形成なし／軽度〜中等度多形性
│  ├─ 紡錘形細胞, cytokeratin, EMA, TLE1 → 滑膜肉腫
│  ├─ 脛骨骨幹部など限られた好発部位, 紡錘形細胞, 上皮様分化, cytokeratin, EMA → アダマンチノーマ　図10
│  ├─ 一様な多核巨細胞, 長管骨骨幹端部〜骨端部といった好発部位 → 巨細胞腫
│  ├─ 類円形細胞, リンパ球系マーカー → 非ホジキンリンパ腫　図11
│  ├─ 核の偏在する類円形細胞, 免疫グロブリン, CD138 → 形質細胞腫
│  └─ 散在する多核巨細胞・泡沫細胞 → 非骨化性線維腫　図6／良性線維性組織球腫
├─ 類骨・骨基質形成
│  ├─ 異型紡錘形／類円形細胞 → 骨肉腫（各種亜型）図5
│  └─ 異型の乏しい紡錘形細胞 → 類骨骨腫／骨芽細胞腫
├─ 軟骨基質形成
│  ├─ 分様状, 2核細胞, 硝子様／粘液腫様軟骨基質 → 軟骨肉腫（通常型軟骨肉腫, 淡明型軟骨肉腫, 脱分化型軟骨肉腫　図7）
│  ├─ 異型紡錘形／類円形細胞, 多形核 → 軟骨形成性骨肉腫
│  ├─ 類円形細胞, 核溝, 破骨型多核巨細胞 → 軟骨芽細胞腫
│  └─ 分様状, 紡錘形腫瘍細胞, 多核巨細胞 → 軟骨粘液線維腫　図8
├─ 粘液基質形成
│  ├─ 分様状, 2核細胞 → 軟骨肉腫（Grade 2以上の通常型軟骨肉腫）
│  └─ 分様状, 類上皮様空胞細胞, 中心骨, brachyury, cytokeratin → 脊索腫（脊索腫, 脱分化脊索腫）
└─ 膠原線維形成
   ├─ 紡錘形細胞, 杉綾模様 → 線維肉腫
   ├─ 疎な紡錘形腫瘍細胞増殖 → 類腱線維腫
   └─ 密な異型・多形紡錘形腫瘍細胞増殖 → 骨未分化高悪性多形肉腫　図3
```

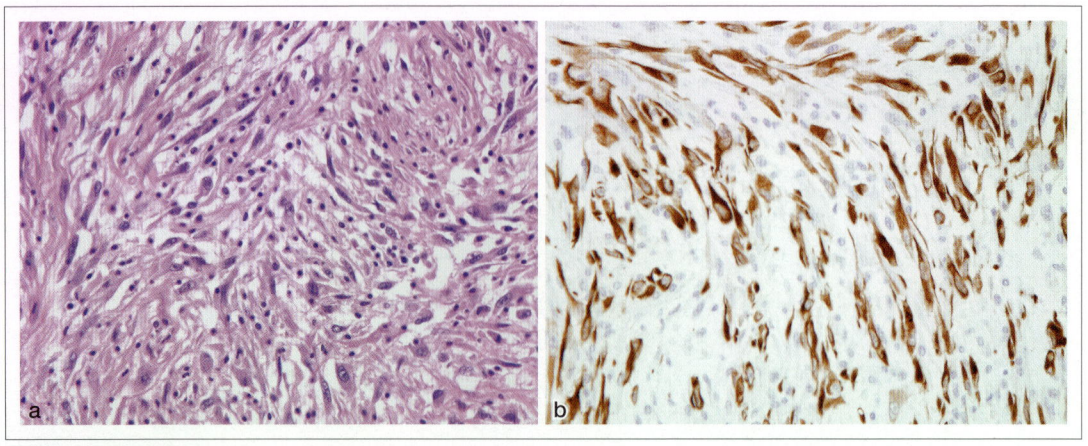

**図12 転移性肉腫様癌**
a：核の多形性の目立つ異型紡錘形腫瘍細胞が錯綜状に増殖している（HE染色）．
b：免疫染色にて，腫瘍細胞はCAM5.2に強陽性を示す．本例は喉頭扁平上皮癌の転移であった．

- 成人ではびまん性大細胞型B細胞リンパ腫（diffuse large B-cell lymphoma）が，小児ではリンパ芽球性リンパ腫（lymphoblastic lymphoma）や未分化大細胞リンパ腫（anaplastic large cell lymphoma）が多い．
- 未分化大細胞リンパ腫は核の多形が目立ち，免疫染色にてCD3, CD30が陽性で，ALKもしばしば陽性を示す．

### ▶ホジキンリンパ腫（Hodgkin lymphoma）

- 多彩な炎症細胞浸潤を背景に，2核の大型異型細胞（Reed-Sternberg細胞）が散在性に増殖する．
- 免疫染色にて，Reed-Sternberg細胞はCD30, CD15に陽性を示す．

### ▶転移性肉腫様癌（metastatic sarcomatoid carcinoma） 図12

- 多発性であることが多く，脊椎や四肢長管骨の近位部に好発する．
- 既往歴を確認する．
- 紡錘形腫瘍細胞の束状増殖や花むしろ様配列あるいは多形細胞の出現など，組織所見のみでは鑑別が難しい．
- 免疫染色にて，上皮系マーカーに陽性を示すときには肉腫様癌を疑う．

## ■ 治療，予後

- 広範囲切除が選択される．
- 骨肉腫に準じた化学療法が有効との報告もあるが，中高齢者に多いことから十分量の薬剤を投与することが困難なことが多い．
- 肺転移を生じやすく，5年生存率は50〜60%である．

（山口岳彦）

Ewing sarcoma
# Ewing 肉腫

## 疾患の概要

- 小児〜若年成人に好発する小円形細胞肉腫である.
- 多くは骨に発生するが 10〜20%は骨外から発生し,軟部組織のほか,まれに実質臓器からも生じる.
- 組織学的,免疫組織化学的,電子顕微鏡的にさまざまな程度の神経外胚葉組織への分化を示す.
- かつては Ewing 肉腫と未熟神経外胚葉腫瘍（primitive neuroectodermal tumor：PNET）として別の腫瘍として扱われてきたが,病理像および細胞遺伝学的な異常の共通性が明らかにされた後,一群の腫瘍として扱われるようになった.
- 2013 年の WHO 分類では名称が Ewing 肉腫に一括されているが,Ewing 肉腫/PNET と併記されることも多い.
- 悪性度が高く予後不良な肉腫であるが,化学療法の効果が高く,術前化学療法が施行される.

### 染色体・遺伝子異常

- 腫瘍特異的な染色体相互転座に由来する *EWSR1* と *ETS* ファミリー遺伝子の融合遺伝子形成がほとんどの症例にみられる.
- 融合遺伝子の約 85%を *EWSR1-FLI1* が占めており,*EWSR1-ERG*（約 15%）がそれに次いで多く,非常にまれではあるが,このほかの *ETS* ファミリー遺伝子や *EWSR1* 以外の *TET* ファミリー遺伝子が関与する融合遺伝子形成が知られている.
- Ewing 肉腫との異同が問題となる未分化円形細胞肉腫に *CIC-DUX4*,*BCOR-CCNB3* などの融合遺伝子を有する腫瘍が知られている 表1 .

## 臨床所見

### 疫学
- 小児期の原発性骨腫瘍としては骨肉腫に次いで多い.
- 人種差があり,白人に多く,黒人にはまれである.黄色人種は白人ほど多くない.

**表1** Ewing肉腫と未分化円形細胞肉腫の細胞遺伝学的異常と融合遺伝子

| 腫瘍 | 染色体相互転座 | 融合遺伝子 |
|---|---|---|
| Ewing肉腫 | t(11;22)(q24;q12) | EWSR1-FLI1 |
|  | t(21;22)(q22;q12) | EWSR1-ERG |
|  | t(7;22)(p22;q12) | EWSR1-ETV1 |
|  | t(17;22)(q21;q12) | EWSR1-ETV4 |
|  | t(2;22)(q35;q12) | EWSR1-FEV |
|  | t(16;21)(p11;q22) | FUS-ERG |
|  | t(2;16)(q35;p11) | FUS-FEV |
| Ewing様肉腫あるいは未分化円形細胞肉腫 | t(4;19)(q35;q13) | CIC-DUX4 |
|  | inv(X)? | BCOR-CCNB3 |
|  | t(6;22)(p22;q12) | EWSR1-POU5F1 |
|  | t(20;22)(q13;q12) | EWSR1-NFATC2 |
|  | inv(22) in t(1;22)(p34;q12) | EWSR1-PATZ1 |
|  | t(6;22)(p21;q12) | EWSR1-SMARCA5 |
|  | t(2;22)(q31;q12) | EWSR1-SP3 |
|  | t(20;22)(q13;q12) | EWSR1-NFATC2 |

■ 好発年齢, 性

- 小児〜若年成人に多く, 80％は20歳以下であり, 5歳以下あるいは30歳以上はまれである.
- 男女比は1.4〜1.6：1で, 男性にやや多い.

■ 好発部位

- 骨内発生が多いが, 10〜20％は骨外発生である.
- 骨内発生例の場合, いずれの骨からも発生しうるが長管骨の骨幹端部あるいは骨幹部に好発し, 大腿骨, 骨盤骨, 腓骨の順で頻度が高く, 肋骨, 椎体骨もまれではない.
- 骨外発生例の場合, いずれの部位からも発生しうるが四肢の深部軟部組織発生が多く, 食道, 小腸, 膵臓, 胆道系, 腎臓, 膀胱, 外陰部, 腟, 子宮, 卵巣, 硬膜, 脊髄, 副腎, 鼻咽頭, 気管, 喉頭, 肺, 心臓, 大唾液腺などにも発生することもある.

■ 画像所見

・単純X線所見

- 長管骨では骨幹〜骨幹端の髄内に境界不明瞭な骨破壊性の腫瘍を形成する.
- 辺縁部の浸潤性あるいは虫喰い状パターンが特徴的で, 多層化した骨膜反応（onion-skin lesion）や軟部に骨外腫瘤の形成を見る 図1a .
- 骨幹部では骨膜下腫瘤が外方より骨を圧排し, 皿状のくぼみ（saucerization）を形成する.

・CT, MRI, 骨シンチグラフィ所見

- CT, MRIはX線画像よりも骨破壊や骨外への進展が明瞭に把握でき有用である

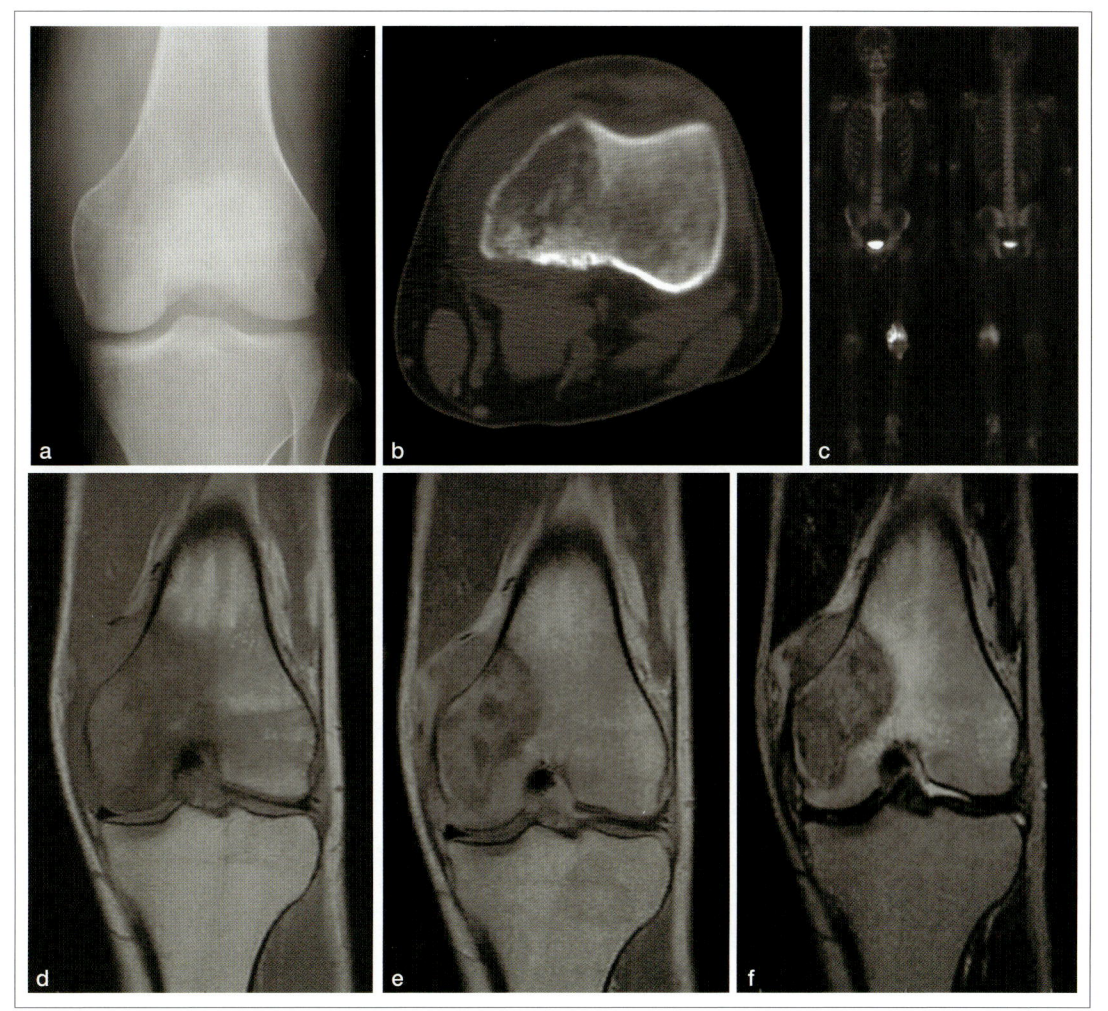

**図1 大腿骨原発 Ewing 肉腫の治療前画像**
a：単純 X 線像．大腿骨遠位部骨端部から骨幹端部内側の境界不明瞭な骨透亮像を認め，内側に膨隆する．
b：CT（骨条件）．腫瘍は皮質骨を破壊し骨外病変を形成している．
c：骨シンチグラフィ．腫瘍に集積像がみられ，辺縁部に強い．
d：MRI（T1 強調像）．腫瘍は筋肉と等信号，境界は不明瞭である．
e：MRI（T1 強調，ガドリニウム造影像）．造影効果がみられる．
f：MRI（T2 強調像）．腫瘍は筋肉より高信号となる．
（写真提供：がん・感染症センター都立駒込病院骨軟部腫瘍科　池上政周先生）

図1b．
- MRI では T1 強調像で筋肉より低〜等信号，T2 強調像で高信号，造影剤による増強効果が強い 図1d, e, f．
- 骨シンチグラフィで強い集積を示す 図1c．

# 病理所見

## 肉眼的所見

- 術前化学療法が施行され，治療反応性が高いため，手術検体では出血巣や瘢痕線

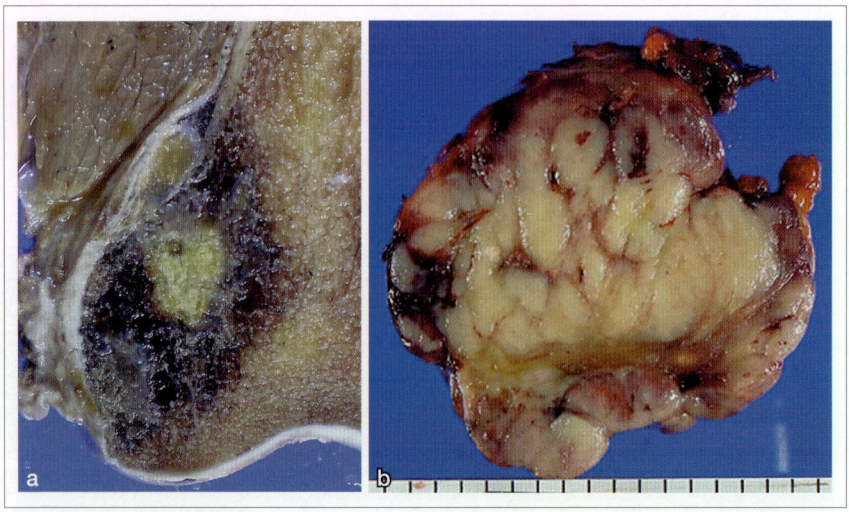

**図2** Ewing 肉腫の肉眼像
a：大腿骨原発 Ewing 肉腫の化学療法後の広範切除検体．腫瘤は出血壊死状で本来の腫瘍の残存は明らかではなく，皮質骨の菲薄化や断裂を伴い骨膜下にも病変が広がっている．
b：化学療法未施行の腹壁原発 Ewing 肉腫．腫瘍は均一な灰白色充実性髄様で，分葉構造を認め，一部に出血を伴う．

維化巣を残すのみで肉眼的に腫瘍が認識できないこともある 図2a．
- 未治療の腫瘍は灰白色充実性，髄様で軟らかく，出血壊死巣を伴う 図2b．

### ■ 組織学的所見
- 非常に均一な円形腫瘍細胞の充実性胞巣状，髄様増殖が基本であり，間質成分にきわめて乏しい 図3a．
- 個々の細胞は類円形の均一な核を有し，クロマチン量は多く，繊細であり，核小体は小型で目立たない 図3b．
- 細胞質は非常に少ないが，顆粒状のグリコーゲン顆粒を有しており，PAS 染色が陽性，ジアスターゼ消化 PAS 染色で陰性化する 図3c．
- さまざまな程度の出血，壊死を伴う．
- 神経外胚葉性分化の程度は症例によって異なるが，神経線維を取り囲むロゼット（Homer-Wright rosette）や血管周囲を取り囲むような偽ロゼット様構造（perivascular pseudorosette），まれには網膜芽細胞腫などにみられる中心腔形成を示すロゼット（Flexner-Wintersteiner rosette）がみられる 図3d．
- まれに典型像とは異なる核の腫大や不整が強い症例があり，異型 Ewing 肉腫（atypical Ewing sarcoma）と呼ばれる．

### ■ 免疫組織化学
- 特異的な免疫組織化学的マーカーは存在しない．
- 膜糖蛋白である *MIC2* 遺伝子産物（CD99）が特異的なマーカーとされてきたが，特異性は高くはなく，鑑別診断に挙がるほとんどの円形細胞肉腫，小細胞癌，リンパ芽球性リンパ腫などで陽性となる 図4a．
- 神経性マーカー（S-100 蛋白，synaptophysin，neuron specific enolase）などが神経外胚葉性分化の程度に応じて発現する 図4b．
- cytokeratin（AE1/AE3，CAM5.2 など）の発現はまれならずみられるので，

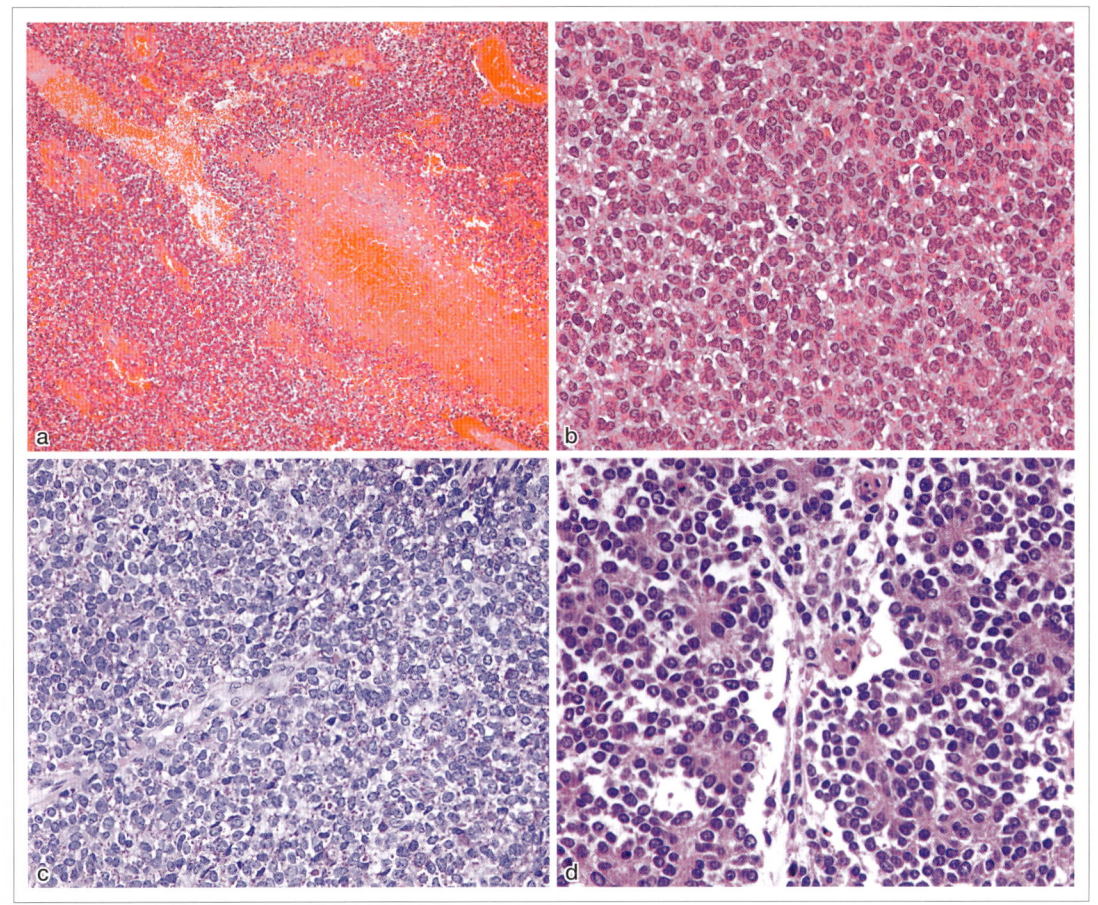

**図3 Ewing肉腫の組織像**
a：出血や壊死を伴う小円形腫瘍細胞のびまん性増殖を認める．
b：腫瘍細胞は均一な円形〜卵円形の核を有し，N/C比が高い．
c：腫瘍の細胞質内にPAS染色陽性のグリコーゲン顆粒を認める．
d：Homer-Wright型ロゼットがみられる腫瘍もある．

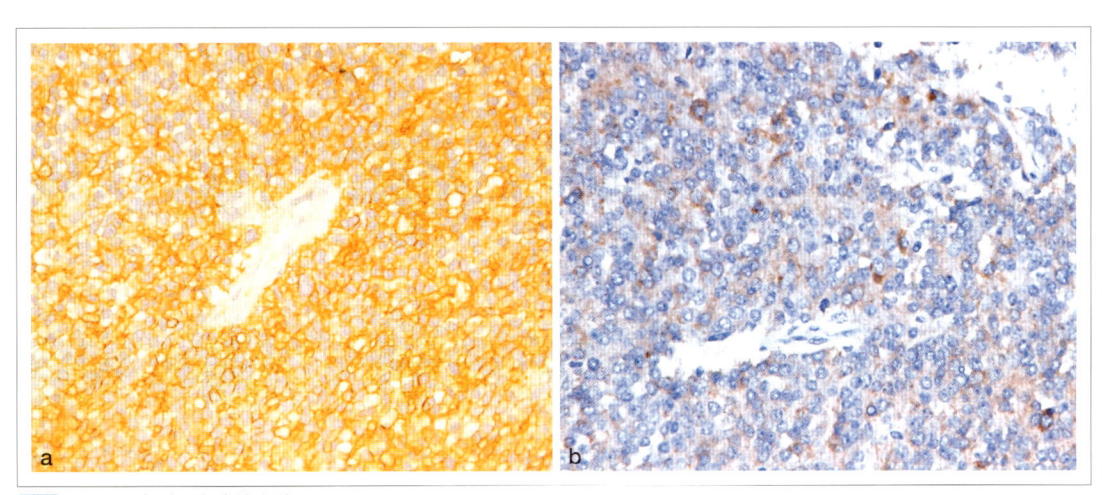

**図4 Ewing肉腫の免疫染色像**
a：CD99（MIC2）が細胞膜にびまん性に陽性となる．
b：synaptophysinが一部の腫瘍細胞の細胞質内に陽性である．

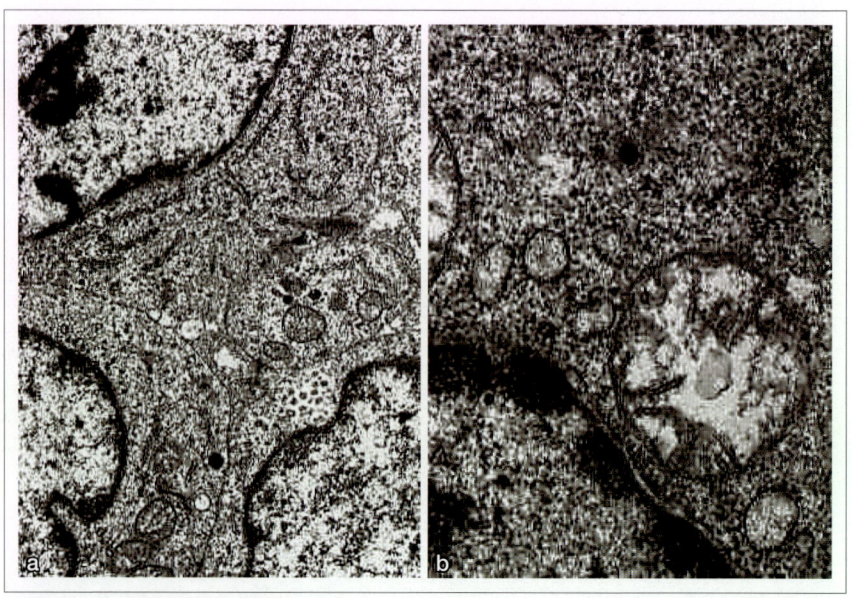

**図5 Ewing 肉腫の電子顕微鏡像**
a：細胞内小器官に乏しく，細胞質突起が認められる．
b：細胞質内に神経内分泌性分化を示唆する有芯顆粒を認め，グリコーゲン顆粒も多数認められる．

鑑別診断上注意が必要である．
- 融合遺伝子 *EWSR1-FLI1* の存在を反映して，抗 FLI1 抗体で陽性となるが，他の腫瘍でも陽性となるため特異性は高くない．

### ■ 電子顕微鏡所見
- 細胞内小器官の発達は悪く，有芯顆粒（神経内分泌顆粒）やグリコーゲン顆粒を含有し，細胞表面には細胞質突起やデスモゾーム様構造がみられる 図5 ．

### ■ 細胞遺伝学的所見
- 診断困難例では染色体解析による特異的な染色体相互転座や RT-PCR 法，細胞間期 FISH 法による融合遺伝子や遺伝子再構成の証明が補助診断法として有用である 図6 ．

---

**診断のポイント**

- Ewing 肉腫は小児〜若年成人の骨，軟部のいずれからも発生する代表的な小円形細胞肉腫であるが，臓器発生など非定型的な部位からの発生がまれにある．
- 術前化学療法が行われるため，生検時の正確な診断が必要となる．
- 骨内発生の場合は小細胞性骨肉腫，間葉性軟骨肉腫など，軟部組織発生の場合は胞巣型横紋筋肉腫，低分化型滑膜肉腫，線維形成性小円形細胞腫瘍などとの鑑別が必要となる．
- CD99 は鑑別対象となるほかの小円形細胞肉腫や悪性リンパ腫でも陽性になることがあることを念頭に置く．
- *EWSR1-FLI1* をはじめとする腫瘍特異的な融合遺伝子を細胞間期 FISH 法や RT-PCR 法で証明することが有力な補助診断法となる．

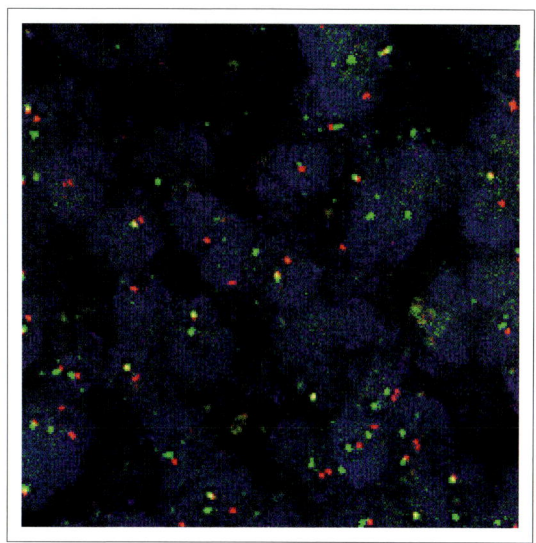

**図6 Ewing 肉腫の細胞間期 FISH 像**
EWSR1 の解離プローブを用いた 2 色標識 FISH 法により，腫瘍特異的な *EWSR1* 遺伝子の再構成に伴う赤と緑のシグナルの解離と，正常な *EWSR1* 遺伝子の存在を示す赤と緑の融合シグナルを認める．
（写真提供：がん研究会がん研究所病理部　元井紀子先生）

## 鑑別診断

### 原発性腫瘍

#### ▶未分化円形細胞肉腫 (undifferentiated round cell sarcoma) 図7

- 骨および軟部組織の両者に特定の組織学的特徴のない未分化円形細胞肉腫がみられ，典型的あるいは異型 Ewing 肉腫との異同が問題となっているが，症例数が少なく今後解決されるべき課題である．
- Ewing 肉腫の染色体相互転座や融合遺伝子が認められる場合は，Ewing 肉腫に含められているが，それ以外の細胞遺伝学的異常がみられる場合や，異常が検出できない場合に未分化円形細胞肉腫に分類されることや Ewing 様肉腫と呼ばれることがあり，Ewing 肉腫との異同については明確な規定は存在せず曖昧なままである 表1 ．
- 現時点では未分化円形細胞肉腫の治療は Ewing 肉腫に準じるため，治療上の問題は少ない．

#### ▶胞巣型横紋筋肉腫 (alveolar rhabdomyosarcoma)

- 小児，青年～若年成人の四肢軟部組織に好発する．
- 均一な小円形細胞が密に配列するが，線維性隔壁により明瞭な胞巣構造を形成し 図8a ，腫瘍細胞は隔壁に沿って「杭垣」状に配列する．
- 骨格筋系マーカーが陽性となるが 図8b ，CD99 も陽性となることがあるので注意を要する．
- 染色体相互転座 t(2;13)(q35;q14) に由来する *PAX3-FOXO1* が大部分にみられ，少数例で t(1;13)(p36;q14) と融合遺伝子 *PAX7-FOXO1* を有する症

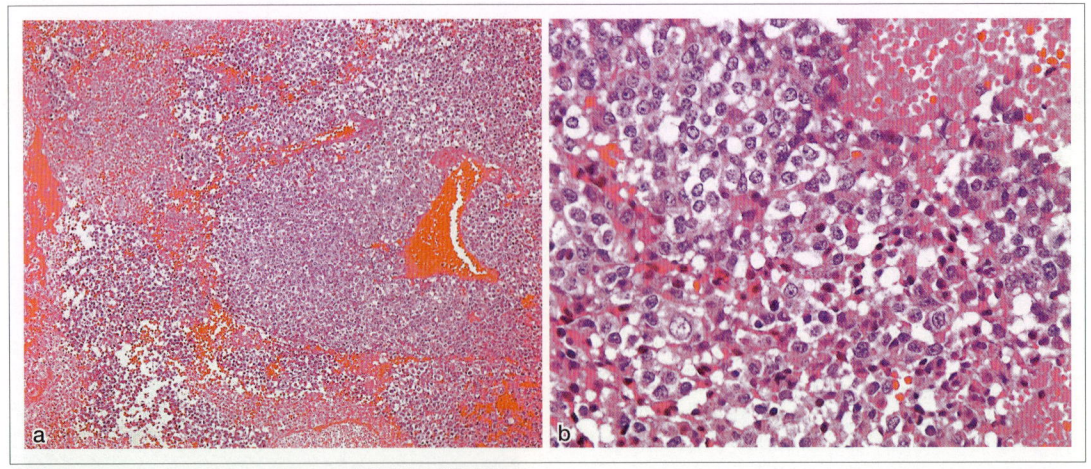

**図7** *CIC-DUX4* 融合遺伝子を有する未分化円形細胞肉腫
a：典型的な Ewing 肉腫と類似の円形細胞の出血壊死を伴うシート状の増殖がみられる．
b：腫瘍細胞は淡明な細胞質と類円形の核を有するが，核には軽度の大小不同や不整がみられ，異型 Ewing 肉腫の範疇の腫瘍ともいえる．

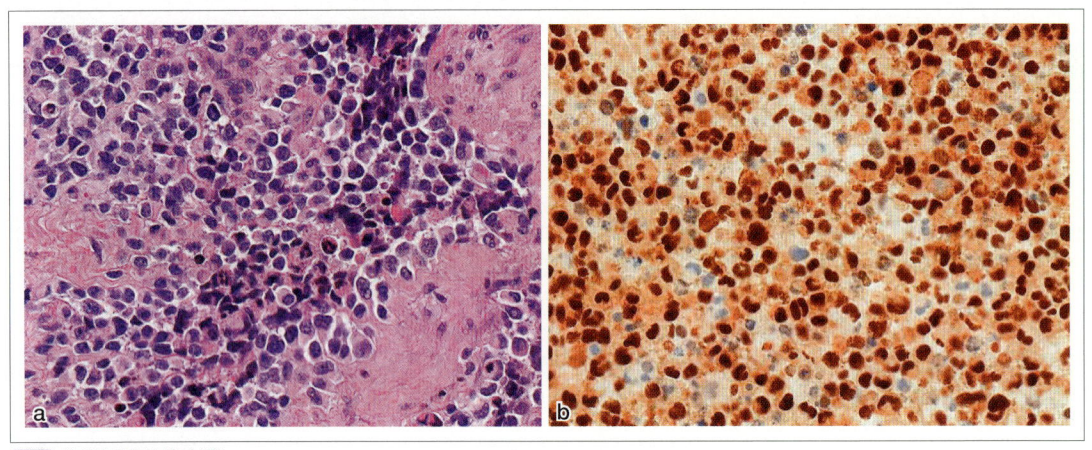

**図8** 胞巣型横紋筋肉腫
a：線維性隔壁で区画された N/C 比の高い小円形細胞の胞巣がみられ，辺縁部では列状，中心部は裂隙形成がみられ，一部の細胞質は好酸性を呈する．
b：腫瘍細胞の核には骨格筋マーカーの1つである myogenin がびまん性に強陽性である．
（写真提供：がん研究会がん研究所病理部　元井紀子先生）

例がみられるほか，別の融合遺伝子や融合遺伝子を証明できない症例もまれに存在する．

### ▶低分化型滑膜肉腫（poorly differentiated synovial sarcoma）

- 若年成人の四肢の大関節近傍の軟部組織に好発するが，さまざまな年齢層で多彩な部位から発生し，臓器発生の報告もある．
- 上皮分化を特徴とし，その程度により二相型，単相（線維）型の2つの組織亜型に大別されるが，まれな亜型として低分化型があり，Ewing 肉腫に類似の円形細胞が主体を占めることがある（小細胞亜型） 図9a ．
- 低分化型は二相型，単相型よりもアグレッシブである．
- 免疫組織化学的には上皮性マーカーが陽性となるが，CD99 もしばしば陽性とな

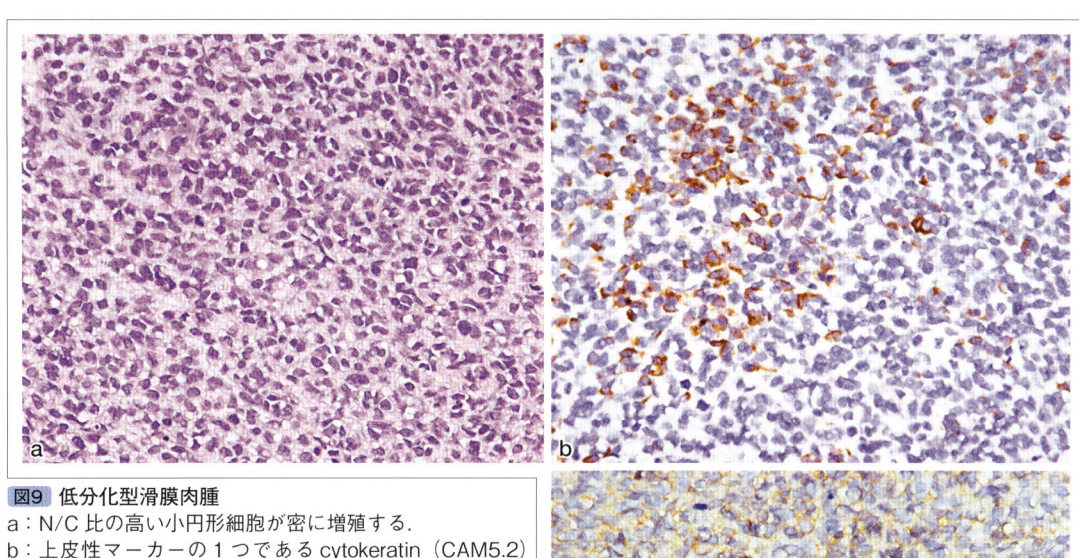

**図9 低分化型滑膜肉腫**
a：N/C比の高い小円形細胞が密に増殖する．
b：上皮性マーカーの1つであるcytokeratin（CAM5.2）が一部の腫瘍細胞の細胞質に陽性となる．
c：腫瘍細胞の細胞膜にはCD99（MIC2）が陽性となる．

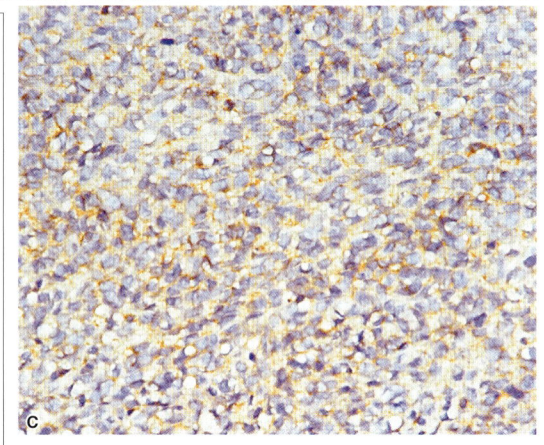

る 図9b, c．
- 滑膜肉腫特異的な染色体相互転座t(X；18)(p11；q11) および融合遺伝子 *SS18-SSX1* あるいは *SS18-SSX2* の証明がきわめて有用である．

### ▶間葉性軟骨肉腫（mesenchymal chondrosarcoma） 図10

- 若年成人の下顎骨などの頭蓋・顔面骨，肋骨，腸骨などに好発する軟骨肉腫のまれな亜型で，1/3～1/5は軟部組織からも発生する悪性度の高い肉腫である．
- 細胞質の乏しい円形～卵円形の核を有する細胞の出現とさまざまな程度の硝子軟骨島形成を示す．
- 腫瘍特異的融合遺伝子 *HEY1-NCOA2* が多くの症例で検出される．

### ▶小細胞型骨肉腫（small cell osteosarcoma）

- 通常型骨肉腫と同様の臨床像，画像所見を呈する．
- Ewing肉腫と鑑別が困難な円形細胞がみられることがあるが，腫瘍性類骨形成が証明される．

### ▶線維形成性小円形細胞腫瘍（desmoplastic small round cell tumor）

- 小児～若年成人の腹壁や後腹膜に発生する，きわめて悪性度の高い小円形細胞肉

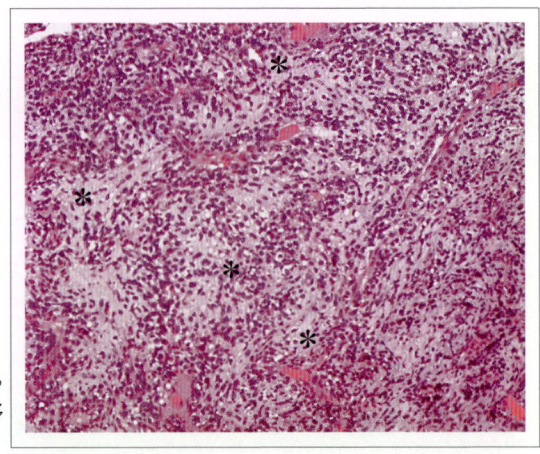

**図10 間葉性軟骨肉腫**
未熟な小円形腫瘍細胞の密な増殖部分と細胞密度が疎でやや粘液状基質を有する硝子軟骨島（＊）が境界不明瞭に移行している．

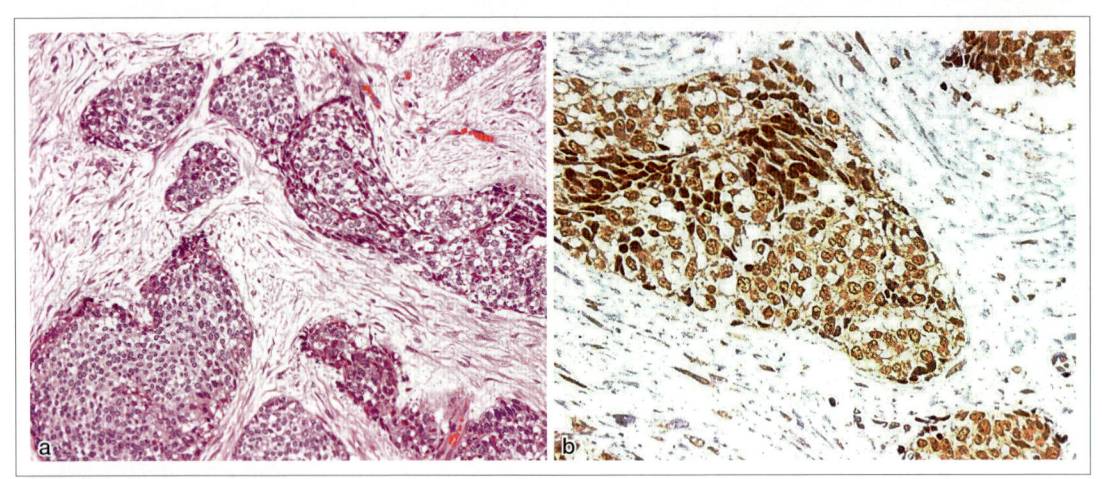

**図11 線維形成性小円形細胞腫瘍**
a：豊富な線維性間質中に腫瘍細胞が大小の境界明瞭な充実性胞巣を形成して増殖する．
b：腫瘍特異的な融合遺伝子の存在を反映して，腫瘍細胞の核にWT1蛋白質がびまん性に強陽性となる．

腫である．
- 小円形細胞が充実性胞巣状あるいは索状に配列し，豊富な線維性間質成分を伴う 図11a ．
- 上皮性，神経性，筋性など多方向への分化を示すため，免疫組織化学的にこれらのマーカーが陽性となるが，desminの細胞質内のドット状の陽性像が特徴的である．
- ほぼすべての症例で腫瘍特異的相互転座 t(11；22)(p13；q12) および融合遺伝子 *EWSR1-WT1* を有しており，WT1蛋白質のカルボキシル基末端側を認識する抗体で核に強い陽性所見が証明される 図11b ．

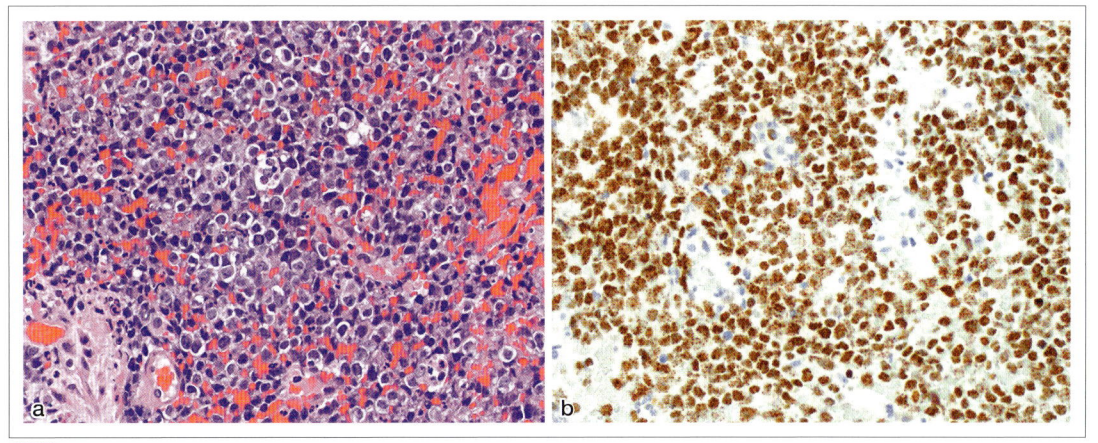

**図12 NUT 正中線癌**
a：N/C 比の高い未分化な円形細胞が増殖し，特定の分化はみられない．
b：*NUT* 遺伝子の融合遺伝子形成に伴い，その融合遺伝子産物が抗 NUT 抗体により核にびまん性の陽性像として検出される．
（写真提供：国立がん研究センター中央病院病理科　吉田朗彦先生）

## その他の悪性腫瘍

### ▶神経芽細胞腫（neuroblastoma）

- 乳幼児期に主として副腎に発生し，骨にも転移するが，副腎髄質原発の Ewing 肉腫の報告もあるため，原発，転移巣のいずれも鑑別が必要となる場合がある．
- 組織学的にもロゼット形成など神経分化も類似の像を示すが，神経芽細胞腫では CD99 は陰性で，Ewing 肉腫の細胞遺伝学的な異常は認められない．

### ▶鼻咽頭領域の悪性腫瘍

- 鼻咽頭領域には嗅神経芽細胞腫，悪性リンパ腫，悪性黒色腫，NUT 正中線癌を含む未分化癌など，小円形細胞の出現するさまざまな悪性腫瘍が重複してみられる．
- 未分化癌では上皮分化の把握がしばしば困難であるため，複数の上皮性マーカーを用いた免疫組織化学的検索や *NUT* 遺伝子再構成の検索が必要である 図12．

### ▶小細胞癌などの神経内分泌性分化を示す癌の転移

- 原発巣の有無や既往，治療歴に関する情報が必須であり，それを踏まえた上皮性マーカー，神経内分泌性マーカーの検索を行う必要がある．

### ▶悪性リンパ腫（malignant lymphoma）

- 悪性リンパ腫は骨に腫瘤を形成する場合があり，なかでもリンパ芽球性リンパ腫は腫瘍細胞が CD99 陽性となるため，TdT を含めた血球，リンパ球系マーカーの検索が必要である．

## Ewing 肉腫

**小円形細胞腫瘍**

- **骨内発生**
  - **腫瘍細胞による基質の形成あり**
    - 腫瘍細胞による類骨形成 → 小細胞性骨肉腫
    - 腫瘍細胞による軟骨島形成，S-100 蛋白，融合遺伝子 → 間葉性軟骨肉腫　図10
  - **腫瘍細胞による基質の形成なし**
    - 神経内分泌性分化，S-100 蛋白，NSE, CD56, synaptophysin, chromogranin, cytokeratin → 転移性小細胞癌（神経内分泌分化を示す癌）
    - 神経外胚葉性分化，CD99, S-100 蛋白，NSE, synaptophysin, CD56, 融合遺伝子 → Ewing 肉腫　図3, 4
    - 非典型的，不完全な Ewing 肉腫の特徴，融合遺伝子 → 未分化円形細胞肉腫　図7，異型 Ewing 肉腫，Ewing 様肉腫
    - CD45 (LCA), TdT, CD99, CD3, CD20, CD79a（他のリンパ腫マーカー）→ リンパ芽球性リンパ腫（悪性リンパ腫）

- **骨外発生**
  - **上皮性マーカー（cytokeratin, EMA など）の発現あり**
    - 神経内分泌性分化，S-100 蛋白，NSE, CD56, synaptophysin, chromogranin → 転移性小細胞癌（神経内分泌分化を示す癌）
    - わずかな上皮性分化，NUT 正中線癌では融合遺伝子，NUT 蛋白 → 未分化癌，NUT 正中線癌　図12
    - 融合遺伝子 → 低分化型滑膜肉腫　図9
    - 腹腔発生，充実性胞巣，豊富な線維性間質，desmin, WT1, 融合遺伝子 → 線維形成性小円形細胞腫瘍　図11
  - **低頻度ながら上皮性マーカーを発現する場合あり**
    - 神経外胚葉性分化，CD99, S-100 蛋白，NSE, synaptophysin, CD56, 融合遺伝子 → Ewing 肉腫　図3, 4
    - 非典型的，不完全な Ewing 肉腫の特徴，融合遺伝子 → 未分化円形細胞肉腫　図7，異型 Ewing 肉腫，Ewing 様肉腫
    - Neuropil の存在，神経節細胞への分化，PAS 染色陰性 → 神経芽細胞腫
  - **上皮性マーカーの発現なし**
    - 胞巣構造，杭垣配列，好酸性細胞質，横紋構造，desmin, myoglobin, MSA, MyoD1, myogenin, 融合遺伝子 → 胞巣型横紋筋肉腫　図8
    - 腫瘍細胞による軟骨島形成，S-100 蛋白，融合遺伝子 → 間葉性軟骨肉腫　図10
    - CD45 (LCA), CD3, CD20 など → 悪性リンパ腫

## 治療，予後

- 治療は術前化学療法後の腫瘍広範切除が一般的である．
- 多剤併用化学療法や放射線療法の進歩により予後は改善し，5年生存率は50%以上であり，限局性の腫瘍の5年生存率は70〜90%である．
- 10歳以下の幼児や小児の予後はそれ以上の年齢よりもよい．
- 四肢，頭頸部発生の予後はよく，骨盤発生，特に仙骨部に発生する腫瘍は予後が悪い．
- 大きな腫瘍，転移を有する症例の予後は悪い．
- 組織学的な異型Ewing肉腫，神経外胚葉性分化の程度，あるいは融合遺伝子のタイプは予後に影響しない．

〔元井　亨〕

# 骨原発の非ホジキンリンパ腫と多発性・単発性骨髄腫

## 疾患の概要

- 骨原発の血液リンパ系疾患として，WHO 分類（2013 年）では primary non-Hodgkin lymphoma, plasma cell myeloma, solitary plasmacytoma of bone を挙げている．いずれも，骨外のリンパ節や軟部組織に病変を伴わない場合にのみ骨原発とすることができる．
- 骨原発悪性リンパ腫は，骨内に 1 か所または複数箇所の腫瘤を見るのみで，骨以外の実質臓器，および所属リンパ節よりも上位のリンパ節にリンパ腫病変を認めないリンパ腫のことを指す．
- 骨原発非ホジキンリンパ腫のうち，80～90%はびまん性大細胞型 B 細胞リンパ腫（diffuse large B-cell lymphoma：DLBCL）である．
- 骨原発の形質細胞増殖性疾患には，複数の骨病変とともに全身症状を呈する形質細胞骨髄腫〔plasma cell myeloma（多発性骨髄腫；multiple myeloma)〕と，1 か所の骨病変をつくるのみで全身症状を示さない孤立性骨形質細胞腫（solitary plasmacytoma of bone）がある．
- 形質細胞骨髄腫は骨原発の腫瘍としては最も頻度の高い疾患であり，血液リンパ系腫瘍のなかでも，その頻度は高い．
- 画像的にこれらの疾患は，骨内の局所融解性占拠性病変を形成するため，他の骨融解性骨原発疾患との鑑別診断が問題となる．特にほかの小円形細胞腫瘍と組織学的に慎重な鑑別を要する．

## 骨原発の非ホジキンリンパ腫 (primary non-Hodgkin lymphoma of bone)

### 臨床所見

#### ■既往歴
- 特別の既往歴はない．

#### ■好発年齢，性
- 高齢者（50～60 代），男性：女性 = 4：3．
- 骨の原発性悪性腫瘍の約 7%，節外性悪性リンパ腫の約 5%を占める．形質細胞腫瘍は，含まれない．

#### ■好発部位
- 大腿骨，椎体骨，骨盤骨，肋骨，上腕骨．10～40%の例では同一骨内多発性または多発骨性である．

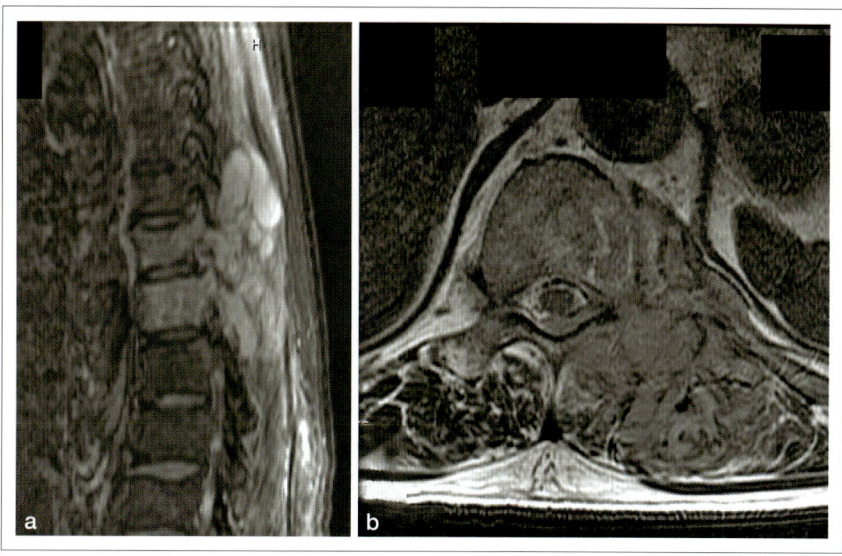

**図1** 骨原発非ホジキンリンパ腫のMRI像
2つの椎体骨を侵す腫瘍.
a：矢状断STIR. 後方の背筋など軟部組織に浸潤が強い.
b：T2WI水平断. 椎体骨の不規則な信号がみられ，左背筋群（向かって右）に高度の浸潤を示す.

- 初回診断の後，骨外病変を4〜6か月以内に認めないとされる.

### ■臨床症状

- 腫脹，運動制限，圧痛，熱感.

### ■画像所見

- CT，骨シンチグラフィ，MRIなどで病変が骨に限局していることが骨原発リンパ腫の診断の必要条件であるが，周囲軟部組織に直接浸潤している場合も含まれる 図1 .
- 病変の大きさは，多くの場合，原発骨の25〜50%の容積を占めるが，時には当該骨全体に及ぶ.
- 骨破壊が主たる所見で，病変は骨の中心部にあることが多く，周囲との境界不明瞭，骨融解と骨破壊の混在（虫喰い像），骨皮質の破壊がみられるが，25%の例では骨皮質の肥厚を認める．病的骨折を起こす場合もある．周囲軟部組織への進展もしばしばみられる.
- 骨膜反応を伴うことの多いEwing肉腫と異なり骨膜反応は通常みられないが，onion skin periosteal reactionはあってもよいとする研究者もいる.

## 病理所見

### ■肉眼的所見

- 骨幹端部を中心に腫瘤を形成し，骨外腫瘤を伴う場合も同様である.
- 灰白色肉様で，辺縁境界は不明瞭である.
- 反応性骨形成を伴うことはまれではなく，病理学的検討のために，非脱灰の軟組織を脱灰する硬組織とは別に確保する必要がある.

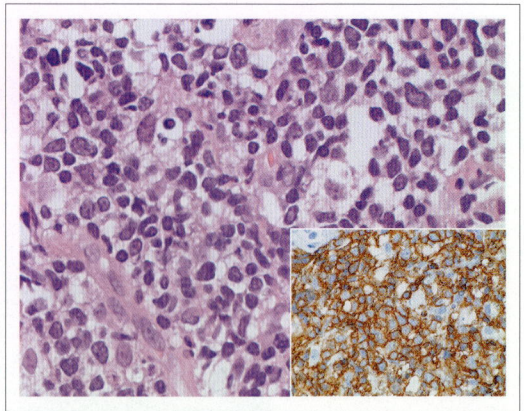

**図2** 骨原発非ホジキンリンパ腫の組織像
HE染色で異型類円形細胞の増殖がみられ，それらはCD20の免疫染色でびまん性に陽性である（inset）．
（写真提供：九州大学医学研究院形態機能病理 小田義直先生）

## ■ 組織学的所見

- 悪性リンパ腫の多くは，核は中〜大型，B細胞性の場合には一部の細胞はくびれを有する．
- centroblasticな形態を呈する場合には，核小体は1個ずつ目立ち，クロマチンは核膜側に寄って，いわゆるopen chromatinを示すことが多いが，やや小〜中型でクロマチンが核全体に分布する場合もある 図2 ．
- 形質細胞への分化ははっきりしないことが多い．
- DLBCLでは，大型類円形細胞の一様な増殖が多いが，中型リンパ球様細胞，時に小型リンパ球類似の細胞（非腫瘍性）から大型異型リンパ球までの種々の大きさを示す細胞の集簇であることもまれではなく，後述するような免疫組織化学的な特徴を有する．
- 組織型はDLBCLのほかに，small lymphocytic lymphoma, mantle cell lymphoma, T-cell lymphoma (anaplastic large cell lymphoma, peripheral T-cell lymphoma NOS) がそれぞれ数%ずつみられる．

## 検体の取り扱い

- 骨内病変の病理学的な鑑別においては，針生検ないし切開生検で得られた少量の組織を用いて診断を進めなければならない．
  ① 新鮮生検検体を，非脱灰の軟部組織と，要脱灰の硬い部分に分け，後者はホルマリン固定する．
  ② 非脱灰新鮮組織を用いて捺印プレパラートを複数枚作製し，1枚をHE染色

### 診断のポイント

- 骨原発であるとするためには，他部位には病変がないことを臨床的，画像的に確認したうえで，組織生検により確定する．正確な診断のためには検体採取時の取り扱いが重要である．
- FISHなどの遺伝子的検索のために，非脱灰検体を確保する（特にEwing肉腫/PNETの診断）．

して鏡検し，検索可能な組織が採取されているかどうかを確認すると同時に，FISHに用いるための捺印未染標本を作製する．このとき，新鮮組織を試験管内で生理食塩水に浸漬し細胞浮遊液をつくり，これを遠沈して塗抹標本を作製すると，FISH施行のためによい条件の検体が得られることが多い．
- 組織学的な鑑別診断は，少量で挫滅を伴う検体で行わざるを得ない場合が多いため，小円形細胞腫瘍の鑑別には免疫染色パネルが必要である．

## 鑑別診断

- 類円形細胞からなる腫瘍，すなわちEwing肉腫/PNET，悪性リンパ腫，骨髄腫ないし形質細胞腫，小細胞癌ないし低分化癌の転移などが鑑別疾患として挙げられる．

### 良性腫瘍

#### ▶ Langerhans細胞組織球症 (Langerhans cell histiocytosis : LCH)

- 8割は30歳未満の若年に発生し，おおむね予後良好（好酸球性肉芽腫）だが病型によっては不良である．
- 単発あるいは多発する溶骨性病変が，頭部，体幹，脊椎骨などに認められる．
- 増殖する中〜やや大型の単核細胞（Langerhans細胞）の核は大きな切れ込みのある紡錘型で，クロマチンは淡く繊細で，核小体は目立たず，CD1a, S-100蛋白が細胞質に陽性である．病変には好酸球，リンパ球が腫瘍細胞に混在して浸潤する．

### 悪性腫瘍

#### ▶ 白血病 (leukemia)

- 白血病では末梢血に白血病細胞の出現を認めるが，リンパ腫ではその頻度は低い．

#### ▶ 形質細胞骨髄腫 (plasma cell myeloma)

- 異型の強い場合は，リンパ腫との鑑別よりもむしろ転移癌，多形細胞肉腫との鑑別が必要な場合がある．

#### ▶ リンパ形質細胞性リンパ腫 (lymphoplasmacytic lymphoma)

- 小型成熟リンパ球と形質細胞からなるCD5陰性B細胞性腫瘍であるが，リンパ球が少ない場合に形質細胞骨髄腫との鑑別が難しくなる．
- ほとんどの例で単クローン性IgM血症を示し，別名Waldenstroemマクログロブリン血症と呼ばれる．半数以上でt(9;14)(p13;q32)と*Pax-5*遺伝子再構

## 骨内病変

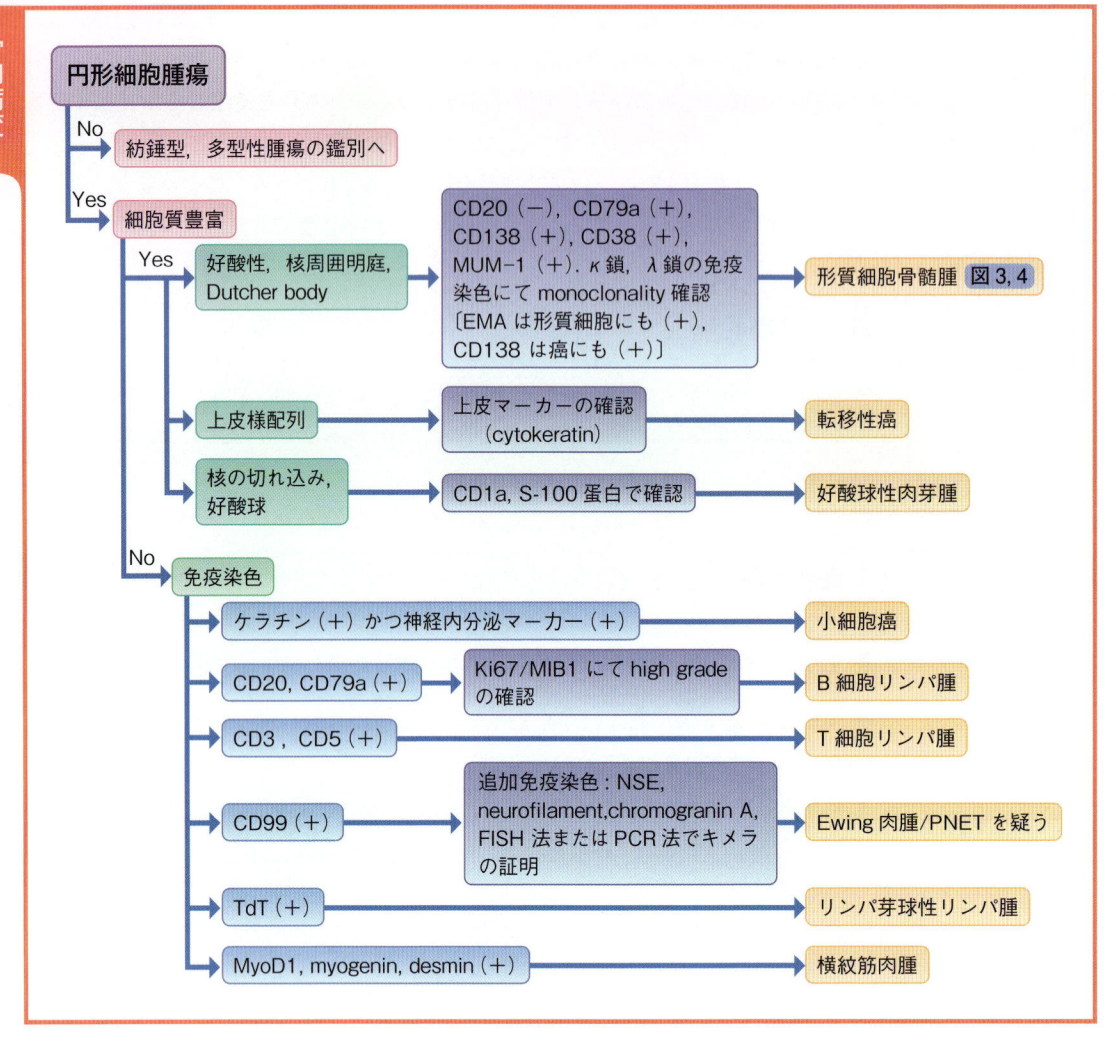

```
円形細胞腫瘍
├─No→ 紡錘型，多型性腫瘍の鑑別へ
└─Yes→ 細胞質豊富
    ├─Yes→
    │   ├─好酸性，核周囲明庭，Dutcher body → CD20(−), CD79a(+), CD138(+), CD38(+), MUM-1(+), κ鎖, λ鎖の免疫染色にて monoclonality 確認〔EMA は形質細胞にも(+), CD138 は癌にも(+)〕 → 形質細胞骨髄腫 図3,4
    │   ├─上皮様配列 → 上皮マーカーの確認（cytokeratin） → 転移性癌
    │   └─核の切れ込み，好酸球 → CD1a, S-100蛋白で確認 → 好酸球性肉芽腫
    └─No→ 免疫染色
        ├─ケラチン(+)かつ神経内分泌マーカー(+) → 小細胞癌
        ├─CD20, CD79a(+) → Ki67/MIB1 にて high grade の確認 → B細胞リンパ腫
        ├─CD3, CD5(+) → T細胞リンパ腫
        ├─CD99(+) → 追加免疫染色：NSE, neurofilament, chromogranin A, FISH 法または PCR 法でキメラの証明 → Ewing肉腫/PNET を疑う
        ├─TdT(+) → リンパ芽球性リンパ腫
        └─MyoD1, myogenin, desmin(+) → 横紋筋肉腫
```

成がみられ，鑑別の指標となる．

### ▶Ewing 肉腫/未熟神経外胚葉性腫瘍
(Ewing sarcoma/primitive neuroectodermal tumor)

- 緩やかな胞巣形成を示し，狭いが細胞質がある．核は類円形から卵円形で核網は繊細，核小体は目立たず，核形不整はむしろ少ない．
- CD99 免疫染色で細胞膜がびまん性に陽性であり，EWS/FLI1, ERG の転座が特徴的である．

### ▶間葉性軟骨肉腫 (mesenchymal chondrosarcoma)

- 密な小円形細胞の増殖巣の中に，硝子軟骨島が散見される．
- hemangiopericytomatous pattern を示す血管を伴う．
- 特異的キメラ遺伝子 *HEY1 - NCOA2* が存在するが，両遺伝子は同一の第8染色体上（それぞれ8q21.1, 8q13.3）にあり，両者の間が欠失してできる．

▶横紋筋肉腫（rhabdomyosarcoma）

- 偏在傾向のある類円形異型核と，好酸性の細胞質が特徴であり，横紋筋系の抗体にて免疫染色陽性である．

▶小細胞癌の骨転移

- 裸核様異型細胞に接着性がある（上皮マーカー陽性，神経内分泌マーカー陽性）．

▶転移性骨腫瘍（metastatic bone tumor）

- 組織形態像のほか，多くの転移性癌は骨シンチグラフィで取り込み陽性となるが，骨髄腫では検出率が低い．
- 小細胞癌は Ewing 肉腫 /PNET と，広い細胞質を有する低分化癌は形質細胞骨髄腫と鑑別を要する．
- cytokeratin 陽性．

## 予後

- Martinez らの報告では，リツキシマブを含んだ治療環境で，DLBCL と T 細胞リンパ腫は予後不良（5 年生存率それぞれ 10%，0%），濾胞性リンパ腫は予後良好（同 75%）としている．

# 形質細胞骨髄腫（plasma cell myeloma）

## 臨床所見

### 既往歴
- 特徴はない．

### 好発年齢，性
- 60～70 代に好発する．40 歳以下は 10% 未満とまれである．
- 性差はみられない．

### 好発部位
- 基本的には全身の骨を侵すが，体軸をなす骨，すなわち脊椎骨，肋骨，頭蓋骨，骨盤骨や大腿骨，鎖骨，肩甲骨の頻度が高い．

### 臨床症状
- 腰痛，背部痛などの疼痛，病的骨折（多くは脊椎の圧迫骨折）を主訴とする例が多い．骨折や骨外浸潤による脊髄の根症状，骨破壊に伴う高カルシウム血症，造血障害に伴う貧血，易感染性もみられる．
- 腫瘍化した形質細胞が産生する単クローン性の異常 γ グロブリン（M 蛋白）により，過粘稠度症候群（粘膜出血，網膜症による視力障害，各種神経症状），腎尿細管障害，アミロイド腎症をきたすこともある．

■画像所見
- 単純X線写真では「打ち抜き像（punched out lesion）」と呼ばれる，溶骨像が多発してみられる．辺縁は比較的境界鮮明で，辺縁硬化像は乏しい．
- 骨内膜のびらんはみられるが，骨膜反応はほとんどみられない．
- 骨膨隆は肋骨などの細い骨でみられる．
- 12～25％の症例では上記のような骨病変を欠き，代わりに骨粗鬆症を示すことがある．

## 病理所見

■肉眼的所見
- 腫瘍は黄褐色ないし灰白色，軟らかく肉様である．
- 骨髄内にびまん性に広がるものと，結節を形成するものがある．

■組織学的所見
- 形質細胞に類似した，骨髄腫細胞のびまん性あるいは結節性増殖がみられる．ただし，偏在核と好塩基性細胞質を有し核周囲明庭を示す形質細胞類似の形態 図3 から，異型の目立つものまで多様である．
- 細胞質内の球状封入体（Russell body），ブドウの房状の球状封入物（Mott細胞／grape細胞），核内の円形封入物（Dutcher body）がみられることがある．細胞質がわずかでリンパ球様の形態を示す例もあり，この場合はt(11;14)(q13;q32)と関係が深い．
- 退形成性変化の強い症例の腫瘍細胞は大型で核網が粗く，明瞭な核小体，多数の細胞分裂像がみられる．
- 約10～15％の症例では骨髄内にアミロイド沈着を示す．この好酸性無構造物はCongo-red染色陽性，偏光顕微鏡でapple-greenの複屈折を示す．

■免疫組織化学
- 正常形質細胞と同じく，形質細胞のマーカー（CD138, CD38, MUM-1）を発現する．ただしCD138は癌腫の多くで陽性を示し，また形質細胞腫がEMA陽性像を示すこともあるため，特に退形成性の強い場合には判定に注意を要する．
- 汎B細胞マーカーであるCD19はほとんどの症例で陰性だが，CD20はt(11;14)(q13;q32)を含む20～30％の例でさまざまな強度の発現をみる．

> **診断のポイント**
> - 診断には腫瘍性形質細胞の増殖の証明とともに，血清あるいは尿中のM蛋白の検出と同定が必要となる．
> - 蛋白はIgG型が50％と最も多く，IgA型が20～25％とこれに次ぐ．IgM, IgD, IgE型はまれ．Bence-Jones蛋白は75％の患者血清中で認められる．
> - MUGS（monoclonal gammopathy of undetermined significance）は，pre-myeloma lesionとして扱われ，血清蛋白電気泳動でM蛋白は同定されるものの，単クローン性免疫グロブリン（M蛋白）量や骨髄内の骨髄腫細胞が少なく，骨病変を含め，各種臓器障害を認めないタイプである．

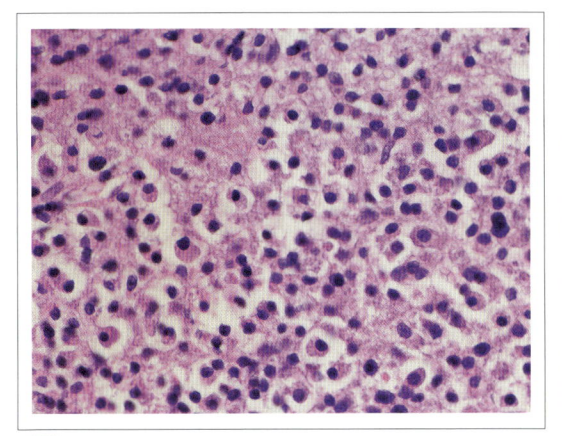

**図3** 形質細胞骨髄腫の組織像
偏在する類円形核と好酸性細胞質を有し，核周囲明庭を認める．

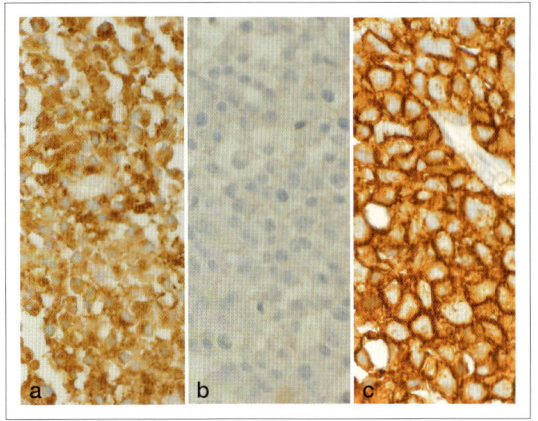

**図4** λ型形質細胞骨髄腫の免疫染色像
λ鎖（a），κ鎖（b）の免疫染色陽性細胞の数に10倍以上の差があればモノクロナリティがあるとみてよいであろう．cはCD138免疫染色である．

- cyclin D1，CD117，CD56はそれぞれ35〜40%，28〜58%，76〜88%の頻度で陽性像を示す．
- 単クローン性の免疫グロブリン（Ig）は細胞質内で認められ，細胞表面の表出はみられないのが通常である．
- 軽鎖に関しては，κ鎖あるいはλ鎖の単クローン性の証明は本腫瘍の診断根拠となる 図4．
- およそ85%の症例で重鎖と軽鎖の両者が産生されるが，約15%の症例は軽鎖のみ産生される．

## 鑑別診断

- 骨原発の非ホジキンリンパ腫の項を参照のこと．

## 治療，予後

- 平均生存期間は3年，10年生存率が10%と予後不良である．
- 治療は症候性骨髄腫が対象となる．MP（メルファラン＋プレドニゾロン）療法やCP（シクロホスファミド＋プレドニゾロン）療法などが知られるが，一般的に治癒困難である．遷延する骨髄抑制を克服するため，自家骨髄移植によるサポートが行われるようになってきた．
- 近年，新規薬剤（サリドマイドやその誘導体レナリドミド）による単剤あるいは併用による維持・強化療法の有効性が報告されている．

# 孤立性骨形質細胞腫 (solitary plasmacytoma of bone)

## 臨床所見

### ■既往歴
- 特徴的なものはない.

### ■好発年齢, 性
- 形質細胞骨髄腫よりも若い傾向にある (中央値 55 歳).
- 男女比は 2 対 1 で, 男性に多い.

### ■好発部位
- 脊椎骨に多く, 次いで肋骨, 頭蓋骨, 骨盤骨, 大腿骨にみられる.

### ■臨床症状
- 多くの症例で病変部の骨痛, 病的骨折を伴う.
- 脊椎骨においては病変部脊髄の支配神経に関連する神経症状がみられる.
- 病巣が小さい場合, 血清蛋白電気泳動で M 蛋白が検出困難なことがある.

### ■画像所見
- 多発性骨髄腫に似るが, 病変は 1 か所のみで, 限局性である.

## 病理所見

### ■肉眼的所見
- 1 個の骨に骨梁を破壊性に増殖し, 領域性のある単一の腫瘤を形成する.

### ■組織学的所見
- よく分化した形質細胞の密な増殖像を示す. 未熟型あるいは形質芽球の場合もあり, その場合は免疫組織化学的検索で他疾患と鑑別する.

### ■免疫組織化学
- 形質細胞骨髄腫と同様, κ鎖あるいはλ鎖の単クローン性の証明は重要である. 形質細胞への分化を示す免疫染色 (CD138, MUM-1) の陽性像, 各種抗免疫グロブリン抗体を用いたモノクロナリティの確認を行う.
- 孤立性骨形質細胞腫でも IgM 型はまれである.

## 鑑別診断

- 骨原発の非ホジキンリンパ腫の項を参照のこと.

## 治療, 予後

- 放射線療法に感受性が高い.
- 10 年生存率は 40〜50%. 多くの症例が形質細胞骨髄腫に進展する.

(渡邊麗子, 伊藤以知郎)

## chordoma
# 脊索腫

## 疾患の概要

- 脊索組織への分化を示す低悪性度腫瘍である．
- 局所再発をするも，転移は比較的まれな腫瘍である．
- 軸骨格に好発する腫瘍である．

### 染色体・遺伝子異常

- 脊索腫の染色体核型は，大部分において近二倍体ないし低二倍体で，第1染色体のモノソミー，第7染色体のポリソミーなどの染色体異常を高頻度に見る．Array CGH（array comparative genomic hybridisation）では，70%の症例において CDKN2A/CDKN2B のホモまたはヘテロ欠失が認められる．7q33 に存在する *brachyury* と *7p12* の EGFR のコピー数増加もしばしば認められる．
- 脊索腫において *IDH1* と *IDH2* 変異が認められないことは，軟骨原性腫瘍との鑑別に役立つ．EGFR, PDGFRB, IGFR1, IGF1 および PI3K/ACT/TSC1/TSC2/mTOR 経路関連分子の活性化が少なからぬ脊索腫症例で認められ，治療標的としての可能性も指摘されている．

## 臨床所見

### ■疫学
- 脊索腫の発病率は 10 万人当たり 0.08 人であり，人種間に著しい差異を認めない．
- まれに家族内発生症例がみられる．

### ■好発年齢，性
- 通常 30 代以上に発症するが，好発年齢は 60 代である．
- 男女比は 1.8：1 で男性に多い．

### ■好発部位
- 頭蓋底部，椎体骨，仙骨に好発し，体幹部以外の骨および軟部には少数例の発生を認める．体幹骨格では頭蓋底部，椎体骨，仙尾骨にそれぞれ 3 割ずつ発生する．
- 小児，若年者では頭蓋部に発生する傾向がみられる．
- 全国骨腫瘍登録では椎体骨発生例の 92%は仙骨発生と報告されている．

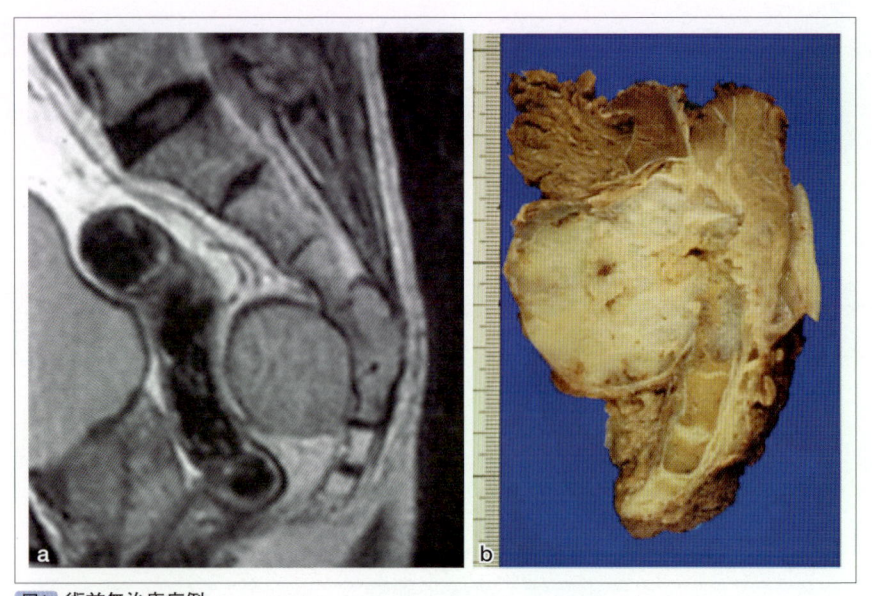

**図1** 術前無治療症例
a：MRI T2強調像　　b：切除検体割面像
（写真提供：がん研究会有明病院　松本誠一先生）

### ■ 臨床症状
- 頭蓋底に発生した脊索腫は頭部痛，頸部痛，複視，顔面神経麻痺，斜台後部発生例では脳幹部障害，頭蓋内神経麻痺がみられる．下部脊椎あるいは仙骨発生例では慢性の下背部痛，尾骨発生例では尾骨痛を認める．
- ほかに直腸膀胱障害，四肢の感覚異常，腫瘤形成などがみられる．

### ■ 画像所見
- 単純X線写真で多くは溶骨性病変を示す．
- MRIではT2強調像で高信号，T1強調像では骨格筋と同程度の低ないし等信号を示す 図1a ．

## 病理所見

### ■ 肉眼的所見
- 骨を破壊し骨外へ隆起性に発育する腫瘤を形成することが多く，割面では分葉状構造を示し 図1b ，muco-gelationous で，軟骨様部分が混在することがある．
- しばしば不規則な出血巣を伴う軟らかで脆い腫瘍組織である．

### ■ 組織学的所見
- 弱拡大像では線維組織を隔壁とする分葉状構造を示し，粘液性基質に富む腫瘍組織 図2a である．腫瘍細胞は索状 図2b あるいは不均一な小胞巣状構造をとることが多く，時にシート状構造を見る．
- 好酸性ないし淡好酸性で豊富な細胞質内に大小不同の空胞状あるいは泡沫状の胞体をもつ担空胞細胞（physalipholous cell/physalilpherous cell）が myxoid な基質内にリボン状あるいは索状配列 図2c が特徴的組織像であるが，紡錘形あ

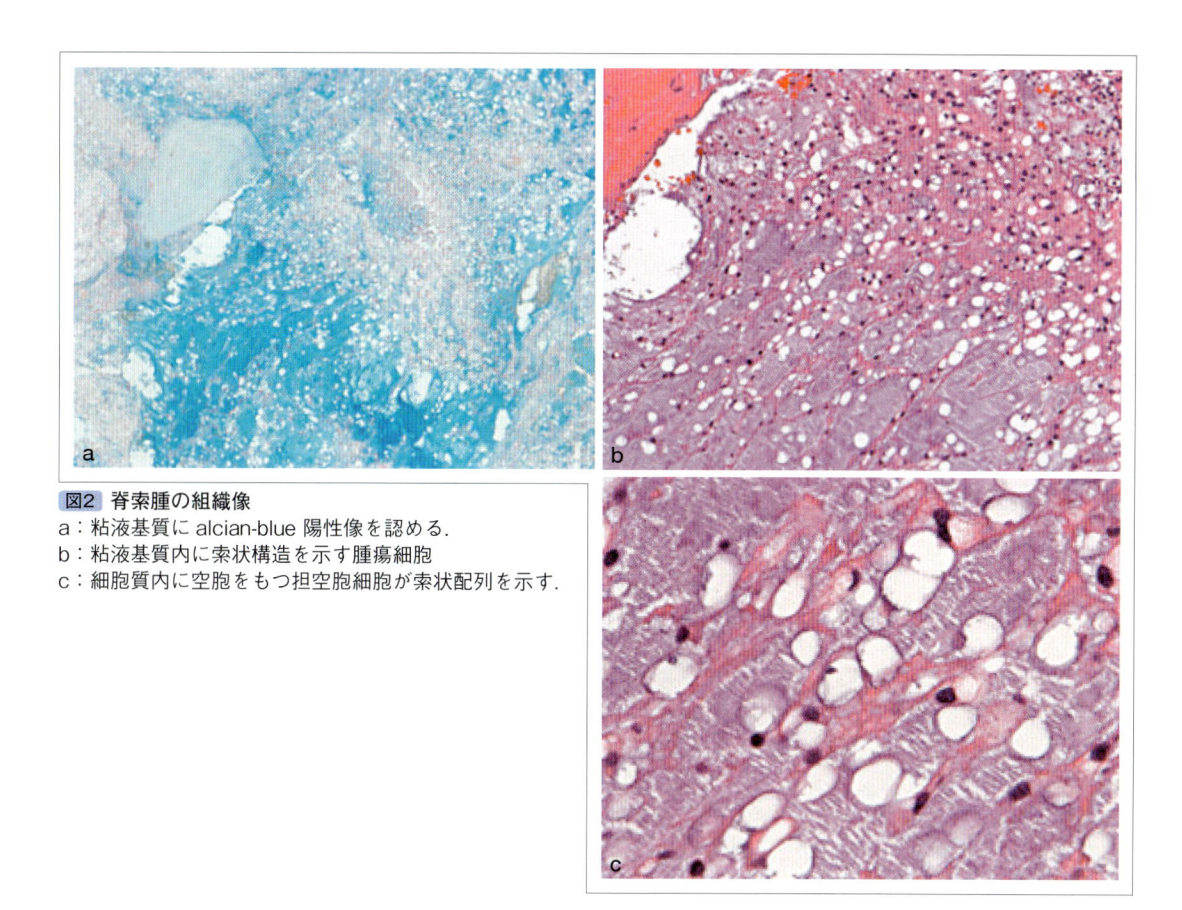

**図2** 脊索腫の組織像
a：粘液基質に alcian-blue 陽性像を認める．
b：粘液基質内に索状構造を示す腫瘍細胞
c：細胞質内に空胞をもつ担空胞細胞が索状配列を示す．

るいは円形の腫瘍細胞もみられる．時に類上皮様細胞巣を形成する．
- 軽度の核異型を示す腫瘍組織では分裂像が少なく，著しい核異型を示す腫瘍組織ではより紡錘形肉腫の像を示し，分裂像が目立つ傾向がある．
- 同一腫瘍組織内に種々の程度に多様な組織像を示し，壊死巣はまれならず認められる．
- 軟骨様脊索腫（chondroid chordoma）は頭蓋底に発生した脊索腫にみられることが多く，硝子軟骨様基質成分をもつ脊索腫で，同成分はさまざまな程度の広がりを示す．予後との間に特別の相関を認めない．
- 脱分化型脊索腫（dedifferentiated chordoma）は定型的な脊索腫の組織像を示す腫瘍成分と骨肉腫など高悪性度未分化紡錘形腫瘍の組織像を示す腫瘍成分が境界明瞭に認められる biphasic な腫瘍である．

■ 免疫組織化学
- 腫瘍細胞は cytokeratin（AE1/AE3）**図3a**，EMA **図3b**，vimentin および S-100 蛋白陽性像 **図3c** を示す．

**診断のポイント**
・単純 X 線写真，MRI などの画像所見が診断上の参考になる．
・組織像が特徴的であるが，確定診断のために brachyury など免疫染色像を確認することが望ましい．

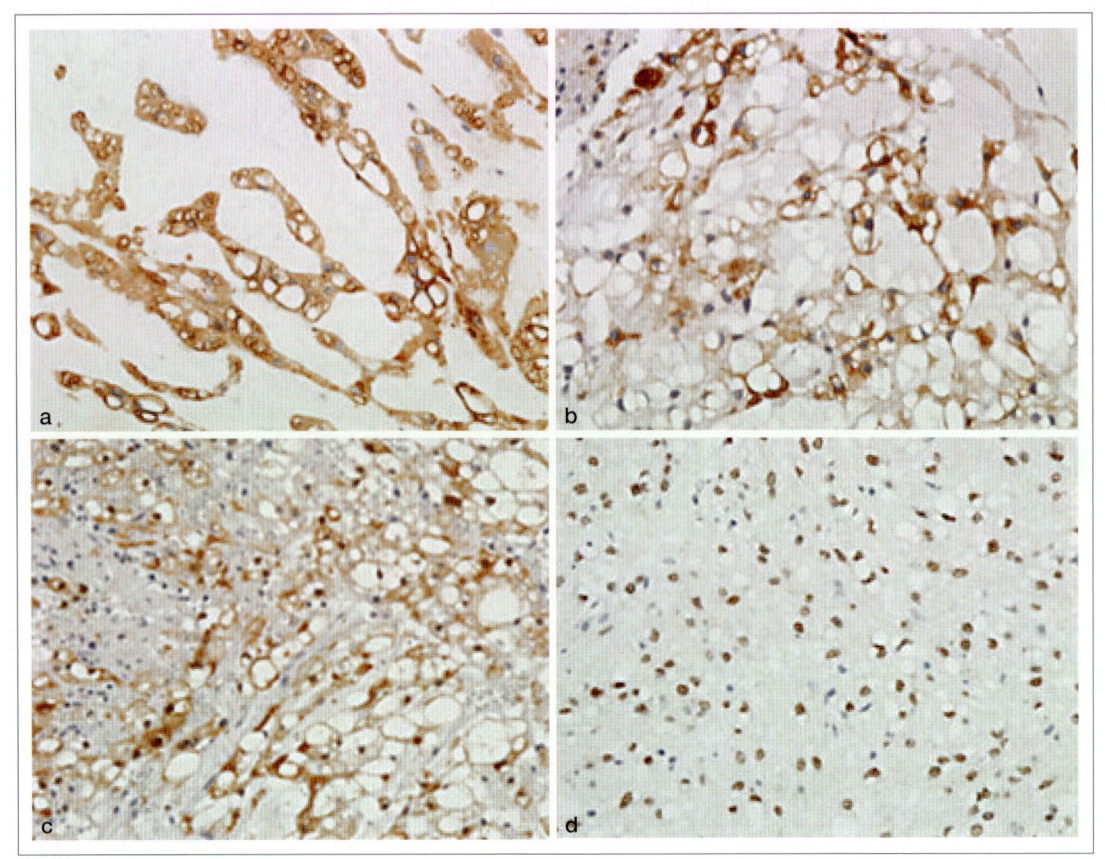

**図3** 脊索腫の免疫染色像
a：AE1/AE3 陽性を示す腫瘍細胞
b：EMA 性を示す腫瘍細胞
c：S-100 蛋白陽性を示す腫瘍細胞
d：brachyury 陽性を示す腫瘍細胞 （d写真提供：駒込病院病理科　元井 亨先生）

- 近年では brachyury 陽性像 図3d が注目されている．

■ 電子顕微鏡所見

- 大小不同の空胞をもつ腫瘍細胞の胞体内に desmosome，irregular cystoplasmic processes，ミトコンドリア粗面小胞体複合体，多数の中間径フィラメント，グリコーゲン顆粒がみられる．

# 鑑別診断

### ▶軟骨肉腫（chondrosarcoma）

- 好発年齢は 40～60 代．好発部位は骨盤骨，大腿骨，上腕骨，脛骨，肩甲骨，胸骨，肋骨．
- 免疫組織学的に上皮性マーカーに陰性を示す．

```
粘液基質または空胞細胞を有する骨腫瘍
```

- 担空胞細胞なし，腫瘍内に arachnoid cell
  S-100 蛋白・cytokeratin・brachyury（−）
  EMA（＋）まれに D2-40（＋） → 脊索腫様髄膜腫

- 脂肪細胞様の空胞細胞と好酸性細胞の混在（異型なし）
  粘液様基質（−），分葉状構造（−）
  cytokeratin・EMA・S-100 蛋白・brachyury（＋） → 良性脊索細胞腫

- 粘液様基質（＋），分葉状構造（＋）
  type Ⅱ collagen・SOX9（基質に＋）
  S-100 蛋白（＋），SMA・MSA（辺縁で＋）
  cytokeratin・EMA・brachyury（−） → 軟骨粘液線維腫

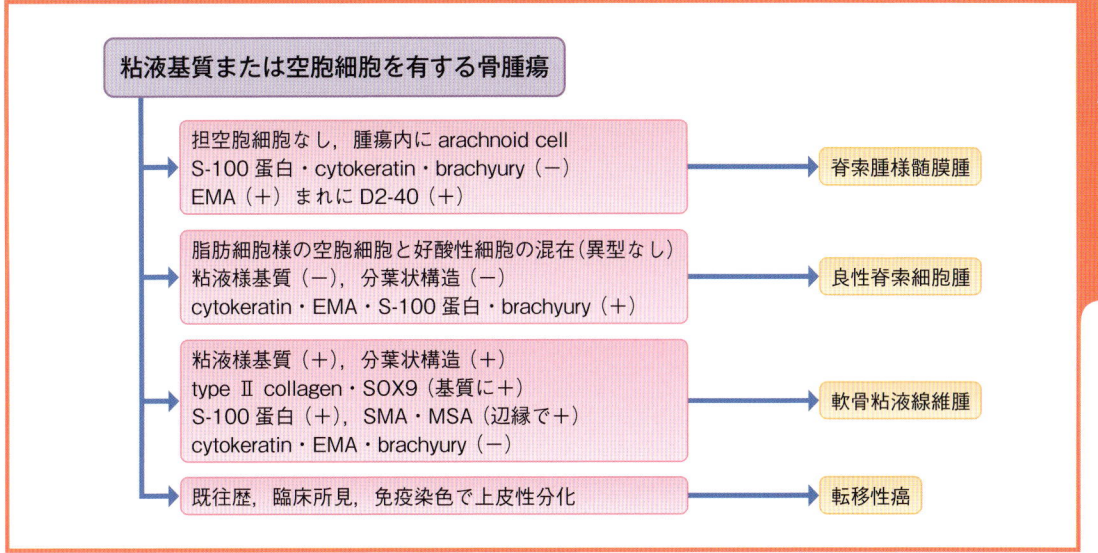

- 既往歴，臨床所見，免疫染色で上皮性分化 → 転移性癌

### ▶軟骨粘液線維腫（chondromyxoid fibroma）

- 好発年齢は 10〜20 代．好発部位は長管骨の骨幹端部．
- 免疫組織学的に上皮性マーカーに陰性を示す．

### ▶脊索腫様髄膜腫（chordoid meningioma）

- 組織学的に脊索腫と類似するが，担空胞細胞はみられず，腫瘍内に arachnoid cell がみられる．

### ▶骨への転移性癌（metastatic carcinoma）

- 組織学的には粘液癌，肝細胞癌などの転移巣が鑑別疾患となる．
- 臨床所見，免疫組織学的所見が鑑別点となる．

### ▶良性脊索細胞腫（benign notochordal cell tumor）

- 2004 年に Yamaguchi らが提唱した疾患概念で，ecchordosis physaliora vertebralis，giant notochordal rest などと同義語である．
- 底部頭蓋骨，椎体骨，仙骨に好発し，臨床的には無症状であることが多い．
- 形態学的に腫瘍の境界は明瞭であるが，組織学的に明瞭な被膜をもたない．また，明瞭な分葉状構造はみられず，細胞質内に大小不同な空胞をもつ腫瘍細胞が主体を成すが，淡好酸性の胞体を有する細胞もみられる．
- 免疫組織学的には S-100 蛋白，EMA，AE1/AE3，CAM5.2，brachyury に陽性像を示す．
- 脊索腫への移行はきわめてまれと考えられている．

## 予後

- 生存期間中央値は発生部位と大きさにより差がみられ，おおむね7年である．
- 頭蓋部以外に発生した脊索腫には40％以上に転移がみられる．病変の進行例では肺，骨，リンパ節，皮下組織に転移する．
- 脱分化した腫瘍は予後が悪いとされている．

（菊地文史，中村卓郎，平野和彦）

giant cell tumor of bone：GCT

# 骨巨細胞腫

## 疾患の概要

- 骨端線が閉じた成人の長管骨骨端部を好発部位とし，組織学的には単核間質細胞のびまん性増殖のなかに，多数の破骨細胞型多核巨細胞の出現を特徴像とする．
- 発生頻度は原発性骨腫瘍の4～5%程度である．
- 腱鞘滑膜などの軟部組織に発生する巨細胞腫とは区別される．
- 良性骨腫瘍ではあるものの局所侵襲性が強い腫瘍で，まれに肺転移（implant）をきたす症例がある．そのため，2013年のWHO分類では中間群（locally aggressive, rarely metastasizing）とされている．
- 骨巨細胞腫を基盤とした悪性腫瘍（primary malignancy in GCT）もしくは，術後再発時あるいは放射線照射後に悪性転化をきたした症例（secondary malignancy in GCT）の報告があるが，その頻度は全骨巨細胞腫の1%未満である．

## 臨床所見

### ■好発年齢
- 20～45歳を好発年齢とし，約10%程度は10代にも発生する．成長軟骨閉鎖前の発生はきわめてまれである．
- 悪性転化例の多くは通常の骨巨細胞腫を先行病変とするため，発症年齢は高い．

### ■好発部位
- 長管骨骨端部から骨幹端部に発生する．特に膝関節周囲（大腿骨遠位端，脛骨近位端），橈骨遠位端，上腕骨近位端を好発部位とする．
- 脊椎骨発生の場合は椎体に好発し，仙骨発生例が多い．
- 同時・異時性多発例あるいは多中心性発生例はまれで，多発病変の場合は副甲状腺機能亢進症（褐色腫）を鑑別すべきである．

### ■臨床症状
- 症状は疼痛と局所腫脹が主で，痛みの多くは関節痛として自覚される．
- 血液生化学的に特徴的な所見はない．

### ■画像所見
- 単純X線写真では，骨幹端から骨端に広がる偏在性の骨融解性病変として描出される．膨脹性に発育し，原則として骨硬化縁や骨膜反応は伴わない 図1a ．
- CTでは，腫瘍内部に石灰化がないことや菲薄化した皮質骨が腫瘍を覆っている

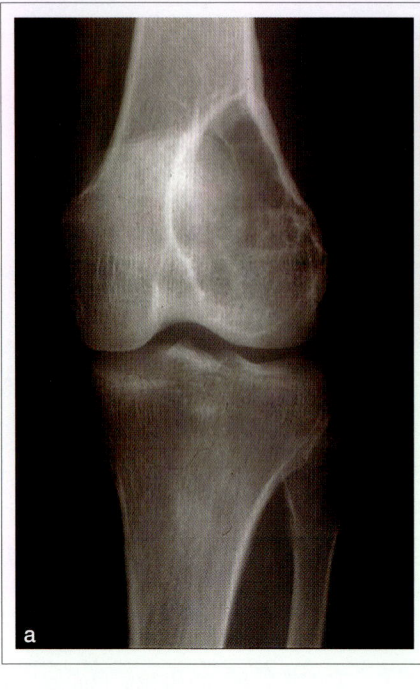

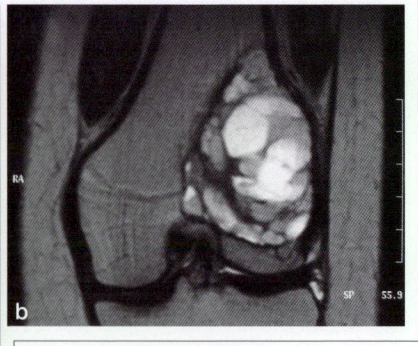

**図1 骨巨細胞腫の画像所見**
a：単純X線正面像．大腿骨遠位骨幹端から骨端に広がり，偏在性に位置する辺縁硬化像を伴った骨融解性病変を認める．膨脹性に発育し，骨硬化縁や骨膜反応を伴わない．
b：ABC変化を伴った骨巨細胞腫 MRI T2強調像．冠状断．囊胞変性，動脈瘤様骨囊腫に類似した液面形成，ヘモジデリン沈着による磁化率アーチファクトを認める．

ことなどが特徴である．
- MRIでは囊胞変性，動脈瘤様骨囊腫に類似した液面形成，ヘモジデリン沈着による磁化率アーチファクトなどの二次的変化が確認できる 図1b．

## 病理所見

### ■ 肉眼的所見

- 基本的に充実性腫瘤を形成し，赤褐色で軟らかい．これは豊富な間質血管と出血を反映している．線維化巣や泡沫細胞の集簇巣としての黄白色病巣（xanthomatous lesion）も高頻度にみられる 図2．
- 10％程度の症例では，二次的な変性に続発し，出血性囊胞性を形成する．このような症例群はABCとの鑑別を要し，動脈瘤様骨囊腫様変化（ABC change）と呼ばれる．
- 関節軟骨の破壊はきたさず，腫瘍が関節内に及ぶことはない．

**診断のポイント**
- 骨端線が閉じた成人の長管骨骨幹端から骨端に発生し，偏在する境界明瞭な骨融解性病変を形成する骨腫瘍である．
- 組織学的には，単核間質細胞のびまん性増殖のなかに，多数の破骨細胞型多核巨細胞の出現を特徴とする．真の腫瘍細胞は間質細胞で，破骨細胞型多核巨細胞は反応性に増殖した細胞群である．
- 診断にあたっては組織標本のみでの診断は絶対に避けるべきで，画像所見をはじめとする臨床情報なくしては的確な診断はできない．

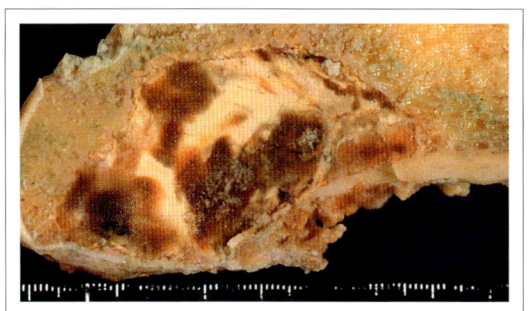

**図2** 骨巨細胞腫の肉眼像
図1aと同症例の冠状断割面．境界明瞭で軟らかい充実性腫瘍である．新旧の出血を反映した暗赤色調部や泡沫状組織球の集簇に相当する黄白色調部分がみられる．

### ■ 組織学的所見

- 骨巨細胞腫における真の腫瘍細胞は単核の未分化間葉系間質細胞（primitive mesenchymal stromal cell）とされており，これらの細胞群はRANKL（ligand for receptor activator of NFkB）を発現している．
- 基本的には単核細胞である「間質細胞」と破骨細胞型多核巨細胞の増殖よりなる 図3a ．
- 間質細胞は類円形ないしは短紡錘形の単核細胞で，類円形核を有している．核分裂像を認めることもまれではない 図3b, c ．
- 異型核分裂像を認めることはなく，異型核分裂像がみられる場合は肉腫あるいは他の悪性腫瘍を考慮すべきである．
- 多核巨細胞の大きさは30～60μmで，まれに100μmに達し，破骨細胞に類似している．多核巨細胞に核分裂像をみることはない．
- 二次的な変化として泡沫細胞の集簇や出血に対するヘモジデリン貪食組織球が高頻度に出現する 図3d ．
- 症例間あるいは同一腫瘍内でも部位によって組織像が異なり，間質細胞の増殖が優位で，多核巨細胞に乏しい症例もまれではない．
- 長期経過例や病巣が大きい症例では，腫瘤辺縁部で反応性の骨や類骨を認めることがあり，腫瘍性骨・類骨と見誤ってはいけない．
- 悪性像：原発性悪性巨細胞腫は，通常型の骨巨細胞腫に加え，高悪性度多形肉腫の像を示す．続発性悪性転化例では，先行病変としての通常型骨巨細胞腫の既往を確認することが重要である．

## 鑑別診断

- 典型例であれば，病理組織学的診断は容易であるが，本疾患の組織像は，骨巨細胞腫のみに固有の像ではなく，他の多くの骨腫瘍・類腫瘍性疾患でもしばしば認められる．
- 組織標本のみでの診断は絶対に避け，診断にあたっては，画像所見，骨内の解剖学的位置を含めた発生部位，血液生化学的所見などの臨床情報とともに総合的に診断を進めなければならない．

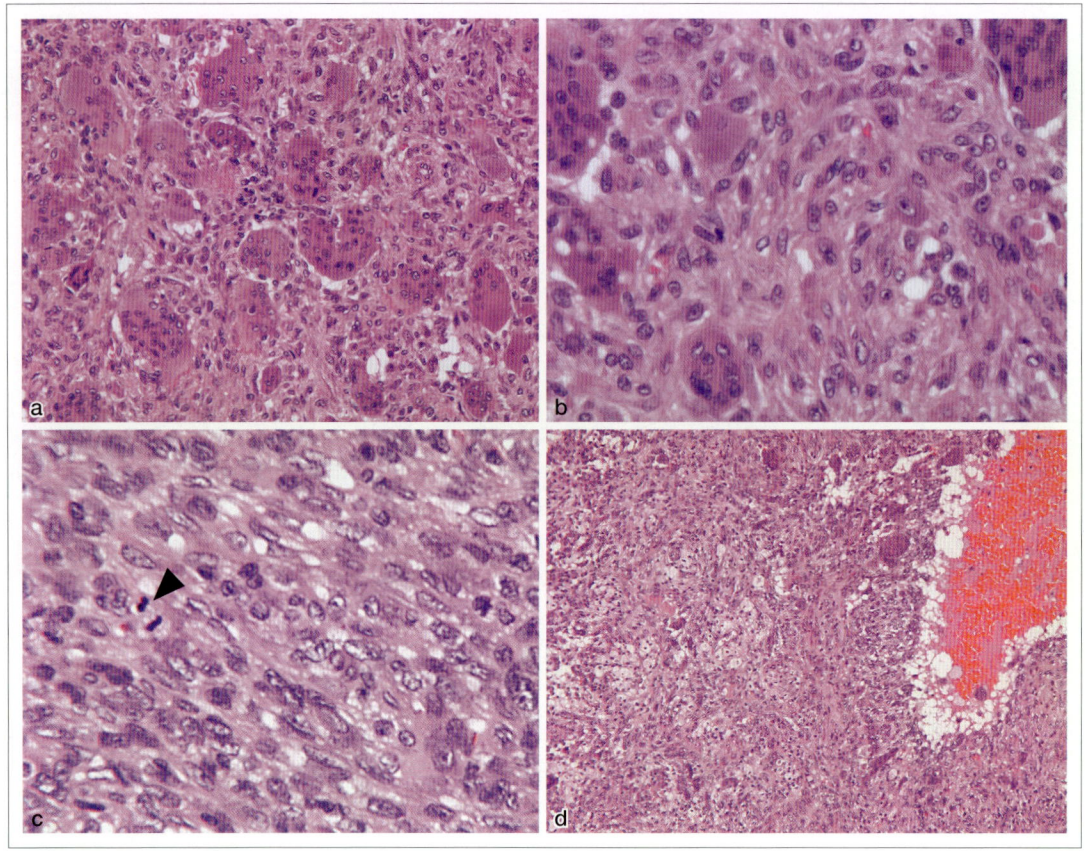

**図3** 骨巨細胞腫の組織像
a：多核巨細胞と単核細胞との混在性増殖を認める．
b：単核細胞（間質細胞）は類円形のものから短紡錐形のものまでさまざまで，細胞質境界は不明瞭である．
c：核分裂像（▶）を認めることはまれではない．ただし，異型核分裂像は認めない．
d：出血性囊胞，泡沫状組織球の集簇，ヘモジデリンの沈着など，多彩な組織像を呈する．

### ▶軟骨芽細胞腫（chondroblastoma） 図4

- 骨端部に好発し，組織像も類似していることから最も鑑別を要する．
- 成長板閉鎖前に好発し，画像上辺縁硬化を伴う骨融解像と腫瘍内の微小石灰化（matrix mineralization）を認める．
- 微小石灰化や軟骨成分が確認できれば容易に鑑別できる．
- 単核細胞群では，細胞質境界は明瞭で，時に核溝を認める．
- 特殊染色では，豊富なグリコーゲン顆粒を認めること，Alcian-Blue染色陽性の基質を認めること，免疫組織化学的にS-100タンパクの発現を認めること，などが鑑別点となる．

### ▶非骨化性線維腫（non-ossifying fibroma） 図5

- 15歳以下の腸管骨骨幹部〜骨幹端部に好発し，画像上，辺縁硬化を伴った骨透亮像を示す．
- 紡錘形線維芽細胞様細胞の増殖が主体で，束状配列やstoriform patternを呈する例が多い．

骨巨細胞腫

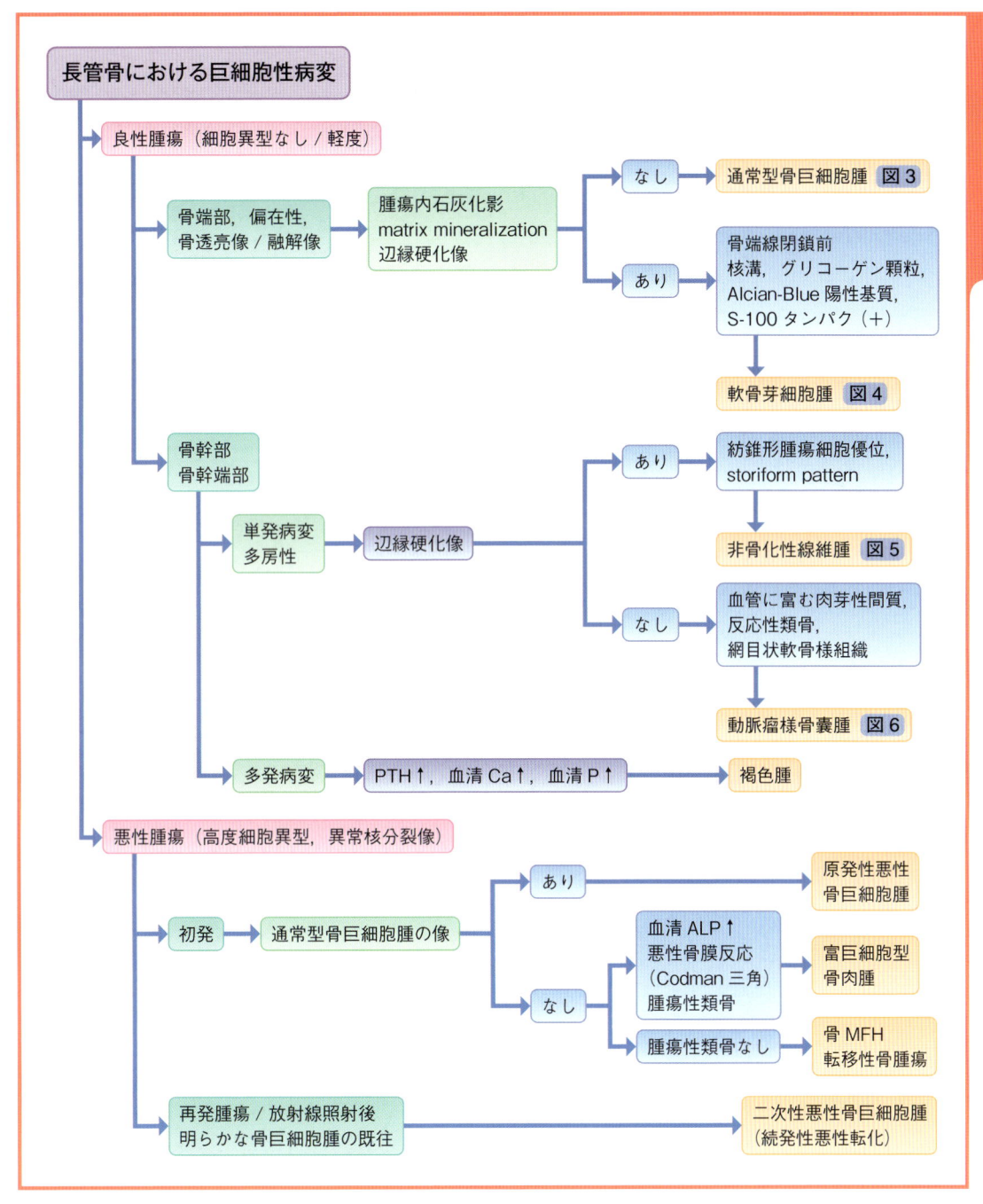

```
長管骨における巨細胞性病変
├─ 良性腫瘍（細胞異型なし/軽度）
│   ├─ 骨端部，偏在性，骨透亮像/融解像 → 腫瘍内石灰化影 matrix mineralization 辺縁硬化像
│   │   ├─ なし → 通常型骨巨細胞腫 図3
│   │   └─ あり → 骨端線閉鎖前，核溝，グリコーゲン顆粒，Alcian-Blue 陽性基質，S-100 タンパク（＋） → 軟骨芽細胞腫 図4
│   └─ 骨幹部／骨幹端部
│       ├─ 単発病変／多房性 → 辺縁硬化像
│       │   ├─ あり → 紡錘形腫瘍細胞優位，storiform pattern → 非骨化性線維腫 図5
│       │   └─ なし → 血管に富む肉芽性間質，反応性類骨，網目状軟骨様組織 → 動脈瘤様骨嚢腫 図6
│       └─ 多発病変 → PTH↑，血清Ca↑，血清P↑ → 褐色腫
└─ 悪性腫瘍（高度細胞異型，異常核分裂像）
    ├─ 初発 → 通常型骨巨細胞腫の像
    │   ├─ あり → 原発性悪性骨巨細胞腫
    │   └─ なし
    │       ├─ 血清ALP↑，悪性骨膜反応（Codman三角），腫瘍性類骨 → 富巨細胞型骨肉腫
    │       └─ 腫瘍性類骨なし → 骨MFH，転移性骨腫瘍
    └─ 再発腫瘍／放射線照射後明らかな骨巨細胞腫の既往 → 二次性悪性骨巨細胞腫（続発性悪性転化）
```

▶ 動脈瘤様骨嚢腫（aneurismal bone cyst：ABC）図6／巨細胞修復肉芽腫（giant-cell reparative granuloma：GCRG）

- ABC 変化を呈した骨巨細胞腫との鑑別疾患である．
- 骨巨細胞腫よりも若年者の長管骨骨幹端部に好発し，画像上は多房性骨透亮像を示す．
- GCRG は顎骨などの顔面骨に好発する．

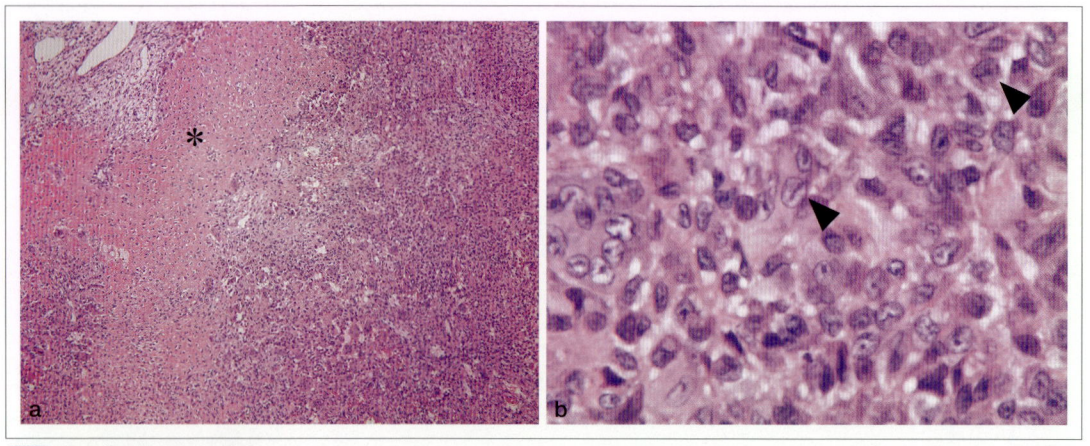

**図4** 軟骨芽細胞腫の組織像
a：軟骨基質（＊）が確認できれば，鑑別は容易である．
b：個々の単核細胞は円形ないし多角形で，核にくびれや核溝（▶）を認める．

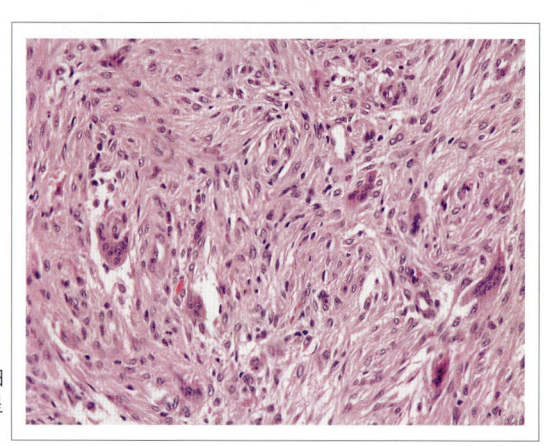

**図5** 非骨化性線維腫の組織像
破骨細胞型多核巨細胞も混在しているが，紡錘形線維芽細胞様細胞の増殖が主体で，緩やかな storiform pattern を呈している．特定の基質はみられない．

- 嚢胞周囲には肉芽性線維血管増生とともに，反応性類骨を認めることが多い．

### ▶褐色腫（brown tumor）

- 副甲状腺機能亢進症に随伴する多発性骨病変で，多くは骨幹部に骨融解性病変を形成する．
- 組織像のみでは骨巨細胞腫との鑑別はできない．
- 副甲状腺ホルモン，血清カルシウム値やリン値が上昇する．

### ▶巨細胞腫様骨肉腫（giant cell-rich osteosarcoma）

- 腫瘍性類骨の有無が鑑別のポイントではあるが，組織像のみでは鑑別が困難である．
- 発生部位，画像所見を含め，総合的に鑑別すべきである．

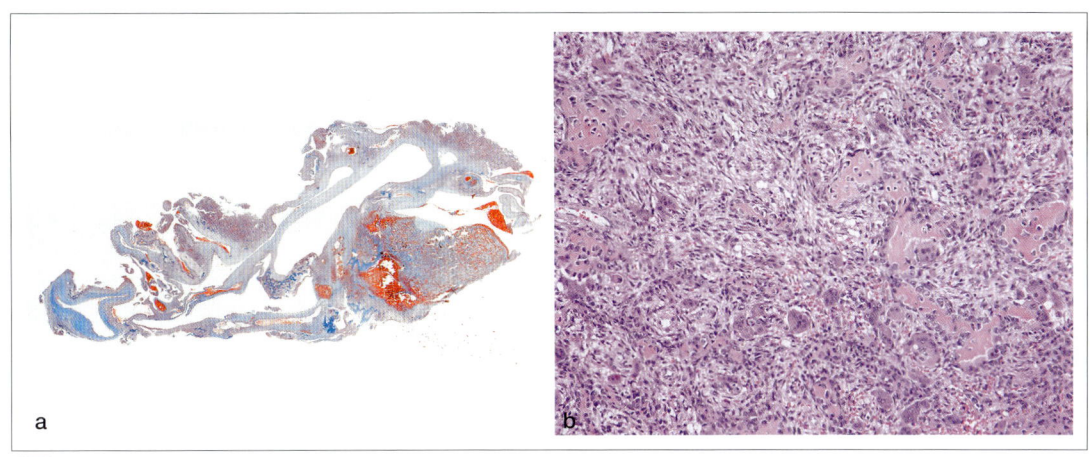

**図6 動脈瘤様骨嚢腫**
a：ルーペ像（Masson染色）．多房性病変で，壁は不規則な肥厚を呈している．壁内には平滑筋成分の介在を欠く．
b：HE染色．充実性部は肉芽性病変を形成し，線維芽細胞の密な増殖，多核巨細胞の混在，および反応性類骨の形成がみられる．

## 治療，予後

- 病巣が小さい場合は，準広範切除としての病巣掻爬，エタノールやフェノール処置，自家骨移植が行われる．病巣掻爬術後，15～50％の症例は局所再発をきたす．
- 約2％の症例は，通常型骨巨細胞腫の像をとりながら肺転移（implantation）をきたす．肺病巣部分切除後の再発はなく，予後は良好であり，自然消退をきたす症例もある．

（二階堂　孝，福田国彦）

# その他の巨細胞性腫瘍類似病変

## 疾患の概要

- 骨巨細胞腫（GCT）とよく似た組織像を呈する良性病変である．
- 動脈瘤様骨嚢腫（ABC），短管骨巨細胞性病変（GCLSB），褐色腫の3病変が代表的である．
- ABC は反応性病変と考えられていたが，キメラ遺伝子が同定されたことから，2013年の WHO 分類では，"tumours of undefined neoplastic nature" に分類され，良性腫瘍（benign neoplasm）と記載されている．一次性 ABC が70％で，残りの30％は二次性 ABC であり，骨 GCT, osteobalstoma, chondroblastoma, fibrous dysplasia などの先行病変の出血性嚢胞変化によるものが多い．
- GCLSB は，giant cell reparative granuloma と同義語であり "osteoclastic giant cell-rich tumors" に分類される一方で，腫瘍類似病変（tumour-like lesion）と記載されている．
- 褐色腫は，上皮小体機能亢進症に起因する反応性の病変である．副甲状腺ホルモンの過剰産生により破骨細胞が活性化され，骨吸収が亢進した部に線維芽細胞が増生する．
- いずれも特徴的な分化マーカーに乏しいので，免疫染色を用いた鑑別はあまり役に立たない．むしろ，好発部位の相違や検査所見がしばしば鑑別に有用である．

## 染色体・遺伝子異常

- ABC では，染色体相互転座，t(16；17)(q22；p13) によるキメラ遺伝子 *CDH1-USP6* がしばしば同定され，腫瘍性病変を示唆するものと考えられている．
- GCLSB の特異的な異常は明らかでないが，染色体相互転座，t(X；4)(q23；q31.3)，t(6；13)(q15；q34) の報告がある．
- 褐色腫に特異的な異常はない．

## 動脈瘤様骨嚢腫（aneurysmal bone cyst：ABC）

### ▶ 臨床所見

■ 好発年齢，性
- 20代に多く，明らかな性差はない．

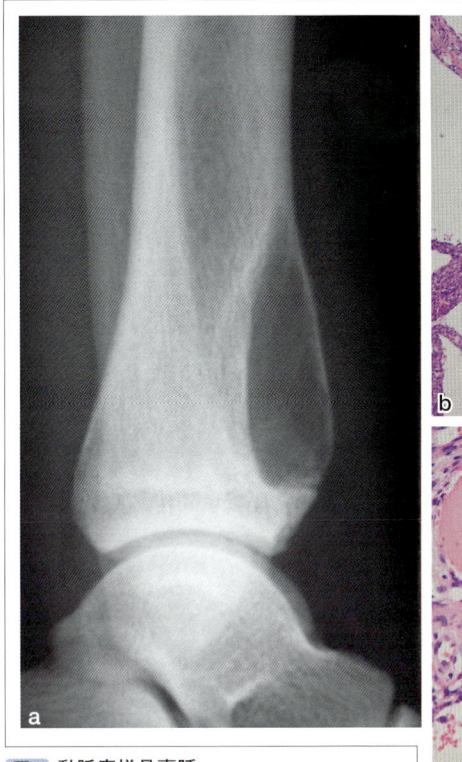

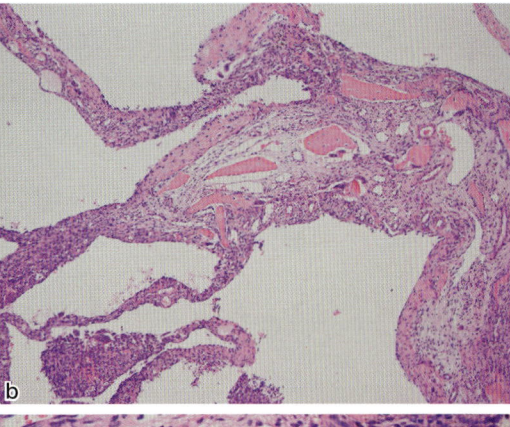

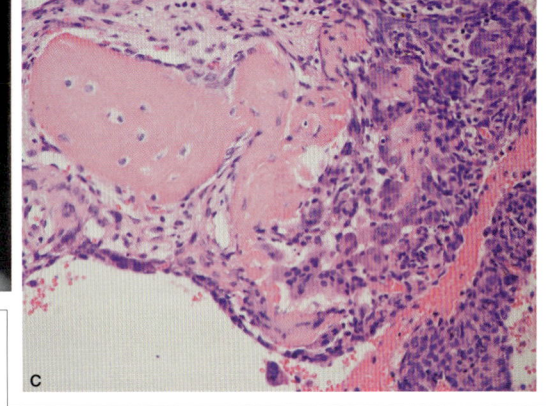

**図1 動脈瘤様骨嚢腫**
a：脛骨遠位骨幹端部前面に膨隆した骨透亮像を認める．骨皮質は菲薄化し，薄い shell を形成する．
b：さまざまな厚さの線維性隔壁を形成する嚢胞性病変
c：嚢胞壁には，内皮細胞の被覆はなく，反応性骨と類骨を認め，巨細胞の集簇を認める．

### ■ 好発部位

- どの骨にも発生するが，長管骨の骨幹端，特に大腿骨，脛骨，上腕骨に好発する．

### ■ 画像所見

- 骨融解性の偏在する膨張性嚢胞で，骨膜反応による薄い殻（shell）を形成する 図1a．
- CT では膨張した嚢胞で，MRI では内部の隔壁と fluid-fluid level がある．
- 二次性 ABC では既存の腫瘍が存在する．

## 病理所見

### ■ 肉眼的所見

- 血液を容れるクリーム色隔壁を有する多房性の嚢胞性病変がみられる．

---

**診断のポイント**

・比較的薄い線維性隔壁と，血液を容れた嚢胞が特徴である．隔壁には破骨型巨細胞と反応性骨形成がある．
・肉腫でも ABC 様変化を伴うので，間質細胞の異型性や，異型核分裂像がある場合は，肉腫の二次性 ABC の可能性も考える必要がある．

### ■ 組織学的所見
- 破骨細胞型多核巨細胞を伴うさまざまな厚さの線維性囊胞壁を認める 図1b．
- 囊胞壁に血管内皮細胞の裏打ちは認めない．
- 反応性骨や類骨を形成し，巨細胞が集簇する 図1c．

## ▶ 鑑別診断

### ▶ 血管拡張性骨肉腫（telangiectatic osteosarcoma）
- 腫瘍性の類骨形成が診断の鍵になるので，悪性の異型細胞をみつけることが重要である．

# 短管骨巨細胞性病変
## (giant cell lesion of the small bones：GCLSB)

## ▶ 臨床所見

### ■ 好発年齢，性
- 10～20代に多く，明らかな性差はない．

### ■ 好発部位
- 下顎骨のほか，基節骨，中手骨，中足骨に好発する．
- まれに，長管骨の骨幹または骨幹端と椎体骨にも発生する．

### ■ 画像所見
- 単純X線で，溶骨性の境界明瞭な膨張した病変である．皮質は薄いが，骨膜反応はない．
- CTでは皮質が菲薄化し局所的に消失することがあるが，骨外進展はない 図2a．
- MRIでは充実性であり，まれに小さな囊胞を伴う．

## ▶ 病理所見

### ■ 肉眼的所見
- 灰白色ないしは褐色の脆い組織で，出血を伴う．

### ■ 組織学的所見
- 多数の破骨細胞型多核巨細胞をまじえながら線維芽細胞/筋線維芽細胞が増殖する良性病変で，反応性骨形成を伴う 図2b．
- 破骨細胞型多核巨細胞が出血部位に集簇する傾向があり，その分布は不均等である 図2c．

> **診断のポイント**
> ・破骨型巨細胞が出血の部位に集簇し，ヘモジデリン沈着を伴う．
> ・間質は線維性で，瘢痕様の間質や反応性の骨形成および類骨形成が目立つ．

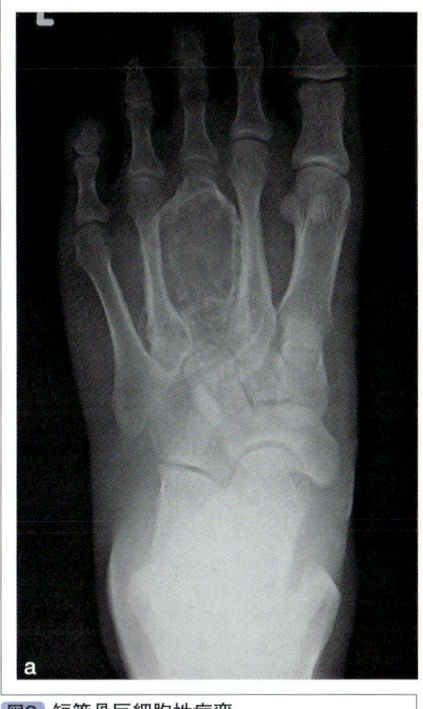

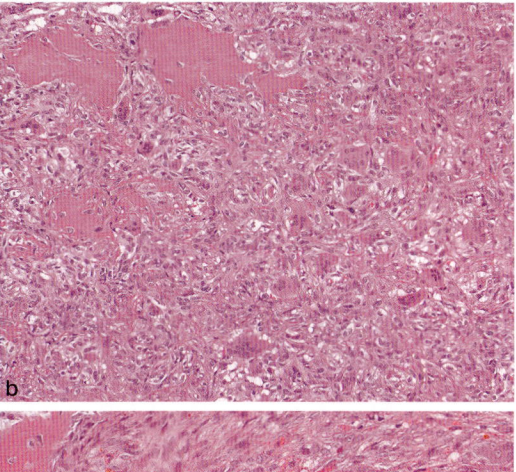

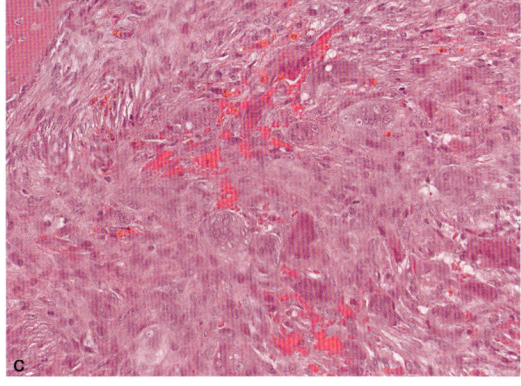

**図2 短管骨巨細胞性病変**
a：第3中足骨が風船状に拡大し，中心部に隔壁様構造を認める．周囲骨皮質は菲薄化している．
b：多数の破骨細胞型多核巨細胞と線維芽細胞/筋線維芽細胞が増殖し，反応性骨形成を認める．
c：破骨細胞型多核巨細胞が出血部位に集簇し，不均一に分布している．
（a 写真提供：日本大学　吉田行弘先生）

- 瘢痕様の組織やヘモジデリン沈着がみられる．

## 鑑別診断

### ▶骨巨細胞腫（giant cell tumor：GCT）

- 骨端に発生する．
- 巨細胞が均一に分布している．

# 褐色腫（brown tumor）

## 臨床所見

### ■好発部位
- 長管骨，および短管骨の骨幹部に多い．

### ■画像所見
- 骨膜下の骨吸収像が指節骨，鎖骨，頭蓋骨によくみられる．

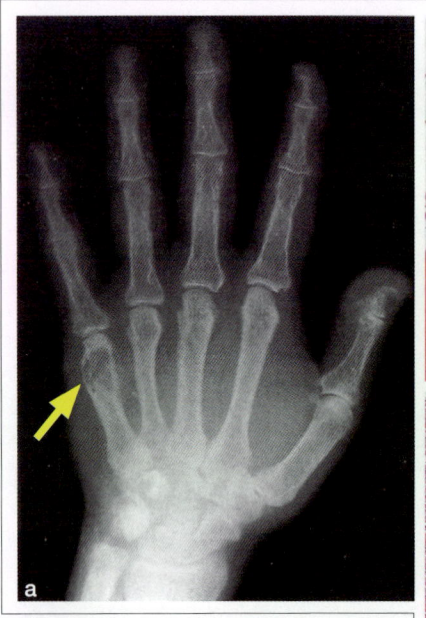

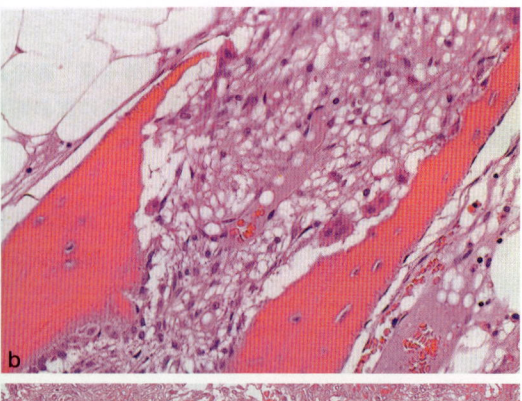

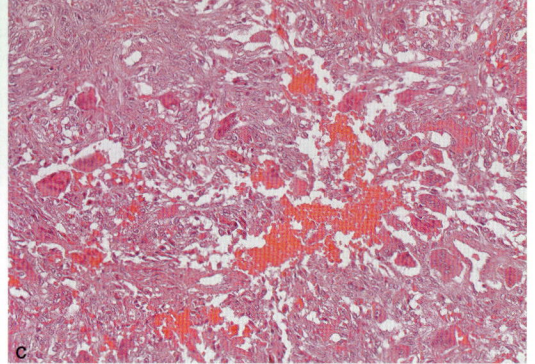

**図3 褐色腫**
a：慢性腎不全で血液透析歴9年．第5中手骨に骨融解性の腫瘍様陰影（⇨）．皮質骨は薄く，膨隆している．
b：破骨細胞が活性化され，骨吸収が亢進した部に線維芽細胞が増生する．
c：線維芽細胞を背景に，巨細胞が赤血球周囲に集簇して増生する．

- 比較的境界不鮮明な骨融解像であり，辺縁部に骨硬化所見を呈する．骨皮質を圧排し，一部は菲薄化して骨膜反応により形成された薄い骨の殻を伴うことがある 図3a．
- 骨外進展は認めない．

## 病理所見

### ■ 肉眼的所見
- 茶褐色の軟らかい腫瘤である．

### ■ 組織学的所見
- 皮質骨と海綿骨が破骨細胞性骨吸収により，線維性組織に置換されている．増生する線維芽細胞には異型性はない 図3b．
- 破骨細胞型の多核巨細胞が不均一に分布し，出血部位に集簇する傾向がある 図3c．

**診断のポイント**
・臨床的に上皮小体機能亢進症がある．
・画像所見で全身の骨変化を確認する．
・GCLSBと類似する組織像である．

## その他の巨細胞性腫瘍類似病変

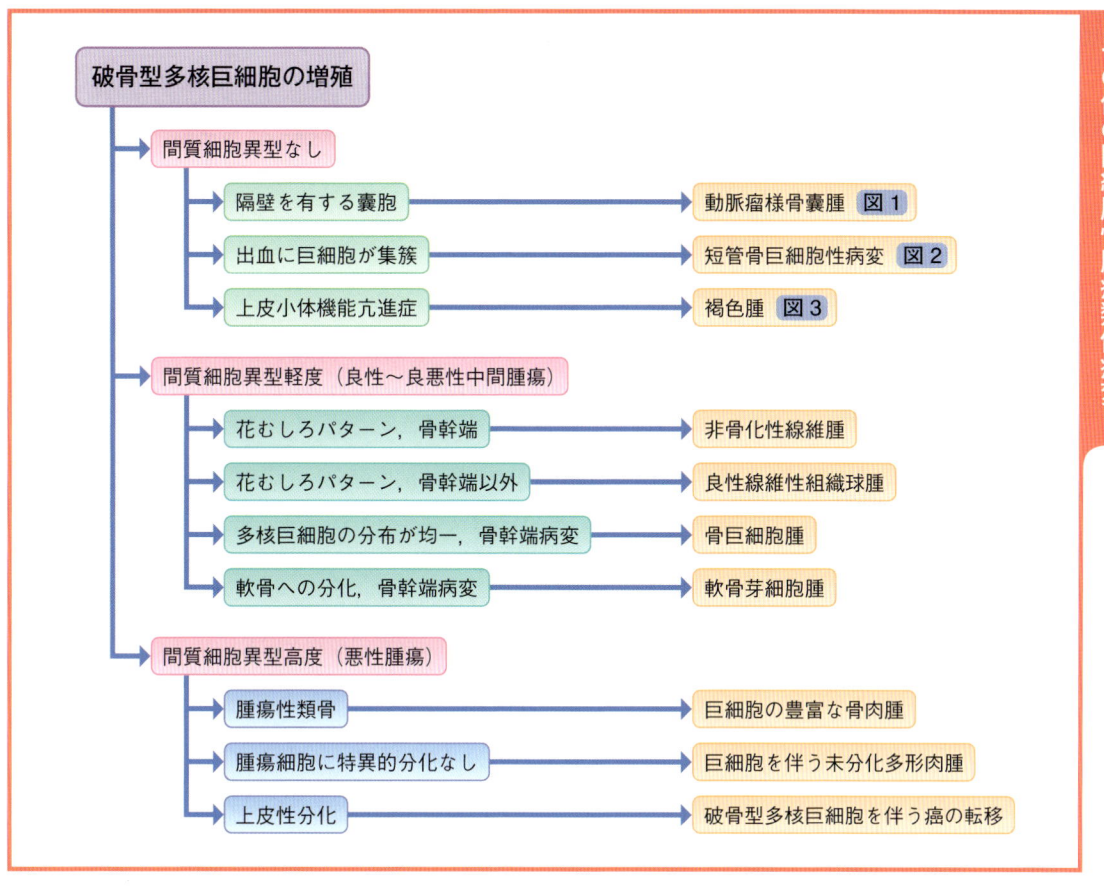

```
破骨型多核巨細胞の増殖
├─ 間質細胞異型なし
│   ├─ 隔壁を有する嚢胞 ─────────── 動脈瘤様骨嚢腫  図1
│   ├─ 出血に巨細胞が集簇 ─────────── 短管骨巨細胞性病変  図2
│   └─ 上皮小体機能亢進症 ─────────── 褐色腫  図3
├─ 間質細胞異型軽度（良性～良悪性中間腫瘍）
│   ├─ 花むしろパターン，骨幹端 ─────── 非骨化性線維腫
│   ├─ 花むしろパターン，骨幹端以外 ──── 良性線維性組織球腫
│   ├─ 多核巨細胞の分布が均一，骨幹端病変 ─ 骨巨細胞腫
│   └─ 軟骨への分化，骨幹端病変 ─────── 軟骨芽細胞腫
└─ 間質細胞異型高度（悪性腫瘍）
    ├─ 腫瘍性類骨 ─────────────── 巨細胞の豊富な骨肉腫
    ├─ 腫瘍細胞に特異的分化なし ─────── 巨細胞を伴う未分化多形肉腫
    └─ 上皮性分化 ─────────────── 破骨型多核巨細胞を伴う癌の転移
```

- 血鉄素を含む組織球が混在する．
- 反応性類骨や幼若な骨を形成している．骨は活動型の細胞異型のない骨芽細胞により囲まれている．

## 鑑別診断

### ▶骨巨細胞腫（giant cell tumor：GCT）

- 多核巨細胞が集簇する部分では鑑別を要する．
- 褐色腫は反応性の病変であることから組織の全体像が多彩で，巨細胞が不均一に分布している．

### ▶骨化性線維腫（ossifying fibroma）/ 線維性骨異形成（fibrous dysplasia）

- 線維性組織と反応性骨形成が類似する．
- 臨床所見から診断は比較的容易である．

（高木正之，藤野　節，中島久弥）

fibrous dysplasia, osteofibrous dysplasia

# 線維性骨異形成，骨線維性異形成

## 疾患の概要

- fibroosseous lesion には，線維性骨異形成と骨線維性異形成の代表的な2つの疾患がある．
- 線維性骨異形成は，若年者の大腿骨近位部に好発し，骨内に線維性組織の増殖と未熟な線維骨の増殖を認める．細長く弯曲した骨梁が特徴的で C-shape bony spicules と呼ばれる．病的骨折の恐れがあるものでは手術適応となることがある．
- 骨線維性異形成は，乳児〜小児の脛骨前方骨皮質に好発し，骨内に線維性組織の増殖と骨芽細胞に縁取りされた未熟な線維骨の増殖を認める．アダマンチノーマとの鑑別が問題になることがある．自然退縮することもあり，手術適応は慎重な判断を要する．

## 染色体・遺伝子異常

- 線維性骨異形成の約90%に GNAS 遺伝子変異を認め，診断に応用されている．

## 線維性骨異形成（fibrous dysplasia）

### 臨床所見

■ 好発年齢，性
- 小児期，思春期での発生が多く，やや女性に多い．
- 顎骨，長管骨，扁平骨発生は女性に多く，肋骨，頭蓋骨発生は男性に多い．
- 多骨性線維性骨異形成を合併する疾患として，McCune-Albright syndrome と Mazabrand syndrome が挙げられる．前者は思春期早発，カフェオレ斑を合併し，後者は筋肉内粘液腫を合併する．

■ 好発部位
- 全身の骨に発生しうる．おおまかに頭蓋骨，顎骨，肋骨，その他の骨と発生部位を分けられる．
- その他の骨のなかでは大腿骨近位部発生が最も多い．
- 単骨性の monostotic fibrous dysplasia と多骨性の polyostotic fibrous dysplasia があり，単骨性の症例が多い．

■ 画像所見
- 境界明瞭な透過性の亢進した病変である 図1a．

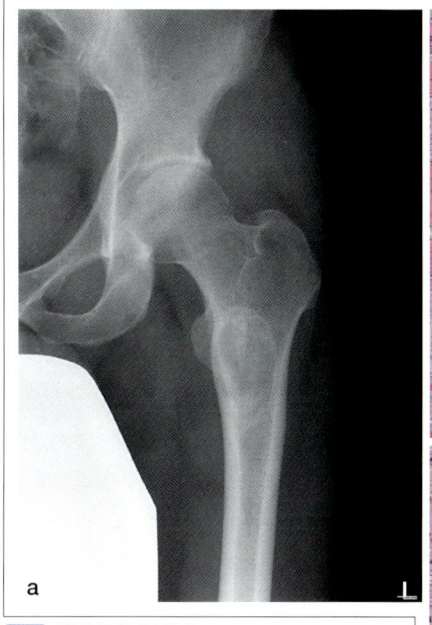

**図1 線維性骨異形成**
a：大腿骨近位部に，辺縁硬化像を伴う骨透亮像を認める．
b：線維性の間質に，細長く弯曲した未熟な線維骨の形成がみられる．
c：骨芽細胞による縁取りはない．間質には短紡錘形細胞の増殖を認める．

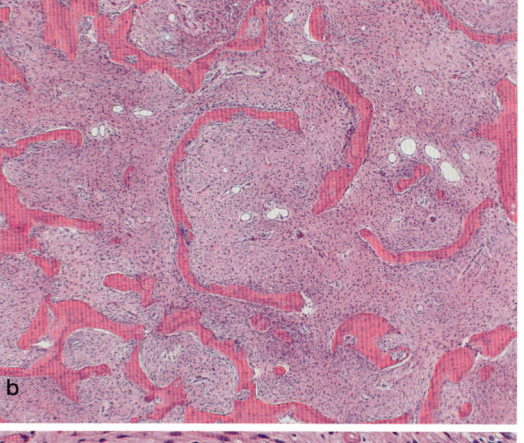

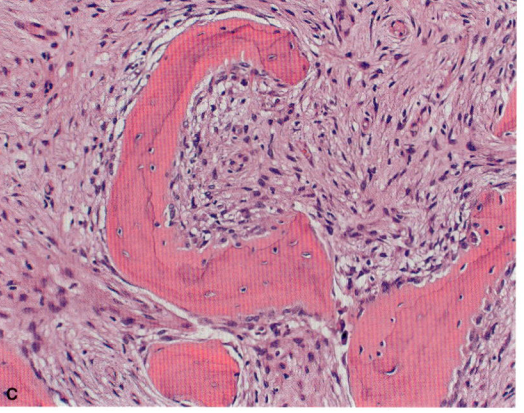

- 軽度の辺縁硬化像を認める．

## 病理所見

### 肉眼的所見
- 灰白色の病変で，黄色調局面や囊胞形成を伴うこともある．

### 組織学的所見
- 細長く弯曲した未熟な線維骨の形成がみられ，特徴的な C-shape bony spicules が観察される 図1b．
- 異型のない短紡錘形細胞が増殖している．

---

**診断のポイント**
- 骨線維性異形成のように発生部位や発症年齢に特徴的なものがあるので，臨床事項を見落とさないこと．
- 線維性骨異形成の類骨，未熟な線維骨の形成を一部にしか認めないことがあるため注意する．
- 低悪性度骨内型骨肉腫との鑑別で，生検標本などで骨梁の構造が不明瞭な場合は，cytokeratin，CDK4，MDM2 の免疫染色が補助診断として有用である．

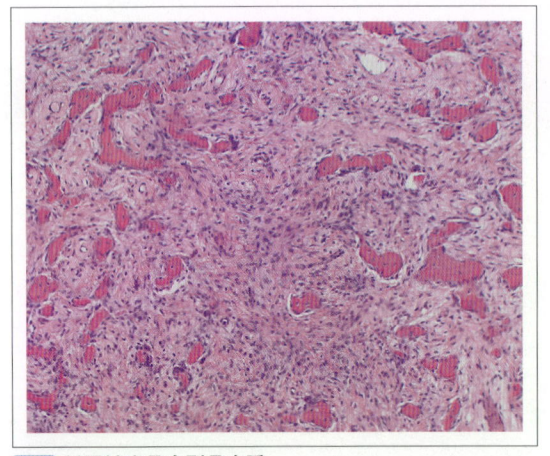

**図2** 低悪性度骨内型骨肉腫
豊富な類骨，骨梁の形成を認める．紡錘形腫瘍細胞の異型は乏しい．

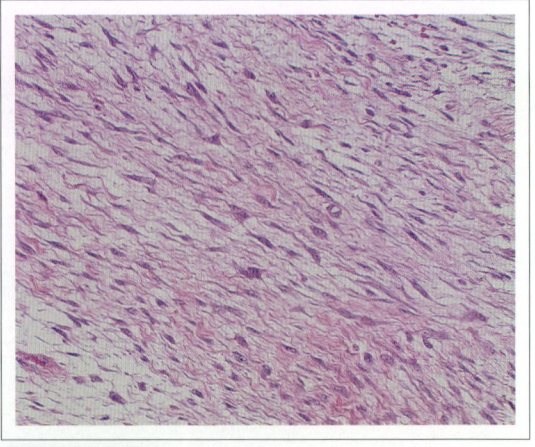

**図3** 類腱線維腫
コラーゲンの産生と異型のない紡錘形細胞の増殖を認める．

- 細胞密度は低いことが多い．
- 典型的には未熟な線維骨には骨芽細胞の縁取りはないとされるが，認めることもある 図1c ．

## 鑑別診断

### ▶低悪性度骨内型骨肉腫（low grade central osteosarcoma） 図2

- 30代に発症のピークがある．
- 大腿骨遠位部，脛骨近位部の発生が多い．
- 異型の軽度な紡錘形腫瘍細胞の増殖と，豊富な類骨，並走・吻合する厚い骨梁を形成する．
- 免疫染色でMDM2，CDK4が陽性となる．

### ▶骨線維性異形成（osteofibrous dysplasia）

- 10歳以下の小児に発生することが多い．
- 下肢，特に脛骨の前方骨皮質に好発する．
- 骨芽細胞に縁取りされた未熟な骨梁と，間質の紡錘形細胞の増殖を認める．
- 約80%の症例で間質紡錘形細胞の中にcytokeratin陽性細胞を散在性に認める．

### ▶類腱線維腫（desmoplastic fibroma） 図3

- 10〜20代の若年者に発症する．
- 全身の骨に発生しうる．
- 異型のない紡錘形細胞の疎な増殖と膠原線維を認める．
- 免疫染色でSMAが一部に陽性となり，actinやdesminにも陽性を示しうる．β-cateninに核陽性となることがある．

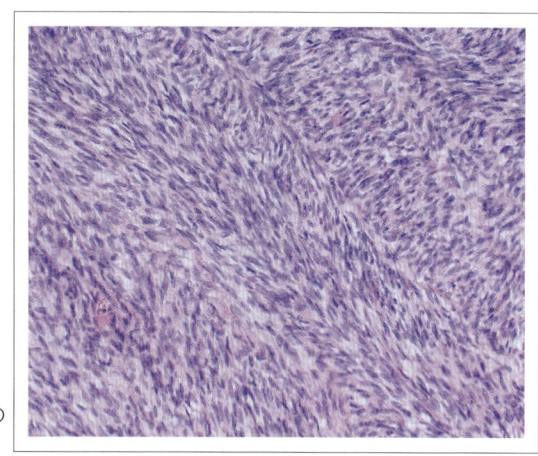

**図4 線維肉腫**
杉綾模様を呈する，紡錘形細胞の密な増殖を認める．

### ▶線維肉腫（fibrosarcoma）図4

- 年齢の偏りはない．
- 大腿骨遠位部発生が多いが，全身の骨に発生しうる．
- secondary fibrosarcoma として，放射線照射後や fibrous dysplasia から発生した報告がある．
- 紡錘形細胞よりなる悪性腫瘍で，腫瘍細胞は束状あるいは杉綾模様（herringbone pattern）の密な増殖を示す．
- 現在では，積極的には診断されず除外診断とされている．

### ▶治療，予後

- 無症状であることも多く，診断が確定していれば経過観察でよい．
- 病的骨折の恐れがあるもの，疼痛を伴う大きな病変については手術が選択される．
- 手術法としては掻爬・骨移植術などが行われ，必要に応じて内固定材料が使用される．

## 骨線維性異形成（osteofibrous dysplasia）

### ▶臨床所見

#### ■好発年齢，性
- 10歳以下の小児に好発し，性差はほとんどない．

#### ■好発部位
- 脛骨・腓骨の骨幹部骨皮質に好発する．
- 尺骨・橈骨発生例も報告されている．

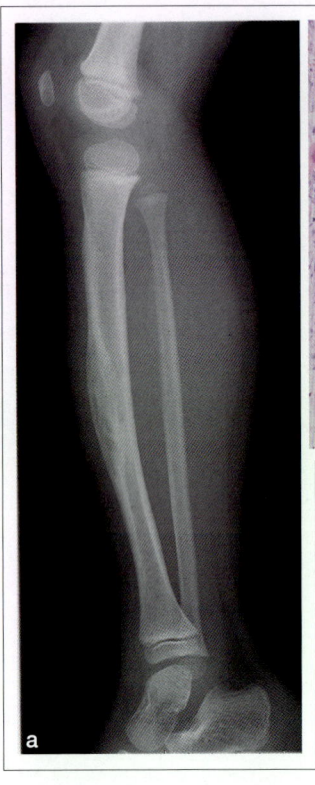

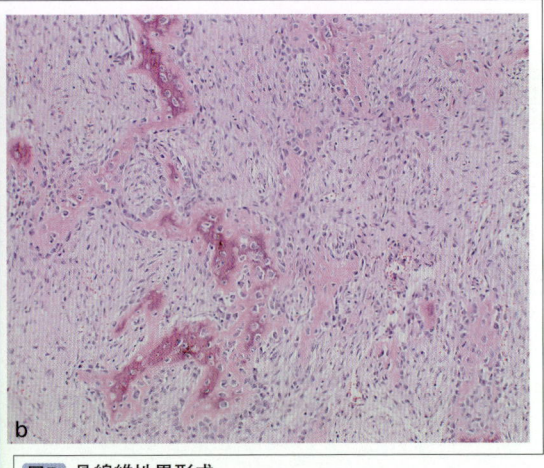

**図5 骨線維性異形成**
a：脛骨前方骨皮質に膨隆性の病変を認める.
b：不規則な形をした未熟な線維骨には骨芽細胞の縁取りを認める.

## ■画像所見
- 皮質骨内に溶骨性, 膨隆性の病変を認める 図5a.
- 骨髄内浸潤はまれである.

# 病理所見

## ■肉眼的所見
- 灰白色の病変である.

## ■組織学的所見
- 骨芽細胞に縁取りされた, 不規則な形の未熟な骨梁を認める 図5b.
- 間質は異型のない紡錘形細胞からなる.
- zonation を認め, 中心部には線維性組織が多く, 周辺部にはより成熟した骨が多い.
- cytokeratin 陽性細胞を散在性に認める.

# 鑑別診断

### ▶骨線維性異形成様アダマンチノーマ
   (osteofibrous dysplasia-like adamantinoma)

- アダマンチノーマ（20〜50代の脛骨に好発するまれな骨腫瘍）の一亜型で, 骨

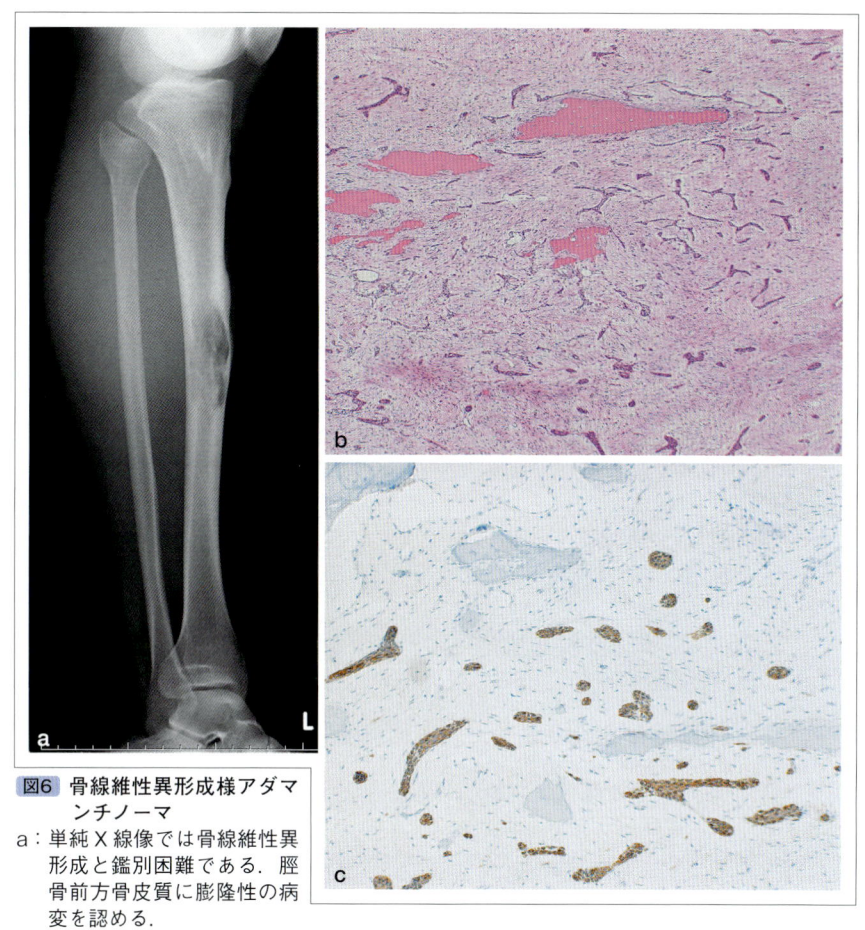

**図6 骨線維性異形成様アダマンチノーマ**
a：単純X線像では骨線維性異形成と鑑別困難である．脛骨前方骨皮質に膨隆性の病変を認める．
b：骨線維性異形成と類似した組織に，散在性に上皮胞巣を認める．
c：上皮胞巣は cytokeratin 陽性である．

- 線維性異形成と類似した臨床像を示す．
- 5〜20歳の若年者の脛骨に好発する．
- 単純X線写真では皮質骨内に限局した骨透亮像を認め，骨線維性異形成との鑑別は難しい 図6a．
- 骨線維性異形成様組織像の間質に，小さな上皮胞巣が散在している 図6b．
- 上皮胞巣は cytokeratin 陽性となる 図6c．

## ▶低悪性度骨内型骨肉腫（low grade central osteosarcoma）

- 髄内より発生する腫瘍である．
- CDK4, MDM2 が陽性となる．

## ▶線維性骨異形成（fibrous dysplasia）

- 特徴的な C-shape bony spicules が観察される．
- 線維骨に骨芽細胞の縁取りがない．

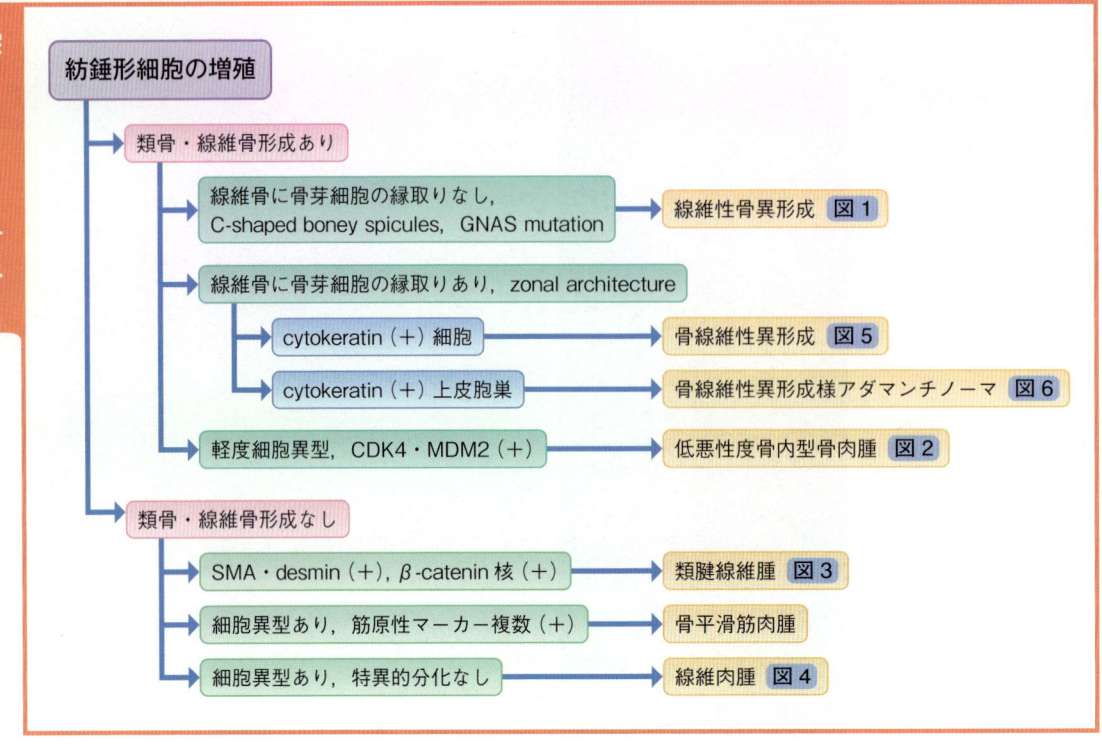

## fibroosseous lesion

```
紡錘形細胞の増殖
├─ 類骨・線維骨形成あり
│   ├─ 線維骨に骨芽細胞の縁取りなし，C-shaped boney spicules, GNAS mutation → 線維性骨異形成 図1
│   ├─ 線維骨に骨芽細胞の縁取りあり，zonal architecture
│   │   ├─ cytokeratin（＋）細胞 → 骨線維性異形成 図5
│   │   └─ cytokeratin（＋）上皮胞巣 → 骨線維性異形成様アダマンチノーマ 図6
│   └─ 軽度細胞異型，CDK4・MDM2（＋） → 低悪性度骨内型骨肉腫 図2
└─ 類骨・線維骨形成なし
    ├─ SMA・desmin（＋），β-catenin 核（＋） → 類腱線維腫 図3
    ├─ 細胞異型あり，筋原性マーカー複数（＋） → 骨平滑筋肉腫
    └─ 細胞異型あり，特異的分化なし → 線維肉腫 図4
```

▶ 類腱線維腫（desmoplastic fibroma）

- 類骨の形成がない．

## 治療，予後

- 15歳以降で自然退縮がみられる．
- 強い変形，偽関節，病的骨折などは手術適応を考慮する．
- 手術は掻爬のみでは再発することが多く，enbloc resection が必要である．
- 骨線維性異形成様アダマンチノーマの臨床経過については症例が少なく，骨線維性異形成から直接，骨線維性異形成様アダマンチノーマへと移行するのかは結論が得られていない．

（石井武彰，小田義直）

# 4章 軟部腫瘍の概要と鑑別診断

## liposarcoma
# 脂肪肉腫

## 疾患の概要

- 高分化型/脱分化型，粘液型/円形細胞型，多形型に分類される．
- 高分化型脂肪肉腫から発生した脱分化型脂肪肉腫は，通常，高悪性度で脂肪を形成しない．
- 円形細胞型脂肪肉腫は，粘液型脂肪肉腫の高悪性度型であると考えられている．
- 各亜型は臨床像や病理像のみならず，遺伝子異常も特異である．また治療方針も異なっているため正確な分類が欠かせない．

## 染色体・遺伝子異常

- 高分化型/脱分化型脂肪肉腫は輪状染色体やマーカー染色体をしばしば有し，12q13-15領域の増幅を伴う．特に *MDM2* と *CDK4* の増幅頻度が高い．
- 粘液型脂肪肉腫は，ほぼ全例が *DDIT3* 遺伝子の再構成を示す．
- 多形型は複雑な核型を呈し，特異的な遺伝子異常はみつかっていない．

## 高分化型脂肪肉腫（well-differentiated liposarcoma）

### 臨床所見

**■好発年齢，性**
- 40歳以上の中高年に多く発生する．明らかな性差はない．
- 小児発生例はきわめてまれである．

**■好発部位**
- 後腹膜など体幹深部や四肢深部に発生することが多い．

**■画像所見**
- MRIで脂肪信号を示す分葉状腫瘤であり，内部に線維性隔壁が描出される場合がある．

### 病理所見

**■肉眼的所見**
- 分葉状でしばしば巨大な腫瘍であり，黄色調で軟らかく脂肪性のことが多い．
- 組織学的に硬化パターンや炎症パターンを呈する領域では白色線維性に見える．

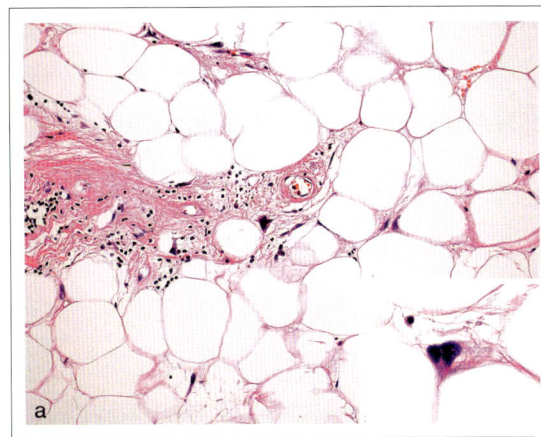

**図1** 高分化型脂肪肉腫
a：脂肪腫様高分化型脂肪肉腫．成熟脂肪細胞のびまん性増殖に混じて異型間質細胞が散見される．inset は異型間質細胞
b：硬化型高分化型脂肪肉腫．著しい線維化をきたしている．脂肪成分は目立たない．
c：炎症型高分化型脂肪肉腫．強い炎症細胞浸潤のために腫瘍細胞の同定が容易でない．

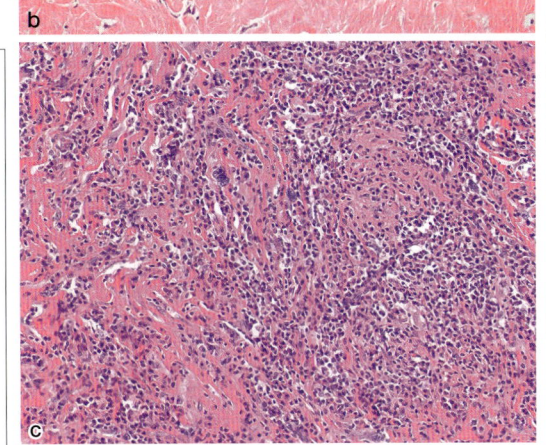

## ■ 組織学的所見

- 軽度大小不同の成熟脂肪細胞がびまん性に増殖し，これを区画するように線維性隔壁が走る．隔壁内を主体として異型間質細胞を認める（脂肪腫様） 図1a ．
- 異型間質細胞は大型の核と濃染するクロマチンを有し，細胞質はしばしば目立たない．
- 脂肪芽細胞の存在は診断に必須ではない．
- 脂肪に乏しい線維化（硬化型） 図1b や強い炎症細胞浸潤（炎症型） 図1c を伴う場合がある．
- 核分裂像は目立たない．

## ■ 免疫組織化学

- MDM2 と CDK4 の両者が陽性像を示す場合，診断特異性が高い．

## 鑑別診断

### 良性病変

▶ **脂肪組織**（non-neoplastic adipose tissue）

- 脂肪細胞の核が長軸に水平に薄切された Lochkern や脂肪壊死による脂肪細胞の大小不同が肉腫と見誤られることがある 図2 ．

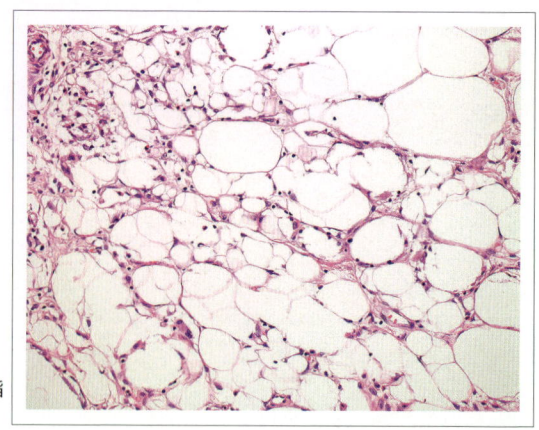

**図2** 非腫瘍性脂肪組織に生じた脂肪壊死
脂肪細胞の大小不同や増加した間質細胞のため高分化型脂肪肉腫と間違われることがある.

### ▶脂肪腫（lipoma）

- 多くの場合，中高年の表層を侵す小さな腫瘤であるが，時折深部発生（筋内脂肪腫）や巨大な症例もあり，画像的に高分化型脂肪肉腫との鑑別が問題となる.
- 多数の切片のHE標本を作製して，異型間質細胞をみつけることが脂肪肉腫の診断の鍵である.
- 脂肪壊死やLochkernがみられることもある.
- 線維芽細胞様の間質細胞自体は脂肪腫でも時折みられるが，異型がない点において肉腫とは区別される.
- 後腹膜の脂肪腫はまれであり，注意深く診断すべきである.

### ▶紡錘形細胞/多形脂肪腫（spindle cell/pleomorphic lipoma） 図3

- 中高年男性の後頸部〜肩の表層に発生しやすい.
- 脂肪細胞の大小不同やまれに脂肪芽細胞様の細胞がみられ，高分化型脂肪肉腫に似ることがある.
- 豊富な肥満細胞やロープ状の膠原線維が粘液性背景に沈着する典型的な組織像が診断の助けになる.
- floret型巨細胞は多形脂肪腫に特徴的であるが，高分化型脂肪肉腫でもみられることがある.
- 診断が難しい場合にはMDM2/CDK4の免疫染色が有用である.
- CD34染色は高分化型脂肪肉腫の異型間質細胞も陽性となりうるので，有用性は低い.

### ▶血管筋脂肪腫（angiomyolipoma）

- 腎や肝からの発生が多いが，後腹膜軟部腫瘍としても発生する.
- 脂肪成分の豊富な血管筋脂肪腫は脂肪細胞の大小不同が目立つので，高分化型脂肪肉腫と間違われることがある.
- HMB45で染色される好酸性〜淡明の細胞質をもつ筋様細胞を見逃さないことが大切である.

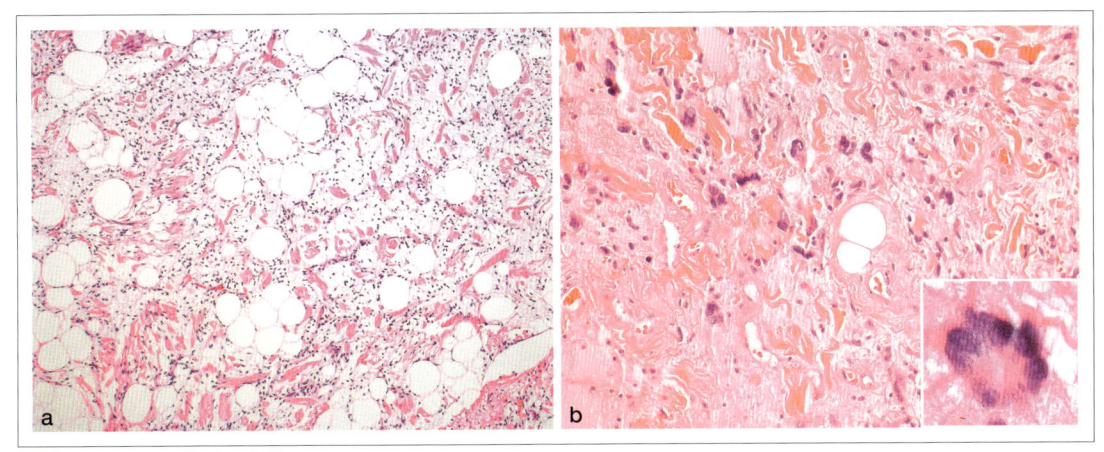

**図3** 紡錘形細胞/多形脂肪腫
a：紡錘形細胞脂肪腫．均一な紡錐形細胞が粘液性背景に増殖する．好酸性のロープ状膠原線維の沈着が目立つ．
b：多形脂肪腫は紡錘形細胞脂肪腫の亜型で，変性による核異型が目立つ．floret型巨細胞（inset）もしばしばみられる．

## 治療，予後

- 外科的切除が唯一の治療法である．
- 予後は発生部位によって大きく異なり，四肢発生例では完全切除が可能で再発は少なく，異型脂肪腫様腫瘍とも呼ばれる．後腹膜など体幹深部発生例ではしばしば切除断端陽性となり，再発が非常に多い．
- 遠隔転移することはないが，後腹膜などでは周囲臓器を取り囲み機能不全をきたす．
- 脱分化のリスクは後腹膜で高く（＞20％），四肢では低い（＜2％）．
- 四肢発生例はほとんど生命に影響しないが，後腹膜発生例は10〜20年の長期観察で80％以上の症例が腫瘍死する．

# 脱分化型脂肪肉腫（dedifferentiated liposarcoma）

## 臨床所見

### 好発年齢，性
- 高分化型脂肪肉腫と同様，40歳以上の中高年に多く発生し，明らかな性差はない．

### 好発部位
- 高分化型脂肪肉腫と同様，後腹膜など体幹深部や四肢深部に発生することが多い．

### 画像所見
- 脂肪を形成しない成分が高分化型脂肪肉腫に隣接して認められれば診断が容易である．

## 病理所見

### ■ 肉眼的所見
- 高分化型脂肪肉腫の中に存在する脂肪を形成しない充実性腫瘤が典型的である 図4a．
- 実際には検体の大部分が高悪性度肉腫で，周囲にわずかに高分化成分が検出されることが多い．

### ■ 組織学的所見
- 高分化成分との境界は明瞭な場合が多いが 図4b ，モザイク様に混在すること

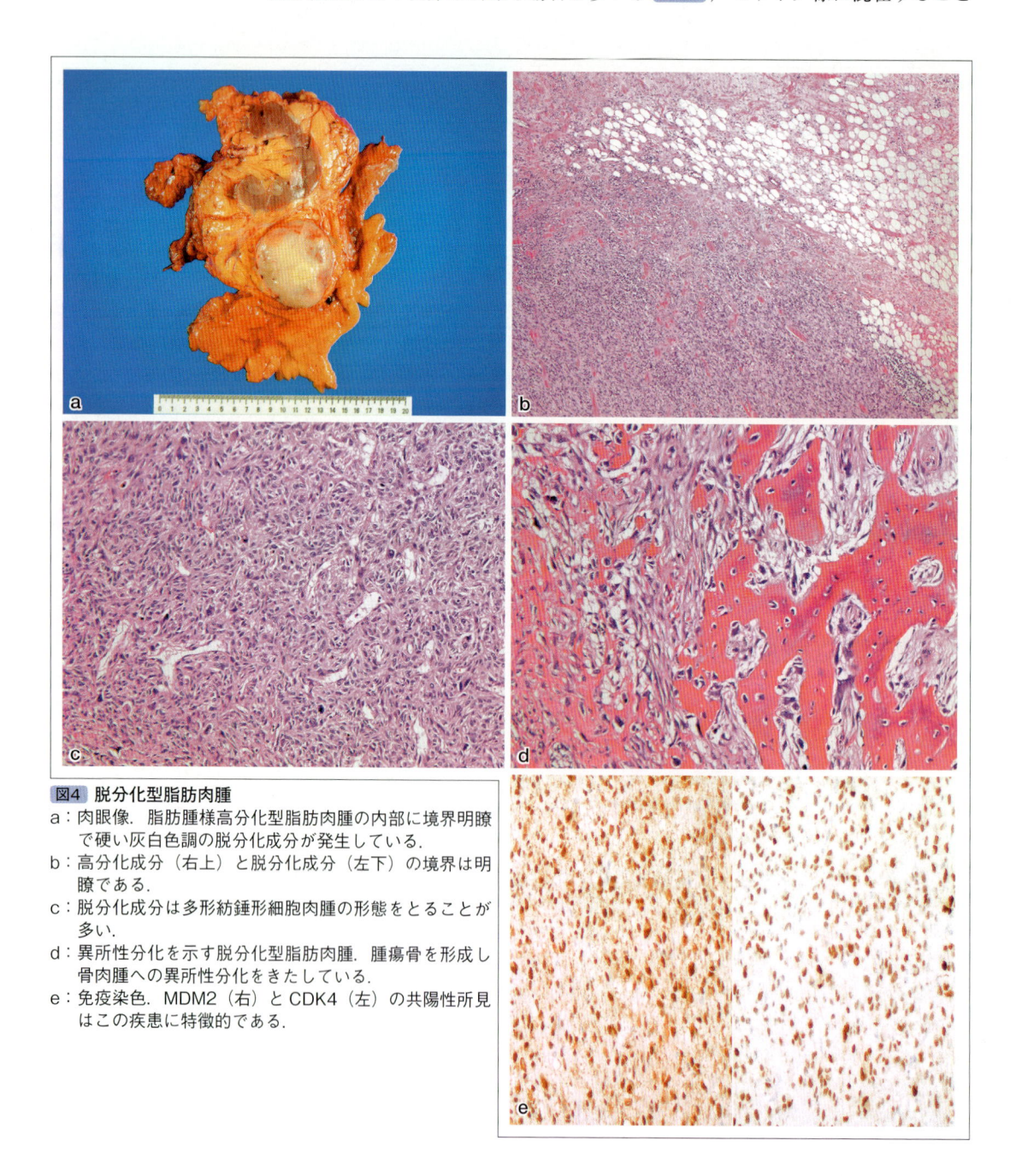

図4 脱分化型脂肪肉腫
a：肉眼像．脂肪腫様高分化型脂肪肉腫の内部に境界明瞭で硬い灰白色調の脱分化成分が発生している．
b：高分化成分（右上）と脱分化成分（左下）の境界は明瞭である．
c：脱分化成分は多形紡錘形細胞肉腫の形態をとることが多い．
d：異所性分化を示す脱分化型脂肪肉腫．腫瘍骨を形成し骨肉腫への異所性分化をきたしている．
e：免疫染色．MDM2（右）とCDK4（左）の共陽性所見はこの疾患に特徴的である．

もある.
- 脱分化成分の組織像には多くのバリエーションがある.
- 多形紡錘形細胞の束状〜花むしろ状増殖からなる高悪性度の組織像を呈することが多い 図4c .
- 粘液変性や低悪性度の組織像も経験される.
- 5％程度の症例では，骨，軟骨，平滑筋，横紋筋などへの異所性分化を伴う 図4d .

### ■ 免疫組織化学
- MDM2 と CDK4 がともに陽性像を示す場合，診断特異性が高い 図4e .
- そのほかの免疫染色には診断的価値が少ない．増殖細胞はしばしば筋線維芽細胞への分化を示し，SMA や desmin などを発現する．CD34 にも時に陽性となる.

## 鑑別診断

- 脱分化型脂肪肉腫の脱分化成分の組織像は多彩なため，あらゆる肉腫が鑑別に挙がりうる．特に粘液線維肉腫，孤立性線維性腫瘍，デスモイド，低悪性度線維粘液肉腫などに類似するパターンなどが知られている．異所性分化を示す症例では平滑筋肉腫や多形型横紋筋肉腫，骨外性骨肉腫との鑑別が必要となる．このほか鑑別において注意すべきものを挙げる.

### ▶ 粘液型脂肪肉腫（myxoid liposarcoma）
- 脱分化型脂肪肉腫にはしばしば粘液変性が生じ，粘液型脂肪肉腫に似る場合がある 図5 .
- 粘液型脂肪肉腫には原則として細胞多形性がないが，脱分化型脂肪肉腫では多形細胞がみつかる場合が多い.

### ▶ 炎症性筋線維芽細胞腫瘍（inflammatory myofibroblastic tumor：IMT）
- 脱分化型脂肪肉腫が IMT に類似した組織像を呈する例を時折経験する 図6 .
- 鑑別の要点は典型的な脂肪肉腫成分を周囲にみつけることである.
- 生検検体などでは腫瘍細胞の核の多形性に気づくことが鍵となる．典型的な IMT は細胞学的に均一で多形性を欠く．また脂肪肉腫は ALK 陰性である.

## 治療，予後

- 大部分の症例は局所再発を繰り返し，消化管や尿路の機能不全が致死的となる.
- 遠隔転移率は約 15％ と少なく，他の高悪性度肉腫と対照的である.
- 5 年生存率は 30％ 程度である.

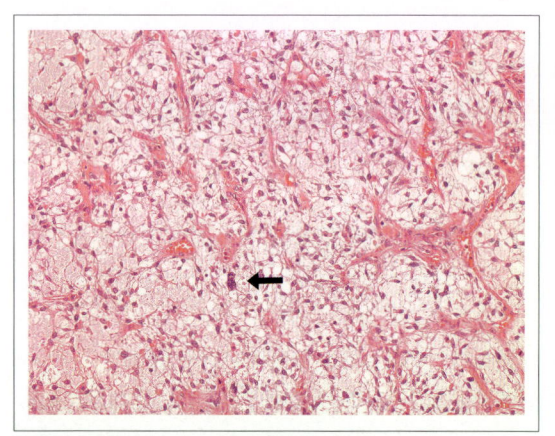

図5 粘液変性を示す脱分化型脂肪肉腫
粘液性背景と豊富な血管から粘液型脂肪肉腫を模倣する一例．軽度ではあるが核の多形（➡）がみられる．

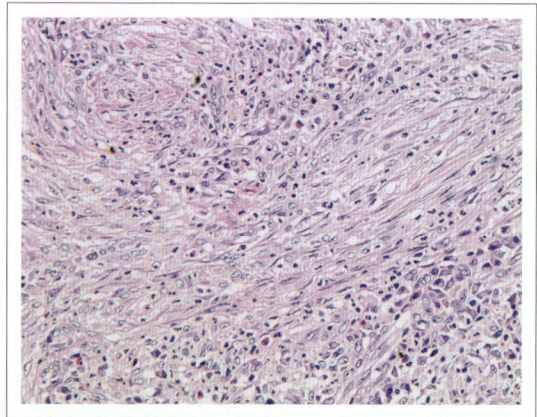

図6 炎症性筋線維芽細胞に類似する脱分化型脂肪肉腫

# 粘液型脂肪肉腫（myxoid liposarcoma）

## 臨床所見

### ■好発年齢，性
- 20〜40代の比較的若い成人に多い．男女差はない．
- まれではあるが小児にも発生し，小児の脂肪肉腫としては最も多い亜型である．

### ■好発部位
- 殿部や大腿部など四肢深部に発生する．後腹膜発生はきわめてまれである．

## 病理所見

### ■肉眼的所見
- 境界明瞭で白色〜灰白色の腫瘤で，出血を反映して黄色〜緑色調に見えることもある．

### ■組織学的所見
- 粘液性背景に均一な短紡錘形細胞が方向性なく増殖する 図7a．
- 腫瘍細胞は細胞質に乏しく，裸核状に見えることが多い．
- 背景には分枝する繊細な蔓状毛細血管が網状に茂る．
- 印環細胞様の脂肪芽細胞の出現が特徴的であるが，その存在は診断に必須ではない．
- 粘液成分が集積して囊胞状を呈することがある．
- 放射線照射後などに著しく成熟し，脂肪腫や脂肪腫様高分化型脂肪肉腫に類似することがある 図7b．
- 細胞密度の高い領域を「円形細胞成分」と称し，悪性度の指標となる．円形細胞成分が腫瘍全体の5%を超えると予後が悪化する．

### ■免疫組織化学
- 円形細胞領域でS-100蛋白陽性となることがあるが，感度・特異度とも高くなく

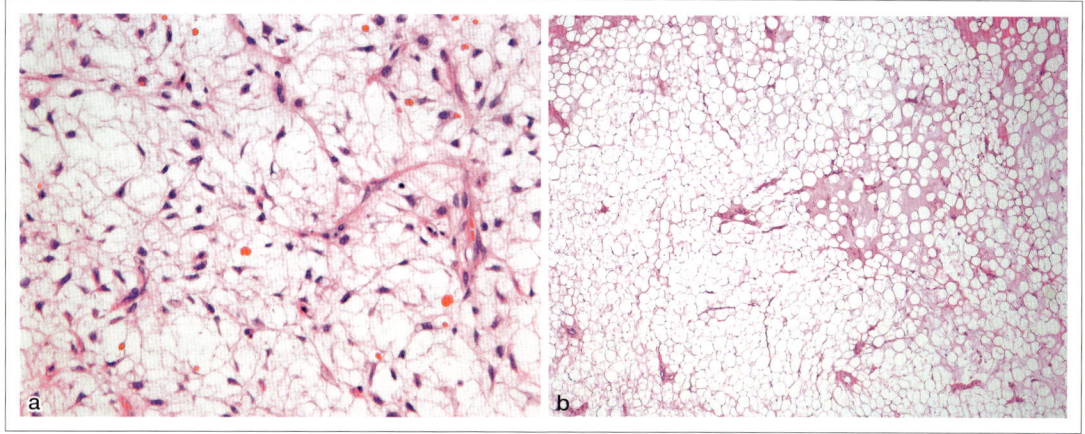

**図7 粘液型脂肪肉腫**
a：粘液性背景に均一な短紡錘形細胞が増殖する．繊細な血管が目立つ．
b：特に治療後など，成熟が進み脂肪腫や脂肪種様高分化型脂肪肉腫のように見えることがある．

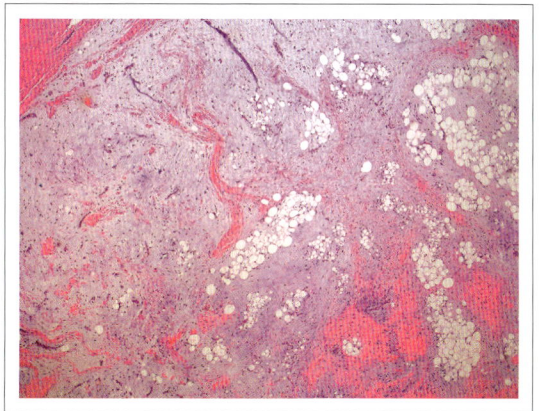

**図8 脂肪芽細胞腫**
線維性隔壁により粗大に分葉される小児の腫瘍で，粘液成分や成熟脂肪織がさまざまに混在する．

**図9 粘液脂肪腫**
脂肪腫の粘液変性部は時に粘液型脂肪肉腫に類似する．

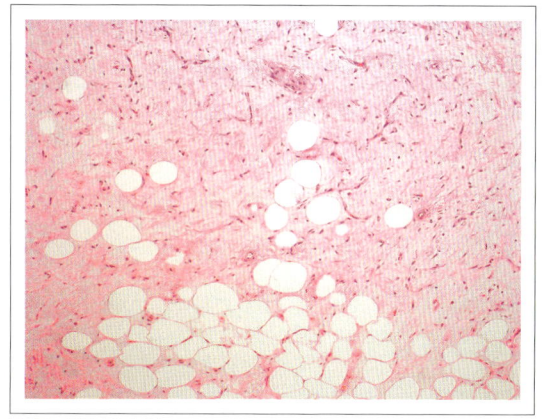

診断上は有用でない．

## 鑑別診断

### 良性腫瘍

#### ▶脂肪芽細胞腫（lipoblastoma）図8

- 小児の四肢に発生する良性腫瘍である．
- 組織像は粘液型脂肪肉腫に類似するが，核異型を欠き，線維性隔壁による特徴的な分葉構造がみられる．

#### ▶粘液脂肪腫（myxolipoma）図9

- 脂肪腫の粘液変性は，繊細な毛細血管，異型に乏しい紡錘形細胞増生を伴うこと

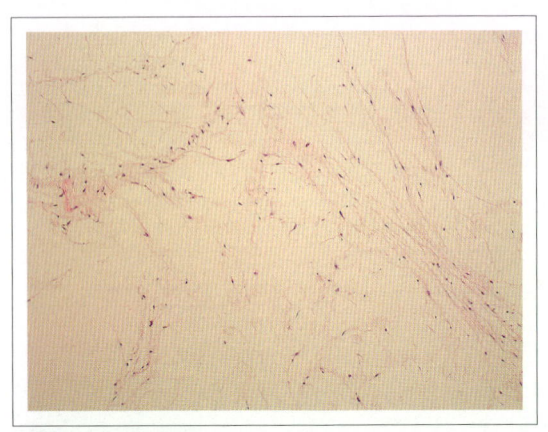

**図10** 筋肉内粘液腫
細胞成分や血管に乏しい.

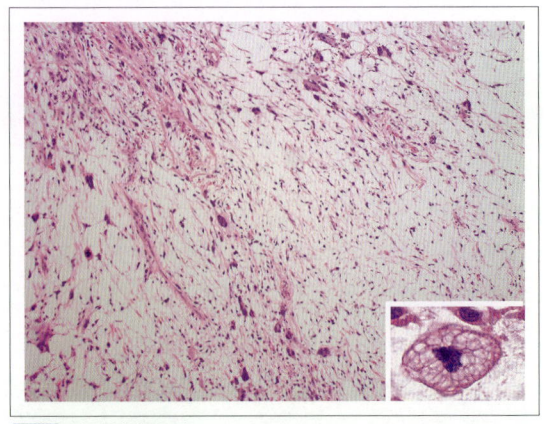

**図11** 粘液線維肉腫
多形紡錘形細胞が豊富な粘液基質を背景に増殖する.長い弯曲した血管パターンが特徴的である.inset は偽脂肪芽細胞

があり,粘液型脂肪肉腫に類似する場合がある.
- 典型的な脂肪腫の成分をみつけることと,表層発生である点が鍵となる.

### ▶筋肉内粘液腫（intramuscular myxoma） 図10

- 中高年者の四肢深部に発生する.
- 血管に乏しい点が粘液型脂肪肉腫と大きく異なる.

### ▶リンパ管腫（lymphangioma）

- 粘液型脂肪肉腫の背景粘液貯留が著しい場合,リンパ管腫に似ることがある.
- 粘液型脂肪肉腫に典型的な短紡錘型裸状核細胞と繊細な毛細血管をみつけることが鍵になる.

## 悪性腫瘍

### ▶高分化型/脱分化型脂肪肉腫の粘液変性

- 高分化型/脱分化型脂肪肉腫の一部が粘液型脂肪肉腫に類似することがある.
- 粘液型脂肪肉腫は一般に細胞が均一で多形性を示さない.

### ▶粘液線維肉腫（myxofibrosarcoma） 図11

- 高齢者の表層に発生する境界不明瞭な腫瘍であることが多く,臨床像や画像が粘液型脂肪肉腫と異なる.
- 組織学的には核の多形性がみられ,長いかすかに弯曲した血管が特徴的である.粘液を含有した偽脂肪芽細胞を見ることがある.

### ▶骨外性粘液性軟骨肉腫（extraskeletal myxoid chondrosarcoma） 図12

- 中高年の四肢深部に好発する.

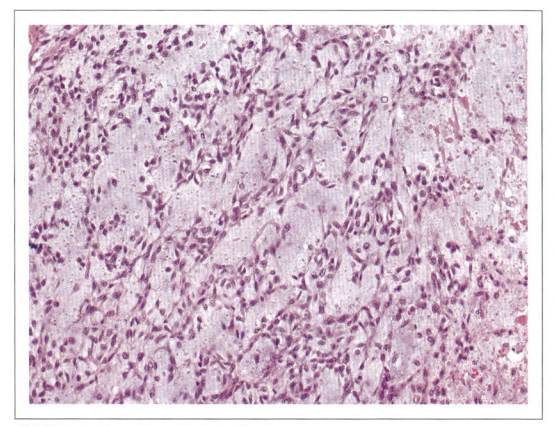

**図12 骨外性粘液性軟骨肉腫**
好酸性細胞質を有する均一な細胞が粘液性背景に緩やかな結合性を示しつつ増殖する．

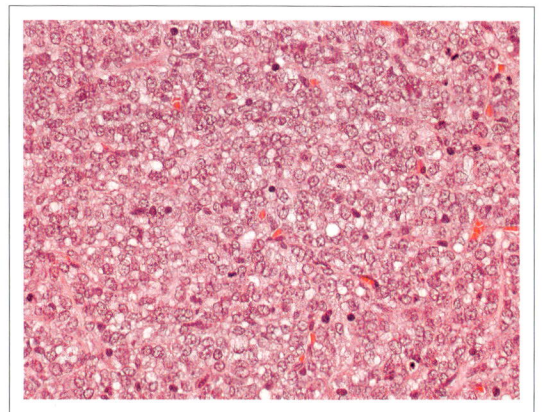

**図13 円形細胞型脂肪肉腫**
粘液型脂肪肉腫の悪性度が上昇すると細胞密度が増し，粘液性背景や血管パターンが不明瞭化する．

- 好酸性の細胞質を有する均一な細胞が，しばしば緩やかな結合性を有しながら多結節性に増殖し，血管は目立たない．

### ▶さまざまな円形細胞肉腫

- 円形細胞成分の豊富な粘液型脂肪肉腫（円形細胞型脂肪肉腫ともいう）は，背景粘液や特徴的な血管パターンが不明瞭になるため，さまざまな他の円形細胞肉腫との鑑別が問題となる 図13．
- 周囲に（わずかでも）典型的な粘液型成分をみつけることが診断の鍵である．
- *DDIT3*遺伝子再構成の証明は円形細胞型脂肪肉腫の診断に有用である．

## ▶ 治療，予後

- 外科的切除が第1選択である．
- 化学療法や放射線療法の効果は比較的高い．
- 転移様式は特徴的で，肺への転移をみる前に骨や軟部組織に転移することが多い．
- 特に後腹膜や傍脊柱筋，脊椎への転移の頻度が高い．

# 多形型脂肪肉腫（pleomorphic liposarcoma）

## ▶ 臨床所見

### ■好発年齢，性
- 高齢者に発生することが多い．
- 男性にやや多い．

### ■好発部位
- 四肢深部に発生することが多い．

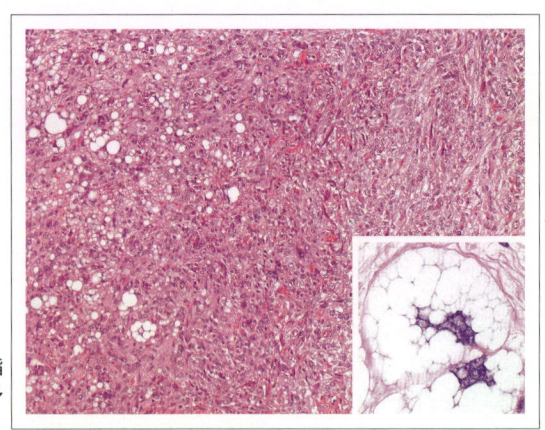

**図14 多形型脂肪肉腫**
多形紡錘形細胞の増殖に混じて脂肪芽細胞が散見される．insetは多形脂肪芽細胞

### ■画像所見
- 特徴的な画像所見はない．

## 病理所見

### ■肉眼的所見
- 比較的境界明瞭で割面不均一な腫瘤であるが，特徴的な所見はない．

### ■組織学的所見
- 多形紡錘形細胞の束状〜花むしろ状増殖を背景として，一部に大型の脂肪芽細胞が混在する 図14．
- まれな亜型として類上皮型が知られている．

### ■免疫組織化学
- 特徴的な免疫形質はない．MDM2とCDK4は通常陰性である．

## 鑑別診断

### ▶他のさまざまな多形肉腫
- 未分化多形肉腫との鑑別は脂肪芽細胞の有無による．

---

**診断のポイント**

- 脂肪肉腫の各亜型は振舞いが異なるため，単に脂肪肉腫と診断するだけでは十分でなく，必ず亜型の記載が必要である．
- 高分化型脂肪肉腫の診断には異型間質細胞の存在が不可欠である．脂肪芽細胞の存在は，高分化型脂肪肉腫の診断に必要でもなく十分でもない．
- 高分化型脂肪肉腫には脂肪腫様パターンのみならず，硬化型や炎症型のパターンがある．
- 脱分化型脂肪肉腫の診断には，高分化型脂肪肉腫との関連が重要であるが，高分化成分の検出のためには明らかな腫瘍部周囲の脂肪成分を標本化することが有用である．
- 粘液型脂肪肉腫の診断には，核の多形がないことと，豊富な血管パターンに注目することが大切である．脂肪芽細胞の存在は診断に必須ではない．
- 多形型脂肪肉腫の診断には脂肪芽細胞の存在が必須である．

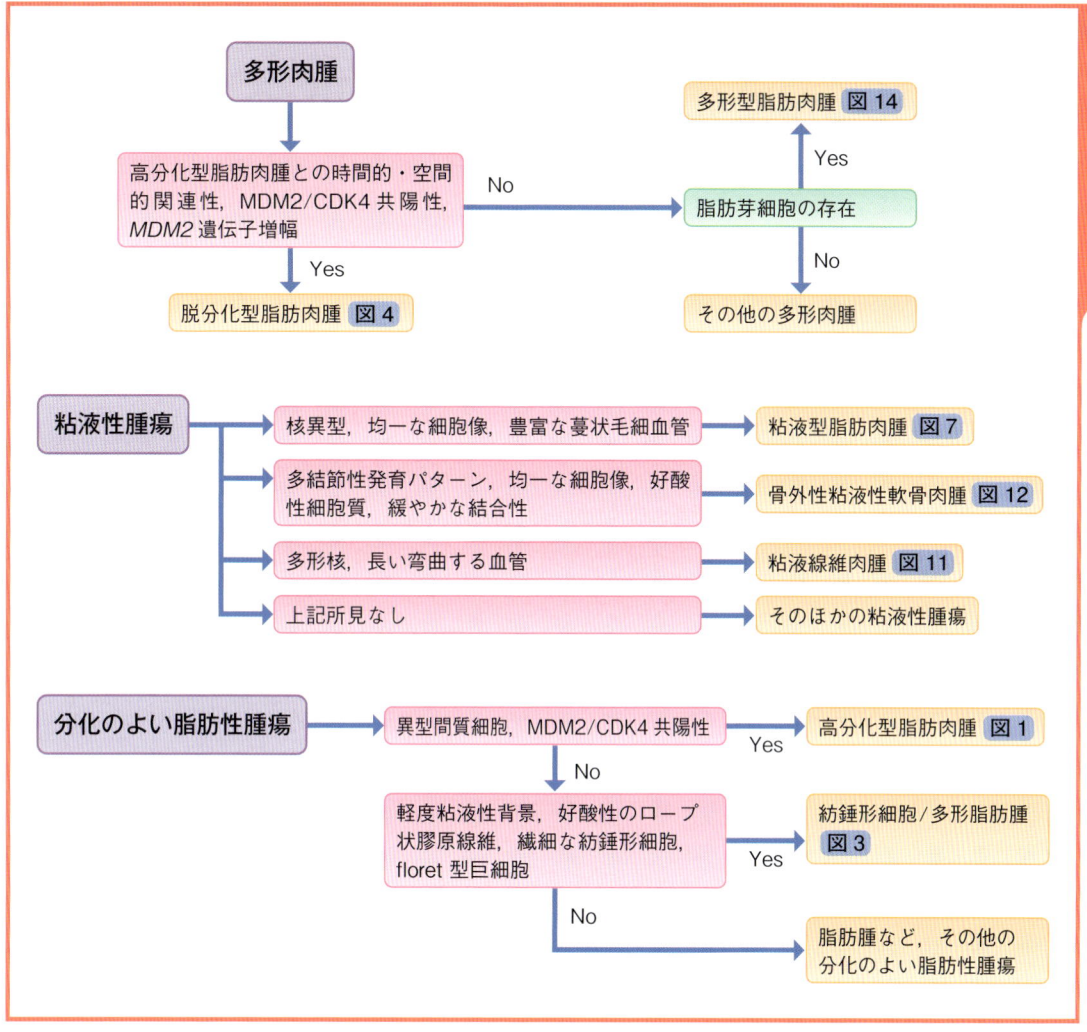

```
                                                                        多形型脂肪肉腫 図14
                 多形肉腫                                                    ↑ Yes
                    ↓                                                    
         高分化型脂肪肉腫との時間的・空間        No                        脂肪芽細胞の存在
         的関連性，MDM2/CDK4 共陽性，    ─────────→                        
         MDM2 遺伝子増幅                                                   ↓ No
                    ↓ Yes                                                
            脱分化型脂肪肉腫 図4                                         その他の多形肉腫


    粘液性腫瘍 ──┬── 核異型，均一な細胞像，豊富な蔓状毛細血管  ──→  粘液型脂肪肉腫 図7
                │
                ├── 多結節性発育パターン，均一な細胞像，好酸  ──→  骨外性粘液性軟骨肉腫 図12
                │    性細胞質，緩やかな結合性
                │
                ├── 多形核，長い弯曲する血管                  ──→  粘液線維肉腫 図11
                │
                └── 上記所見なし                              ──→  そのほかの粘液性腫瘍


    分化のよい脂肪性腫瘍 ── 異型間質細胞，MDM2/CDK4 共陽性 ─Yes→ 高分化型脂肪肉腫 図1
                                      ↓ No
                           軽度粘液性背景，好酸性のロープ
                           状膠原線維，繊細な紡錘形細胞，   ─Yes→ 紡錘形細胞/多形脂肪腫 図3
                           floret 型巨細胞
                                      ↓ No
                                                              脂肪腫など，その他の
                                                              分化のよい脂肪性腫瘍
```

- 粘液線維肉腫において時折みられる偽脂肪芽細胞 図11 を真の脂肪芽細胞と見誤ってはならない．

### ▶脱分化型脂肪肉腫（dedifferentiated liposarcoma）

- まれに多形型脂肪肉腫様の組織像を呈する場合がある．周囲の典型的な高分化成分の検出が鍵である．
- *MDM2/CDK4* の増幅検索・免疫染色も診断困難例では有用である．

## 治療，予後

- 悪性度の高い腫瘍であり，再発や肺などへの転移をしばしば経験する．
- 5 年生存率は 60％程度である．
- 外科的切除が第 1 選択であるが，進行例は集学的治療の対象である．

（吉田朗彦）

nodular fasciitis and fasciitis-like lesion

# 結節性筋膜炎とfasciitis-like lesion

## 疾患の概要

- 線維芽細胞および筋線維芽細胞の増生を主とするself-limitingな良性腫瘍（疾患）である．
- 結節性筋膜炎を基本病型とし，その亜型として骨化性筋膜炎，血管内筋膜炎，頭蓋骨筋膜炎があり，類縁疾患（fasciitis-like lesion）として増殖性筋膜炎，増殖性筋炎，虚血性筋膜炎，骨化性筋炎，指部の線維骨性偽腫瘍などがある．
- 比較的発生頻度の高い病変であるが，しばしば急速に増大し，組織学的に高細胞密度で旺盛な核分裂像を伴うことから，肉腫と誤認される可能性のある「偽肉腫様病変（pseudosarcomatous lesion）」として知られる．
- 外傷が起因と考えられる場合もあるが，原因が不明なことも少なくない．

### 染色体・遺伝子異常

- 結節性筋膜炎ではt(17；22)(p13；q12.3-13)に由来する融合遺伝子 *MYH9-USP6* などの *USP6* 遺伝子の再構成がみられる．

## 結節性筋膜炎（nodular fasciitis）

### ▶ 臨床所見

#### ■好発年齢，性
- 若年成人から中年（20～40歳）に多いが，性差はない．
- 血管内筋膜炎は30歳以下の若年者に多く，頭蓋骨筋膜炎はもっぱら2歳以下の乳幼児に発生する．

#### ■好発部位
- 上肢や体幹部，頭頸部の皮下に多いが，時に筋肉内にも生じる．また，まれに関節内や真皮内に発生することもある．
- 血管内筋膜炎の多くは上肢や頭頸部の中小の動静脈内に発生する．
- 頭蓋骨筋膜炎は頭皮下に頭蓋骨の外板に接するように発生するが，病変は時に内板にもおよび，硬膜まで進展することもある．

#### ■臨床症状
- 急速に増大する皮下の結節を自覚することが多い．時に痛みを伴う．

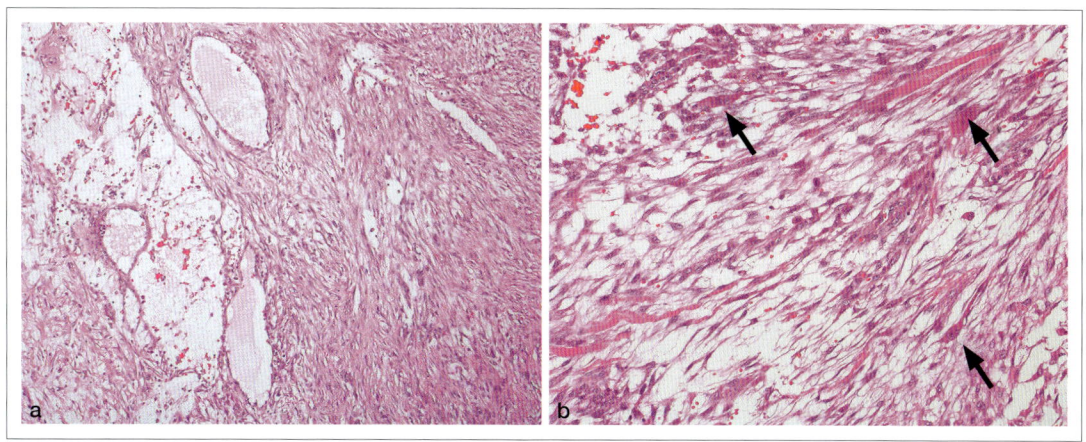

**図1 結節性筋膜炎**
a：漏出赤血球を伴う浮腫・粘液腫状の背景に紡錘形細胞の増殖がみられる．
b：破骨細胞様多核巨細胞を伴うこともある（➡）．

## 画像所見

- 特徴的な所見はない．
- 頭蓋骨病変はしばしば硬化縁を伴った溶骨性変化を示す．

## 病理所見

### 肉眼的所見

- 通常2cm大くらいまでの周囲との境界の比較的明瞭な灰白色充実性の腫瘤である．被膜はなく，周囲に浸潤性発育を示すこともある．
- 時に嚢胞状変化や出血を伴い，まれに骨化（骨化性筋膜炎）もみられる．

### 組織学的所見

- 線維芽細胞ないし筋線維芽細胞様の紡錘形あるいは星芒状細胞が緩やかな束状あるいは渦巻状に配列増殖する 図1a．
- それらの細胞は腫大性の核と小型の核小体，好酸性または両染性の豊富な細胞質を有するが，概して多形性や異型性に乏しい．
- 膠原線維性あるいは浮腫状，粘液腫状の豊富な間質がみられ，後者ではしばしば細胞間が離開して細胞密度が疎となり，羽毛状の様相（feathery appearance）を呈する 図1b．
- 小血管に富み，多少とも血管外に漏出した赤血球がみられ，種々の程度に慢性炎症細胞を混ずる．
- 核分裂像がみられるが，異常核分裂像は認められない．

**診断のポイント**

- 若年成人の皮下に生じ，急に大きくなった病変（発症から来院や切除までの期間が短い）という臨床像が本疾患の可能性を考慮させる．
- 炎症性肉芽組織や細胞培養にみられるような幼若な大型の線維芽細胞の増生からなり，他の紡錘形細胞腫瘍にみられるような密で単調な細胞増殖像でない点に注目する．
- 径5cmを超えるような大型の病変や術後に再発をきたした例の場合，他の疾患の可能性がより考慮されるため慎重な診断が求められる．

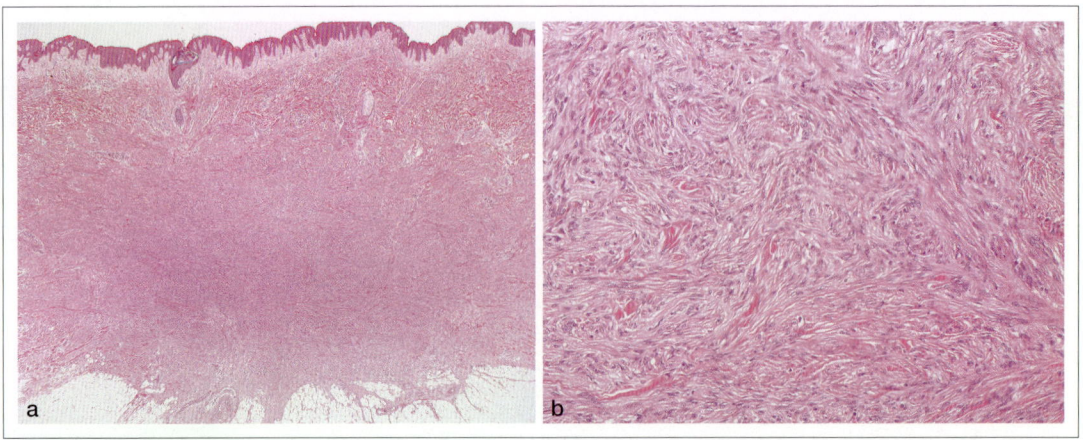

**図2** 皮膚線維性組織球腫
a：肥厚した表皮に覆われた真皮内に周囲との境界不鮮明な病変がみられる．
b：厚い膠原線維を混じて紡錘形細胞が束状・渦巻状に配列する．

- 時に破骨細胞様多核巨細胞の出現をみる 図1b ．また，まれに反応性の骨形成を伴う．

### ■ 免疫組織化学
- 通常筋 actin（a-SMA, muscle specific actin）陽性の細胞を認めるが，desmin 陽性細胞を認めることはまれである．
- 上皮性マーカーや S-100 蛋白，CD34 は陰性である．

## 鑑別診断

### 良性腫瘍

#### ▶皮膚線維性組織球腫（cutaneous fibrous histiocytoma/dermatofibroma）

- 真皮内，時に皮下に生じる小型の腫瘍で，周囲との境界は不明瞭なことが多い 図2a ．
- 主に周辺部で厚い膠原線維を混在し，短紡錘形あるいは卵円形細胞が渦巻状あるいは花むしろ様に配列増殖する 図2b ．
- 病変部を覆う表皮に不規則な肥厚や色素沈着がみられる．
- 免疫染色で factor XIIIa が陽性となるが，actin 陽性細胞もしばしば認められる．

#### ▶腱鞘線維腫（fibroma of tendon sheath） 図3

- 主に成人の四肢末端部，特に手指から前腕にかけて好発する．
- 周囲との境界の明瞭な硬い線維性の腫瘍で，豊富な膠原線維を背景に紡錘形あるいは星芒状細胞が散在性かつ疎に分布する．
- 辺縁部に細胞密度が高く，結節性筋膜炎に類似した領域を伴うことがある．
- スリット状に拡張した内腔を有する血管構造がしばしばみられる．
- 免疫染色で部分的に actin 陽性細胞がみられる．

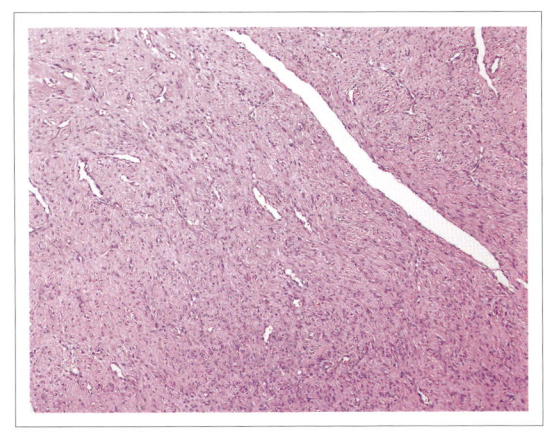

**図3** 腱鞘線維腫
豊富な膠原線維性の基質とスリット状の小血管を伴って紡錘形細胞のやや密な増殖がみられる．

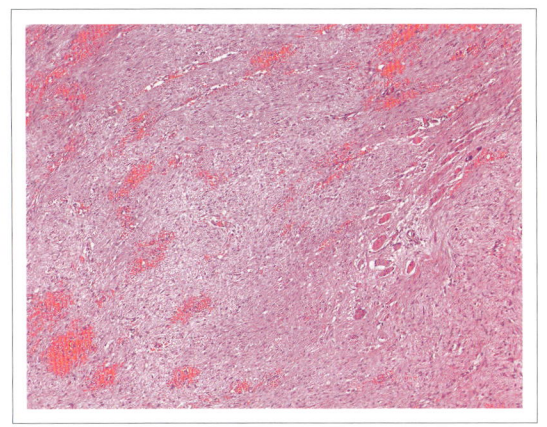

**図4** デスモイド型線維腫症
豊富な膠原線維性の基質を背景に紡錘形細胞が骨格筋を分け入るように増殖する．時に小出血巣を伴うことがある．

### ▶異所性腸間膜骨化症（heterotopic mesenteric ossification）

- 主に成人男性の腸間膜や大網などの腹腔内にまれに生じるやや大型（径10cm前後）の腫瘤．
- 種々の程度に出血や脂肪壊死を伴う筋膜炎様の病変で，内部にレース状の類骨や線維骨の形成がみられる．

## 良悪性中間腫瘍

### ▶デスモイド型線維腫症（desmoid-type fibromatosis） 図4

- 腱や骨格筋内などに発生する深在性の硬い病変で，周囲との境界は不規則・不明瞭なことが多い．
- 異型性に乏しくほぼ均一な紡錘形細胞が豊富な線維性基質を伴って束状，渦巻状に増生する．
- 拡張性の小血管とその周囲の浮腫がみられ，時に硝子化を伴い肥厚した膠原線維や血管外漏出赤血球を伴う．
- 免疫染色ではactin陽性細胞がしばしば認められる．また，β-cateninの核内発現は診断に際し有用な所見である．

### ▶炎症性筋線維芽細胞性腫瘍（inflammatory myofibroblastic tumor）

- 小児や若年成人の腹部の内軟部組織や内臓に好発する．
- 広範にリンパ球や形質細胞，好酸球などの炎症細胞浸潤を伴って，線維芽細胞や筋線維芽細胞の特徴を示す紡錘形あるいは類円形細胞の増殖からなる 図5a ．
- 種々の程度に硬化した膠原線維や粘液腫状基質を伴う．
- 免疫染色では筋actinやcalponinが陽性であり，時にdesminの発現もみられる．ALK（anaplastic lymphoma kinase）が陽性となる例は約半数あり，診断学的価値が高い 図5b ．

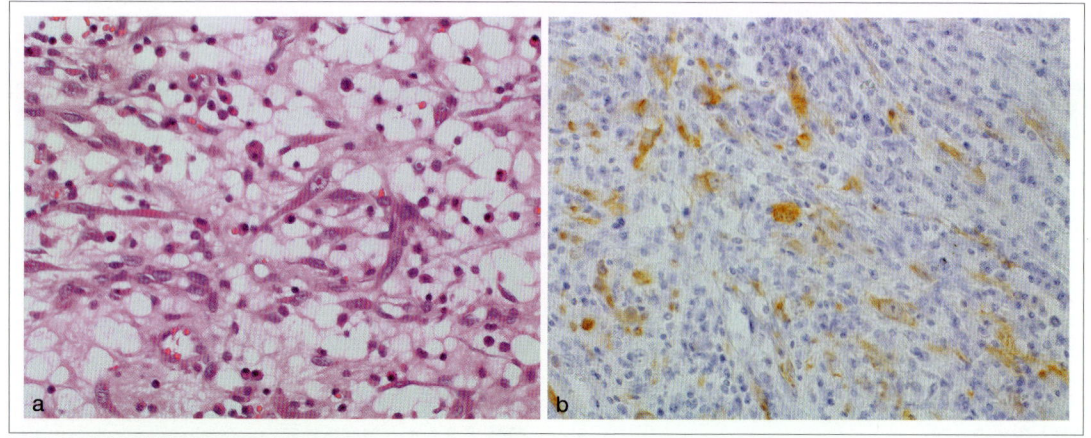

**図5** 炎症性筋線維芽細胞性腫瘍
a：顕著な炎症細胞浸潤とともに腫大した胞状核と大型の核小体を有する紡錘形細胞が増生する．
b：免疫染色で腫瘍細胞にALKの発現を認める．

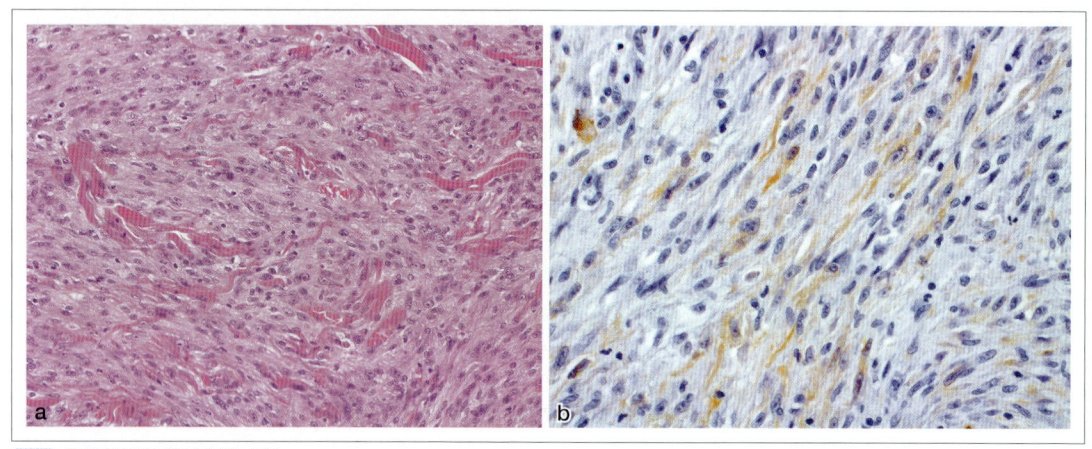

**図6** 低悪性筋線維芽細胞肉腫
a：多形性に乏しい紡錘形・短紡錘形細胞のやや単調な増殖がみられる．
b：免疫染色にてα-SMAの発現が認められる．

### ▶低悪性筋線維芽細胞肉腫（low-grade myofibroblastic sarcoma）図6

- 成人の四肢や頭頸部（特に口腔内や舌）の深部に好発する．
- 濃染性核と好酸性の細胞質を有するほぼ均一な（短）紡錘形腫瘍細胞が束状あるいは渦巻状に配列し，周囲に対して浸潤性に発育する．
- 通常，顕著な異型性や多形性はみられない．
- 免疫染色では，actin陽性/desmin陰性またはactin陰性/desmin陽性のパターンを示す．h-caldesmonは陰性である．

## 悪性腫瘍

### ▶粘液線維肉腫（myxofibrosarcoma）図7

- ほとんどは中高年者の皮下に発生する周囲との境界の不明瞭な腫瘍．

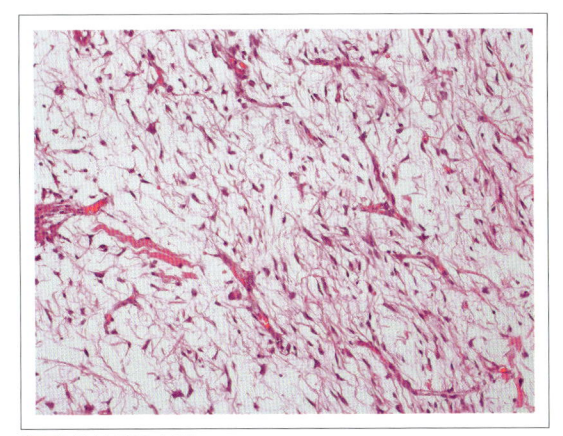

**図7** 粘液線維肉腫
豊富な粘液腫状の基質と発達した毛細血管網を伴って，濃染性核をもつ異型な紡錘形・星芒状細胞がややまばらに分布する．

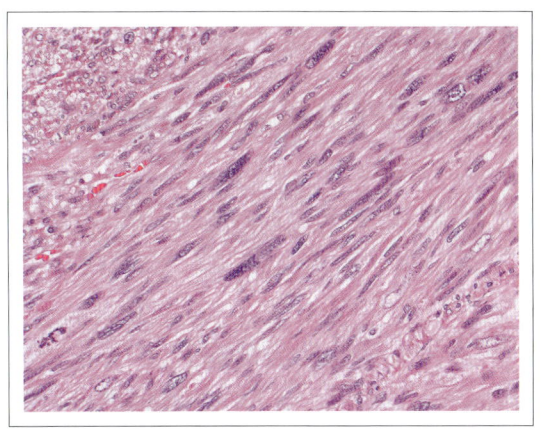

**図8** 平滑筋肉腫
濃染性で両端が鈍な核と好酸性で細線維状の細胞質を有する異型紡錘形細胞の束状の増殖がみられる．

- 豊富な粘液腫状の基質と発達した樹枝状の毛細血管を背景に，濃染性の核を有する異型な紡錘形ないし星芒状の腫瘍細胞が特定の配列を示さずに増殖し，多少とも多形性がみられる．
- 免疫染色では部分的にCD34やα-SMAが陽性となる場合がある．

### ▶平滑筋肉腫（leiomyosarcoma） 図8

- 多くは中高年者の大腿部や後腹膜などの深部軟部組織に発生する．
- 異型紡錘形細胞の密な束状あるいは渦巻状増生からなり，腫瘍細胞は濃染性でしばしば両端が鈍の核と好酸性の細線維状細胞質を有し，多少とも多形細胞が混在する．
- 通常高頻度に核分裂像が認められ，異常核分裂像や壊死を伴うことも少なくない．
- 免疫染色では，多くの腫瘍細胞に筋actinが陽性となるほか，desminやh-caldesmon陽性細胞も認められることが多い．時にcytokeratinやEMAも陽性となる．

## 治療，予後

- 通常，単純摘出術（辺縁切除）が施行される．経過観察された場合，自然退縮することもある．
- 再発はきわめてまれで，転移は生じない．

# 増殖性筋膜炎/筋炎（proliferative fasciitis/myositis）

## 臨床所見

### ■ 好発年齢，性
- 中高年に多く，性差は認められない．

### ■ 好発部位
- 上肢（特に前腕），下肢，体幹の順に，深部に発生する．

### ■ 臨床症状
- しばしば急速に増大する腫瘤で，痛みを伴うこともある．

### ■ 画像所見
- 特徴的な所見はない．

## 病理所見

### ■ 肉眼的所見
- 皮下から筋膜に沿って広がるか，あるいは筋肉内に生じた病変で，周囲とは不規則で不明瞭な境界を示す．
- 径5cm大までの灰褐色調の硬い結節ないし腫瘤．

### ■ 組織学的所見
- 病変の主座は筋膜（増殖性筋膜炎）または骨格筋内（増殖性筋炎）にある．
- しばしば周囲の皮下の線維性隔壁や筋膜，筋肉内の隔壁（筋周膜）に沿って広がり，それらの隔壁は拡大する．筋線維は萎縮するが，再生像に乏しい 図9a．
- 結節性筋膜炎でみられる紡錘形・星芒状細胞の増生とともに，腫大性の核と核小体を有し，神経節細胞に類似した大型の類円形または多角形細胞が混在する 図9b, c．
- 種々の程度に線維性または粘液腫状，浮腫状の基質を伴い，散在性に炎症細胞や血管外漏出赤血球がみられる．
- 核分裂像をみるが，異常分裂像は認められない．
- 時に反応性骨形成がみられることがある 図9d．

### ■ 免疫組織化学
- 筋 actin（α-SMA, muscle specific actin）が陽性となるが，desmin は通常陰性である．神経節細胞様細胞は筋 actin が弱陽性か陰性である．
- 上皮性マーカーや S-100 蛋白，CD34，myogenin は陰性となる．

---

**診断のポイント**
- 結節性筋膜炎に類似した臨床病理像を示すものの，より高齢者に多いという特徴や，神経節細胞に類似した大型の類円形または多角形細胞を混在する点に注目する．
- 脂肪や筋間の隔壁に沿ってそれらを拡大しながら進展し，チェッカーボード様のパターンを示す．

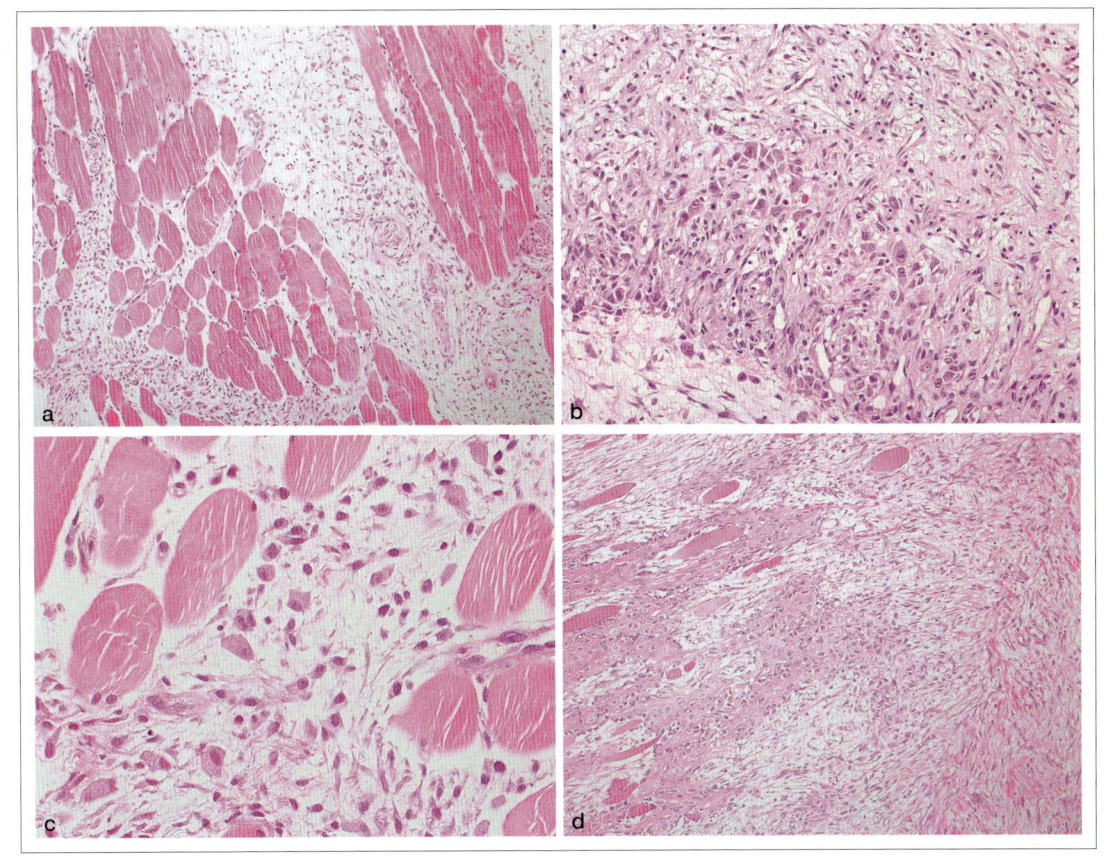

**図9** 増殖性筋膜炎/筋炎
a：増殖性筋炎では骨格筋の拡大した隔壁に沿って細胞の増生がみられる．
b：紡錘形細胞とともに腫大した核を有する大型の類円形・多角形細胞の増殖がみられる．
c：増殖性筋炎では筋間に神経節細胞様細胞の増殖がみられる．
d：増殖性筋炎でみられた幼若な反応性骨形成

## 鑑別診断

### 良性腫瘍

#### ▶神経節神経腫（ganglioneuroma）

- 後縦隔や後腹膜に好発する，周囲との境界の明瞭な腫瘍．
- 豊富な線維性あるいは粘液腫状基質を背景に紡錘形細胞が散在性に分布し，種々の程度に単核や2核の神経節細胞が混在する．
- 免疫染色では，S-100蛋白陽性．actinを含め筋原性マーカーは陰性である．

#### ▶限局性筋炎（focal myositis）

- 主に若年成人の下腿などの単一の骨格筋内に生じる原因不明のまれな腫瘤形成性病変．
- しばしば密な慢性炎症細胞浸潤とともに線維化や筋線維の萎縮，再生像がみられるが，神経節細胞様の細胞は認められない．

## 悪性腫瘍

### ▶粘液炎症性線維芽細胞肉腫 (myxoinflammatory fibroblastic sarcoma)

- 若年成人から中年の四肢末端部の皮下に好発する．
- 周囲との境界は不鮮明で，豊富な粘液状あるいは硝子硬化した線維性基質を伴う．
- 紡錘形細胞，奇怪な核を有する偽脂肪芽細胞に加えHodgkin細胞あるいはウイルス感染細胞様の大型核小体を有する異型細胞が種々の程度に混在して増殖する 図10 ．
- 慢性炎症細胞浸潤やヘモジデリン沈着がしばしば目立ち，裂隙形成を伴うなど，関節炎に類似の様相を示す．
- 免疫染色では，CD34やCD68，筋actinが部分的に陽性となる例があるが，desminやS-100蛋白，CD30は陰性である．
- 染色体相互転座t(1；10)(p22；q24)とそれに由来する*TGFBR3*および*MGEA5*の遺伝子再構成がみられる．

### ▶胎児型/胞巣型横紋筋肉腫 (embryonal/alveolar rhabdomyosarcoma)

- 小児や若年者の四肢や頭頸部に好発する．
- 濃染性ないし胞状の核と明瞭な核小体，好酸性の細胞質を有する紡錘形ないし類円形腫瘍細胞が増殖する．
- 胞巣型では線維血管性の隔壁様構造に区画されて，小円形腫瘍細胞が胞巣状に配列する．
- 免疫染色でdesminやmuscle specific actin, S-100蛋白が陽性となるほか，myogeninやMyoD1の発現がみられる．

### ▶神経節神経芽細胞腫 (ganglioneuroblastoma)

- もっぱら乳幼児の副腎や傍脊柱，脊柱管内に生じる．
- 多くの例で血中あるいは尿中のカテコラミンやその代謝産物の値の上昇を認める．

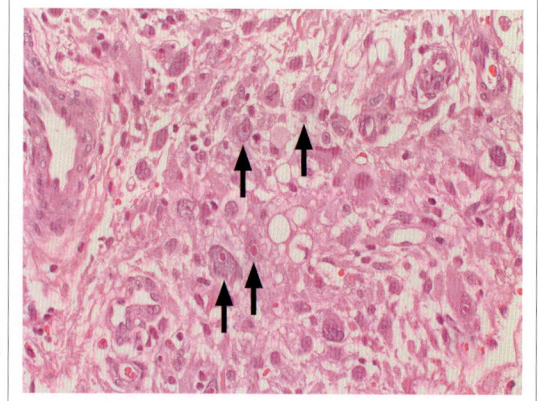

**図10 粘液炎症性線維芽細胞肉腫**
炎症細胞とともに好酸性で大型の核小体をもつウイルス感染細胞様の短紡錘形・類円形細胞（➡）の増生を認める．

- 軟らかい分葉状の腫瘤で，内部にしばしば出血を伴う．
- 濃染性核を有する小円形細胞の密なシート状あるいは島状の配列増殖に，散在性あるいは集簇性に分布する神経節細胞を伴う神経節神経腫様領域が混在する．
- 免疫染色では，NSE や S-100 蛋白，CD56，PGP9.5 などの神経系マーカーが陽性となるが，actin を含め筋原性マーカーは陰性である．

### 治療，予後

- 単純切除術が施行される．
- 再発はまれで，転移は生じない．

## 虚血性筋膜炎（ischemic fasciitis）〔異型褥瘡性線維増殖（atypical decubital fibroplasia）〕

### 臨床所見

#### 好発年齢，性
- 患者の多くは 60〜80 代の高齢者であり，女性にやや頻度が高い．
- 長期臥床患者や車椅子患者に多い．

#### 好発部位
- 主として肩や胸壁，仙骨部，大転子部などの骨隆起部を覆う軟部組織に発生する．

#### 臨床症状
- 比較的短い経過で生じた痛みのない皮下の結節状病変として気づかれることが多い．

#### 画像所見
- 特徴的な所見はないが，MRI では造影剤にて増強効果を示すものの中央部ではその効果の乏しい腫瘤として描出される．

### 病理所見

#### 肉眼的所見
- 主に皮下に生じ，周囲との境界の不明瞭な多結節状の病変を形成する．
- 1〜8cm 大で，灰白色調の割面を呈する．

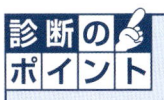

---

**診断のポイント**
- 高齢で長期臥床患者の骨性隆起部といった臨床像の特徴が参考になる．
- 中心部に変性や融解壊死を伴って反応性病変を思わせる組織像に，異型細胞が散在性にみられる点が特徴である．

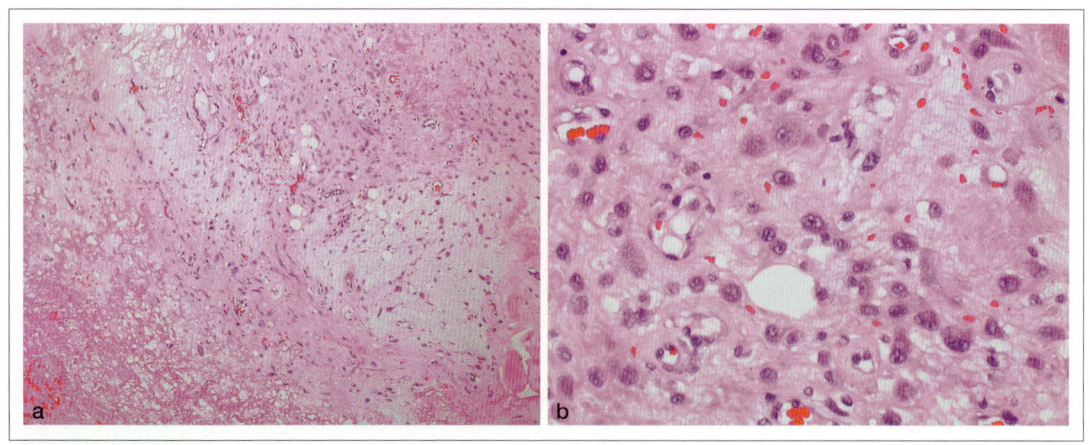

図11 虚血性筋膜炎
a：類線維素壊死巣や漏出赤血球を伴う低細胞密度の病変
b：腫大した核と明瞭な核小体を有する類円形異型細胞の増生がみられる．

■ 組織学的所見
- 中間層ないし中心部に線維素の析出沈着や融解壊死がみられる 図11a ．
- 周囲の毛細血管の増生や浮腫，炎症細胞浸潤，漏出赤血球，萎縮性の脂肪とともに，濃染性の腫大した核を有する異型な類円形ないし短紡錘形細胞が散在性にみられる 図11b ．
- 血管壁の変性や線維素性血栓もみられることが少なくないが，明らかな血管炎の像はみられない．

■ 免疫組織化学
- 腫大した異型細胞は時に α-SMA や CD68 が部分的に陽性になることがある．

## 鑑別診断

### 悪性腫瘍

▶類上皮肉腫（epithelioid sarcoma）

- 主に若年者の四肢の真皮から皮下に発生する多結節状の病変．
- しばしば中心部に壊死を伴い，それを取り巻くように上皮様の異型細胞がシート状に増殖し，一見肉芽腫に類似した様相を呈する．
- 免疫染色で cytokeratin や EMA が陽性となり，半数強の例において CD34 の発現がみられる．また，INI1/SMARCB1 の発現の欠失が高頻度にみられる．

▶粘液型脂肪肉腫（myxoid liposarcoma）

- 若年成人の下肢や体幹部の皮下や筋肉内に好発する．
- 豊富な粘液腫状基質と繊細な毛細血管を伴って，大小の脂肪細胞や脂肪芽細胞とともに濃染性核を有する短紡錘形細胞や小円形細胞が分葉状に増殖する．
- 免疫染色で部分的に S-100 蛋白が陽性となることがあるが，上皮性マーカーや

CD68 は陰性である．
- 特徴的な染色体相互転座 t(12;16)(q13;p11) あるいは t(12;22)(q13;q12) と，それらに由来する融合遺伝子 *FUS-DDIT3*, *EWSR1-DDIT3* が認められる．

▶ 粘液線維肉腫（myxofibrosarcoma）

- 結節性筋膜炎の項を参照のこと．

## 治療，予後

- 多くは単純切除術にて完治するが，局所の物理的圧迫が回避されなければ再発することもある．
- 転移はない．

# 骨化性筋炎（myositis ossificans）

## 臨床所見

### 好発年齢，性
- 思春期から若年成人に好発し，男性に多い．

### 好発部位
- 四肢，特に肘の周囲や大腿，殿部，肩など．

### 臨床症状
- 多くは外傷を契機とし，局所の腫脹や痛みを伴って腫瘤が形成され，しだいに無痛となり，硬く限局するようになる．

### 画像所見
- 受傷後 2～6 週の経過で，軟部に石灰化を伴う腫瘤状の陰影を認める．
- 周囲とはよく境界された病変で，しばしば辺縁部に石灰化が目立ち，卵殻状を呈する．

## 病理所見

### 肉眼的所見
- 平均 5cm 大で周囲との境界の明瞭な腫瘤．
- 割面は灰褐色調であり，中心部はやや軟らかくて光沢を有し，辺縁部は粗ぞうで硬い．

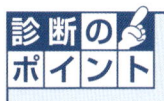

---

**診断のポイント**
- 若年男性で外傷を契機として生じ，辺縁部に石灰化を伴う深在性軟部腫瘤の場合は本疾患の可能性を考慮する．
- 結節性筋膜炎に類似した組織像とともに，zoning 現象を伴う骨形成がみられる．

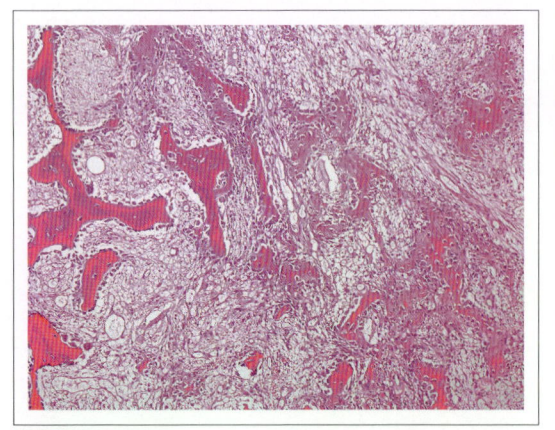

**図12 骨化性筋炎**
紡錘形細胞の増生とともに骨芽細胞に縁どられた梁柱状の骨形成がみられ，それらは病変辺縁部（左側）に近づくにつれより成熟傾向（zoning 現象）を示している．

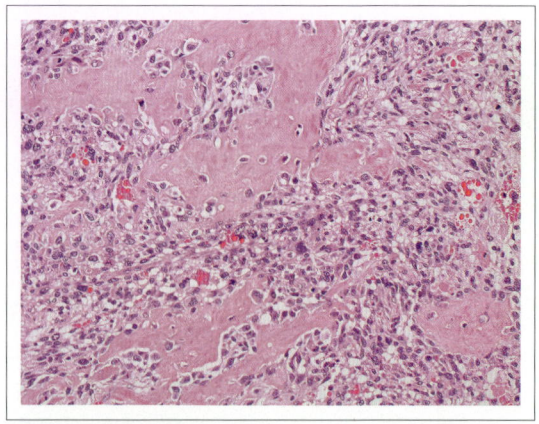

**図13 骨外性骨肉腫**
不規則な類骨の周囲に異型な紡錘形・卵円形細胞の密な増殖がみられる．

### ■ 組織学的所見
- 発症早期には，幼若な線維芽細胞を思わせる腫大性の核を有する紡錘形細胞が密に増生し，浮腫状あるいは粘液腫状の基質や炎症細胞浸潤，漏出赤血球を伴い，結節性筋膜炎に類似する．
- 経過とともに，病巣の辺縁部を主体に骨化がみられるようになる．骨化部はしばしば腫大性の骨芽細胞に縁取られた線維骨からなり，周辺部ではより成熟した層板骨へと移行する，いわゆる zoning 現象を示す 図12 ．
- 破骨細胞様多核巨細胞を混在することが多く，核分裂像を比較的容易に認める．
- 時に幼若な硝子軟骨組織を伴うこともある．

### ■ 免疫組織化学
- 紡錘形細胞はしばしば α-SMA が陽性となるほか，desmin が陽性となることもある．

## 鑑別診断

### 良性腫瘍

#### ▶指部の線維骨性偽腫瘍
（fibroosseous pseudotumor of digits, florid reactive periostitis）

- 同疾患の項目（後述）を参照のこと．
- 発生部位を除き，他の臨床病理学的特徴は骨化性筋炎と重複する点が多い．

### 悪性腫瘍

#### ▶骨外性骨肉腫（extraskeletal osteosarcoma） 図13

- 中高年者の大腿部や骨盤部，上肢帯，後腹膜などの深部軟部組織に好発する．

- 不規則な石灰化を伴うやや大型の硬い腫瘤を形成する．
- 腫瘍性の類骨・骨形成あるいは異型な軟骨形成を伴って，異型性の顕著な紡錘形細胞や類円形細胞の増殖がみられる．
- 骨形成の様式に zoning 現象はみられないか，腫瘍の中心部に類骨・骨形成が目立つ逆 zoning 現象を認める．

### 治療，予後

- 浮腫や発赤，疼痛などを伴う急性期では炎症に対する保存療法により対処される．
- 症状が沈静化した後に単純切除術が施行されることもあるが，経過観察において病変の縮小がみられるなど予後良好であり，必ずしも手術を要しない．

## 指部の線維骨性偽腫瘍（fibroosseous pseudotumor of digits, florid reactive periostitis）

### 臨床所見

**■ 好発年齢，性**
- 若年成人～中年に多く，男性よりも女性に好発する傾向がある．

**■ 好発部位**
- 手指，特に基節骨周囲の皮下に多いが，足趾にも生じる．

**■ 臨床症状**
- 痛みや発赤を伴って急速に増大する指趾の腫脹．
- 1/3～半数の例で外傷歴あり．

**■ 画像所見**
- 指趾に石灰化を伴った軟部の腫瘤状陰影を呈する．
- 近接した骨膜の肥厚や骨皮質のびらんがみられることもある．

### 病理所見

**■ 肉眼的所見**
- 軟部組織内（線維骨性偽腫瘍），あるいは骨膜に接して（florid reactive periostitis）生じた1～2cm大の硬い結節で，灰白色調で光沢を有するか，または粗ぞうな割面を呈する．

**診断のポイント**
- 指趾の軟部に発生し急速に増大する腫脹で，石灰化を伴う場合にはこの疾患を想起する．
- 骨化性筋炎に近似した組織像であるが，より小型の病変で細胞密度が高く，骨化部の zoning 現象が不明瞭な点も参考になる．

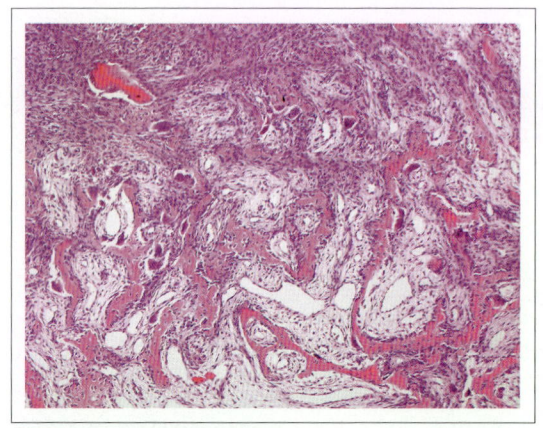

**図14** 指部の線維骨性偽腫瘍
紡錘形細胞の密な増殖巣と移行するように幼若な骨形成がみられる．破骨細胞様多核巨細胞を高頻度に伴う．

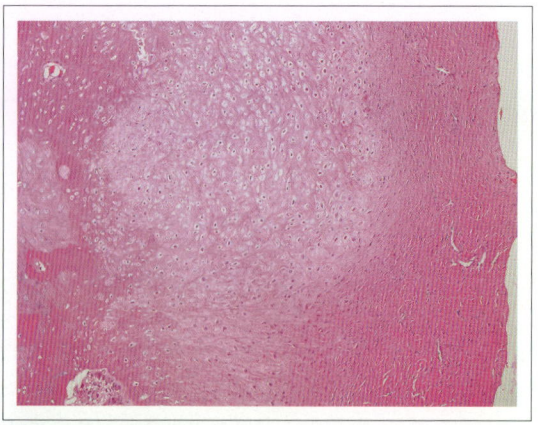

**図15** 爪下外骨腫
表層部（左側）を線維性組織で覆われ，過剰に増生した軟骨組織がみられ，深部（右側）では骨組織へと移行する．

### ■ 組織学的所見　図14

- 広い範囲にわたって反応性骨形成や軟骨形成がみられ，骨化性筋炎に類似した組織像を示すが，しばしば高細胞密度の病変であり，骨化性筋炎でみられるzoning現象は不明瞭なことが多い．
- 破骨細胞様の多核巨細胞を混じることが多く，種々の程度に核分裂像を認める．

### ■ 免疫組織化学

- 紡錘形細胞はしばしば筋actinが陽性である．

## 鑑別診断

### 良性腫瘍

#### ▶ 爪下外骨腫（subungual exostosis）　図15

- 若年男性に多く，ほとんどが拇趾の爪下部において末節骨に接するように発生する．
- 周囲との境界明瞭な病変で，辺縁部が軟骨，中心基部が骨組織からなり，周囲を紡錘形細胞が取り囲む．それらの相互間に移行像がみられる．
- 軟骨は細胞密度がやや高く，核の大小不同などの異型性がみられることが多い．

#### ▶ bizarre parosteal osteochondromatous proliferation（いわゆるNoraの病変）

- 多くは若年成人の手足の短管骨の表面に発生する．皮質骨や骨髄腔との連続性はない．
- 表層部は軟骨組織，中心基部は骨組織からなり，軟骨においては細胞密度が高く，核の大小不同などの異型性がみられる．
- 軟骨と骨組織の境界部では軟骨内骨化がみられ，同部で濃青色に染色される不整な石灰化（blue bone）が特徴的である．

- 骨組織は骨芽細胞が取り囲み，骨梁間に紡錘形細胞や毛細血管の増生を伴う．

### ▶ 骨折の仮骨（fracture callus）

- 外傷や癌の骨転移などの基礎疾患に伴って生じた骨折部およびその周囲に生じる．
- 線維芽細胞様紡錘形細胞の増生と新生骨組織がみられ，後者は類骨から移行する線維骨の梁柱構造からなり，骨芽細胞によって縁どられている．
- 時に肥大した軟骨細胞を含む軟骨組織を伴う．
- しばしば核分裂像がみられるが，細胞の異型性は乏しい．骨組織には秩序だった成熟傾向を認める．

## 悪性腫瘍

### ▶ 骨肉腫（osteosarcoma）

- 腫瘍性の類骨や線維骨の形成とともに，異型性や多形性を示す紡錘形あるいは類円形細胞が密に増殖する．
- 骨形成において秩序性や骨化性筋炎でみられるような zoning 現象は認められない．
- 病変内にみられる軟骨組織にも顕著な異型性がみられる．
- 異常核分裂像を含む核分裂像がしばしば高頻度にみられる．

### ▶ 軟骨肉腫（chondrosarcoma）

- 中高年の男性に頻度が高く，主に四肢近位部や骨盤部，脊椎などに発生する．
- 豊富な軟骨基質あるいは粘液腫状基質を伴って，種々の程度に異型性を示す類円形ないし紡錘形の腫瘍細胞がしばしば分葉状に増殖する．
- 腫瘍細胞の単調な増生を示すことが多く，骨梁などの既存組織の間を浸透するように進展する．

## ▶ 治療，予後

- しばしば単純摘出術が施行され通常予後は良好であるが，時に再発を認めて再切除を要することがある．
- 転移はない．

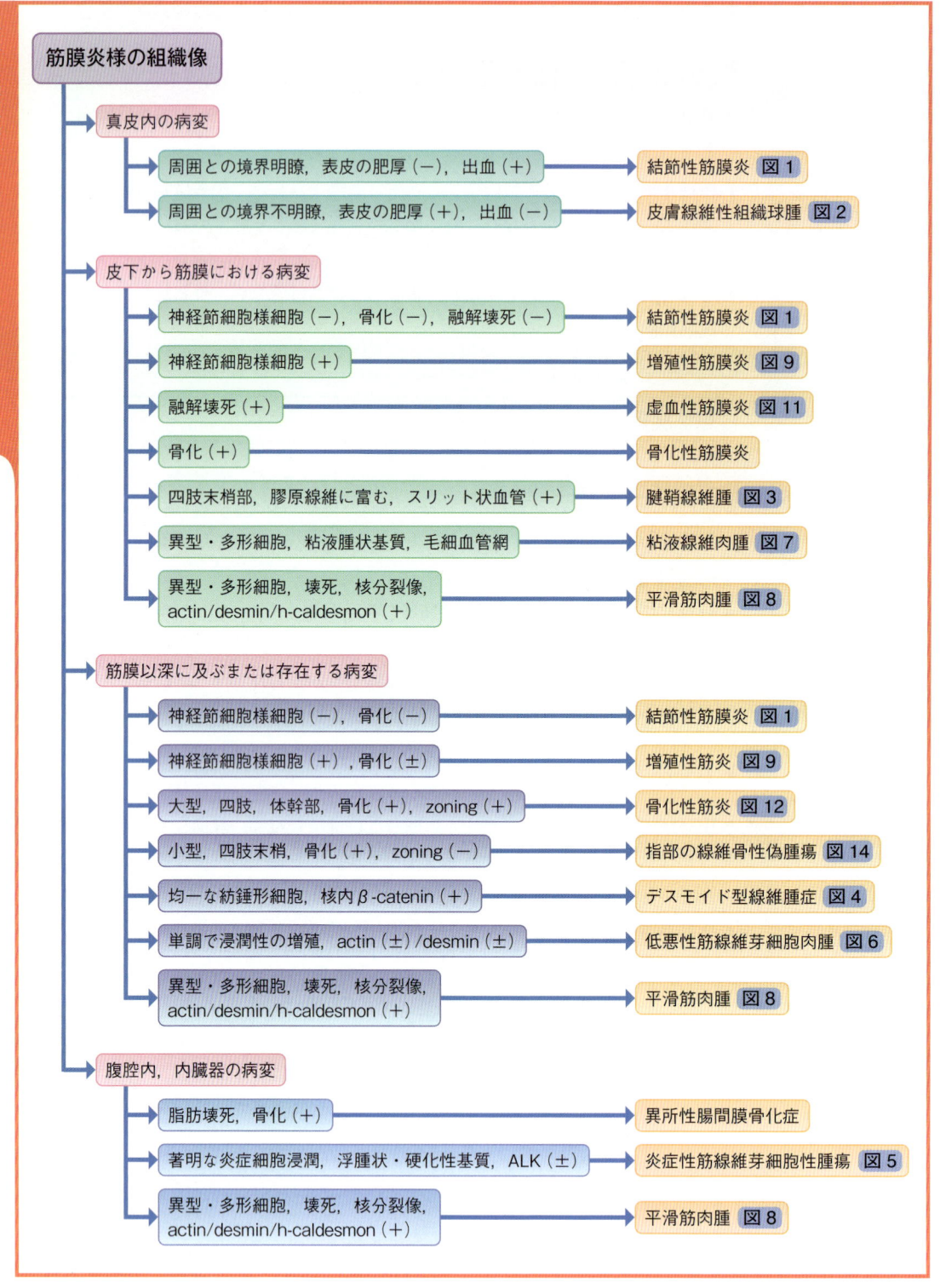

## 結節性筋膜炎と fasciitis-like lesion

**筋膜炎様の組織像**

- 真皮内の病変
  - 周囲との境界明瞭，表皮の肥厚（−），出血（+） → 結節性筋膜炎 図1
  - 周囲との境界不明瞭，表皮の肥厚（+），出血（−） → 皮膚線維性組織球腫 図2

- 皮下から筋膜における病変
  - 神経節細胞様細胞（−），骨化（−），融解壊死（−） → 結節性筋膜炎 図1
  - 神経節細胞様細胞（+） → 増殖性筋膜炎 図9
  - 融解壊死（+） → 虚血性筋膜炎 図11
  - 骨化（+） → 骨化性筋膜炎
  - 四肢末梢部，膠原線維に富む，スリット状血管（+） → 腱鞘線維腫 図3
  - 異型・多形細胞，粘液腫状基質，毛細血管網 → 粘液線維肉腫 図7
  - 異型・多形細胞，壊死，核分裂像，actin/desmin/h-caldesmon（+） → 平滑筋肉腫 図8

- 筋膜以深に及ぶまたは存在する病変
  - 神経節細胞様細胞（−），骨化（−） → 結節性筋膜炎 図1
  - 神経節細胞様細胞（+），骨化（±） → 増殖性筋炎 図9
  - 大型，四肢，体幹部，骨化（+），zoning（+） → 骨化性筋炎 図12
  - 小型，四肢末梢，骨化（+），zoning（−） → 指部の線維骨性偽腫瘍 図14
  - 均一な紡錘形細胞，核内β-catenin（+） → デスモイド型線維腫症 図4
  - 単調で浸潤性の増殖，actin（±）/desmin（±） → 低悪性筋線維芽細胞肉腫 図6
  - 異型・多形細胞，壊死，核分裂像，actin/desmin/h-caldesmon（+） → 平滑筋肉腫 図8

- 腹腔内，内臓器の病変
  - 脂肪壊死，骨化（+） → 異所性腸間膜骨化症
  - 著明な炎症細胞浸潤，浮腫状・硬化性基質，ALK（±） → 炎症性筋線維芽細胞性腫瘍 図5
  - 異型・多形細胞，壊死，核分裂像，actin/desmin/h-caldesmon（+） → 平滑筋肉腫 図8

（久岡正典）

desmoid-type fibromatosis

# デスモイド型線維腫症

## 疾患の概要

- 線維芽細胞/筋線維芽細胞の増殖よりなる腫瘍で，横紋筋，脂肪組織，骨などの周囲に浸潤性に増殖し，局所再発率が高い．
- きわめてまれに胸腔内・腹腔内に播種性の多発病変を形成することもあるが，遠隔転移はみられない．
- 腫瘍の発生部位により，腹腔外デスモイド，腹壁デスモイド，腹腔内デスモイドの3つに分類される．
- 2013年のWHO分類では，良悪性中間（locally aggressive）に分類されている．
- 腹腔内デスモイドは，Gardner症候群に合併して発生することがある．

### 染色体・遺伝子異常

- 家族性腺腫性ポリポーシス（familial adenomatous polyposis：FAP）の関連するデスモイド型線維腫症では，adenomatous polyposis coli（*APC*）遺伝子の変異がみられる．
- sporadic typeでは*β-catenin*の遺伝子異常がみられ，欧米では80〜90％の症例に認められるとの報告もあるが，日本では40％程度と若干低く，また遺伝子異常の部位も民族間で若干異なる．

## 腹腔外デスモイド（extra-abdominal desmoid），腹壁デスモイド（abdominal wall desmoid）

### ▶ 臨床所見

■ 既往歴
- 外傷を契機に発生することもある．
- 腹壁デスモイドは妊娠後に発生することもある．

■ 好発年齢，性
- 20〜40代の若年成人に多く，女性に多い傾向がある．
- 女性の場合は，妊娠に伴い腫瘍が増大することがある．

■ 画像所見
- 線維性腫瘍を反映し，MRIではT1・T2強調像ともに低輝度を示す．

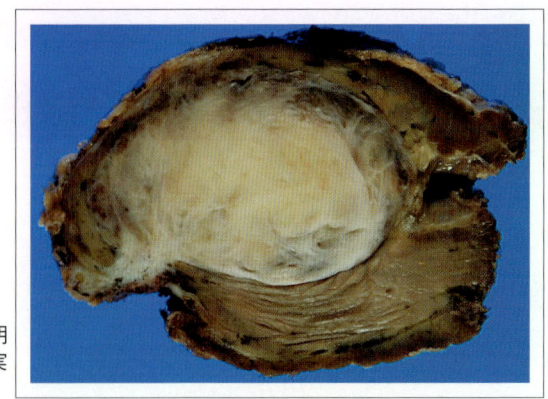

**図1 腹壁デスモイドの肉眼像**
30代，男性．筋層内に境界不明瞭な浸潤性の発育を示す白色充実性腫瘍を認める．

## 病理所見

### ■ 肉眼的所見
- 周囲との境界は不明瞭で，膨張性発育を示す灰白色〜白色充実性腫瘍である 図1．
- 小出血巣がみられることもあるが，壊死はみられない．

### ■ 組織学的所見
- 腹腔外・腹壁デスモイドは，ともに同様の組織像を呈する．
- 周囲の横紋筋線維や脂肪組織，時に骨へ浸潤性に増殖し，切除断端の評価が困難なこともある．
- 豊富なコラーゲンの増生を背景に，比較的均一な線維芽細胞/筋線維芽細胞が束状に増殖する 図2a．
- 間質は小血管に富み，浮腫状を呈することもある．
- 長期経過例では，化生性の骨・軟骨形成や石灰化をみることもある 図2b．
- 核分裂像を散見することもあるが 図2c，異常核分裂像はみられない．

### ■ 免疫組織化学
- *APC* あるいは *β-catenin* 遺伝子異常による β-catenin の核/細胞質発現がみられることが多い 図2d．
- smooth muscle actin（SMA）や muscle specific actin が部分的に陽性となることがある．

---

**診断のポイント**
- 厚い膠原線維の増生を伴う均一な紡錘形細胞の増殖からなる腫瘍である．
- 免疫染色による β-catenin の核内/細胞質発現が診断に有用である．
- 生検検体では，低悪性度の腫瘍も完全には否定できないこともある．

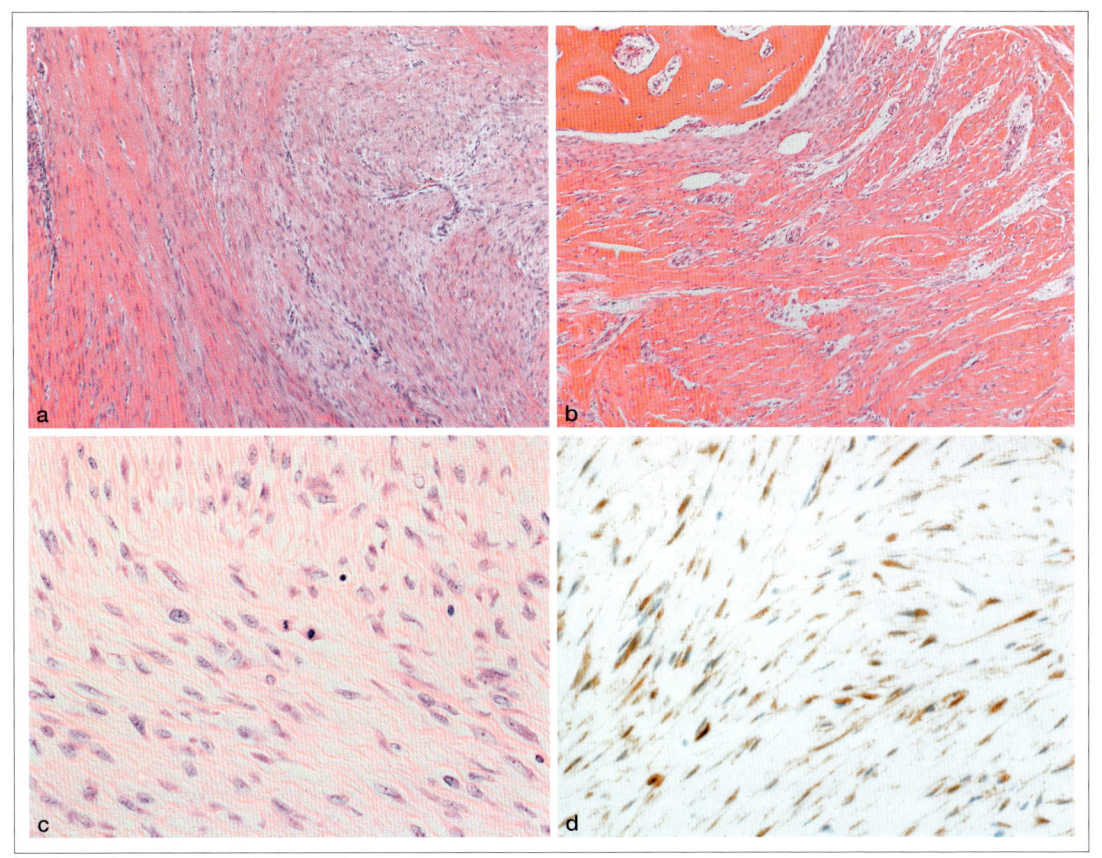

**図2** 腹腔外・腹壁デスモイド
a：小血管の目立つ豊富なコラーゲンの増生を背景に，比較的均一な線維芽細胞/筋線維芽細胞が束状に増殖する．
b：化生性の骨形成がみられることもある．
c：核分裂像もみられることがある．
d：紡錘形の腫瘍細胞はびまん性に β-catenin の核内発現を示す．

## 鑑別診断

### 良性腫瘍，腫瘍類似病変

#### ▶結節性筋膜炎（nodular fasciitis） 図3

- 打撲などの外傷に引き続き発生することがあり，病変の大きさは通常 3cm 程度までである．
- 筋線維芽細胞の増殖からなり，時に異型核を有するものも出現し，核分裂像もみられる．
- リンパ球・組織球などの炎症細胞浸潤や出血が目立つ．
- ほぼ全例に *MYH9-USP6* キメラ融合遺伝子が検出される．
- 背景に粘液状基質が目立つこともある．

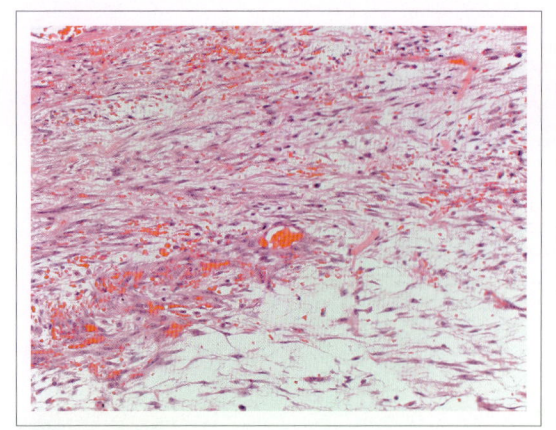

**図3** 結節性筋膜炎
浮腫性で出血・炎症細胞浸潤を伴う間質を背景に，羽毛状の筋線維芽細胞が増殖する．

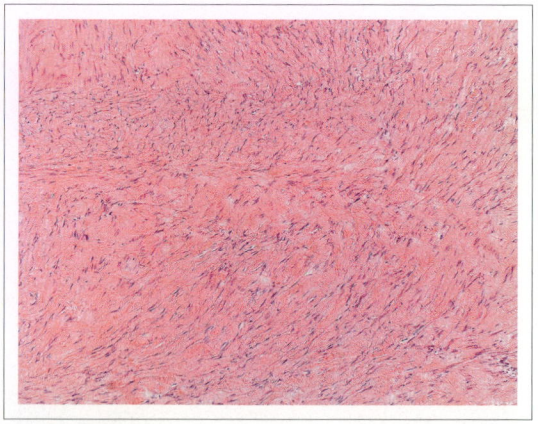

**図4** 神経線維腫
厚い膠原線維を背景に，波打つような核を有する紡錘形腫瘍細胞が増殖する．

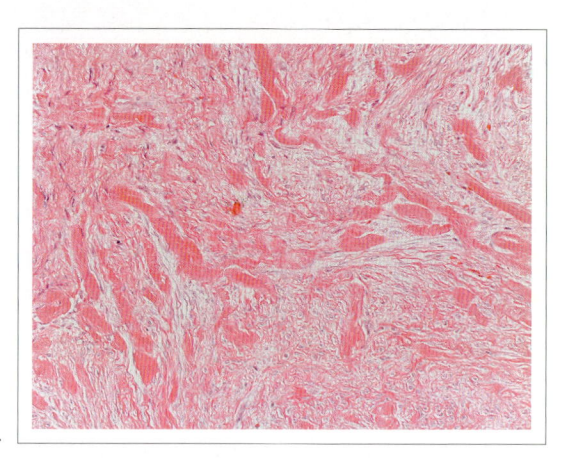

**図5** ケロイド
硝子化を伴う厚い膠原線維束が目立つ．

### ▶神経線維腫 (neurofibroma) 図4

- 神経線維腫症を合併していることが多い．
- 波打つような核を有する紡錘形腫瘍細胞が増殖する．
- S-100 蛋白が陽性となる．
- 肥満細胞が散在性に出現する．

### ▶ケロイド (keloid) 図5

- 同部の外傷・手術の既往がある．
- 皮膚の比較的浅い部位に硝子化を伴う好酸性の太い膠原線維束が出現する．

### ▶骨類腱線維腫 (desmoplastic fibroma of bone)

- 骨原発のデスモイド腫瘍に相当し，軟部発生のデスモイド腫瘍が骨浸潤をきたした場合に鑑別を要する．
- 非常にまれである．

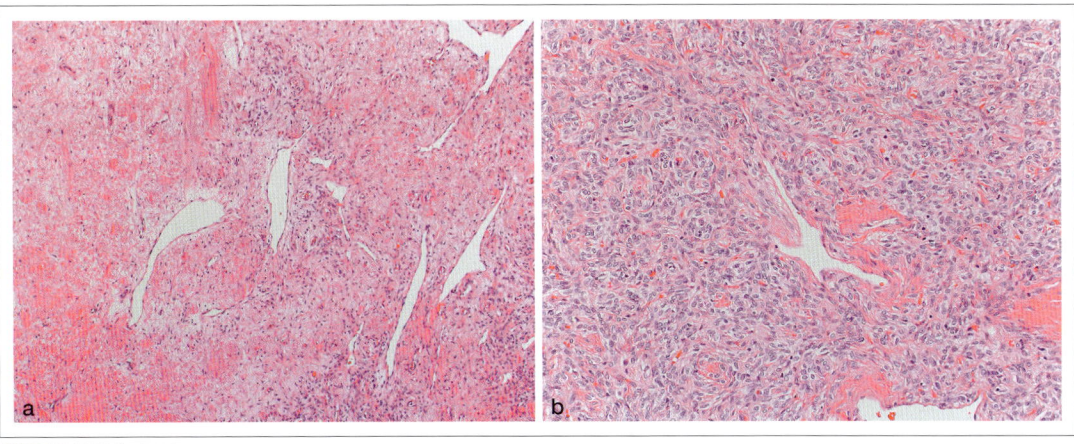

**図6** 殿部発生 SFT
a：膠原線維の増生が目立ち，細胞密度が低い部分．牡鹿の角状の血管がみられる．
b：a と同一症例．細胞密度が高く，血管周囲性の増殖を示す．

## 良悪性中間腫瘍

### ▶孤立性線維性腫瘍（solitary fibrous tumor：SFT） 図6

- 好発部位である胸膜以外に，皮下，後腹膜，腹腔にも生じる．
- 硝子化した厚い膠原線維束の間に腫瘍細胞が特定の配列を示すことなく増殖したり，血管周皮腫様構造をとり増殖する．
- 免疫染色で腫瘍細胞は通常 CD34，bcl-2 に陽性となる．

## 悪性腫瘍

### ▶低悪性度線維粘液性肉腫（low-grade fibromyxoid sarcoma） 図7

- 線維成分および粘液成分からなり，線維成分では異型性に乏しい紡錘形の腫瘍細胞が束状に増殖する．通常，細胞密度は高くない．
- giant collagen rosettes を伴うことがある．
- 生検などの小検体で，線維成分のみが採取されている場合などは鑑別が非常に困難である．

# 腹腔内デスモイド（intra-abdominal desmoid）

## ▶ 臨床所見

### ■ 好発年齢，性
- 20〜40 代の若年成人に多い．
- sporadic な発生のほかに，Gardner 症候群に合併することがある．

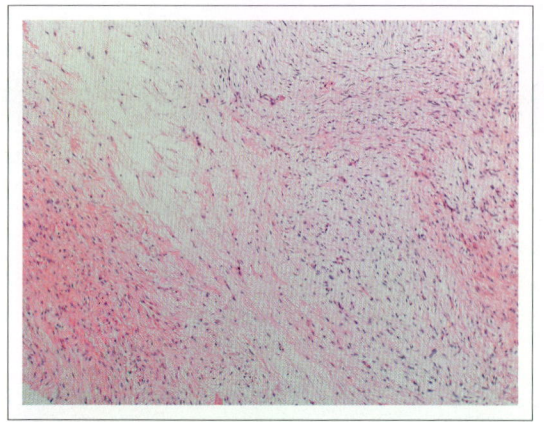

**図7** 低悪性度線維粘液性肉腫
線維成分および粘液成分が混在し，線維成分では異型性に乏しい紡錘形の腫瘍細胞が束状に増殖する．

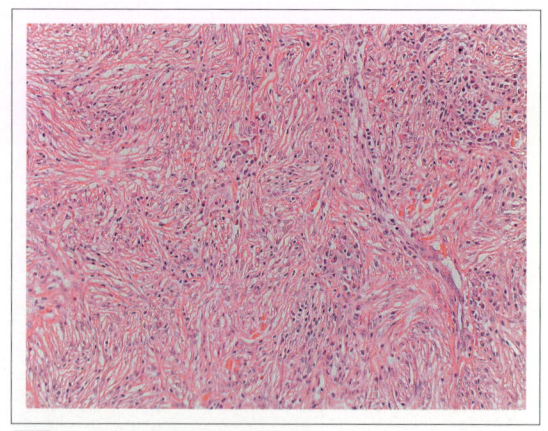

**図8** 炎症性筋線維芽細胞性腫瘍
紡錘形の腫瘍細胞が交錯配列を示し，間質には炎症細胞浸潤が目立つ．

### ■好発部位
- 腸間膜，骨盤，後腹膜に発生する．

### ■臨床症状
- 消化管出血のほか，腸閉塞・穿孔による腹痛を生じることがある．

### ■画像所見
- 腹腔外・腹壁デスモイドと同様である．

## 病理所見

### ■肉眼的所見
- 腸間膜より発生し，腸管壁の固有筋層〜粘膜下層に浸潤性に増殖することもある．

### ■組織学的所見
- 腹腔外・腹壁デスモイドと比べ，間質が結節性筋膜炎に似た浮腫状・粘液調となることがある．
- 血管周囲に硝子化を認めることがある．

### ■免疫組織化学
- 腹腔外・腹壁デスモイドと同様である．

## 鑑別診断

**良性腫瘍，腫瘍類似病変**

### ▶平滑筋腫（leiomyoma）

- 腹腔内平滑筋腫はきわめてまれである．
- 小血管の目立つ豊富なコラーゲンを背景に，紡錘形〜類円形核を有する腫瘍細胞

## 紡錘形腫瘍細胞の増殖病変

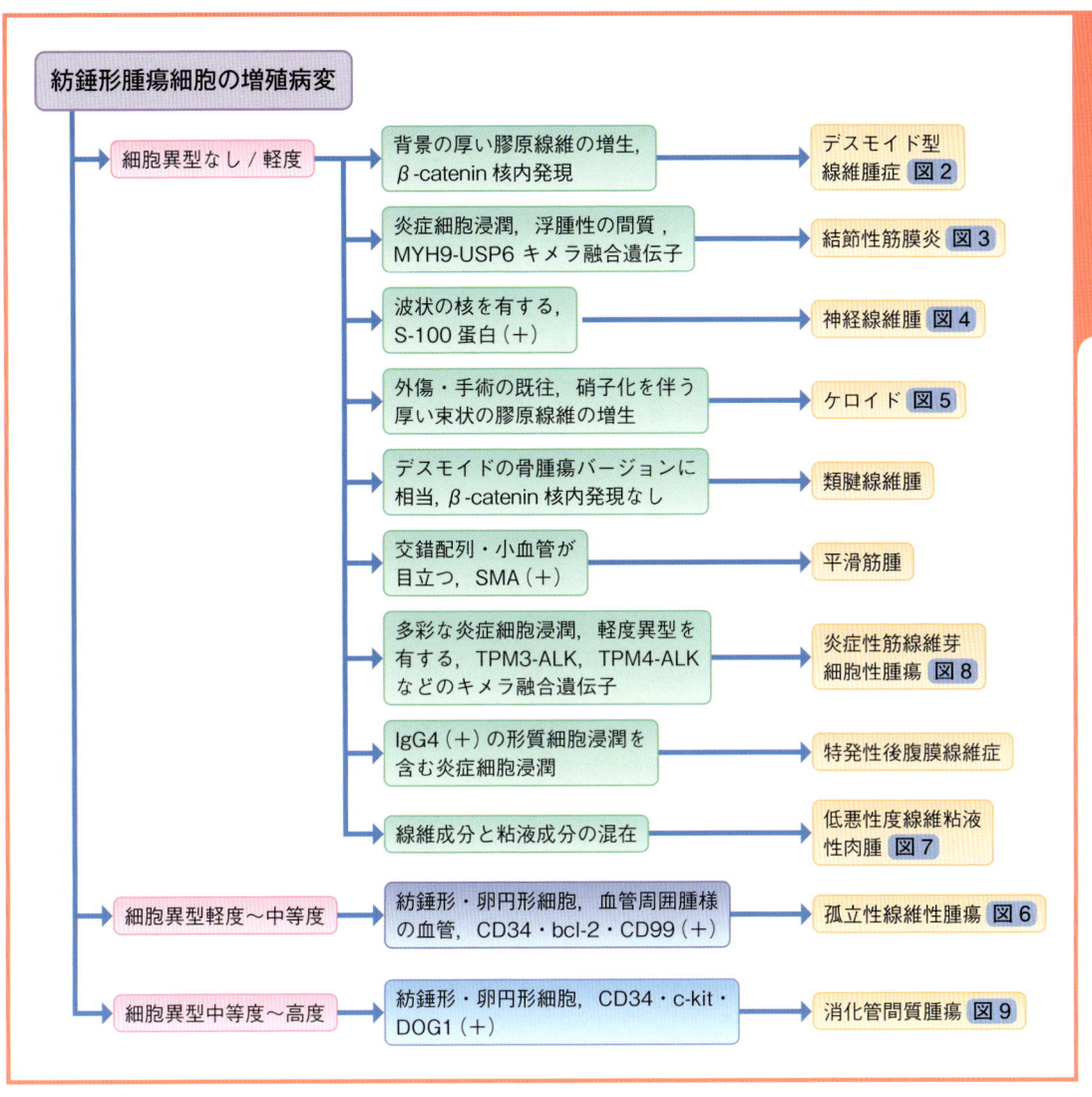

**細胞異型なし／軽度**
- 背景の厚い膠原線維の増生, β-catenin 核内発現 → デスモイド型線維腫症 図2
- 炎症細胞浸潤, 浮腫性の間質, MYH9-USP6 キメラ融合遺伝子 → 結節性筋膜炎 図3
- 波状の核を有する, S-100 蛋白 (＋) → 神経線維腫 図4
- 外傷・手術の既往, 硝子化を伴う厚い束状の膠原線維の増生 → ケロイド 図5
- デスモイドの骨腫瘍バージョンに相当, β-catenin 核内発現なし → 類腱線維腫
- 交錯配列・小血管が目立つ, SMA (＋) → 平滑筋腫
- 多彩な炎症細胞浸潤, 軽度異型を有する, TPM3-ALK, TPM4-ALK などのキメラ融合遺伝子 → 炎症性筋線維芽細胞性腫瘍 図8
- IgG4 (＋) の形質細胞浸潤を含む炎症細胞浸潤 → 特発性後腹膜線維症
- 線維成分と粘液成分の混在 → 低悪性度線維粘液性肉腫 図7

**細胞異型軽度〜中等度**
- 紡錘形・卵円形細胞, 血管周囲腫様の血管, CD34・bcl-2・CD99 (＋) → 孤立性線維性腫瘍 図6

**細胞異型中等度〜高度**
- 紡錘形・卵円形細胞, CD34・c-kit・DOG1 (＋) → 消化管間質腫瘍 図9

が交錯配列を示して増殖する.
- 免疫染色では, SMA や muscle specific actin がびまん性に陽性となる.

### ▶炎症性筋線維芽細胞性腫瘍 (inflammatory myofibroblastic tumor) 図8

- 強い炎症細胞浸潤を伴う紡錘形の腫瘍細胞の増生が主体の線維性病変である.
- 約半数の症例では *TPM3-ALK*, *TPM4-ALK* などのキメラ融合遺伝子の形成により紡錘形の腫瘍細胞に ALK-1 蛋白陽性となる.
- キメラ融合遺伝子の検出が診断に有効となることもある.

### ▶特発性後腹膜線維症 (idiopathic retroperitoneal fibrosis) /IgG4 関連硬化性病変 (IgG4 related disease)

- 形質細胞やリンパ球を主体とする炎症細胞浸潤を高度に伴う線維性病変で, 粗密構造を示すことが多い.
- 形質細胞は IgG4 陽性のものが優勢である.

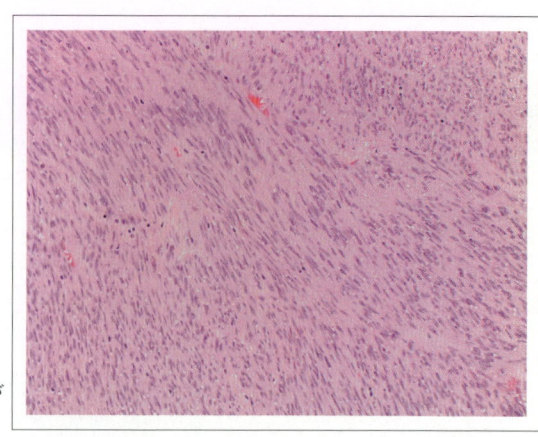

**図9 消化管間質腫瘍**
比較的均一な紡錘形の腫瘍細胞が流れるように増殖する．

## 悪性腫瘍

### ▶消化管間質腫瘍（gastrointestinal stromal tumor：GIST） 図9

- 間質に硝子化が目立ち細胞密度の低いタイプや腫瘍細胞が均一で異型に乏しいタイプの場合，鑑別を要する．
- 腸間膜 GIST は，免疫染色で c-kit 陰性であることが多いが，CD34，PDGFRA が陽性となることが多い．一方，デスモイド腫瘍ではこれらは陰性となる．

## 治療，予後

- 良性腫瘍であるが，浸潤性に発育し腫瘍の境界が不明瞭であり，再発率が高いため広範切除が行われることが多い．切除標本でしっかり断端陰性が確認されながらも再発することも多い．
- sporadic type では，上述の *β-catenin* の遺伝子異常の部位と再発率との相関も報告されている．
- 補助療法として，メトトレキサートや非ステロイド性抗炎症薬（NSAIDs）の投与も行われることがある．
- 頭頸部発生例では，致死的となることもある．

（齋藤　剛）

### dermatofibrosarcoma protuberans：DFSP
# 隆起性皮膚線維肉腫

## 疾患の概要

- DFSP は線維芽細胞への分化を示す紡錘形細胞腫瘍で，腫瘍細胞の花むしろ状，渦巻状，車軸状の配列を組織学的特徴とする．
- 2013 年の WHO 分類では intermediate malignancy（rarely metastasizing）の fibroblastic/myofibroblastic tumor として分類されている．
- 組織亜型として，色素性 DFSP（Bednar 腫瘍），粘液型 DFSP，筋様分化を示す DFSP，プラーク様 DFSP，線維肉腫様 DFSP（FS-DFSP）がある．
- 小児に好発する巨細胞線維芽細胞腫（GCF）には DFSP と同様の遺伝子異常が存在し，若年型の DFSP と考えられている．
- 不完全切除により局所再発を繰り返すが，遠隔転移はきわめてまれである．
- 転移例には多くの FS-DFSP が含まれ，FS-DFSP は DFSP と比較して遠隔転移をきたしやすいという報告もある．

### 染色体・遺伝子異常

- DFSP と GCF にはともに染色体転座 t(17；22)(q22；q13) による特異的なキメラ遺伝子 *COL1A1-PDGFB* が検出される．
- 余剰環状染色体 r(17；22)，trisomy 5，trisomy 8 の染色体異常も報告されている．

## 臨床所見

### ■既往歴
- 熱傷痕，手術痕，外傷の部位に発生することがある．
- アデノシンデアミナーゼ欠損による重症複合免疫不全症（ADA-SCID）の患者で多発発生例の報告がある．

### ■好発年齢，性
- 10〜40 代の若年〜中年に好発し，男性にやや多い．
- GCF は小児や 10 代の男性に多い．

### ■好発部位
- 体幹の浅部軟部組織に最も好発し，次いで四肢の近肢帯，頭頸部に多い．

■ 臨床症状
- 数年から時に 10 年以上におよび，緩徐に発育する．
- 初期には皮膚に結節状，平板状の小隆起を示し，進行期には体表から突出する多結節性，塊状の腫瘤を形成する．

■ 画像所見
- MRI では腫瘍辺縁部の皮膚に沿って腫瘍成分が線状に伸びる skin-tail sign が認められる．

## 病理所見

■ 肉眼的所見
- 真皮から皮下組織にかけて膨張性に発育する境界明瞭な弾性硬，灰白色充実性腫瘤である．
- 色素性 DFSP では黒色調，粘液型 DFSP では粘液質な割面を呈する．
- 腫瘍壊死や出血はまれである．

■ 組織学的所見
- 大きさ，形が均一な紡錘形腫瘍細胞が花むしろ状（storiform pattern）図1a，渦巻状（whorled pattern），車軸状（cartwheel pattern）に配列し増殖する．
- 腫瘍細胞は紡錘形や細長い波状の核を有し，核異型は軽度で，核多形性に乏しい．
- 核分裂像がみられるが，異常核分裂像は認められない．
- 腫瘍組織では毛細血管が散在し，花むしろ状配列の中心にも血管軸がみられる．
- 細胞密度は高く，時に膠原線維増生が目立つ．
- 皮下では腫瘍細胞が個々の脂肪細胞を取り囲んで浸潤し，蜂巣様の浸潤像が認められる（honeycomb appearance）図1b．
- 炎症細胞，泡沫細胞，多核巨細胞などの二次性細胞成分は少ない．

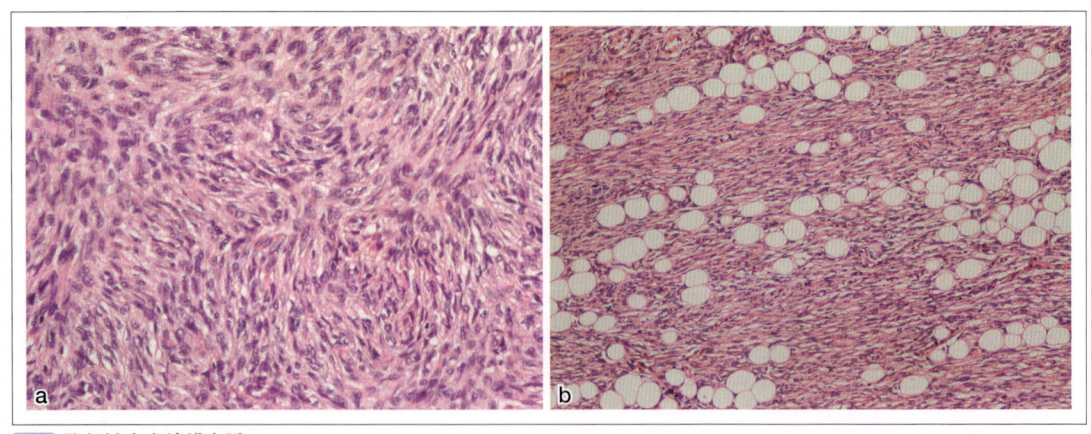

図1 隆起性皮膚線維肉腫
a：均一な形態を示す紡錘形腫瘍細胞が花むしろ状に配列し密に増殖する（×200）．
b：皮下組織の蜂巣様の浸潤巣では腫瘍細胞が脂肪細胞を高度に巻き込んで増殖する（×100）．

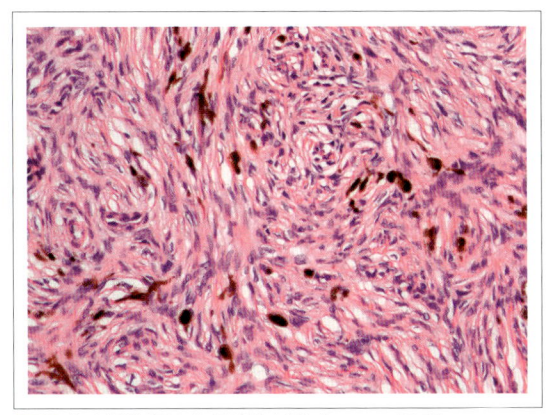

**図2** 色素性隆起性皮膚線維肉腫（Bednar 腫瘍）
メラニン顆粒を含む多数のメラノサイト様細胞が腫瘍細胞と混在してみられる（×200）.

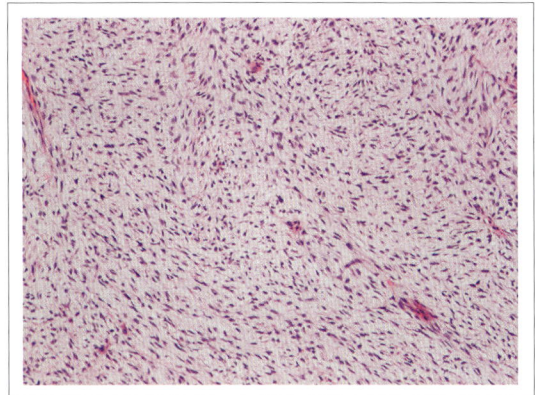

**図3** 粘液型隆起性皮膚線維肉腫
腫瘍の広範囲に高度の粘液性変化がみられる（×100）.

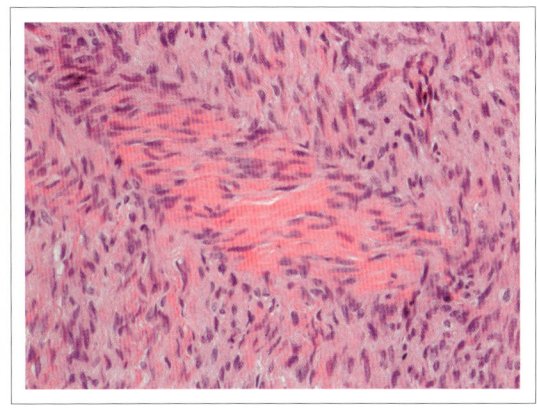

**図4** 筋様分化を示す隆起性皮膚線維肉腫
好酸性の myoid cell からなる myoid nodule がみられる（×200）.

### 色素性隆起性皮膚線維肉腫/Bednar 腫瘍（pigmented DFSP/Bednar tumor）

- メラニン顆粒を含む紡錘形, 樹枝状のメラノサイト様細胞がさまざまな程度に出現する 図2 .

### 粘液型隆起性皮膚線維肉腫（myxoid DFSP）

- 粘液性変化が高度にみられる 図3 .
- 血管網や分枝血管が目立つ.

### 筋様分化を示す隆起性皮膚線維肉腫（DFSP with myoid differentiation）

- まれに平滑筋細胞や筋線維芽細胞に類似した好酸性の紡錘形細胞（myoid cell）からなる束状, 小結節状の構造物（myoid nodule）が出現する 図4 .
- 免疫染色で myoid cell は SMA 陽性, CD34, muscle specific actin（HHF-35）, desmin は陰性である.
- myoid nodule は FS-DFSP でみられることが多い.

### プラーク様隆起性皮膚線維肉腫（plaque-like DFSP）

- 隆起性発育を示さず, 平坦なプラーク様の発育を特徴とする.

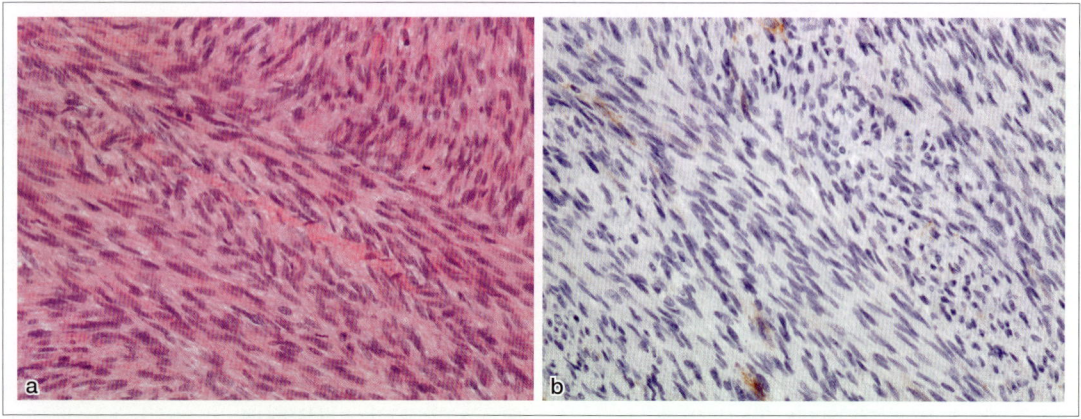

**図5 線維肉腫様隆起性皮膚線維肉腫**
a：腫瘍細胞が束状，魚骨様に配列し，花むしろ状配列はみられない（×200）．
b：CD34の免疫染色で線維肉腫成分はCD34が陰性である（×200）．

- 腫瘍は真皮浅部で水平方向に伸びる束状配列を示し，花むしろ状配列は目立たない．

### 線維肉腫様隆起性皮膚線維肉腫（fibrosarcomatous DFSP：FS-DFSP）

- DFSP成分に加えて，線維肉腫成分が *de novo*，あるいは再発腫瘍に出現する．
- 線維肉腫成分では主に束状配列（fascicular pattern）や魚骨様配列（herringbone pattern）が認められ，花むしろ状配列は目立たない 図5a．
- 線維肉腫成分はDFSP成分よりも核異型が高度で核分裂像も多い．
- 線維肉腫成分とDFSP成分は境界明瞭，あるいは移行して接する．

### 巨細胞線維芽細胞腫（giant cell fibroblastoma：GCF）

- 紡錘形腫瘍細胞や巨細胞が粘液性，膠原線維性背景に疎に増殖する．
- 不規則に分枝する偽血管裂隙に紡錘形腫瘍細胞や巨細胞が配列する．

■ 免疫組織化学

- CD34がびまん性，かつ強陽性である 図6．

---

**診断のポイント**

- DFSPは皮膚線維腫（DF）やcellular DFと異なり，初期の小型腫瘍であっても腫瘍細胞形態と腫瘍構成成分の単調な腫瘍である．
- DFやcellular DFでも皮下脂肪組織への進展が時にみられるが，顕著な蜂巣様浸潤像は認められない．
- FS-DFSPの線維肉腫成分ではCD34の染色性が保たれている症例があり，その診断には束状，魚骨様の増殖パターンを重視する．
- CD34はDFやcellular DFでも部分的に陽性となりうるが，その局所的な陽性像をDFSPの診断根拠としない．
- DFSPでは染色体転座による特異的なキメラ遺伝子 *COL1A1-PDGFB* が検出され，診断的価値が高い．

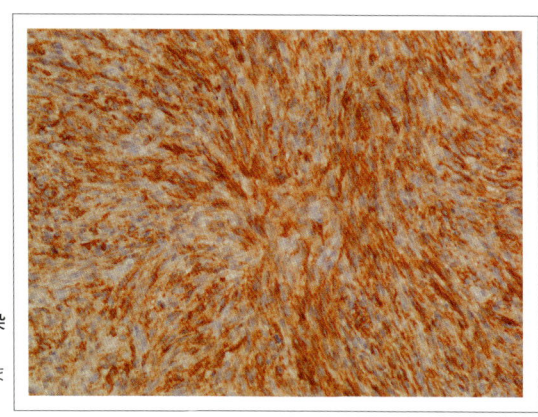

**図6** 隆起性皮膚線維肉腫の免疫染色像
CD34の免疫染色で腫瘍細胞はびまん性,かつ強陽性である(×200).

- FS-DFSPの線維肉腫成分ではCD34の陽性像が保たれる症例もあるが,典型例で減弱,消失する **図5b**.
- PDGFRBが陽性である.

# 鑑別診断

## 良性腫瘍

### ▶皮膚線維腫(dermatofibroma) 図7

- 広い年齢層の全身に発生する小型(多くは1cm大以下)の皮膚腫瘍である.
- 線維芽細胞様,組織球様の紡錘形腫瘍細胞が花むしろ状,束状に配列し増殖する.
- 核分裂像はほとんど認められない.
- 炎症細胞,泡沫細胞,多核巨細胞などの二次性の細胞成分がみられる.
- 腫瘍直上の表皮には肥厚や基底部にメラニン沈着がみられる.
- 免疫染色ではfactor XIIIaが陽性,CD34は陰性である.

### ▶富細胞性皮膚線維腫(cellular dermatofibroma) 図8

- 皮膚線維腫より大型の皮膚腫瘤(数cm大)を形成することが多い.
- 線維芽細胞様の紡錘形腫瘍細胞からなる密な花むしろ状増殖がみられるが,二次性細胞成分の介在がある.
- 核分裂像が認められるが,異常分裂像はみられない.
- 時に腫瘍細胞が皮下脂肪組織へ進展するが,蜂巣様浸潤のような脂肪細胞の顕著な巻き込みはない.
- 免疫染色ではCD34は陰性である.

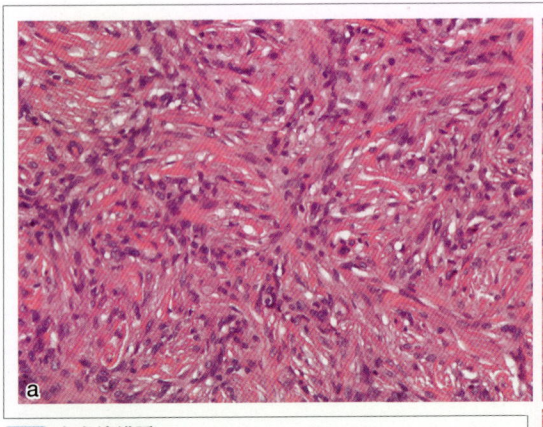

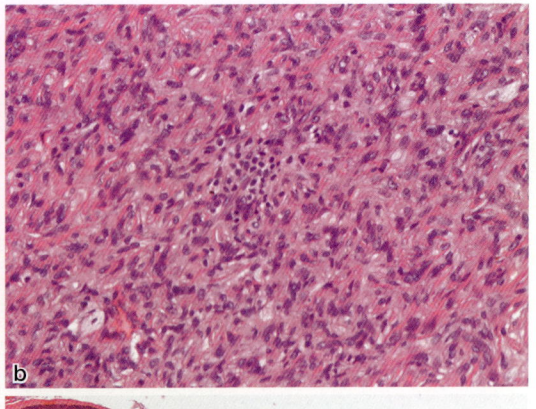

**図7 皮膚線維腫**
a：線維芽細胞様，組織球様の腫瘍細胞が花むしろ状に配列し増殖する（×200）．
b：炎症細胞や泡沫細胞が腫瘍細胞に混在してみられる（×200）．
c：腫瘍部（左）の表皮には肥厚や基底部にメラニン沈着がみられる．非腫瘍部（右）に同様の変化はみられない（×40）．

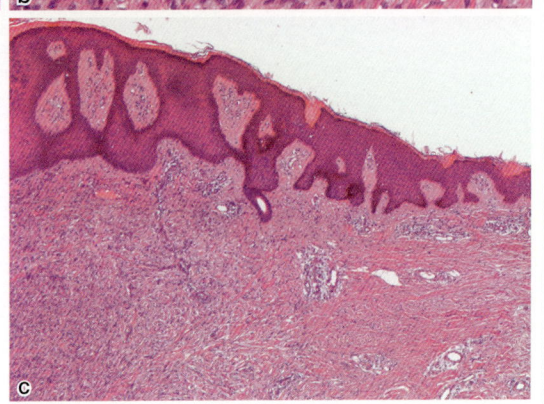

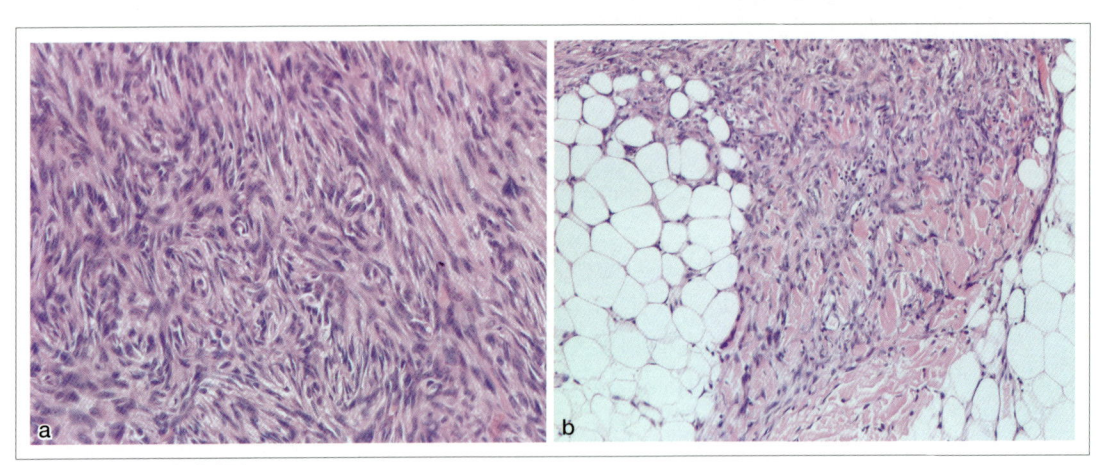

**図8 富細胞性皮膚線維腫**
a：均一性を増した紡錘形腫瘍細胞が花むしろ状，束状に密に配列し，隆起性皮膚線維肉腫に類似する．核分裂像もみられる（×200）．
b：aと同一腫瘍．腫瘍深部では腫瘍細胞が膠原線維を巻き込み圧迫性に皮下組織へ進展する．顕著な蜂巣様浸潤像はなく，腫瘍細胞にも多彩性がみられる（×100）．

## 良悪性中間腫瘍

### ▶孤立性線維性腫瘍（solitary fibrous tumor：SFT）

- 紡錘形腫瘍細胞の膠原線維に富んだpatternlessな増殖様式と鹿角様

## 紡錘形細胞腫瘍　花むしろ状配列とCD34の免疫染色に着目した鑑別

- 花むしろ状配列あり，CD34（＋）
  - 大きさ・形の均一な紡錘形腫瘍細胞，蜂巣様浸潤様式 → 隆起性皮膚線維肉腫　図1
  - 高度の粘液性変化 → 粘液型隆起性皮膚線維肉腫　図3
  - 筋様分化を示す成分（myoid cell，myoid nodule） → 筋様分化を示す隆起性皮膚線維肉腫　図4
  - 平坦，プラーク様発育 → プラーク様隆起性皮膚線維肉腫
- 花むしろ状配列あり，CD34（－）
  - 細胞異型なし/軽度
    - 二次性細胞成分，factor XIIIa（＋） → 皮膚線維腫　図7
    - 高細胞密度，二次性細胞成分，factor XIIIa（＋） → 富細胞性皮膚線維腫　図8
  - 細胞異型高度
    - 核異型，核多形性，核分裂像，異常核分裂像，腫瘍壊死，特異的分化なし → 未分化多形肉腫/悪性線維性組織球腫
- 花むしろ状配列なし，CD34（＋）
  - 血管周皮腫様血管，膠原線維沈着，patternlessな増殖，STAT6・bcl-2・MIC-2（CD99）（＋） → 孤立性線維性腫瘍
  - 紡錘形・類上皮様腫瘍細胞，束状配列，c-kit（＋） → 胃腸管外胃腸管間質腫瘍
- 花むしろ状配列なし，CD34（－）
  - 束状配列，魚骨様配列，核異型，特異的分化なし → 成人型線維肉腫
  - DFSP成分，束状配列，魚骨様配列 → 線維肉腫様隆起性皮膚線維肉腫　図5

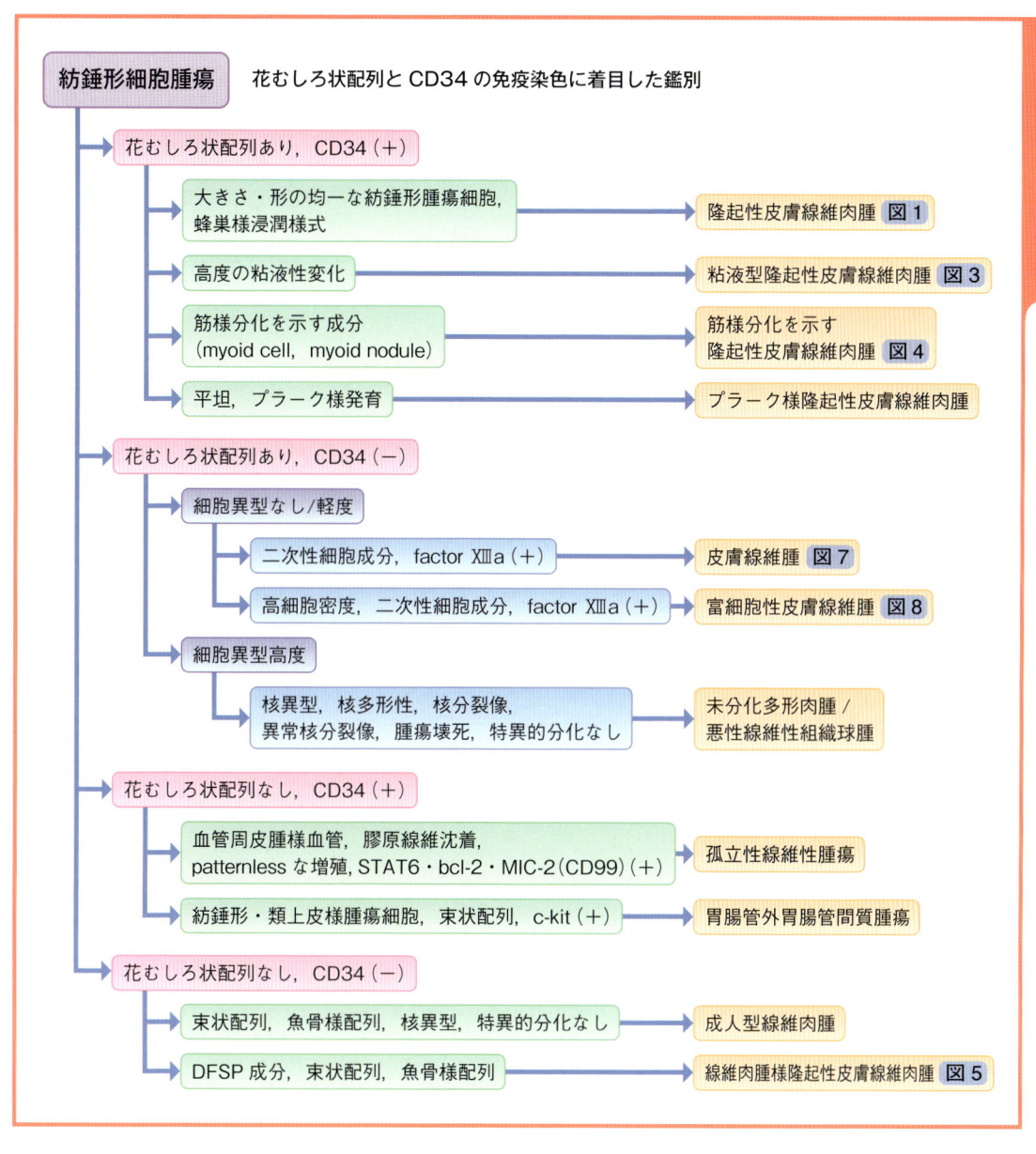

（staghorn），血管周皮腫様（hemangiopericytoma-like）の血管構造が特徴的である．

- 免疫染色ではCD34が陽性，bcl-2やMIC-2（CD99）も高頻度に陽性となる．さらに，STAT6で特異的に核陽性となる．

## 悪性腫瘍

### ▶未分化多形肉腫/悪性線維性組織球腫（undifferentiated pleomorphic sarcoma：UPS/malignant fibrous histiocytoma：MFH）

- 除外診断により診断される．

- 中高年の四肢の深部軟部組織に急速に増大する充実性腫瘤を形成し，腫瘍壊死や出血が多い．
- 核異型，核多形性，核分裂像の高度な紡錘形，多角形腫瘍細胞が花むしろ状に配列し，異常核分裂像も多い．
- 免疫染色で特異的な分化はない．

### ▶成人型線維肉腫（adult fibrosarcoma）

- 除外診断により診断される．
- 中高年の四肢の深部軟部組織に好発する．
- 核異型，核分裂像を示す均一な紡錘形腫瘍細胞が束状，魚骨状に配列する．
- 免疫染色で特異的な所見はない．
- 線維肉腫でCD34が陽性の場合には，FS-DFSPの線維肉腫成分である可能性を考慮する．

## その他

### ▶胃腸管外胃腸管間質腫瘍（extragastrointestinal stromal tumor：E-GIST）

- 軟部組織にもまれに発生する．
- 紡錘形，類上皮様腫瘍細胞が束状，充実性に増殖する．
- 免疫染色ではc-kitやCD34が陽性となる．

## 治療，予後

- 初発巣の確実な外科的切除が基本である．
- 近年では進行期の切除不能例に対してイマチニブによる分子標的治療が行われ，一定の効果が報告されている．
- FS-DFSP以外の亜型では臨床経過や予後に差がなく，局所再発を繰り返すことが多いが，遠隔転移はきわめてまれである．
- FS-DFSPは遠隔転移をきたしやすいという報告もあり，慎重な経過観察が必要である．

（杉田真太朗，長谷川　匡）

## solitary fibrous tumor：SFT
# 孤立性線維性腫瘍

## 疾患の概要

- SFT は線維芽細胞への分化を示す紡錘形細胞腫瘍で，線維血管組織に富む patternless な増殖様式を基本像とし，多彩な組織像を示す．
- 2013 年の WHO 分類では intermediate malignancy（rarely metastasizing）の fibroblastic/myofibroblastic tumor として分類されている．
- 組織亜型として粘液型（myxoid variant），富巨細胞型（giant cell-rich variant），脂肪形成型（fat-forming variant）があり，近年は予後不良な脱分化型（dedifferentiated variant）の報告もある．
- 血管周皮腫や巨細胞性血管線維腫との異同が問題であったが，それぞれ富細胞型 SFT，富巨細胞型 SFT と考えられている．
- 元来，胸膜特有の紡錘形細胞腫瘍として報告されたが，全身に発生することが認識されてきた．
- 鹿角様（staghorn），血管周皮腫様（hemangiopericytoma-like）の血管構造は SFT 以外の良性・悪性軟部腫瘍でも出現し，SFT に特異的ではない．
- 局所再発や遠隔転移をきたす悪性 SFT の確立された組織学的診断基準はなく，すべての SFT が生物学的に悪性である可能性がある．

### 染色体・遺伝子異常

- 染色体の多彩な核型異常が存在し，染色体 12q13 逆位による特異的なキメラ遺伝子 *NAB2-STAT6* の存在が近年報告された．

## 臨床所見

### ■既往歴
- 特徴的な既往歴はない．

### ■好発年齢，性
- 中年成人に好発し，性差はない．
- 脂肪形成型はやや男性に多い（男性：女性 = 3：2）．

### ■好発部位
- 胸膜に最も好発し，胸膜外では 40％が四肢の浅部軟部組織（皮下組織）に，残りは深部軟部組織あるいは特に眼窩などの頭頸部，胸壁，縦隔，心膜，後腹膜

- 腔，腹腔に発生する．
- その他の発生部位として髄膜，脊髄，唾液腺，肺，甲状腺，肝臓，消化管，副腎，腎臓，膀胱，前立腺，精索，精巣，骨，皮膚の報告がある．
- 脂肪形成型は大腿，体幹，頭頸部などの深部軟部組織や後腹膜腔に好発する．

### ■臨床症状
- 緩徐に発育する無痛性腫瘤で，鼻腔，眼窩，髄膜の大型腫瘤では圧迫症状を呈する．
- 腫瘍が産生するインスリン様増殖因子（IGF2）により，まれに低血糖症状が生じる．

### ■画像所見
- 深部組織発生例ではMRIで腫瘍の栄養血管茎（feeding vascular pedicle）や内在血管（intrinsic vessel）が認められる．

## 病理所見

### ■肉眼的所見
- 境界明瞭な単〜多結節性，弾性硬，線維質な白色〜褐色充実性腫瘤で，部分的に被膜で覆われる．
- 悪性SFTでは腫瘍壊死や浸潤性発育が認められる．

### ■組織学的所見
- 腫瘍細胞，膠原線維，血管組織の分布や割合，局所的な粘液性変化や脂肪細胞の出現により多彩な組織像を示す 図1a ．
- 卵円形〜紡錘形の腫瘍細胞が鹿角様，血管周皮腫様の血管構造を伴い特定の細胞配列を示さずpatternlessに増殖する 図1b ．
- 腫瘍細胞はクロマチンの繊細な空胞状核を有し，核分裂像は少ない（≦4/10HPF）．
- 血管壁，血管周囲の硝子化やケロイド様の膠原線維束が認められる 図1c ．
- 富細胞型SFTは高細胞性で膠原線維に乏しく，従来の血管周皮腫に相当する 図2 ．
- 大きな腫瘍径（＞5cm），初回の播種巣，浸潤性発育，高細胞密度，核多形性，核分裂像の増加（＞4/10HPF），腫瘍壊死の存在は悪性SFTを示唆する所見と

> **診断のポイント**
> ・弱拡大で腫瘍の組織学的多彩性を把握することが重要である．
> ・血管周皮腫様血管はSFT以外の良性・悪性軟部腫瘍でも出現するため，SFTの確定診断の根拠にはならない．
> ・富細胞型や粘液型のSFTは後腹膜腔の発生が多く，平滑筋腫瘍，GIST，脱分化型脂肪肉腫との鑑別も必要となる．
> ・SFTは全身に発生するため，線維血管組織に富む紡錘形細胞腫瘍の鑑別には常にSFTの可能性も考慮すべきである．

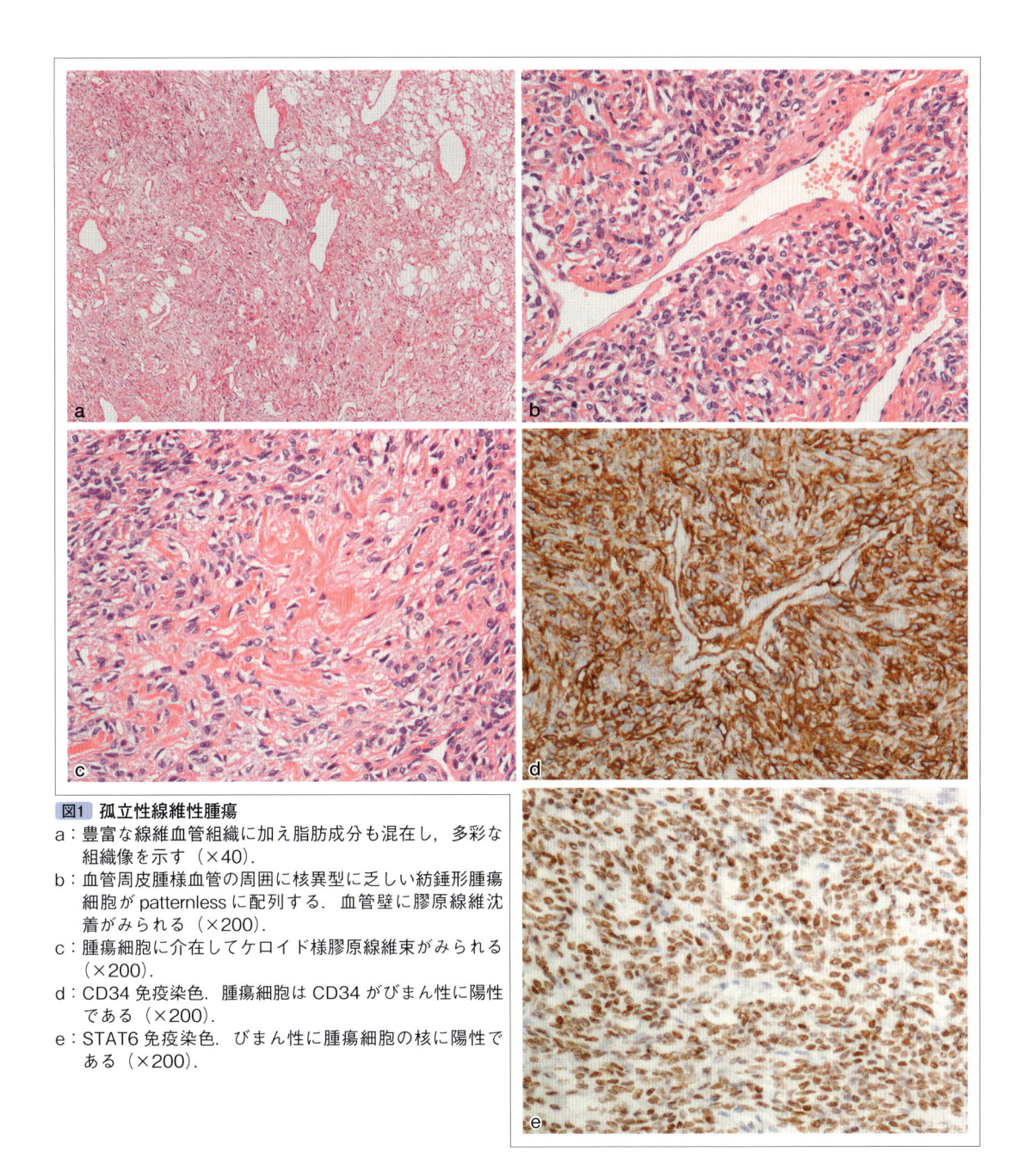

**図1 孤立性線維性腫瘍**
a：豊富な線維血管組織に加え脂肪成分も混在し，多彩な組織像を示す（×40）．
b：血管周皮腫様血管の周囲に核異型に乏しい紡錘形腫瘍細胞が patternless に配列する．血管壁に膠原線維沈着がみられる（×200）．
c：腫瘍細胞に介在してケロイド様膠原線維束がみられる（×200）．
d：CD34 免疫染色．腫瘍細胞は CD34 がびまん性に陽性である（×200）．
e：STAT6 免疫染色．びまん性に腫瘍細胞の核に陽性である（×200）．

される 図3 ．
- 粘液型では粘液性変化が高度である 図4 ．
- 富巨細胞型では，多核巨細胞が主に拡張血管の裂隙周囲に配列し，従来の巨細胞性血管線維腫（giant cell angiofibroma）に相当する 図5 ．
- 脂肪形成型では豊富な成熟脂肪細胞が出現し，従来の脂肪腫様血管周皮腫（lipomatous hemangiopericytoma）に相当する 図6 ．
- 脱分化型ではきわめてまれに高悪性度肉腫が脱分化成分として出現し，脱分化成分では核異型，核分裂像が高度である 図7 ．

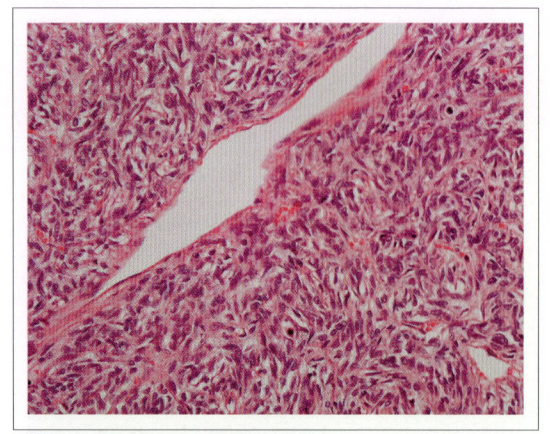

**図2 富細胞型孤立性線維性腫瘍**
血管周皮腫様血管の周囲に腫瘍細胞が高細胞性に増殖する，従来の血管周皮腫の組織像である（×200）．

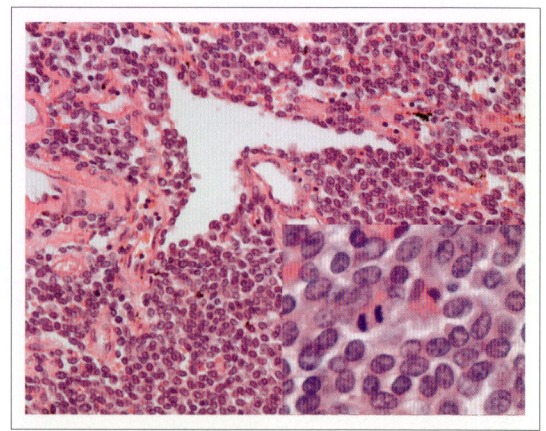

**図3 悪性孤立性線維性腫瘍**
腫大した円形核を示し，N/C比が増大した腫瘍細胞が緻密に増殖し，核分裂像もみられる（×200, inset×400）．

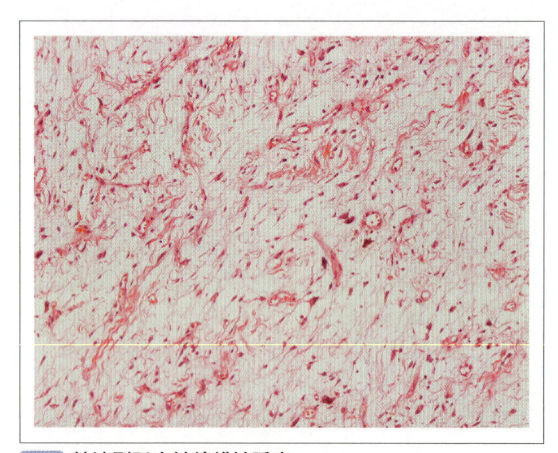

**図4 粘液型孤立性線維性腫瘍**
腫瘍の広範囲に高度の粘液性変化がみられる（×100）．

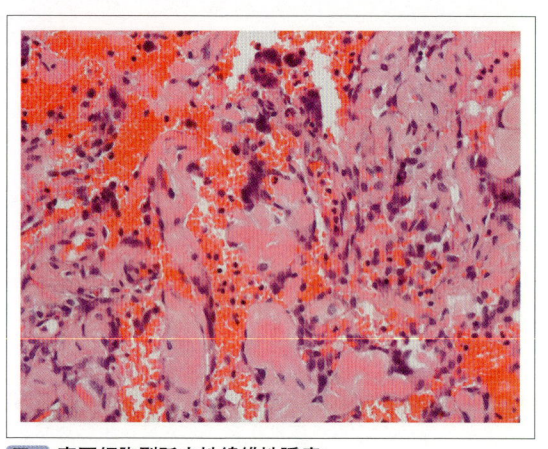

**図5 富巨細胞型孤立性線維性腫瘍**
多数の多核巨細胞が拡張血管様裂隙に沿って配列する（×200）．

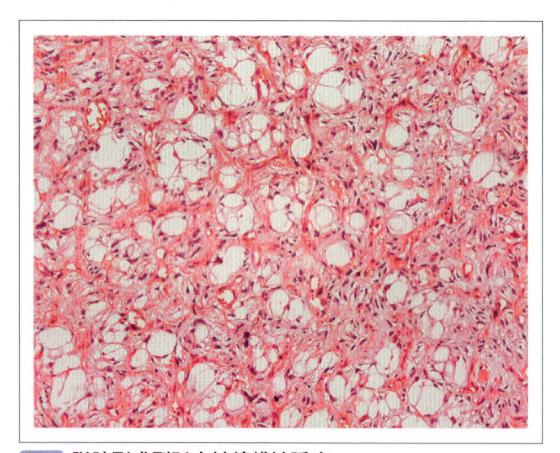

**図6 脂肪形成型孤立性線維性腫瘍**
豊富な成熟脂肪細胞が混在する（×100）．

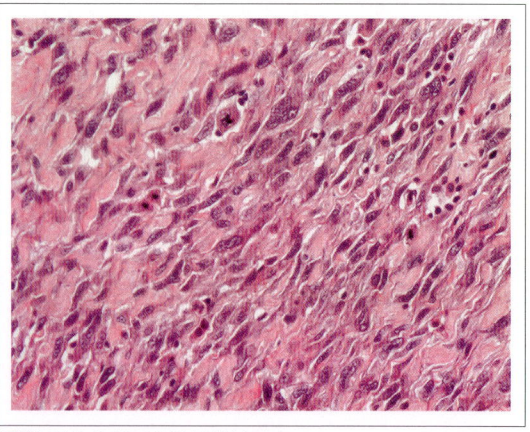

**図7 脱分化型孤立性線維性腫瘍**
脱分化成分では核異型，核分裂像の高度な肉腫様細胞が密に増殖する（×200）．

■ 免疫組織化学
- SFT の 90〜95％で CD34 が陽性 図1d ，bcl-2 や MIC-2（CD99）も高頻度に陽性である．また，STAT6 で特異的に核陽性となる 図1e ．
- 脱分化型 SFT では脱分化成分の多くで CD34 が陰性である．

# 鑑別診断

### ▶軟部血管線維腫（soft tissue angiofibroma） 図8

- 近年，新たな疾患概念として報告された良性の線維血管性軟部腫瘍である．
- 中高年の下肢に好発し，女性に多い（男性：女性 ＝ 1：2）．
- 卵円形，先細り状の核を有する紡錘形腫瘍細胞が膠原線維性，粘液性間質を伴い特定の細胞配列を示さず増殖する．
- 分枝状小型血管網が目立ち，中〜大型血管や血管周皮腫様血管もみられる．
- 血管壁の硝子化やフィブリノイド壊死が認められる．
- 多核巨細胞が散見される．
- 免疫染色では約半数例で EMA が陽性，少数例で CD34，SMA，desmin が陽性である．

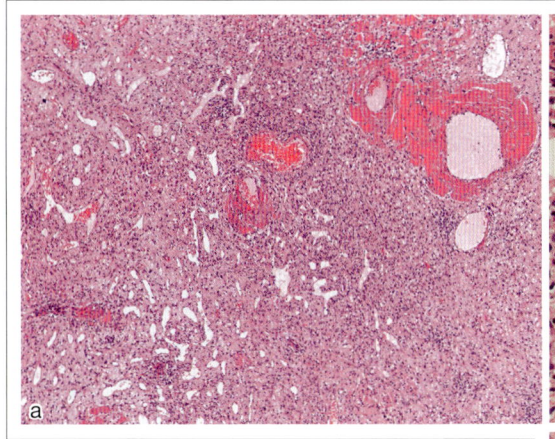

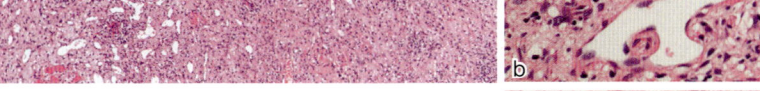

図8 軟部血管線維腫
a：多彩で豊富な線維血管組織と中型血管のフィブリノイド壊死がみられる（×40）．
b：異型に乏しい卵円形，紡錘形腫瘍細胞が血管周皮腫様血管を伴い増殖する（×200）．
c：小型血管が叢状血管網を形成する．多核巨細胞が散見される（×200）．

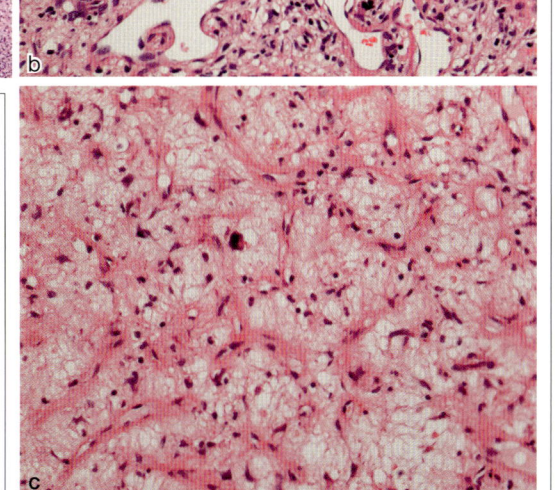

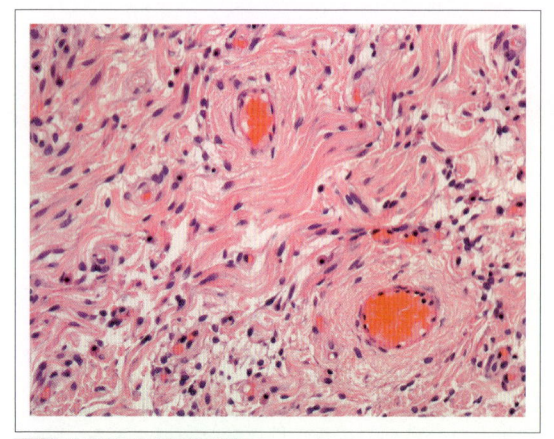

**図9** 富細胞性血管線維腫
異型に乏しい卵円形，紡錘形腫瘍細胞が豊富な膠原線維間質を伴い増殖する．壁肥厚性の小型血管がみられる（×200）．

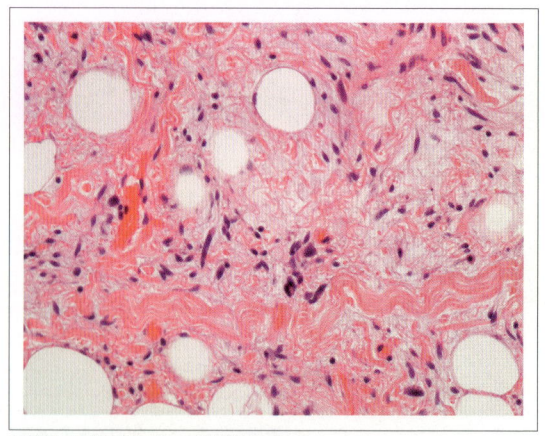

**図10** 紡錘形細胞/多形脂肪腫
紡錘形腫瘍細胞と脂肪細胞が線維性，粘液性背景に増殖する．ロープ様膠原線維や多核巨細胞がみられる（×200）．

- 染色体転座 t(5；8)(p15；q12) による特異的なキメラ遺伝子 *AHRR-NCOA2* が検出される．

▶ **富細胞性血管線維腫（cellular angiofibroma），**
**乳腺型筋線維芽細胞腫（mammary-type myofibroblastoma），**
**紡錘形細胞/多形脂肪腫（spindle cell/pleomorphic lipoma）**

- いずれも豊富な膠原線維，血管組織，脂肪組織を伴う紡錘形腫瘍細胞で組織学的類似性や共通の染色体異常（13q14 欠失）の存在から同一スペクトラム上の腫瘍と考えられている．

■ **富細胞性血管線維腫** 図9
- 成人の外陰・腟部，鼠径・陰嚢部，傍精索部の皮下に好発し，50代女性と70代男性に多く，性差はない．
- 異型に乏しい短紡錘形腫瘍細胞が豊富な線維血管組織と少量の脂肪組織を伴い，特定の細胞配列を示さず増殖する．
- 繊細，緻密な膠原線維束や壁肥厚，硝子化を示す多数の小～中型血管が出現する．
- 多数の肥満細胞が出現する．
- 免疫染色では多数例で ER，PgR が陽性，30～60％で CD34 が陽性，SMA や desmin が少数例で陽性である．

■ **乳腺型筋線維芽細胞腫**
- 中高年の鼠径部，傍精索部，外陰・腟部の皮下に好発し，性差はない．
- 筋線維芽細胞様の腫瘍細胞がさまざまに硝子様膠原線維束，脂肪組織，小型血管を伴い索状に増殖する．
- 多数の肥満細胞が出現する．
- 免疫染色では CD34 と desmin が陽性である．

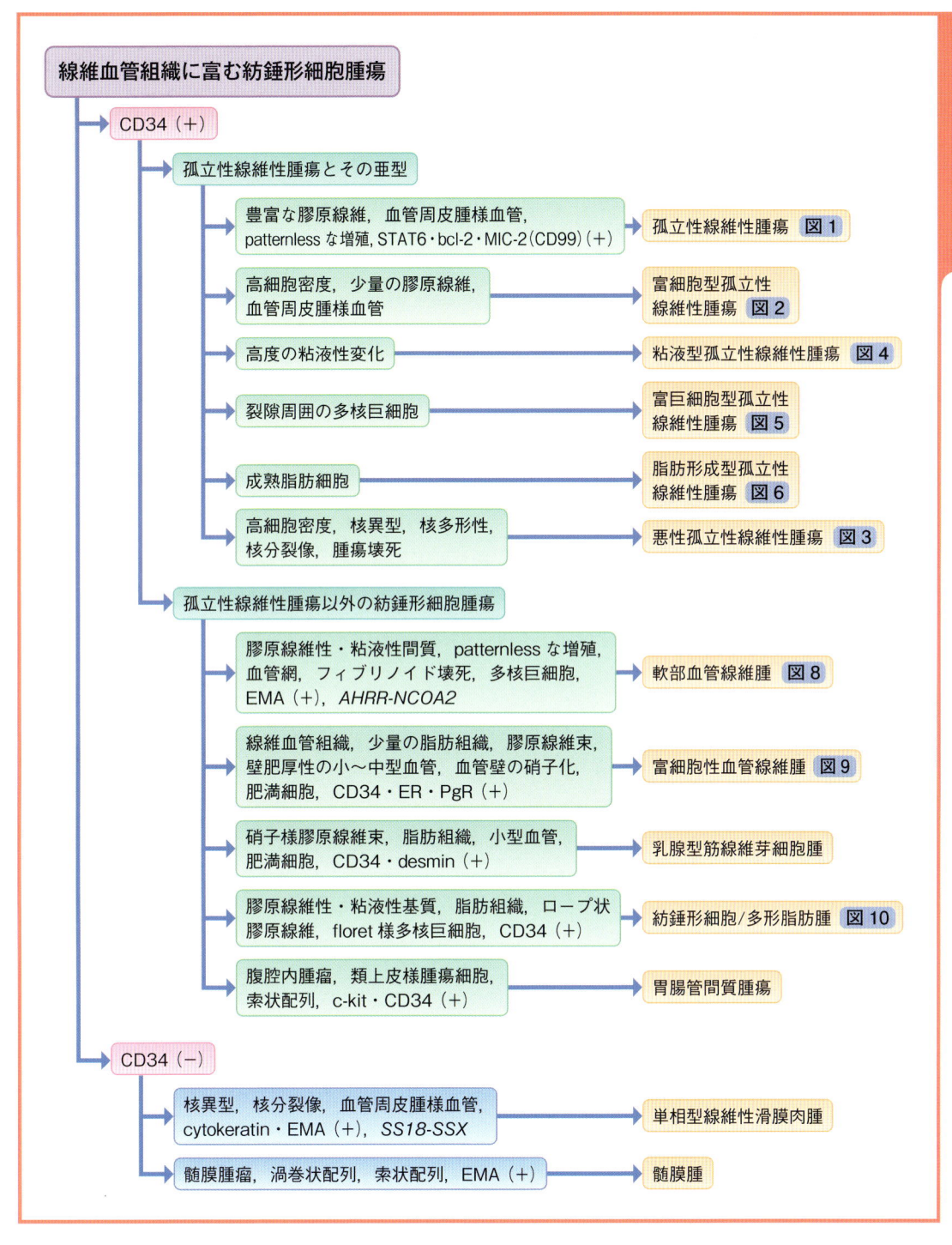

```
線維血管組織に富む紡錘形細胞腫瘍
├─ CD34（＋）
│   ├─ 孤立性線維性腫瘍とその亜型
│   │   ├─ 豊富な膠原線維，血管周皮腫様血管，patternless な増殖，STAT6・bcl-2・MIC-2（CD99）（＋） → 孤立性線維性腫瘍　図1
│   │   ├─ 高細胞密度，少量の膠原線維，血管周皮腫様血管 → 富細胞型孤立性線維性腫瘍　図2
│   │   ├─ 高度の粘液性変化 → 粘液型孤立性線維性腫瘍　図4
│   │   ├─ 裂隙周囲の多核巨細胞 → 富巨細胞型孤立性線維性腫瘍　図5
│   │   ├─ 成熟脂肪細胞 → 脂肪形成型孤立性線維性腫瘍　図6
│   │   └─ 高細胞密度，核異型，核多形性，核分裂像，腫瘍壊死 → 悪性孤立性線維性腫瘍　図3
│   └─ 孤立性線維性腫瘍以外の紡錘形細胞腫瘍
│       ├─ 膠原線維性・粘液性間質，patternless な増殖，血管網，フィブリノイド壊死，多核巨細胞，EMA（＋），AHRR-NCOA2 → 軟部血管線維腫　図8
│       ├─ 線維血管組織，少量の脂肪組織，膠原線維束，壁肥厚性の小〜中型血管，血管壁の硝子化，肥満細胞，CD34・ER・PgR（＋） → 富細胞性血管線維腫　図9
│       ├─ 硝子様膠原線維束，脂肪組織，小型血管，肥満細胞，CD34・desmin（＋） → 乳腺型筋線維芽細胞腫
│       ├─ 膠原線維性・粘液性基質，脂肪組織，ロープ状膠原線維，floret 様多核巨細胞，CD34（＋） → 紡錘形細胞/多形脂肪腫　図10
│       └─ 腹腔内腫瘤，類上皮様腫瘍細胞，索状配列，c-kit・CD34（＋） → 胃腸管間質腫瘍
└─ CD34（−）
    ├─ 核異型，核分裂像，血管周皮腫様血管，cytokeratin・EMA（＋），SS18-SSX → 単相型線維性滑膜肉腫
    └─ 髄膜腫瘤，渦巻状配列，索状配列，EMA（＋） → 髄膜腫
```

■ 紡錘形細胞/多形脂肪腫　図10
- 老年男性の後頸部，背部，肩部の皮下組織に好発する．
- 異型に乏しい紡錘形細胞と脂肪細胞が膠原線維性，粘液性基質を伴い増殖する．
- ロープ状膠原線維や floret 様多核巨細胞が出現する．
- 免疫染色では CD34 が陽性である．

### ▶単相型線維性滑膜肉腫（monophasic fibrous synovial sarcoma）

- 若年成人の四肢深部組織に好発し，胸腔発生も多い．
- 核異型，核分裂像の高度な短紡錘形腫瘍細胞が血管周皮腫様血管を伴い索状，密に増殖する．
- 免疫染色では cytokeratin や EMA が陽性である．
- 染色体転座 t(X；18)(p11；q11) による特異的なキメラ遺伝子 *SS18-SSX* が検出される．

### ▶胃腸管間質腫瘍（gastrointestinal stromal tumor：GIST）

- 紡錘形，類上皮様の腫瘍細胞が時に血管周皮腫様血管を伴い索状，充実性に増殖する．
- 免疫染色では c-kit や CD34 が陽性である．

### ▶髄膜腫（menigioma）

- 境界明瞭な結節状腫瘍で紡錘形腫瘍細胞が渦巻状，索状に増殖し，血管形成も目立つ．
- 免疫染色では EMA が陽性である．

## 治療，予後

- 外科的切除が基本である．
- 約 10％で長期間経過中に局所再発や遠隔転移が生じる．

（杉田真太朗，長谷川　匡）

## myxofibrosarcoma
# 粘液線維肉腫

## 疾患の概要

- 粘液線維肉腫は豊富な粘液基質を伴い，紡錘形から多角形の腫瘍細胞の増殖からなる腫瘍である．線維芽細胞や筋線維芽細胞分化を示す腫瘍に属する．
- かつては悪性線維性組織球腫（MFH）の一亜型に含まれ，粘液型MFH（myxoid MFH）と呼ばれていたが，2002年のWHO分類以降，MFHから独立して，別のカテゴリーとして扱われている．
- 核異型度は症例によりさまざまで，低異型度例はlow grade myxofibrosarcomaと呼称されることがある．高異型度例は，古典的なmyxoid MFHにほぼ相当する．

### 染色体・遺伝子異常

- 染色体は複雑核型を示す．NF1遺伝子変異が10%の症例で認められるが，その他の特異的な遺伝子異常は報告されていない．

## 臨床所見

### ■ 既往歴
- 特記すべき特徴はない．

### ■ 好発年齢，性
- 50～70代の中高年者に多い．
- 男性にやや多い．

---

**診断のポイント**

- 低異型度の粘液腫状・紡錘形細胞腫瘍で，特に四肢・体幹の病変は良性～悪性まで鑑別が多岐にわたるので，生検での確定診断は難しく，深さなども参考に慎重に鑑別する必要がある．粘液線維肉腫では，核クロマチンが濃染し，多少なりとも核の多形性を示すことが，良性腫瘍との鑑別に役立つ．
- low grade myxofibrosarcomaとlow grade fibromyxoid sarcomaは用語が似ているので混同しやすいが，全く異なる腫瘍である．
- 後腹膜に粘液線維肉腫や粘液型脂肪肉腫が発生することはきわめてまれであり，脱分化型脂肪肉腫，平滑筋肉腫，悪性末梢神経鞘腫瘍の可能性を考慮する．

### ■好発部位
- 四肢，特に下肢に好発し，時に体幹や頭頸部にも発生する．腹腔内や後腹膜はきわめてまれである．
- 約半数の症例は皮下から真皮にかけての表在性病変で，残りは筋膜以下の深部軟部組織に発生する．

### ■画像所見
- 豊富な粘液を反映して，T1強調MRIで低信号，T2強調で高信号を呈する．

## 病理所見

### ■肉眼的所見
- 分葉状・多結節性の充実性腫瘤で，粘液が豊富で，割面は光沢を示す 図1a．
- 高悪性度例では壊死や出血を伴うことがある．

### ■組織学的所見
- 周囲との境界は一見明瞭だが，しばしば周囲脂肪間隔壁や筋膜に沿って浸潤性に増殖するため，境界不明瞭な部分を伴う 図1b．
- 紡錘形から多角形で，多形性を示す異型細胞が束状ないし無秩序に増殖する．核クロマチンは濃染する．
- 豊富な粘液基質と繊細な毛細血管を伴う．種々の程度に膠原線維も混じる．
- 核異型は低異型度（比較的均一な紡錘形細胞）図1c から高異型度（多角形細胞で多形性に富む）図1d まで幅広い．しばしば同一腫瘍内でさえも多彩である．
- 細胞質内粘液を有する多空胞状の偽脂肪芽細胞（pseudolipoblast）が観察される 図1e．Alcian blue染色で粘液が証明される 図1f．
- まれに偽脂肪芽細胞が集簇したり，類上皮型の腫瘍細胞が巣状に増殖する 図1g．類上皮型は通常型より悪性度が高い．

### ■免疫組織化学
- 特異的なマーカーはない．
- CD34やα-SMAが部分的に陽性像を示すことがある．

## 鑑別診断

### 良性腫瘍，腫瘍類似病変

#### ▶粘液腫（myxoma）

- 皮膚粘液腫（cutaneous myxoma）〔表在性血管粘液腫（superficial angiomyxoma）〕は真皮内から皮下に，筋肉内粘液腫（intramuscular myxoma）は深部に発生する．
- 豊富な粘液，少数の毛細血管を認める．紡錘形腫瘍細胞は異型に乏しく，核分裂

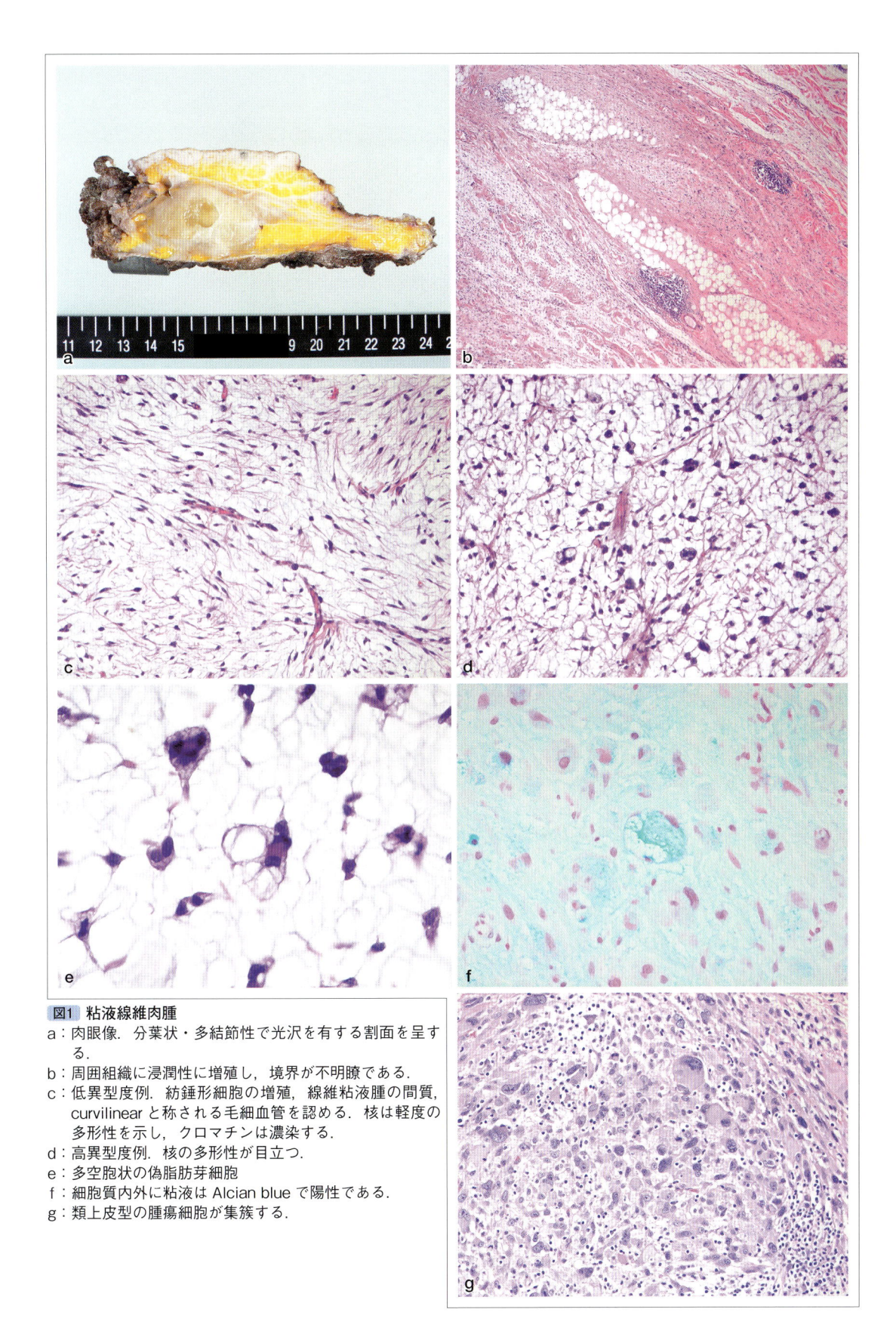

**図1 粘液線維肉腫**
a：肉眼像．分葉状・多結節性で光沢を有する割面を呈する．
b：周囲組織に浸潤性に増殖し，境界が不明瞭である．
c：低異型度例．紡錘形細胞の増殖，線維粘液腫の間質，curvilinear と称される毛細血管を認める．核は軽度の多形性を示し，クロマチンは濃染する．
d：高異型度例．核の多形性が目立つ．
e：多空胞状の偽脂肪芽細胞
f：細胞質内外に粘液は Alcian blue で陽性である．
g：類上皮型の腫瘍細胞が集簇する．

像はほとんどない．
- CD34 や SMA が陽性になることがある．

### ▶表在性肢端線維粘液腫（superficial acral fibromyxoma）

- 中年男性の指趾，特に爪周囲の真皮内から皮下に好発する．
- 紡錘形から星芒状細胞が，緩やかな束状ないし花むしろ状に増殖し，小血管，膠原線維や粘液基質を伴う．
- CD34，EMA が陽性で，SMA は陰性である．

### ▶神経鞘粘液腫（nerve sheath myxoma）

- 四肢や体幹の真皮から皮下に発生し，紡錘形細胞が多結節性・分葉状の小結節を形成し，粘液基質に富む．
- S-100 蛋白が陽性である．

### ▶神経鞘腫（schwannoma），神経線維腫（neurofibroma）

- 粘液基質が目立つ場合がある．
- S-100 蛋白は陽性である．

### ▶結節性筋膜炎（nodular fasciitis）

- 若年成人の四肢や体幹の筋膜上下に好発する．
- 羽毛状あるいは培養細胞様と呼ばれる幼若な線維芽細胞・筋線維芽細胞の増殖，線維粘液間質，小血管（しばしば赤血球の漏出あり），炎症細胞浸潤を認める．核分裂も認める．
- SMA が陽性である．

### ▶侵襲性血管粘液腫（aggressive angiomyxoma）

- 成人女性の外陰部の皮下から骨盤腔内に好発する．
- 周囲との境界は不明瞭である．種々の大きさの拡張性血管を伴う．
- desmin，ER，PgR が陽性である．

## 良悪性中間・低悪性度腫瘍

### ▶粘液型隆起性皮膚線維肉腫
（myxoid dermatofibrosarcoma protuberance：myxoid DFSP）　図2

- 若年成人の体幹や四肢の真皮から皮下に好発する．
- まれに著しい粘液腫状変化を示す．一部にでも通常型（細胞密度が高い花むしろ構造）の名残をみつければ診断に役立つ．
- CD34 陽性で，*COL1A1-PDGFB* 融合遺伝子を有する．

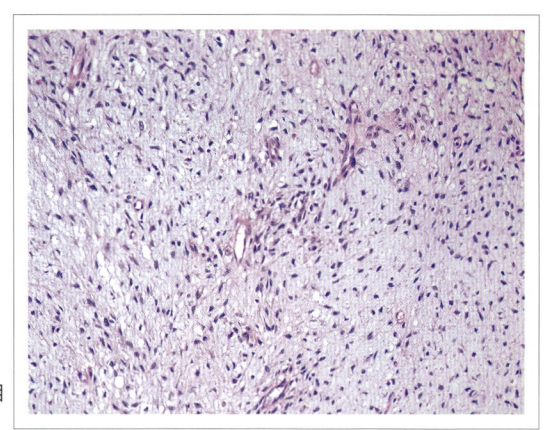

**図2** 粘液型隆起性皮膚線維肉腫
粘液基質と毛細血管を認める．ここでは花むしろ構造は目立たない．

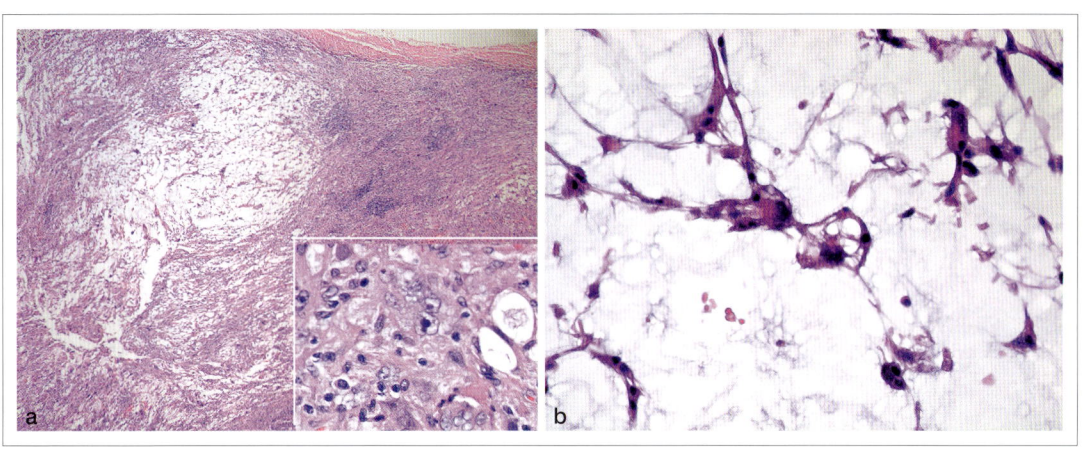

**図3** 粘液炎症性線維芽細胞肉腫
a：粘液が豊富で分葉状に増殖する成分（左）と，炎症を伴い膠原線維が豊富な成分（右）が混在する．後者には，明瞭な核小体を有する大型細胞が散見される（inset）．
b：粘液が豊富な成分では偽脂肪芽細胞が認められる．

### ▶粘液炎症性線維芽細胞肉腫（myxoinflammatory fibroblastic sarcoma）

- 成人の四肢末梢の皮下に好発する．
- 豊富な粘液を有する分葉状・多結節性増殖する成分と，線維成分が豊富で著明な炎症細胞浸潤を伴う成分が混在している 図3a．前者では偽脂肪芽細胞が認められる 図3b．後者では，ganglion 細胞あるいは Hodgkin 細胞類似の明瞭な核小体を有する大型細胞が出現する．
- 見た目の派手さほど悪性度は高くない．

### ▶低悪性線維粘液性肉腫（low grade fibromyxoid sarcoma） 図4

- 成人の体幹や大腿深部に発生する．
- 異型の乏しい紡錘形細胞が，膠原線維性あるいは粘液性基質を伴って，緩やかな束状に増殖する．時に giant rosette が認められる．
- *FUS-CREB3L2* 融合遺伝子が検出されることがある．
- 最近，MUC4 陽性が診断に役立つと報告されている．

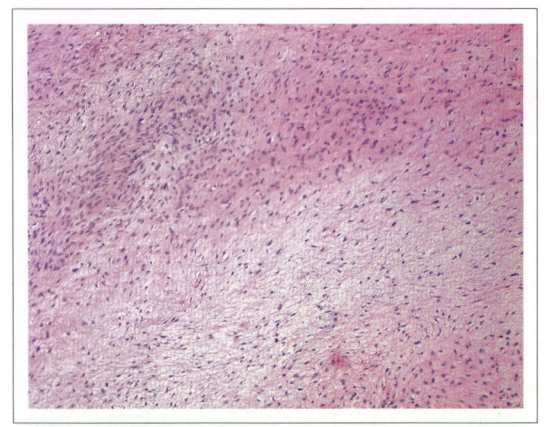

**図4 低悪性線維粘液性肉腫**
膠原線維の優勢な成分と粘液基質が優勢な成分が混在する．

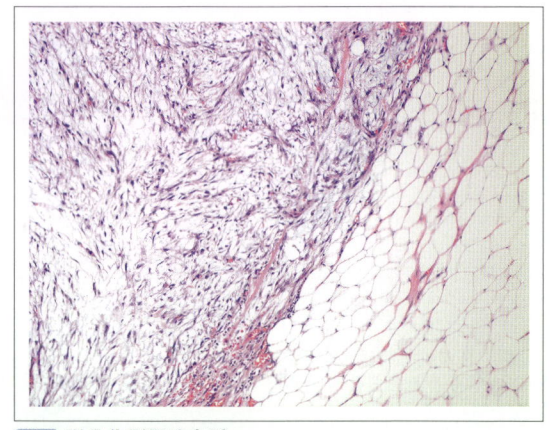

**図5 脱分化型脂肪肉腫**
脱分化成分（左）が粘液線維肉腫と区別し難い組織像を呈している．

### ▶炎症性筋線維芽細胞腫瘍（inflammatory myofibroblastic tumor）

- 若年者の内臓，胸腔，腹腔に好発する．四肢にはまれである．
- 筋線維芽細胞の増殖と炎症細胞浸潤が特徴的である．
- 約半数の例で*ALK*融合遺伝子が検出され，免疫染色でALK陽性である．

## 悪性腫瘍

### ▶未分化多形肉腫（undifferentiated pleomorphic sarcoma），悪性線維性組織球腫（malignant fibrous histiocytoma：MFH）

- 高異型度の粘液線維肉腫との違いは粘液成分がないことである．

### ▶粘液型脂肪肉腫（myxoid liposarcoma）

- 成人の四肢，特に大腿深部に好発する．
- 豊富な粘液基質と毛細血管を認める．核は短紡錘形，星芒状から類円形で，脂肪芽細胞を伴う．真の脂肪芽細胞の空胞内に粘液はなく，Alcian blueで陰性であることから，偽脂肪芽細胞と区別できる．
- *FUS-DDIT3*融合遺伝子を有する．

### ▶脱分化型脂肪肉腫（dedifferentiated liposarcoma） 図5

- 脱分化成分が粘液線維肉腫と類似した組織像を示すことがある．
- 後腹膜や腹腔内に好発する．同部位では粘液線維肉腫や粘液型脂肪肉腫はきわめてまれなので，まず本腫瘍を考慮すべきである．
- 免疫染色でMDM2，CDK4が陽性であるが，粘液線維肉腫でも陽性のことがある．
- 充実性腫瘍の周囲の脂肪組織に注意をはらい，高分化型脂肪肉腫成分を見出すことが重要である．

## 低悪性度腫瘍，良性腫瘍

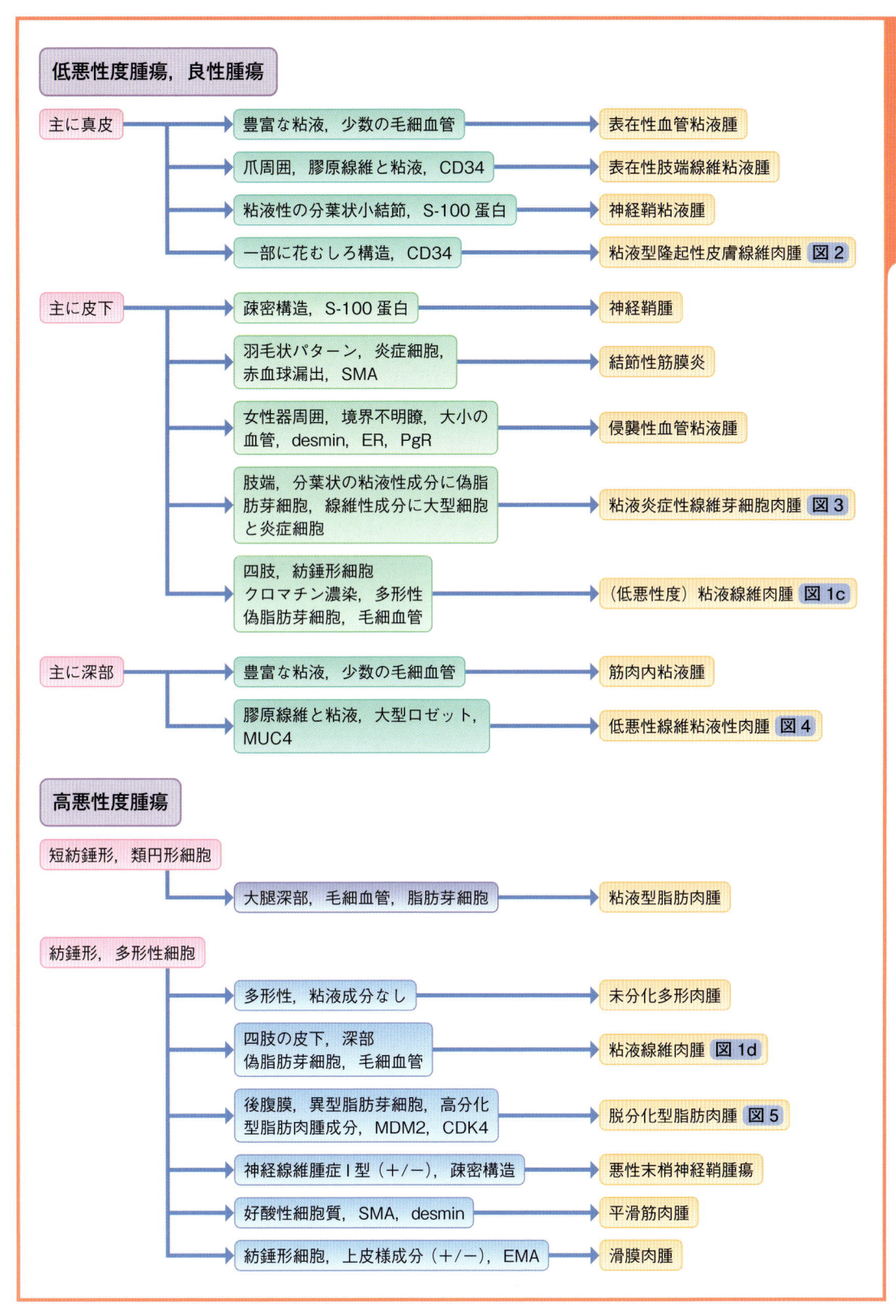

**主に真皮**
- 豊富な粘液，少数の毛細血管 → 表在性血管粘液腫
- 爪周囲，膠原線維と粘液，CD34 → 表在性肢端線維粘液腫
- 粘液性の分葉状小結節，S-100蛋白 → 神経鞘粘液腫
- 一部に花むしろ構造，CD34 → 粘液型隆起性皮膚線維肉腫 図2

**主に皮下**
- 疎密構造，S-100蛋白 → 神経鞘腫
- 羽毛状パターン，炎症細胞，赤血球漏出，SMA → 結節性筋膜炎
- 女性器周囲，境界不明瞭，大小の血管，desmin，ER，PgR → 侵襲性血管粘液腫
- 肢端，分葉状の粘液性成分に偽脂肪芽細胞，線維性成分に大型細胞と炎症細胞 → 粘液炎症性線維芽細胞肉腫 図3
- 四肢，紡錘形細胞 クロマチン濃染，多形性 偽脂肪芽細胞，毛細血管 → （低悪性度）粘液線維肉腫 図1c

**主に深部**
- 豊富な粘液，少数の毛細血管 → 筋肉内粘液腫
- 膠原線維と粘液，大型ロゼット，MUC4 → 低悪性線維粘液性肉腫 図4

## 高悪性度腫瘍

**短紡錘形，類円形細胞**
- 大腿深部，毛細血管，脂肪芽細胞 → 粘液型脂肪肉腫

**紡錘形，多形性細胞**
- 多形性，粘液成分なし → 未分化多形肉腫
- 四肢の皮下，深部 偽脂肪芽細胞，毛細血管 → 粘液線維肉腫 図1d
- 後腹膜，異型脂肪芽細胞，高分化型脂肪肉腫成分，MDM2，CDK4 → 脱分化型脂肪肉腫 図5
- 神経線維腫症I型（＋/－），疎密構造 → 悪性末梢神経鞘腫瘍
- 好酸性細胞質，SMA，desmin → 平滑筋肉腫
- 紡錘形細胞，上皮様成分（＋/－），EMA → 滑膜肉腫

### ▶紡錘形細胞肉腫の粘液型亜型 (myxoid variant of spindle cell sarcoma)

- 悪性末梢神経鞘腫瘍，滑膜肉腫，平滑筋肉腫において，種々の程度に粘液腫状成分がみられることがある．詳細は他項を参照されたい．

### ▶癌腫 (carcinoma)

- 粘液線維肉腫において偽脂肪芽細胞や類上皮形態の腫瘍細胞が集簇して出現した場合，印環細胞癌や多形癌などの癌腫と類似する．
- 内臓の癌腫が軟部組織に転移する場合があるので，臨床所見やcytokeratinの発現を参考に，慎重に鑑別する．

## 治療，予後

- 治療は外科的広範切除が基本である．画像や肉眼所見での印象以上に，顕微鏡レベルでは広範に浸潤性増殖することが多く，完全切除は困難で，再発しやすい．
- 現在のところ著効する化学療法はなく，放射線治療の効果も限定的である．
- 全体の約60％の症例が再発をきたし，20％（特に高異型度例）が遠隔転移で死亡する．低異型度例でも再発は高頻度であるが，遠隔転移はしない．

（山元英崇）

giant cell tumor of tendon sheath, diffuse-type giant cell tumor

# 腱鞘巨細胞腫，びまん型巨細胞腫

## 疾患の概要

- 起源不明な良性腫瘍である．WHO 分類では 2002 年以降，線維組織球性の良性腫瘍として記載されている．
- 滑膜組織の存在する部位，すなわち腱鞘，滑液包，関節内に発生する．
- 主に手指の腱鞘，関節に発生し膨張性増殖を示す局在型（localized type）である腱鞘巨細胞腫と，膝などの関節内あるいはそれらの周囲の滑液包に発生し，関節外に浸潤性に増殖するびまん型（diffuse type）であるびまん型巨細胞腫に分けられる．びまん型のうち関節内に留まるものは，色素性絨毛結節性滑膜炎（pigmented villonodular synovitis：PVS）とも呼ばれる．

### 染色体・遺伝子異常

- t(1；2)(p11；q35-36) をはじめ，いくつかの遺伝子再構成が報告されている．60～70％の症例において，コロニー刺激因子をコードする *CSF-1* gene と *COL6a3* gene の転座が検出されている．そのため，腫瘍細胞において，*CSF-1* の mRNA および蛋白発現が増加している．

## 腱鞘巨細胞腫

### 臨床所見

#### ■ 好発年齢，性
- 30～50 歳．男性：女性 = 1：2．

#### ■ 好発部位
- 手指に好発し（約 85％），ほかに足趾，膝・足関節，まれに肘，股関節に発生する．
- 腱鞘，関節の近傍．

#### ■ 臨床症状
- 一般的な症状は，疼痛を伴わない腫脹である．
- 年単位で緩徐に発育する．

#### ■ 画像所見
- 境界明瞭な軟部腫瘍陰影．
- 隣接関節の変性や骨皮質のびらんを伴うことがある．

## 病理所見

### ■ 肉眼的所見
- 表面平滑，境界明瞭な分葉状の充実性腫瘤．
- 多くは腱鞘と連続し，外方向性発育を示す 図1a ．
- 大きさは，0.5〜4.0 cm程度．
- 割面は，白色〜灰白色を背景として，ヘモジデリン，脂質が混在することにより，黄色〜褐色を呈する．

### ■ 組織学的所見
- 部分的に線維性被膜に覆われ，しばしば線維性隔壁を伴う 図1b ．
- 類円形核を有する組織球様単核細胞が破骨細胞型多核巨細胞をまじえて増殖し，脂質やヘモジデリンを貪食したマクロファージが種々の割合で混在する 図1c ．
- 硝子化した間質が種々の程度にみられる．軟骨化生，骨化生がまれにみられる．
- 核分裂像は，通常10強拡大視野当たり5個以下である．
- 1〜5%で静脈内に腫瘍塞栓がみられる．しかしこれらの所見が再発・転移のリスクに相関するというエビデンスはない．

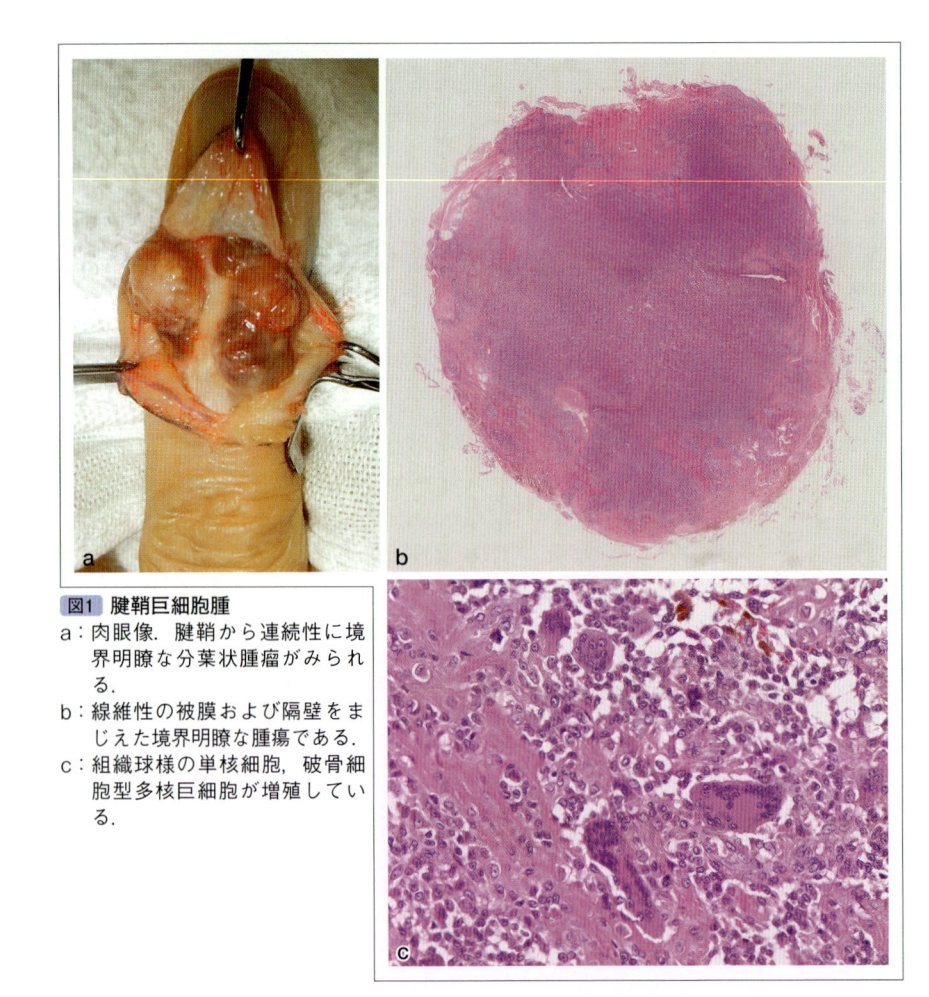

**図1 腱鞘巨細胞腫**
a：肉眼像．腱鞘から連続性に境界明瞭な分葉状腫瘤がみられる．
b：線維性の被膜および隔壁をまじえた境界明瞭な腫瘍である．
c：組織球様の単核細胞，破骨細胞型多核巨細胞が増殖している．

### ■ 免疫組織化学
- 単核細胞は CD68，CD163，CD45 が陽性となる．
- 多核巨細胞は CD68，CD45，TRAP が陽性となる．
- clusterin, desmin 陽性の樹状細胞が混在する．
- 単核細胞のみに Ki67，PCNA が陽性を示す．

## 治療，予後

- 腫瘍細胞に多少の異型性を認める場合でも，腫瘍辺縁部切除など患肢の機能を温存した治療が原則である．
- 再発率は 10〜20％で，再発巣は通常，限局性であり再切除にてコントロール可能である．

# びまん型巨細胞腫

## 臨床所見

### ■ 好発年齢，性
- 20〜40歳（局在型より若い）で，やや女性に多い．

### ■ 好発部位
- 関節内型は膝関節（75％），股関節（15％），足関節，肘関節，肩関節．
- 関節外型は膝，大腿，足部に多く，まれに手関節，肘関節，手指，足趾にも発生する．

### ■ 臨床症状
- 罹患関節の疼痛，圧痛，関節液貯留，関節血症，可動域制限，ロッキングを生じる．
- 症状は通常長期間，しばしば数年続く．

---

**診断のポイント**

- 多核巨細胞をまじえた組織球様単核細胞のびまん性増殖，ヘモジデリンの沈着など典型例の診断は困難ではない．
- 腫瘍細胞に肉腫相当の異型を伴う場合は，後述の多核巨細胞を伴う肉腫の鑑別を要する．
- これまで，転移をきたした巨細胞腫が悪性巨細胞腫として報告されており，悪性を示唆する組織所見として，強拡大 20 個以上の核分裂像，異常核分裂像，単核細胞の紡錘形化，クロマチンに富んだ大型核，大型の核小体，広範な壊死などが挙げられている．しかしこれらの所見と再発・転移に相関があるというエビデンスは確立されていない．ただし，このような所見が認められる場合には，その旨を臨床医に報告し，慎重なフォローアップ，場合によっては，より広範な切除術の検討が望まれる．
- したがって，悪性巨細胞腫という診断名は，巨細胞腫と明らかな肉腫が共存する場合や巨細胞腫の再発時に明らかな悪性所見がみられた場合に限るべきである．

■ 画像所見
- 関節周囲の境界不明瞭な軟部腫瘤陰影がみられる．
- しばしば，関節の変性，囊胞形成を伴う．
- MRIでは，ヘモジデリンの沈着により，T1強調像，T2強調像ともに低信号を呈する．

## 病理所見

■ 肉眼的所見
- 多結節状の充実性腫瘤．関節内病変では絨毛状を呈する．
- 大きさはさまざまで，5cm以上になることもある．
- 白色～黄色～褐色の割面．ヘモジデリンが沈着している．

■ 組織学的所見
- 概して，線維性被膜の形成はなく，腫瘍細胞がびまん性に増殖する．
- 類円形核を有する円形ないし多角形の滑膜細胞由来の組織球様単核細胞が破骨細胞型多核巨細胞をまじえて絨毛状，充実状に増殖する 図2a ．
- 腱鞘巨細胞腫に類似するが，破骨細胞型多核巨細胞が比較的少ない．
- ヘモジデリンを貪食したマクロファージやリンパ球が混在する 図2b ．
- 滑膜表層細胞の被覆を有する，あるいはアーチファクトによる裂隙状の偽腺管構造を伴うことがある．
- 静脈内腫瘍塞栓がしばしば認められる 図2c ．
- 核分裂像はしばしばみられ 図2d ，10強拡大視野当たり5個以上であることもまれではない．
- 初期病変では，N/C比の高い単核細胞の単調な増殖や多数の核分裂像を認めることがある．また腫瘍の捻転による壊死をきたし，悪性腫瘍との鑑別を要することもある．

■ 免疫組織化学
- 腱鞘巨細胞腫と同様である．

## 治療，予後

- 約1/3の症例で局所再発するという報告があり，肺への転移をきたした死亡例の報告もある．組織学的異型度と再発・転移に相関はないと考えられている．
- 治療は，患肢の機能を著しく障害しない範囲で可及的に腫瘍の切除が行われる．膝関節内の症例では，関節鏡視下滑膜切除術が行われるが，再発をきたすことが多い．

# 鑑別診断

- 腱鞘巨細胞腫とびまん型巨細胞腫の鑑別診断は，部位，大きさなどの臨床像，線

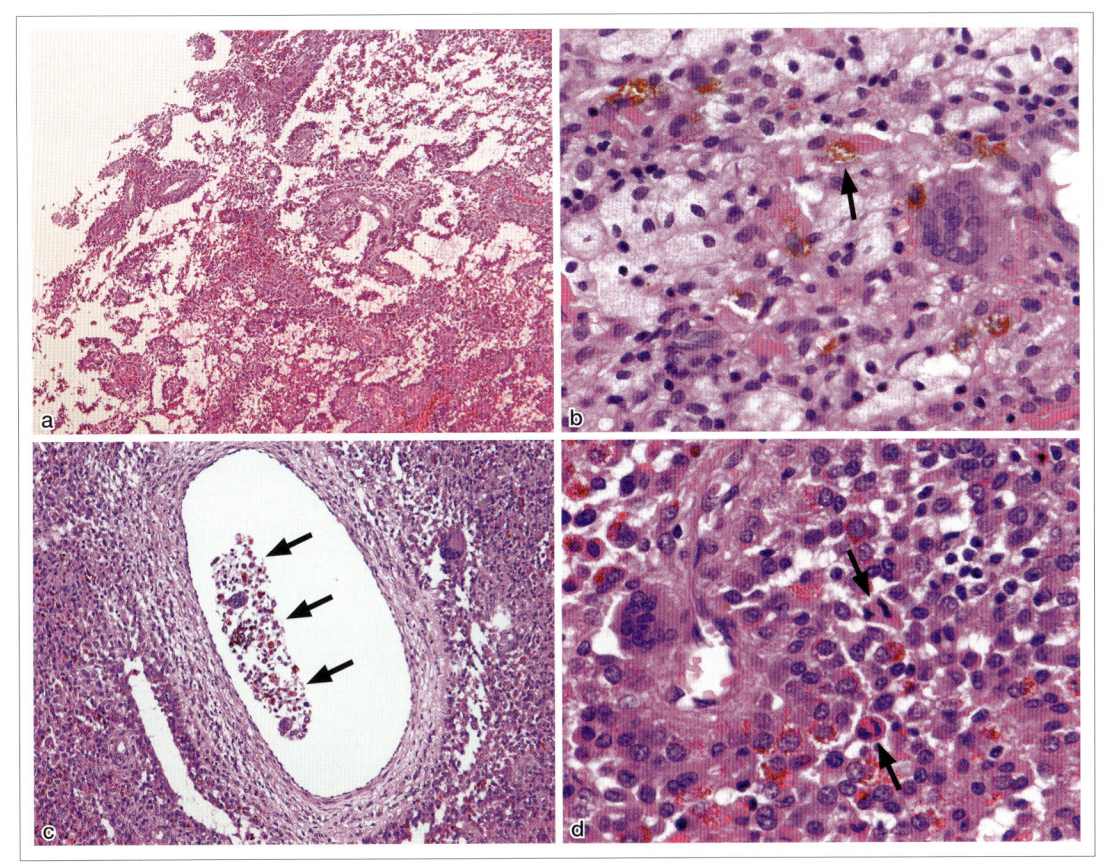

**図2** びまん型巨細胞腫
a：組織球様の単核細胞，破骨細胞型多核巨細胞が絨毛状に増殖している．
b：ヘモジデリンを貪食したマクロファージ（➡），泡沫細胞が混在している．
c：静脈内に腫瘍細胞がみられる（➡）．
d：核分裂像を認める（➡）．

維性被膜の有無，発育様式（nodular or diffuse）によってなされる．関節内に限局するびまん型巨細胞腫は一般に PVS と呼ばれる．
- ほかに以下の腫瘍および腫瘍様病変との鑑別を要する．

## 良性腫瘍，腫瘍類似病変

### ▶異物肉芽腫（foreign body granuloma）

- 境界不明瞭で，被膜形成は通常みられない．
- 多核巨細胞がみられるが，巨細胞腫に比し，まばらで数が少ない．また，組織球様の単核細胞の増殖巣はみられない．
- リンパ球，好中球など多彩な炎症細胞が浸潤する．

### ▶腱黄色腫（tendinous xanthoma）

- 臨床的に脂質異常症がみられる．
- 腱に発生し，しばしば多発する．

腱鞘巨細胞腫，びまん型巨細胞腫

```
破骨細胞型多核巨細胞と組織球様単核細胞の増殖
├─ 手指発生，境界明瞭 ────────────────────→ 腱鞘巨細胞腫　図1
├─ 膝・股・足の関節内または近傍，境界不明瞭 ──→ びまん型巨細胞腫　図2
├─ 上記以外の軟部組織，出血，骨化生，動脈瘤様骨嚢腫様所見 → 軟部巨細胞腫
├─ 良性の巨細胞腫と明瞭な肉腫の混在，
│   巨細胞腫の切除後，同部位に肉腫が再発 ──→ 悪性巨細胞腫
├─ 多核巨細胞の背景に肉腫相当の高度な異型細胞が増殖 → 巨細胞が豊富な肉腫
└─ 関節内出血，単核細胞の腫瘍性増殖なし ──→ 関節内出血に伴う滑膜炎
```

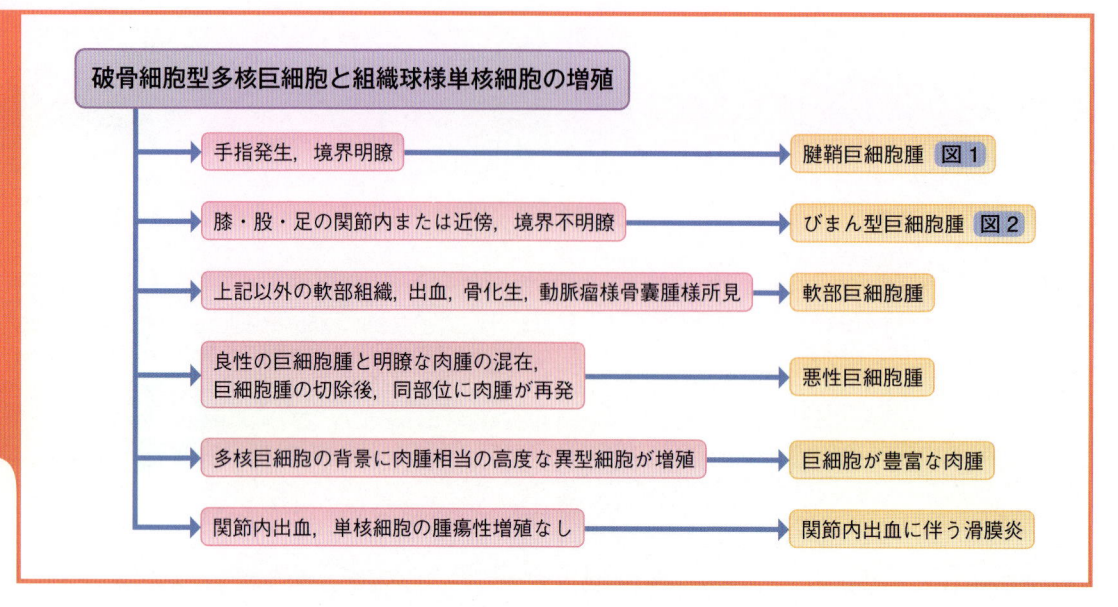

- 大部分が xanthoma cell で，巨細胞は少数である．

▶ **腱鞘線維腫**（fibroma of tendon sheath）

- 広範な硝子化を伴う腱鞘巨細胞腫との鑑別が問題となる．
- 均一な硝子化した間質を背景に，線維芽細胞様の腫瘍細胞が増殖する．

▶ **関節内出血に伴う関節炎**（hemosiderotic synovitis）

- 頻繁に関節内出血を繰り返した関節から採取された組織では，滑膜の絨毛状増生，多核巨細胞の浸潤，組織球様細胞の増生，ヘモジデリン沈着がみられ，PVSとの鑑別が問題となる．
- 出血性滑膜炎では，単核細胞の腫瘍性増殖がみられず，滑膜組織に二次性の線維化を伴うことが多い．

## 良悪性中間腫瘍

▶ **軟部巨細胞腫**（giant cell tumor of soft tissue）

- 軟部組織発生の巨細胞腫で，骨巨細胞腫の counterpart と考えられている．
- WHO分類では，intermediate（rarely metastasizing）に分類されている．
- 下肢，体幹，上肢の順に好発し，軟部組織浅部に多結節性の境界明瞭な腫瘍として発生することが多い．
- 出血，骨化生，動脈瘤様骨嚢腫様の血管拡張を伴う．
- マクロファージやリンパ球の混在，間質の硝子化が少ない．
- 少数ではあるが，肺転移による死亡例の報告がある．

## 悪性腫瘍

### ▶悪性巨細胞腫（malignant tenosynovial giant cell tumor）

- 良性の巨細胞腫に明瞭な悪性像を示す肉腫が混在する場合．
- 巨細胞腫が肉腫の形で再発した場合．

### ▶巨細胞を伴う未分化多形肉腫
（undifferentiated pleomorphic sarcoma with giant cells）

- 高齢者に多く，四肢や体幹部の深部軟部組織に好発する．
- 出血，壊死を伴うことが多い．
- 多形性を有する紡錘形あるいは卵円形の腫瘍細胞が増殖する．
- 異常核分裂像がみられる．

### ▶その他，多核巨細胞が豊富な軟部肉腫/骨外性骨肉腫

- 平滑筋肉腫，骨外性骨肉腫では，破骨細胞型多核巨細胞が豊富な亜型がある．腫瘍細胞の細胞異型に加え，それぞれ，平滑筋マーカーの発現，類骨形成の有無で鑑別可能である．
- 類上皮肉腫も多核巨細胞の浸潤を伴うことがある．cytokeratin がびまん性に強陽性を示す．

（内橋和芳）

## leiomyosarcoma
# 平滑筋肉腫

## 疾患の概要

- 平滑筋への分化を示す腫瘍細胞の増殖からなる悪性腫瘍である．
- 軟部肉腫のなかでは比較的発生頻度の高い腫瘍である（全肉腫の約10%）．
- 分化の程度は症例によって異なる．
- 全身に発生し，子宮や消化管などの内臓器に生じるものと形態学的特徴に違いはみられない．
- 主に紡錘形細胞肉腫や多形性肉腫のグループに含めて取り扱われる．

### 染色体・遺伝子異常

- 複雑で多彩な染色体異常を示し，疾患に特異的なパターンは認められない．
- *TP53*，*RB1*，*PTEN*，*p16* 遺伝子の不活化や変異が高頻度に検出される．

## 臨床所見

### ■好発年齢，性
- ほとんどが成人で特に中高年に好発するが，小児例もまれにみられる．
- 後腹膜や血管壁発生の例は女性に多い．

### ■好発部位
- 後腹膜や骨盤部に最も頻度が高く，四肢や体幹部がそれに続く．
- 血管に関連して発生するものも少なくなく，それらの多くは下大静脈や大腿静脈，大伏在静脈などの大型の静脈壁に発生する．

### ■臨床症状
- 四肢や表在性に発生した例では，腫瘤の触知や痛みで気づかれることが多い．
- 腹腔内や後腹膜に生じた例では，腹痛や腹部膨満感，体重減少などを伴うことがある．
- まれに免疫不全患者に発生することがある．

### ■画像所見
- 特徴的な所見はない．

## 病理所見

### ■ 肉眼的所見
- 周囲との境界は比較的明瞭なことが多い．
- 割面は灰白色から褐色調で，多くは径5〜10cm大の腫瘤．腹腔内に生じたものでは10cmを超えることも少なくない．
- 充実性であるが，大型のものでは出血や壊死，囊胞状変化がしばしばみられる．

### ■ 組織学的所見
- 平滑筋細胞に類似した異型紡錘形細胞が，さまざまに交錯する束状あるいは渦巻状に配列増殖する 図1a．
- 腫瘍細胞は好酸性で，細線維状の細胞質と濃染性で細長く両端が鈍あるいは両切りタバコ状の核を有する．
- 核分裂像が容易に認められ，異常核分裂像や壊死を伴うことも少なくない．
- 亜型として，多形細胞を多く混在して未分化肉腫との区別が困難なもの（多形型平滑筋肉腫）図1b や，細胞質の豊富な上皮様細胞が目立つもの（類上皮型平滑筋肉腫）図1c，炎症細胞を豊富に伴うもの（炎症型平滑筋肉腫）図1d，著明な粘液腫状の基質を伴うもの（粘液型平滑筋肉腫），破骨細胞様多核巨細胞を多数伴うもの（富巨細胞型）が存在する．

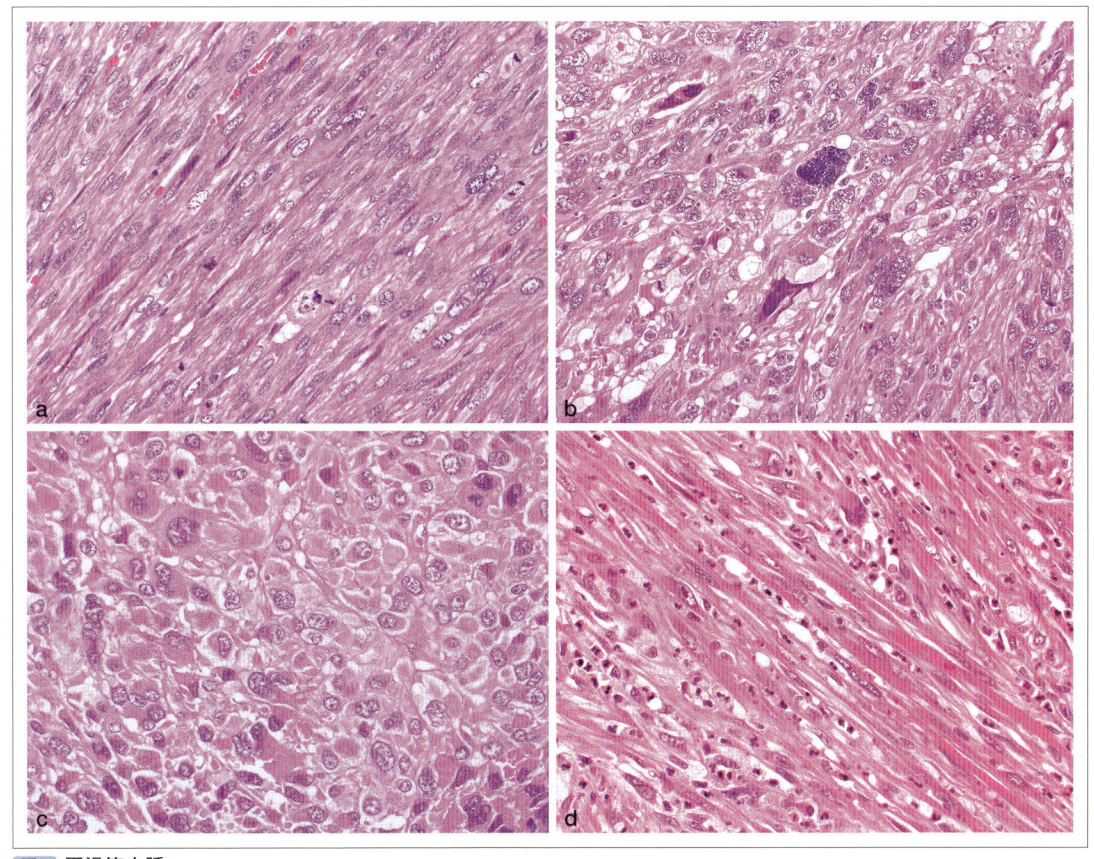

図1 平滑筋肉腫
a：平滑筋細胞類似の異型紡錘形細胞の束状の配列　　b：多形型　　c：類上皮型　　d：炎症型

■ 免疫組織化学
- 筋 actin（α-SMA，muscle specific actin）がほぼすべての例で陽性となり，次いで desmin，h-caldesmon の頻度の順で陽性となる．
- 通常は筋 actin とともに desmin や h-caldesmon が種々の程度に陽性となるが，時に desmin や h-caldesmon が陽性でありながら，筋 actin の発現の乏しい例も経験される．
- 筋 actin のみが陽性の場合は，腫瘍の広い範囲にわたって陽性所見がみられることが特徴である．
- S-100 蛋白や CD34，cytokeratin，EMA の発現が部分的にみられる例も経験される．
- 免疫不全患者に生じた病変では Epstein-Barr virus の感染（LMP1，EBNA2，EBER 陽性）が証明される．

## 鑑別診断

### 良性腫瘍

#### ▶平滑筋腫（leiomyoma）

- 軟部組織では四肢や体幹部などの主に深部軟部組織あるいは後腹膜，骨盤腔内に生じるが，発生頻度はきわめて低い．
- 通常は異型性に乏しい平滑筋細胞の増殖からなる．多形性がみられても（bizarre/symplastic leiomyoma），核分裂像は乏しく（＜1/10 強拡大視野），腫瘍性の壊死を伴わない．また，核分裂像が高頻度にみられるもの（mitotically active leiomyoma）では，異常核分裂像はなく多形性も乏しい．

#### ▶乳腺型筋線維芽細胞腫（mammary-type myofibroblastoma）

- 中高年，特に男性の鼠径部に多く，腹壁や殿部などにも生じる．
- 周囲との境界の明瞭な硬い腫瘤であるが，しばしば成熟脂肪細胞を混在する．

**診断のポイント**
- 低分化な例や多形性の目立つ例では，腫瘍の全体を観察して明確な平滑筋分化を示す部を見出す努力が必要である．
- 平滑筋分化を確認するために，複数の筋原性マーカー（筋 actin，desmin，h-caldesmon）を用いた免疫染色が必須である．
- 時に良悪性の判定が問題となる例に遭遇することがあるが，軟部発生の平滑筋腫はきわめてまれであることを念頭に検索を行う．
- 平滑筋系の腫瘍であって明確な悪性所見を欠くものの，高頻度の核分裂像や壊死の存在などからその可能性を除外できない場合には smooth muscle tumor of uncertain malignant potential（STUMP）と診断されることがある．

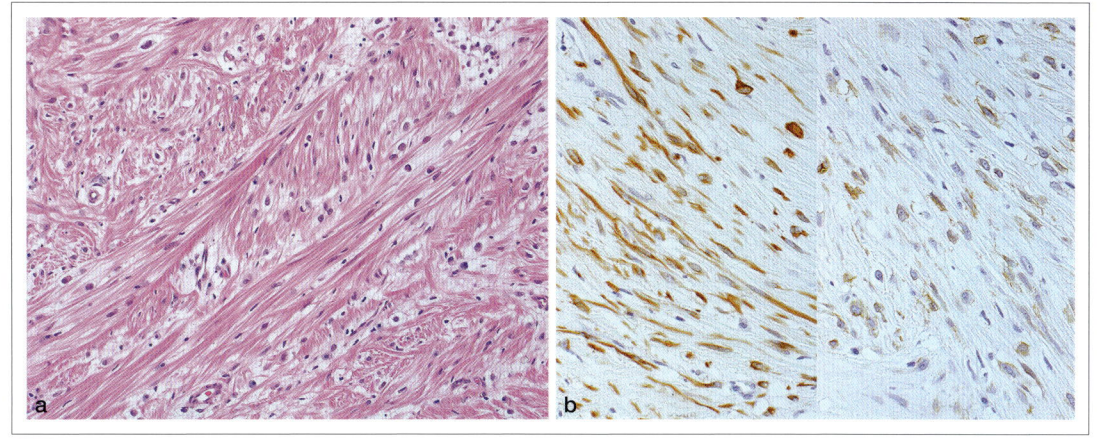

**図2** 乳腺型筋線維芽細胞腫
a：紡錘形ないし類円形細胞の増殖　　b：免疫染色（左：desmin, 右：CD34）

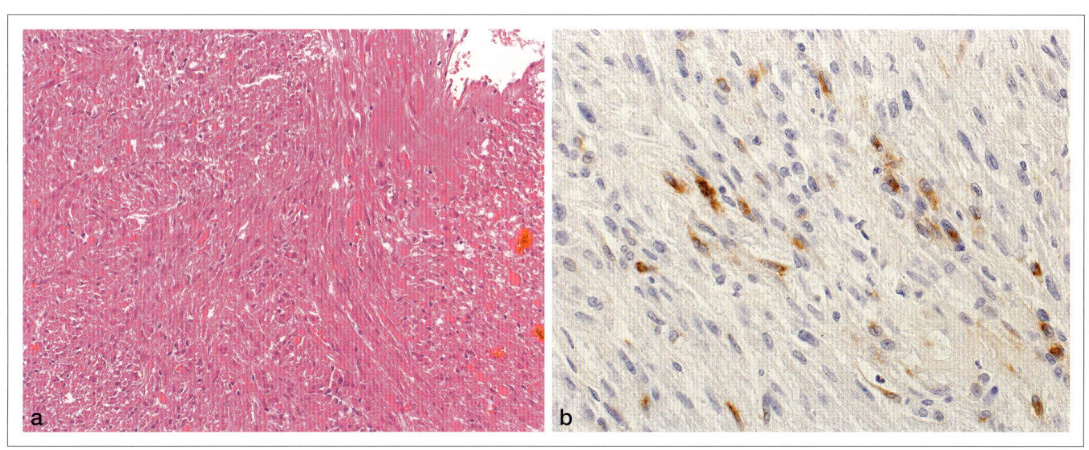

**図3** 血管筋脂肪腫
a：血管周囲にみられる平滑筋細胞類似の紡錘形細胞の増殖　　b：HMB45免疫染色

- 硬化した膠原線維束を混じて，異型性に乏しい紡錘形細胞が束状に増殖する 図2a ．
- 時に大型の上皮様細胞や多形細胞を伴うが，核分裂像は乏しい．
- 免疫染色では多くの例でCD34とdesminが陽性となる 図2b ．また，1/3の例では筋actinの発現もみられる．

### ▶血管筋脂肪腫（angiomyolipoma）

- 主として腎臓や肝臓に生じるが，時に後腹膜や女性生殖器などにも発生する．
- 半数弱の例が結節性硬化症に合併する．
- 周囲との境界は明瞭であるが被膜の形成に乏しい．
- 平滑筋，脂肪，血管の3成分が種々の程度に混在して病変を形成する．平滑筋細胞に多形性がみられたり，類上皮様の細胞が出現することもあるが，通常核分裂像は乏しく，壊死はみられない 図3a ．
- 免疫染色で，HMB45やMelan Aなどの黒色腫のマーカーが多少とも陽性を示す 図3b ．

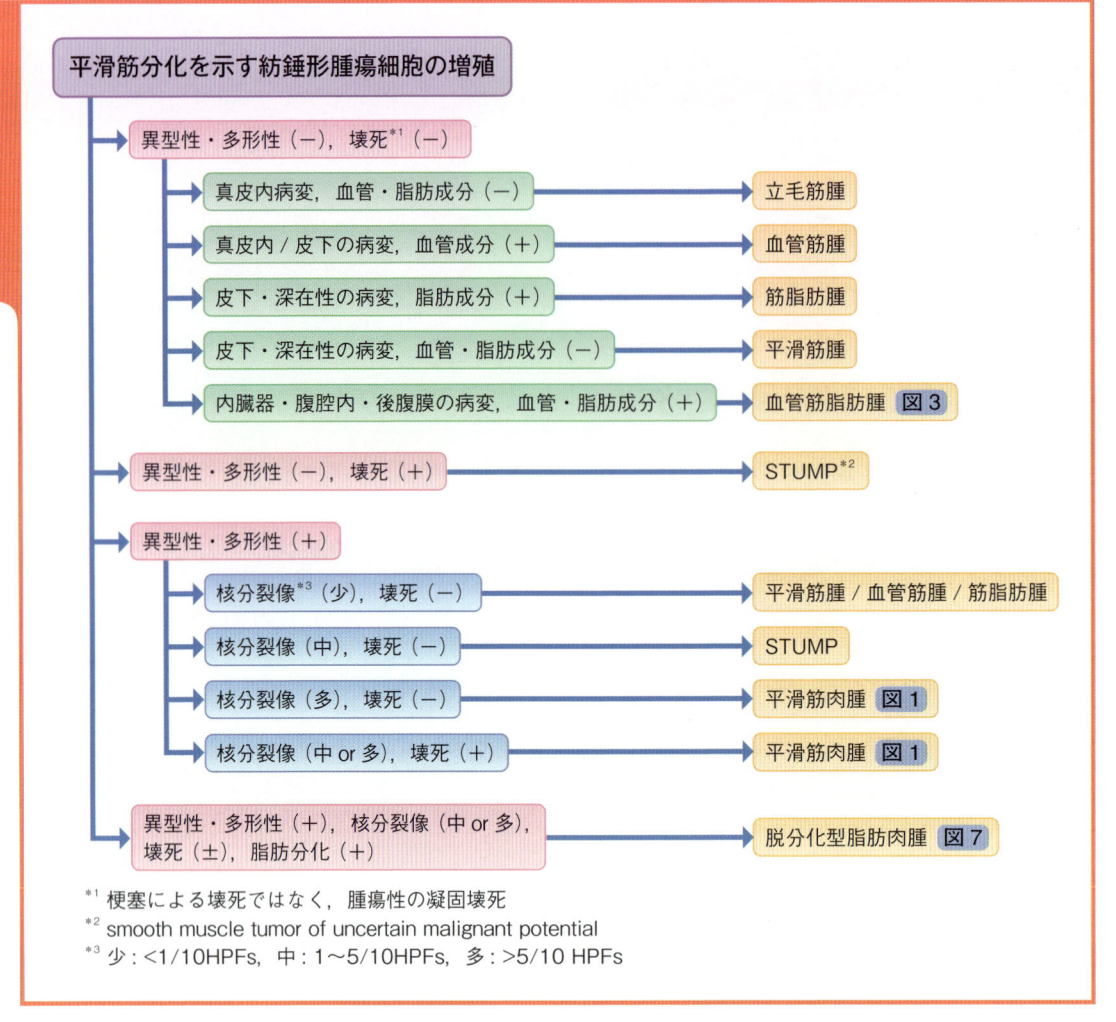

**平滑筋肉腫**

平滑筋分化を示す紡錘形腫瘍細胞の増殖

- 異型性・多形性（−），壊死[*1]（−）
  - 真皮内病変，血管・脂肪成分（−） → 立毛筋腫
  - 真皮内 / 皮下の病変，血管成分（＋） → 血管筋腫
  - 皮下・深在性の病変，脂肪成分（＋） → 筋脂肪腫
  - 皮下・深在性の病変，血管・脂肪成分（−） → 平滑筋腫
  - 内臓器・腹腔内・後腹膜の病変，血管・脂肪成分（＋） → 血管筋脂肪腫　図3
- 異型性・多形性（−），壊死（＋） → STUMP[*2]
- 異型性・多形性（＋）
  - 核分裂像[*3]（少），壊死（−） → 平滑筋腫 / 血管筋腫 / 筋脂肪腫
  - 核分裂像（中），壊死（−） → STUMP
  - 核分裂像（多），壊死（−） → 平滑筋肉腫　図1
  - 核分裂像（中 or 多），壊死（＋） → 平滑筋肉腫　図1
- 異型性・多形性（＋），核分裂像（中 or 多），壊死（±），脂肪分化（＋） → 脱分化型脂肪肉腫　図7

[*1] 梗塞による壊死ではなく，腫瘍性の凝固壊死
[*2] smooth muscle tumor of uncertain malignant potential
[*3] 少：<1/10HPFs，中：1〜5/10HPFs，多：>5/10 HPFs

## 良悪性中間腫瘍

### ▶デスモイド型線維腫症（desmoid-type fibromatosis）

- 四肢の腱や骨格筋内，腹壁，腹腔内などに発生する深在性の硬い病変で，周囲との境界はしばしば不規則・不明瞭である．
- ほぼ均一な紡錘形細胞が豊富な線維性基質を伴って束状または渦巻状に増生する．
- 細胞の異型性は乏しく，多形性はみられない．また，核分裂像がみられても異型分裂像は認められない．
- 免疫染色では多少とも筋 actin 陽性細胞を認める．また，β-catenin の核内発現が特徴的にみられる．desmin や h-caldesmon は陰性である．

### ▶炎症性筋線維芽細胞性腫瘍（inflammatory myofibroblastic tumor）

- 主として小児や若年成人の腹腔内や内臓に発生する．

- リンパ球や形質細胞，好酸球などの炎症細胞浸潤を広範に伴って，線維芽細胞や筋線維芽細胞類似の紡錘形あるいは類円形細胞の増殖からなる．
- 免疫染色では筋 actin や calponin が陽性となり，時に desmin の発現もみられる．約半数例では anaplastic lymphoma kinase（ALK）が陽性となる．

### ▶低悪性筋線維芽細胞肉腫（low-grade myofibroblastic sarcoma）

- 主として成人の頭頸部（特に口腔内や舌）や四肢の深部に発生する．
- 濃染した核と好酸性の細胞質を有するほぼ均一な異型紡錘形あるいは短紡錘形腫瘍細胞が浸潤性に増殖する．
- 免疫染色では通常，筋 actin あるいは desmin のいずれか一方が陽性となる．また，CD34 や CD99 が部分的に陽性となることもある．h-caldesmon や S-100 蛋白は陰性である．

## 悪性腫瘍

### ▶未分化/未分類肉腫（undifferentiated/unclassified sarcoma） 図4

- 臨床病理学的な特徴は軟部発生の平滑筋肉腫（特に多形型）と共通する部分が多いが，紡錘形細胞の束状の配列は通常目立たず，免疫染色などでも明確な平滑筋への分化を見出すことができない．

### ▶線維肉腫（fibrosarcoma） 図5

- 成人例のほとんどは隆起性皮膚線維肉腫に関連して発生し，純粋な線維肉腫はきわめてまれである．
- 異型紡錘形細胞の単調な束状増殖からなるが，核はしばしば両端が鋭であり，免疫染色にて筋原性マーカーは陰性である．

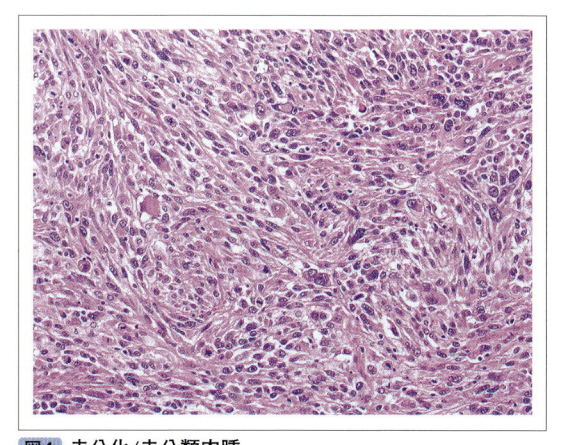

**図4 未分化/未分類肉腫**
多形細胞を混じて異型な類円形・紡錘形細胞が花むしろ様の配列を示す．

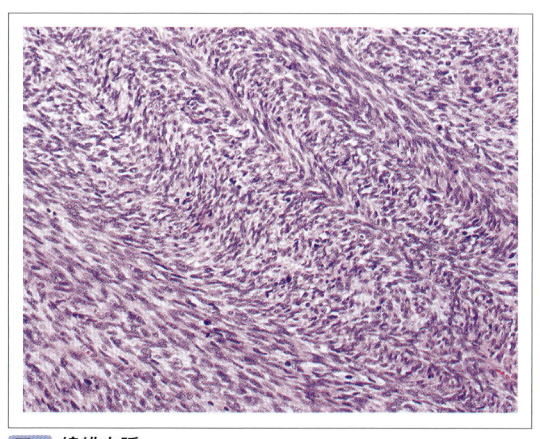

**図5 線維肉腫**
杉綾模様（herringbone pattern）を示して束状に増殖する異型紡錘形細胞

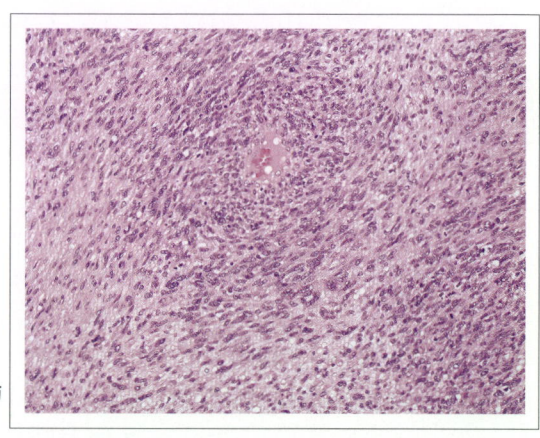

**図6　悪性末梢神経鞘腫瘍**
粗密な分布を示して増殖する異型紡錘形細胞

### ▶悪性末梢神経鞘腫瘍（malignant peripheral nerve sheath tumor）図6

- 半数近くの症例は神経線維腫症1型（von Recklinghausen病，NF1）に合併し，約10％は放射線照射と関連して生じる．また，末梢神経との明らかな連続性を示して発生する例もみられる．
- 異型紡錘形細胞の束状・渦巻状配列からなり，細胞の分布に粗密が交互にみられる傾向がある．NF1に伴う例ではしばしば神経線維腫に類似した低異型度の病変がみられる．
- 免疫染色にて半数例では多少ともS-100蛋白やGFAPが陽性となる．筋原性マーカーは一般に陰性であるが，横紋筋肉腫成分を伴うもの（悪性Triton腫瘍）では，同成分に筋actinやdesmin, myogenin, MyoD1の発現を認める．

### ▶脱分化型脂肪肉腫（dedifferentiated liposarcoma）

- 主に高齢者の四肢や体幹部の深部軟部組織，後腹膜などの内軟部組織に生じる．
- 脂肪細胞を豊富に含む高分化型脂肪肉腫相当の領域と，脂肪分化を示さずに高異型度の肉腫成分からなる脱分化領域から構成され，通常両者間に比較的明瞭な境界を有する．
- 脱分化領域では線維肉腫や未分化肉腫に類似した像を示すことが多いが，時に粘液線維肉腫や平滑筋肉腫，骨肉腫，横紋筋肉腫の像を認めることもある 図7a．
- 高分化型脂肪肉腫と同様の染色体遺伝子異常（環状・巨大マーカー染色体，MDM2/CDK4の増幅・過剰発現）を認める 図7b．

### ▶紡錘形細胞型/多形型横紋筋肉腫
　　（spindle cell/pleomorphic rhabdomyosarcoma）

- 紡錘形細胞型は主に小児，多形型はもっぱら中高年者に発生する．
- しばしば濃染性核と好酸性の強い細胞質を有する異型紡錘形あるいは多形細胞の増殖からなる．紡錘形細胞型では時に細胞質内に横紋構造を伴う細胞を認めるが，多形型では認めにくい 図8a．
- 免疫染色では，腫瘍細胞に筋actinやdesminが種々の程度に陽性となるほか，骨格筋分化の制御に関わる転写因子であるmyogeninやMyoD1の発現がみら

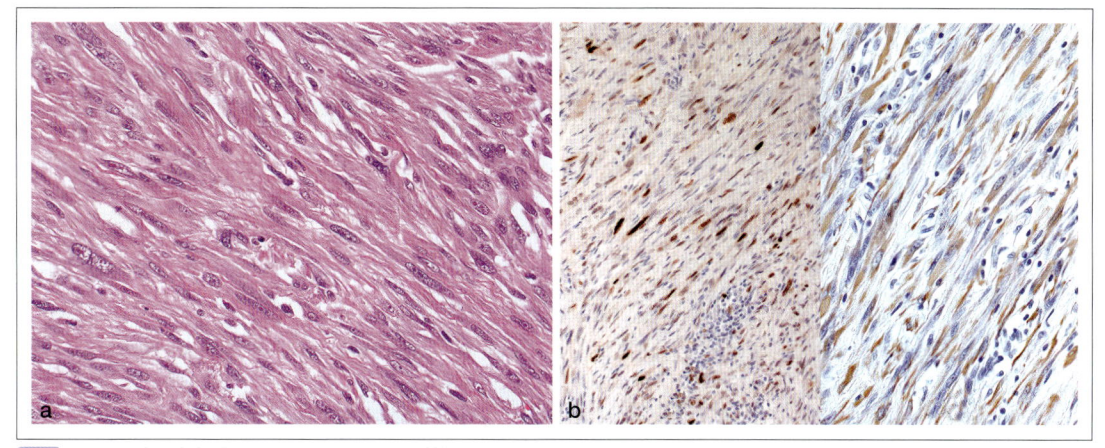

**図7** 脱分化型脂肪肉腫にみられた平滑筋肉腫様部
a：異型紡錘形細胞の束状の増殖　　b：免疫染色（左：MDM2, 右：desmin）

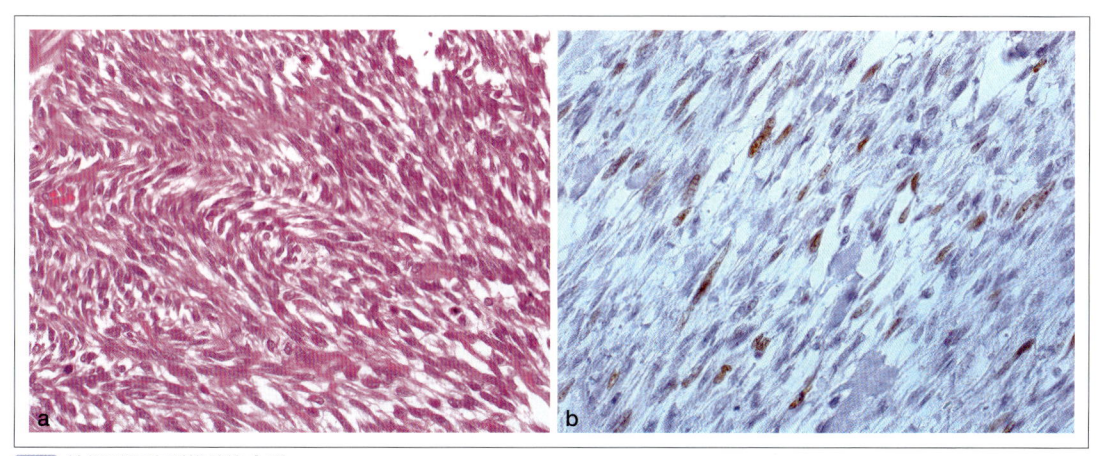

**図8** 紡錘形細胞型横紋筋肉腫
a：異型紡錘形細胞の束状の増殖　　b：myogenin 免疫染色

れる 図8b．

## 治療，予後

- 広範切除術が一般的な治療法であるが，不十分な切除縁であったものや深部発生のものでは放射線治療も併用される．
- 化学療法の有効性に対する一定の見解はない．
- しばしば局所再発や転移をきたし，完全切除された例でも5年生存率は約50％と予後は不良である．特に後腹膜発生例ではより不良な態度を示す．
- 病変の深さ（浅在性 vs. 深在性），組織学的異型度（高異型度 vs. 低・中異型度），腫瘍の大きさ（径5cm より大 vs. 小），核分裂像の頻度などが予後因子とされている．

（久岡正典）

## rhabdomyosarcoma
# 横紋筋肉腫

## 疾患の概要

- 骨格筋への分化を示す非上皮性悪性軟部腫瘍である．
- 組織学的に，胎児型横紋筋肉腫，胞巣型横紋筋肉腫，多形型横紋筋肉腫，紡錘形細胞型/硬化型横紋筋肉腫の4亜型に分けられる．
- 胎児型横紋筋肉腫，胞巣型横紋筋肉腫以外の2つの亜型は比較的まれである．
- 小児悪性軟部腫瘍のなかでは最も頻度の高い組織型である．
- 治療方法や予後などが各々の組織型で異なるため，組織亜型特異的遺伝子転座の検索を含めた診断が必須である．
- 2013年のWHO分類から紡錘形細胞型/硬化型横紋筋肉腫が，新たに独立した亜型として記載されるようになった．

### 染色体・遺伝子異常

- 胞巣型横紋筋肉腫には*PAX3-FOXO1*や*PAX7-FOXO1*といった特異的遺伝子転座を認める．
- 胎児型横紋筋肉腫では11p15の欠失を多く認める．

## 胎児型横紋筋肉腫（embryonal rhabdomyosarcoma）

### 臨床所見

**■好発年齢，性**
- 乳幼児から若年成人，特に5歳までの小児に好発する（36%）．
- 男性にやや多い（男性：女性＝1.4：1）．

**■好発部位**
- 頭頸部および泌尿生殖器系臓器に好発する．
- 後腹膜などあらゆる箇所に発生する．
- 四肢筋肉内発生例は少ない（9%以下）．

**■画像所見**
- 特異的な所見はない．

## 病理所見

### ■ 肉眼的所見
- 境界不明瞭で浸潤性発育を示す灰白色充実性腫瘍である．
- 軽度の透明性を帯びた，粘液腫状の割面を呈する症例もある 図1a ．

### ■ 組織学的所見
- 種々の段階の横紋筋へ分化を示す，多様な腫瘍細胞を認める．
- 豊富な粘液性間質を背景に，クロマチン濃染核を有し，細胞質に乏しい未分化な小円形，短紡錘，星芒状細胞の増殖を認める．
- 横紋筋への分化を示唆する好酸性の細胞質を伴う，短紡錘形あるいは卵円形の腫瘍細胞も認められる 図1b ．
- 横紋筋に高度に分化した細胞では，好酸性の細胞質に横紋が観察される．
- 泌尿生殖器系臓器などの上皮下に未分化な腫瘍細胞が高密度に増殖し，そのさらに下層では疎な領域を認める，いわゆる cambium layer を認めることもある．そういった所見を呈するものを，特にブドウ状型胎児型横紋筋肉腫と呼ぶ 図1c ．
- クロマチン濃染の大型核を有する腫瘍細胞が認められることもある 図1d ．

### ■ 免疫組織化学
- 横紋筋の形質発現を特徴づける myogenin（核に染色し，labeling index は 50% 以下）や MyoD1 が陽性となる 図1e ．
- desmin，muscle specific actin に陽性となる．
- $\alpha$-SMA や S-100 蛋白にも陽性となることがある．

## 鑑別診断

### 良性腫瘍

▶ 胎児型横紋筋腫（fetal rhabdomyoma）

- 頭頸部に好発し，すべての年齢層に認められる．
- 粘液腫状の間質を背景に，未熟な骨格筋線維様細胞が増殖する．
- 核分裂像は比較的多く認められるが，細胞異型や周囲組織への浸潤，異型核分裂，腫瘍壊死は認めない．
- desmin，myogenin に陽性となるほか，$\alpha$-SMA や S-100 蛋白にもしばしば陽性となる．

### 悪性腫瘍

▶ 粘液型/円形細胞型脂肪肉腫（myxoid/round cell liposarcoma）

- 若年成人の下肢，特に大腿の深部筋層内に好発する．

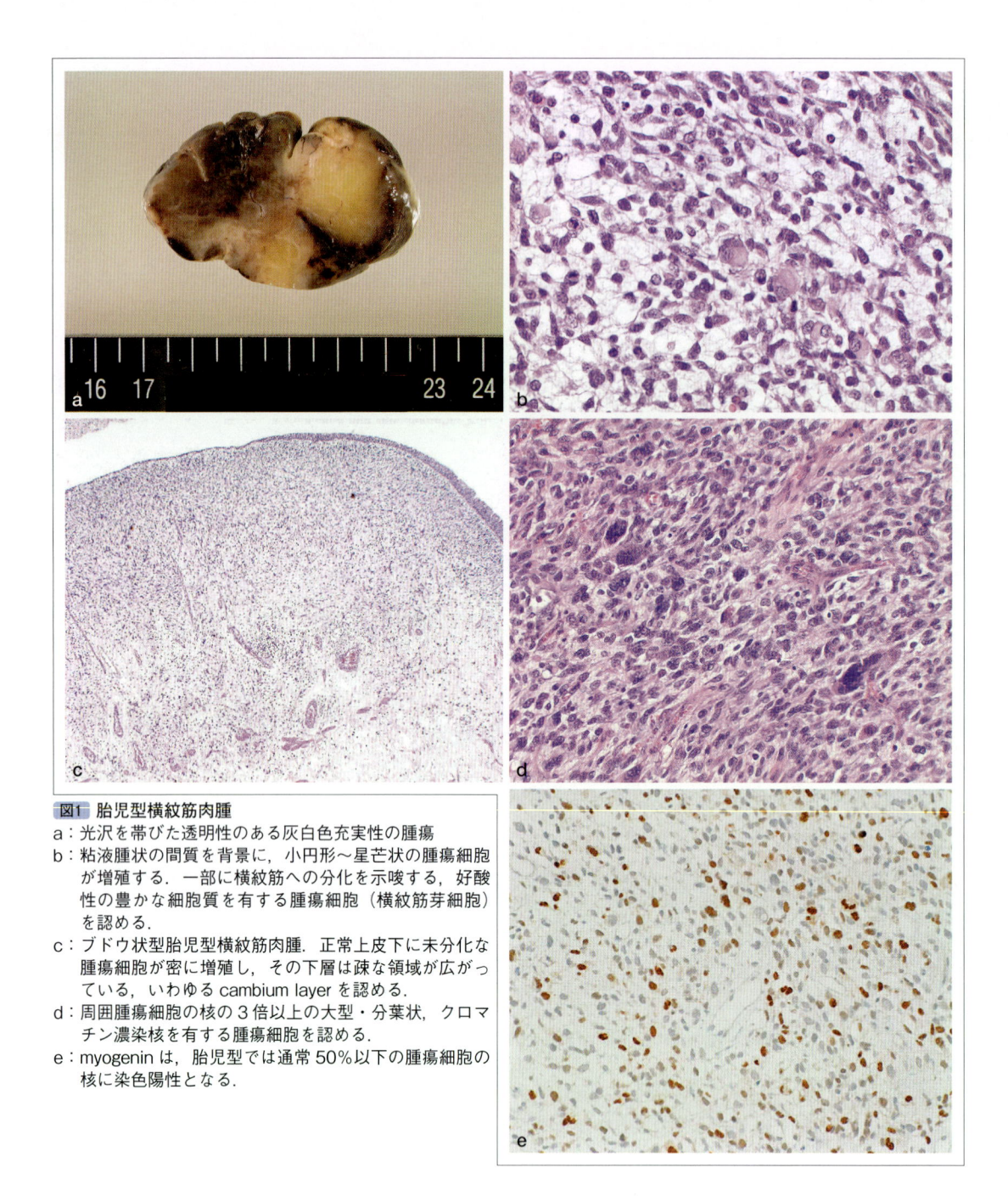

**図1 胎児型横紋筋肉腫**
a：光沢を帯びた透明性のある灰白色充実性の腫瘍
b：粘液腫状の間質を背景に，小円形〜星芒状の腫瘍細胞が増殖する．一部に横紋筋への分化を示唆する，好酸性の豊かな細胞質を有する腫瘍細胞（横紋筋芽細胞）を認める．
c：ブドウ状型胎児型横紋筋肉腫．正常上皮下に未分化な腫瘍細胞が密に増殖し，その下層は疎な領域が広がっている，いわゆる cambium layer を認める．
d：周囲腫瘍細胞の核の3倍以上の大型・分葉状，クロマチン濃染核を有する腫瘍細胞を認める．
e：myogenin は，胎児型では通常50％以下の腫瘍細胞の核に染色陽性となる．

- 粘液腫状の間質を背景に，短紡錘形あるいは円形細胞が散在性に増殖し，脂肪芽細胞をまじえ，繊細な小血管網を伴う．
- 免疫染色で特異的なマーカーはない．
- 特異的キメラ遺伝子 *FUS/EWSR1-DDIT3* を認める．

### ▶粘液線維肉腫（myxofibrosarcoma）

- 高齢者の四肢の皮下に好発する．
- 粘液腫状の間質を背景に，クロマチン濃染の短紡錘形，類円形，あるいは星芒状

- 細胞が比較的疎に配列し，偽脂肪芽細胞や繊細なスリット状の血管を伴う．
- 細胞密度が高く，大型の異型細胞が出現し，出血壊死が認められることもある．
- 免疫染色で特異的なマーカーはない．

### ▶悪性 Triton 腫瘍（malignant Triton tumor）

- 神経線維腫症（NF1）の若年成人の頭頸部や体幹部に好発する．
- 悪性末梢神経鞘腫瘍組織の中に，類円形ないし短紡錘形の横紋筋への分化を示す細胞が散在性に認められる．
- 横紋筋への分化を示す細胞には，desmin や MyoD1，myogenin が陽性となる．
- 通常の悪性末梢神経鞘腫瘍と比較して，予後不良である．

### ▶悪性ラブドイド腫瘍（malignant rhabdoid tumor）

- 乳幼児あるいは生下時より，全身のあらゆる箇所に発生しうる．
- すりガラス様の細胞質内封入体様構造，偏在する核を有する，いわゆるラブドイド細胞を認める．
- EMA や cytokeratin（CAM5.2，AE1/AE3）が局所的に陽性となるほか，S-100 蛋白や α-SMA が陽性になるものもある．
- SMARCB1/INI1 蛋白発現が欠失している．

# 胞巣型横紋筋肉腫（alveolar rhabdomyosarcoma）

## 臨床所見

### ■好発年齢，性
- 胎児型よりもやや年齢層が高く，年長児から若年成人に好発する．
- 男女比はほぼ同じである．

### ■好発部位
- 四肢に好発する．
- 傍脊椎領域や会陰部，頭頸部にも多く発生する．

### ■画像所見
- 特異的な所見はない．

## 病理所見

### ■肉眼的所見
- 境界やや不明瞭で膨張性の発育を呈する灰白色充実性腫瘍である．
- 種々の割合で，線維性の間質を認める．

### ■組織学的所見
- クロマチン濃染の核を有し，細胞質に乏しい小円形細胞の均一な増殖を認める．
- 好酸性の細胞質を有し，著しい横紋筋への分化を示す腫瘍細胞が認められることもある．

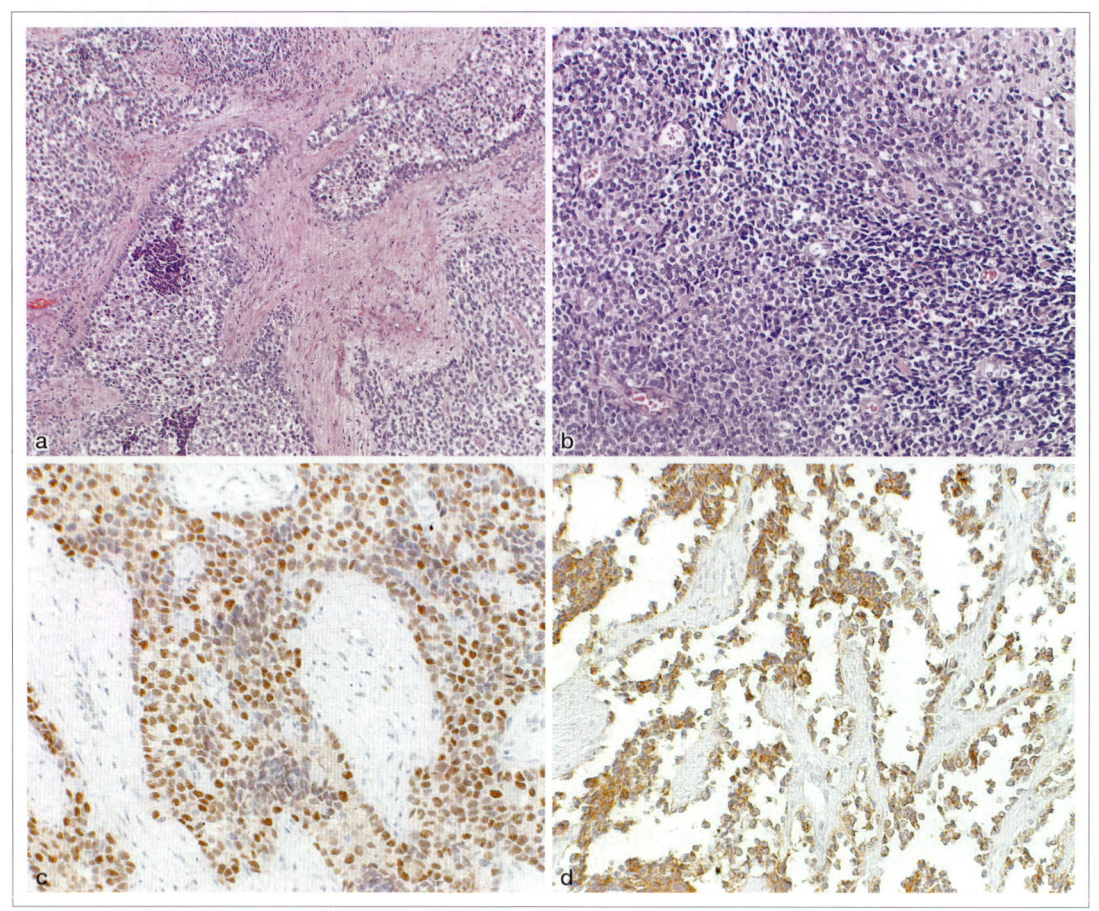

**図2 胞巣型横紋筋肉腫**
a：細胞質に乏しい腫瘍細胞が胞巣状の線維性血管間質に沿うように配列する．
b：solid variant．線維性血管間質に非常に乏しく，腫瘍細胞がシート状に密に増殖する．
c：myogenin は，胞巣型では通常 50％以上の腫瘍細胞の核に陽性となる．
d：CD56 が陽性になることもある．

- 横紋筋に分化した，花冠状の多核巨細胞を認めることもある．
- クロマチン濃染の大型核を有する腫瘍細胞が認められることもある．
- 腫瘍細胞は，胞巣状の線維血管性間質に沿うように列状（つるし柿状，あるいは杭柵状）に配列する 図2a ．
- 明確な線維血管性間質に乏しく，未分化小円形細胞がシート状に増殖することもあり，それらを特に solid variant と呼ぶ 図2b ．

### ■ 免疫組織化学
- 横紋筋の形質発現を特徴づける MyoD1，myogenin（核に染色し，labeling index は 50％以上）が陽性となる 図2c ．
- desmin，muscle specific actin に陽性となる．
- $\alpha$-SMA や S-100 蛋白が陽性となることもある．
- 神経内分泌マーカー（CD56，synaptophysin，chromogranin A），cytokeratin（CAM5.2，AE1/AE3）が陽性になることがある 図2d ．

## 鑑別診断

### 悪性腫瘍

▶ **骨外性 Ewing 肉腫/原始神経外胚葉性腫瘍**
　（extraskeletal Ewing sarcoma/primitive neuroectodermal tumor）

- 小児から若年成人の，全身のあらゆる箇所に発生するが，特に四肢の軟部組織深層に好発する．
- 繊細なクロマチンを有し，細胞質に乏しい小円形細胞が，シート状，時にロゼット構造を呈して増殖する．
- CD99 が細胞膜に陽性となるが，それを含めて免疫染色で特異的なマーカーはない．
- 特異的キメラ遺伝子 *EWSR1-FLI1/ERG/ETV1* などを認める．

▶ **線維形成性小円形細胞腫瘍**（desmoplastic small round cell tumor）

- 若年成人の腹腔内に好発する．
- 繊細なクロマチンを有し，細胞質に乏しい小円形細胞が，豊富な線維形成性間質に区画されながら，密に増殖する．
- 腺腔構造や索状配列，また，ラブドイド細胞の出現をみることもある．
- cytokeratin（CMA5.2，AE1/AE3），EMA，desmin，NSE が陽性になる．
- myogenin や MyoD1 は陰性である．
- 特異的キメラ遺伝子 *EWSR1-WT1* を認める．

▶ **低分化型滑膜肉腫**（poorly differentiated synovial sarcoma）

- 滑膜肉腫の約 20％程度を占める亜型である．
- 細胞質に乏しい，小円形〜卵円形の腫瘍細胞が密に増殖する．
- EMA や cytokeratin といった上皮性マーカーの陽性率は，滑膜肉腫のその他の亜型と比べて低い．
- 特異的キメラ遺伝子 *SS18-SSX1/2/4* を認める．

▶ **間葉性軟骨肉腫**（mesenchymal chondrosarcoma）

- 若年成人の頭頸部，特に眼窩部や脳硬膜・髄膜に好発する．
- 細胞質に乏しい，小円形から小型短紡錘形腫瘍細胞が，シート状，あるいは束状に配列する．
- 血管周皮腫様（鹿角状）血管や島状の軟骨形成を散在性に認める．
- 特異的キメラ遺伝子 *HEY1-NCOA2* を認める．

▶ **悪性リンパ腫**（malignant lymphoma）

- 乳幼児〜高齢者まで全年齢層に認められる．
- 各々の組織亜型によって細胞形態や増殖パターンが異なるが，細胞質に乏しい小

円形から卵円形の腫瘍細胞が密に増殖する．
- LCAをはじめ，種々の白血球分化抗原の発現を認める．

# 多形型横紋筋肉腫（pleomorphic rhabdomyosarcoma）

## 臨床所見

### 好発年齢，性
- 成人，特に60～70代に好発する．
- 女性よりも男性に多く発生する．

### 好発部位
- 下肢軟部組織深層に好発する．
- 体幹部や上肢，後腹膜，頭頸部にも発生する．

### 画像所見
- 特異的な所見はない．

## 病理所見

### 肉眼的所見
- 偽被膜に覆われ境界明瞭な灰白色充実性腫瘍である．
- しばしば腫瘍壊死を伴う．

### 組織学的所見
- 大型多角形あるいは分葉状大型の核，好酸性の細胞質を有するものから，細胞質に乏しい小円形あるいは短紡錘形の核を有するものまで，多彩な組織像を呈する 図3 ．
- 腫瘍細胞はシート状，あるいは特定の配列をとらずに増殖している．
- 横紋筋への高度な分化を示すような，細胞質の横紋構造を認めることは少ない．

### 免疫組織化学
- 横紋筋の形質発現を特徴づけるMyoD1，myogeninが陽性となる．

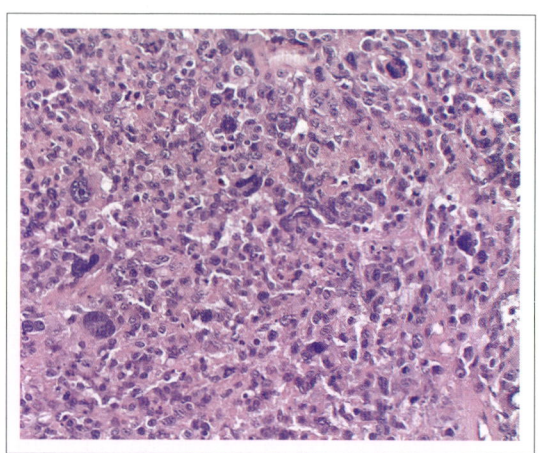

図3 多形型横紋筋肉腫
大型～小型まで，多形性を有する腫瘍細胞が増殖する．

- desmin, muscle specific actin, $a$-SMA にも陽性になる.
- AE1/AE3 や EMA も局所的に陽性となる.
- MDM2 にも陽性になるが，*MDM2* 遺伝子の増幅は伴わない.

> ### 鑑別診断

#### 悪性腫瘍

▶脱分化型脂肪肉腫（dedifferentiated liposarcoma）

- 高齢者の後腹膜に好発し，四肢，精索，その他の体幹部にも発生する.
- 高分化型脂肪肉腫成分を背景に，多形性を示す腫瘍細胞が比較的境界明瞭に増殖する.
- MDM2，CDK4 に陽性となる．特に，脱分化成分は CD34 や desmin，$a$-SMA に陽性になることもある.
- *CDK4*，*MDM2* の遺伝子増幅が認められる.

▶未分化多形肉腫/悪性線維性組織球腫（undifferentiated pleomorphic sarcoma/pleomorphic malignant fibrous histiocytoma）

- 壮年～高齢者の四肢軟部組織深層に好発する.
- 高度の細胞異型と多形性を示す多彩な腫瘍細胞が無秩序に並ぶ.
- 特異的な免疫染色のマーカーはないが，少数例で $a$-SMA や desmin が部分的に陽性となる.
- 特異的な遺伝子異常は認めない.

# 紡錘形細胞型/硬化型横紋筋肉腫
（spindle cell/sclerosing rhabdomyosarcoma）

> ### 臨床所見

■ 好発年齢，性
- 小児～成人まで発生する.
- 男性に多い（男性：女性 = 6：1）.

■ 好発部位
- 小児の紡錘形細胞型は，ほとんどが傍精巣領域に発生する.
- 成人の紡錘形細胞型は，頭頸部の軟部組織深層に好発する.
- 硬化型は，四肢に好発する.

■ 画像所見
- 特異的な所見はない.

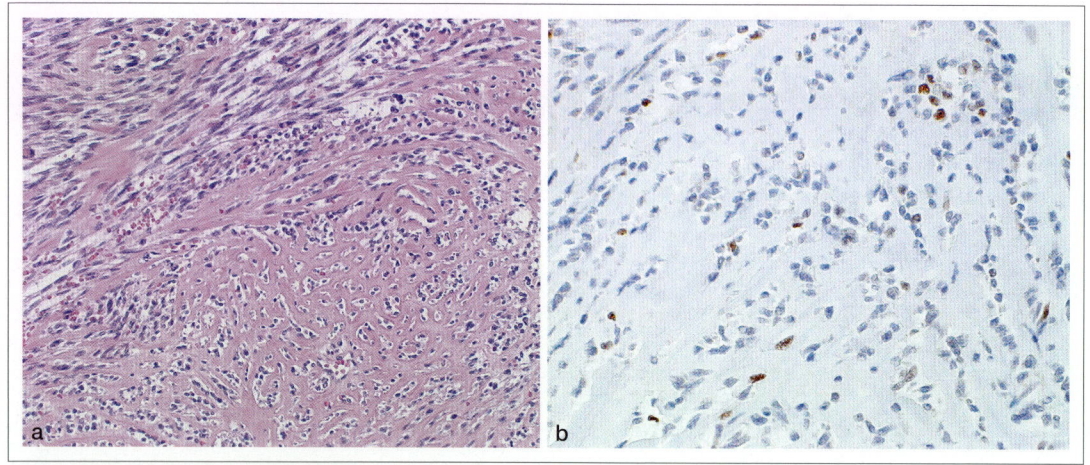

**図4** 紡錐形細胞型/硬化型横紋筋肉腫
a：豊富な硝子化を伴う膠原線維性間質を認める．
b：硬化型横紋筋肉腫では，myogenin 陽性の腫瘍細胞が著しく少ないことがある．

## 病理所見

### ■肉眼的所見
- 被膜を有さず，境界明瞭な灰白色充実性腫瘍である．
- しばしば出血壊死を伴う．

### ■組織学的所見
- 小胞状のクロマチン，卵円形〜紡錐形の核，核小体は不明瞭で，好酸性の細胞質を有する腫瘍細胞を認める．
- 成熟した横紋筋への分化を示すような，細胞質の横紋構造を認めることがある．
- 紡錐形の腫瘍細胞が束状や花むしろ状に配列する．
- 硝子化を伴った膠原線維性間質を種々の程度で認め 図4a ，特にその程度の著しいものを硬化型横紋筋肉腫と呼ぶ．
- これらの膠原線維性間質が小胞巣状や小柱状，偽血管腔状の形態をとることがある．

### ■免疫組織化学
- 横紋筋の形質発現を特徴づける MyoD1，myogenin（核に陽性で，labeling

---

**診断のポイント**

- 横紋筋肉腫の診断では，myogenin や MyoD1 といった横紋筋分化に関わる転写因子の発現が最重要視される．
- 横紋筋肉腫では，S-100 蛋白や CD56，cytokeratin などの形質発現を認めることもあるため，注意深い組織形態観察が重要になる．
- 胞巣型横紋筋肉腫では，胞巣状の血管線維性隔壁に沿うように腫瘍細胞が配列するが，その他の軟部腫瘍でみられる小胞巣状の構造では，腫瘍細胞は隔壁に沿うような配列はしない．
- 胞巣型横紋筋肉腫は特に予後が悪く，治療プロトコルも異なるため，特異的遺伝子転座（PAX3/7-FOXO1）の検索が必須となりつつある．

- index は 50％以下）が陽性となる．
- desmin，muscle specific actin，$\alpha$-SMA にも陽性になる．
- S-100 蛋白や cytokeratin（CAM5.2，AE1/AE3）にも局所的に陽性となることがある．
- 硬化型横紋筋肉腫では desmin や myogenin がきわめて少数の細胞のみで陽性となるが 図4b，MyoD1 では強く陽性となることがある．

## 鑑別診断

### 良性腫瘍

#### ▶結節性筋膜炎（nodular fasciitis）

- すべての年齢の全身に起こりうる病変であるが，若年者の上肢，体幹，頭頸部の皮下に多く発生する．
- 線維芽細胞様，筋線維芽細胞様細胞が浮腫状あるいは粘液腫状間質を背景に増殖する．
- 時間が経過した病変では，膠原線維性の瘢痕様間質を認める．
- $\alpha$-SMA は陽性であるが，desmin は陰性となる．
- 特異的キメラ遺伝子 *MYH9-USP6* が認められるものがある．

### 良悪性中間腫瘍

#### ▶乳幼児線維肉腫（infantile fibrosarcoma）

- 乳幼児の四肢に好発する．
- 均一な短紡錘形，あるいは卵円形の細胞が密に束状に配列する．
- 炎症細胞浸潤や血管周皮腫様（鹿角状）血管を伴う．
- 特異的な免疫染色態度は示さないが，少数例で$\alpha$-SMA や muscle specific actin，desmin，S-100 蛋白，cytokeratin が陽性となる．
- 特異的キメラ遺伝子 *ETV6-NTRK3* が認められる．

### 悪性腫瘍

#### ▶平滑筋肉腫（leiomyosarcoma）

- 中高年の後腹膜や大血管に好発する．その他，四肢の深部組織や皮下にも発生する．
- 両切りタバコ状のクロマチン濃染核を有する紡錘形腫瘍細胞が，束状に配列する．
- desmin や$\alpha$-SMA，h-caldesmon，calponin が陽性となる．

**横紋筋肉腫**

## 小円形／上皮様／多形性細胞の増殖

### 小円形〜上皮様細胞まで多彩な細胞の増殖

**粘液腫状の間質あり**
- 異型核分裂像，浸潤性発育，腫瘍壊死，横紋筋の形質発現（myogenin, MyoD1） → 胎児型横紋筋肉腫　図1
- 未熟な骨格筋線維様細胞，異型核分裂なし，周囲組織への浸潤・腫瘍壊死なし → 胎児型横紋筋肉腫
- 短紡錘形あるいは円形細胞が散在性に増殖　脂肪芽細胞，*FUS/EWSR1-DDIT3* → 粘液型／円形細胞型脂肪肉腫
- 多形性腫瘍細胞，偽脂肪芽細胞，スリット状血管，腫瘍細胞に特異的分化なし → 粘液線維肉腫

**粘液腫状の間質なし**
- NF1，紡錘形細胞の粗密配列，myogenin（＋）の横紋筋芽細胞 → 悪性Triton腫瘍
- ラブドイド細胞（細胞質内封入体様構造）SMARCB1/INI1（−） → 悪性ラブドイド腫瘍

### 均一な小円形細胞の増殖
- 胞巣状の血管線維性隔壁，列状（つるし柿状，杭柵状）配列，横紋筋の形質発現（myogenin, MyoD1），*PAX3/7-FOXO1* → 胞巣型横紋筋肉腫　図2
- ロゼット構造，CD99（特異的マーカーなし）*EWSR1-FLI1/ERG/ETV1* → 骨外性Ewing肉腫／原始神経外胚葉性腫瘍
- 豊富な線維形成性間質，cytokeratin, desmin, *EWSR1-WT1* → 線維形成性小円形細胞腫瘍
- 卵円形細胞の混在，EMA, cytokerain, TLE1 *SS18-SSX1/2/4* → 低分化型滑膜肉腫
- 島状の軟骨形成，血管周皮腫様血管 *HEY1-NCOA2* → 間葉性軟骨肉腫
- 種々の白血球分化抗原の発現 → 悪性リンパ腫

### 多形細胞の増殖
- 横紋筋の形質発現（myogenin, MyoD1） → 多形型横紋筋肉腫　図3
- 高分化型脂肪肉腫成分，MDM2, CDK4 → 脱分化型脂肪肉腫
- 腫瘍細胞に特異的分化なし → 未分化多形肉腫／悪性線維性組織球腫

### 紡錘形細胞の増殖
- 膠原線維性間質，束状配列，小胞巣状配列　横紋筋の形質発現（myogenin, MyoD1） → 紡錘形細胞型／硬化型横紋筋肉腫　図4
- 赤血球の血管外漏出，核分裂像，α-SMA *MYH9-USP6* → 結節性筋膜炎
- 炎症細胞浸潤，血管周皮腫様血管，腫瘍細胞に特異的分化なし，*ETV6-NTRK3* → 乳幼児線維肉腫
- 両切りタバコ状の核，desmin, α-SMA, h-caldesmon, calponin → 平滑筋肉腫
- 上皮性分化，EMA, cytokeratin, TLE1 *SS18-SSX1/2/4* → 単相型線維性滑膜肉腫
- 膠原線維性間質，上皮様細胞のコード状配列 MUC4, *FUS-CREB3L2* → 硬化性類上皮線維肉腫

### ▶単相型線維性滑膜肉腫（synovial sarcoma, monophasic fibrous type）

- 青年〜若年成人の四肢の関節近傍に好発するが，軟部組織以外の実質臓器（肺や腎臓など）からの発生も報告されている．
- 短紡錘形の均一な腫瘍細胞が束状，あるいは索状配列を呈する．
- EMA や cytokeratin（CAM5.2，AE1/AE3）に局所的散在性に陽性となる．TLE-1 はびまん性に陽性となる．
- 特異的キメラ遺伝子 *SS18-SSX1/2/4* が認められる．

### ▶硬化性類上皮線維肉腫（sclerosing epithelioid fibrosarcoma）

- 四肢，体幹部，頭頸部に好発し，45歳前後を中心として幅広い年齢で認められる．
- 硝子化した膠原線維様間質を伴って，コード状，小胞巣状に円形〜類円形の均一な上皮様腫瘍細胞が増殖する．
- MUC4 が陽性となるほか，EMA や S-100 蛋白がまれに陽性となる．
- 特異的キメラ遺伝子 *FUS-CREB3L2* が認められる．

（孝橋賢一，小田義直）

hemangioendothelioma, angiosarcoma

# 血管内皮腫，血管肉腫

## 疾患の概要

- 血管内皮腫とは，血管腫と血管肉腫との中間的な像または生物学的態度を示す血管性腫瘍を指す．以前は良性の血管腫である小児毛細血管腫から血管肉腫までの種々の病変を含み，大きな混乱があった．
- 血管内皮腫には，Kaposi肉腫様血管内皮腫，網状血管内皮腫，乳頭状リンパ管内血管内皮腫（Dabska tumor），複合血管内皮腫，類上皮血管内皮腫があり，2013年の新WHO分類 表1 で偽筋原性（類上皮肉腫様）血管内皮腫が新たに追加された．
- 類上皮血管内皮腫を除く血管内皮腫は良悪性中間腫瘍とされる．Kaposi肉腫様血管内皮腫，網状血管内皮腫，乳頭状リンパ管内血管内皮腫，複合血管内皮腫と偽筋原性（類上皮肉腫様）血管内皮腫，多形血管内皮腫は局所侵襲性であり，まれに数%転移する．
- 臨床医や病理医の混乱を避ける意味で，これらの6つの病変以外に血管内皮腫という診断名を安易につけるべきではない．
- 類上皮血管内皮腫と血管肉腫は悪性腫瘍で，血管肉腫の予後はきわめて不良である．

表1 血管性腫瘍の新WHO分類

| | |
|---|---|
| 血管腫 | 滑膜性血管腫 |
| | 静脈性血管腫 |
| | 動静脈血管腫/奇形 |
| | 類上皮血管腫 |
| | 血管腫症 |
| | リンパ管腫 |
| 良悪性中間（局所侵襲性）腫瘍 | カボジ肉腫様血管内皮腫 |
| 良悪性中間（まれに転移）腫瘍 | 網状血管内皮腫 |
| | 乳頭状リンパ管内血管内皮腫 |
| | 複合血管内皮腫 |
| | 偽筋原性（類上皮肉腫様）血管内皮腫 |
| | Kaposi肉腫 |
| 悪性腫瘍 | 類上皮血管内皮腫 |
| | 血管肉腫 |

(Fletcher CDM, et al. eds. WHO Classification of Tumours. Pathology and Genetics of Tumours of Soft Tissue and Bone. Lyon：IRAC Press；2013. p. 11)

- 良悪性中間血管性腫瘍の多くは，治療法として完全ないし拡大切除と厳重な経過観察が一般的である．特殊な症例を除き切断，化学療法，放射線療法は差し控える．
- 組織診断では類上皮血管腫，類上皮血管内皮腫，類上皮肉腫と癌（特に腺癌）との鑑別が重要である．

### 染色体・遺伝子異常

- 類上皮血管内皮腫では *WWTR1-CAMTA1* 融合遺伝子が検出される．
- 多くの放射線照射後の血管肉腫と一部の軟部血管肉腫では *MYC* 遺伝子増幅がみられる．
- 血管内皮腫とは血管腫と血管肉腫との中間的な像または生物学的態度を示す血管性腫瘍を指す．

# 良悪性中間血管性腫瘍

## Kaposi 肉腫様血管内皮腫（Kaposiform hemangioendothelioma）

### 臨床所見

- Kaposi-like infantile hemangioma とも呼ばれる．
- 小児，若年者の四肢の真皮，皮下や腹腔，後腹膜に好発する．
- 約半数の患者で Kasabach-Merritt 症候群（消耗性血小板減少と血栓形成）を呈し，腹腔発生例では浸潤性増殖や圧迫により閉塞性黄疸，腸管狭窄を伴いやすい．

**診断のポイント**
- 年齢，部位，既往歴，現病歴，単発性，多発性など臨床的特徴を考慮して診断する．
- 腫瘍細胞による血管形成や血管内皮への分化像をとらえ診断するが，偽筋原性（類上皮肉腫様）血管内皮腫や血管肉腫の一部では免疫染色が必要となることがある．
- 規定された6病変以外に血管内皮腫という診断名を安易につけるべきではない．
- 上皮性腫瘍と誤りやすい血管性腫瘍として類上皮血管腫，類上皮血管内皮腫，類上皮血管肉腫がある．
- 小児の血管性腫瘍の大部分は良性であり，富細胞性で核分裂像を多数認めることもまれではない．過剰診断や手術は避けなければならない．高度の核異型があり，異型核分裂像を認めた場合には血管性以外の高悪性腫瘍を考慮する．
- 免疫染色での血管内皮マーカーとして，factor VIII-related antigen，CD31，CD34 と D2-40 が標準的であり，少なくとも2種が陽性の場合に血管性腫瘍を考える．CD31 は特異性と感受性に優れるが，組織球が陽性を示すことがある．必ず組織像をもとに評価する．

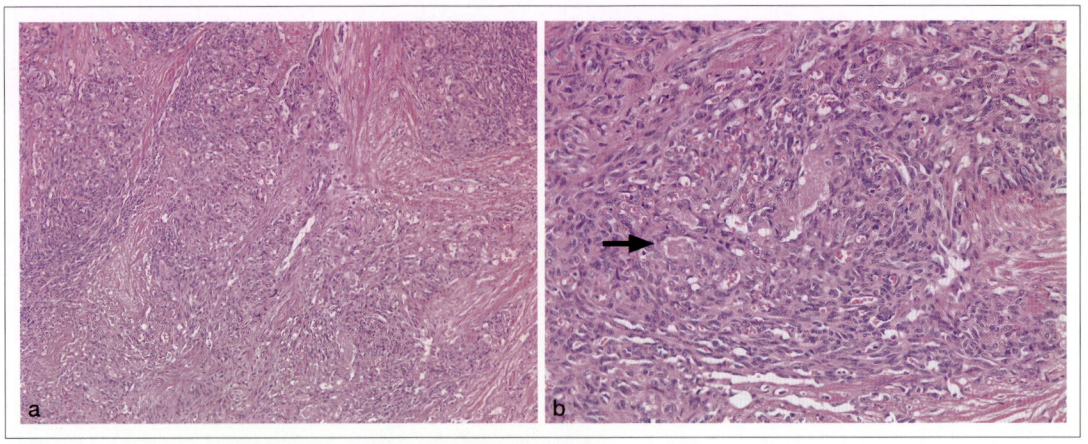

**図1** Kasabach-Merritt 症候群を伴った Kaposi 肉腫様血管内皮腫
a：浸潤性の増殖，不規則な融合状，分葉状の増殖を示す．
b：スリット状ないし毛細血管の浸潤性増殖を示し，フィブリン血栓（➡）の形成を伴う．

- 浸潤性に増殖し，まれにリンパ節転移をきたす．血行性遠隔転移の報告はない．

## 病理所見

### 肉眼的所見
- 境界不明瞭な斑状病変である．

### 組織学的所見
- 浸潤性の増殖，不規則な融合状，分葉状の増殖を示し，Kaposi 肉腫様の像と毛細血管腫様の像の混在が特徴的である 図1a ．
- 消耗性血小板減少の原因であるフィブリン血栓を認めることが多く，しばしば周辺にリンパ管腫瘍の像を伴う．Kaposi 肉腫様部分では紡錘形細胞が束状に増殖しスリット状の血管腔を形成する 図1b ．

### 免疫組織化学
- 血管内皮マーカーと D2-40 が陽性である．

## 鑑別診断

### ▶ Kaposi 肉腫（Kaposi sarcoma）

- Kaposi 肉腫では，核異型や形質細胞，リンパ球の浸潤，硝子滴の形成をみる．
- Kaposi 肉腫はアフリカの例を除き小児発生はきわめてまれである．臨床像を考慮すれば両者の鑑別は容易である．

### ▶ 房状血管腫（tufted angioma, angioblastoma of Nakagawa）〔富細胞性血管腫（cellular hemangioma）〕

- 小児に好発する良性腫瘍である．
- 両者では境界明瞭な分葉状増殖を示し，特に房状血管腫では cannonball pattern と呼ばれる塊状の分葉状増殖とその近傍のやや大型の feeding artery が特徴的

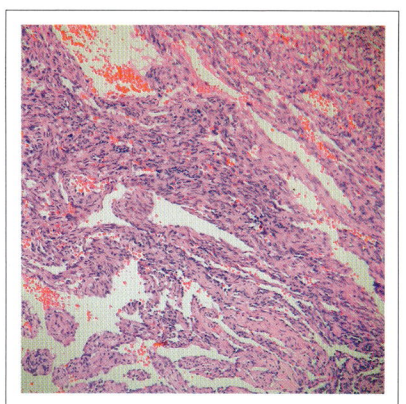

**図2** 紡錘形細胞血管腫
海綿状血管腫様の像とKaposi肉腫様の紡錘形細胞の増殖，スリット状の血管増殖を特徴とする．

である．一方，Kaposi肉腫様血管内皮腫は肉眼的に境界不明瞭な斑状病変で，組織学的に分葉状パターンを示すが，浸潤，小葉の融合傾向があり，その境界は前二者に比して不明瞭である．
- Kaposi肉腫様の紡錘形細胞の束状増殖はみられない．

### ▶紡錘形細胞血管腫（spindle cell hemangioma）図2

- 四肢，特に手の真皮・皮下に好発する単発性ないし多発性の赤灰色の腫瘤で，以前は紡錘形細胞血管内皮腫と呼ばれていた．真の腫瘍ではなく，局所の循環障害由来説や血管奇形説が有力である．
- Maffucci症候群（軟骨腫症と血管腫の合併）でみられることが多い．
- 組織学的には，紡錘形細胞領域と海綿状血管腫領域よりなる．前者では異型のない紡錘形細胞がスリット状の血管，小血管を形成して増殖する．後者ではしばしば静脈石を伴う．
- 拡張静脈内ないしanomalousな血管内に病変をみることが多い．
- 予後は良好である．

## 治療，予後

- 自然退縮することはない．
- 予後は，部位，大きさ，Kasabach-Merritt症候群や出血の有無に関連する．
- 皮膚，皮下の症例では完全切除で治癒する．
- 小児例で後腹膜に発生し大型化したものやKasabach-Merritt症候群を伴うものは予後不良である．

# 網状血管内皮腫（retiform hemangioendothelioma）

## 臨床所見

- 1994年のCalonjeらの記載以来まだ数十例の報告しかないまれな腫瘍である．後述の乳頭状リンパ管内血管内皮腫との類似点も多く，その成人型ともいわれ

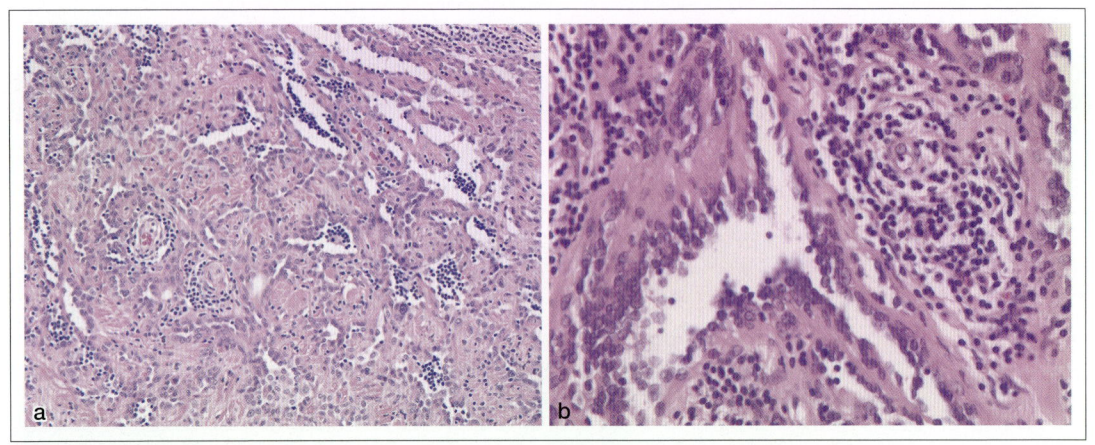

**図3** 網状血管内皮腫
a：網状，分枝状の血管増殖と間質のリンパ球の浸潤性が特徴である．
b：hobnail 様の血管内皮細胞の増殖と間質および一部血管腔内のリンパ球の浸潤を認める．

- る．しばしば複合血管内皮腫の部分像として観察される．
- 若年者，中年の四肢や体幹の皮膚・皮下に発生する．緩徐な発育を示す赤色腫瘤で通常 3cm 以下である．

## 病理所見

### 肉眼的所見
- 真皮，しばしば皮下にも広がる境界不明瞭な腫瘤である．

### 組織学的所見
- 浸潤性病変で精巣網に類似する網状，分枝状の血管増殖よりなる 図3a．
- hobnail 様の血管内皮細胞，間質および一部血管腔内のリンパ球の浸潤を特徴とする 図3b．これらの血管内皮には目立った細胞異型，多型性や核分裂像はみられない．時に血管形成の乏しい充実性増殖をみる．
- 血管腫とは浸潤性発育と網状パターンを示す点，血管肉腫とは細胞異型の欠如により区別される．

### 免疫組織化学
- 血管内皮マーカーが陽性で，しばしば D2-40 も陽性である．

## 治療，予後

- 広範切除がなされない限り，本腫瘍の多くは，長期間にわたり再発を繰り返す．
- ごくまれにリンパ節や近傍の軟部組織へ転移するが，遠隔転移はきわめてまれで腫瘍死の報告はない．

# 乳頭状リンパ管内血管内皮腫
(papillary intralymphatic angioendothelioma)

## 臨床所見

- 同義語として Dabska tumor, malignant endothelial papillary angioendothelioma, hobnail hemangioendothelioma がある.
- 20歳以下，主に小児の四肢，体幹，頭頸部に好発する.
- 真皮や皮下に発生するきわめてまれな血管内皮腫である.

## 病理所見

### 肉眼的所見
- 境界不明瞭な真皮ないし皮下の腫瘤である.

### 組織学的所見
- 1層の扁平な血管内皮細胞で覆われる拡張血管ないしリンパ管の増殖をみる 図4 .
- 内腔に hyaline core を伴った円柱状血管内皮の乳頭状，房状，花冠状あるいは hobnail 様の増殖をみる．細胞異型に乏しく，核分裂像はまれである.
- 間質は線維性で血管内外にリンパ球の浸潤を伴うことが多い.

## 鑑別診断

- 本腫瘍の部分像，特に乳頭状の血管内皮の増殖像は，反応性乳頭状血管内皮増殖症，hobnail hemangioma，網状血管内皮腫や血管肉腫などの種々の良悪性の血管性腫瘍で認められるので，臨床像，全体の組織像，細胞異型の程度を十分に吟味して診断することが大切である.

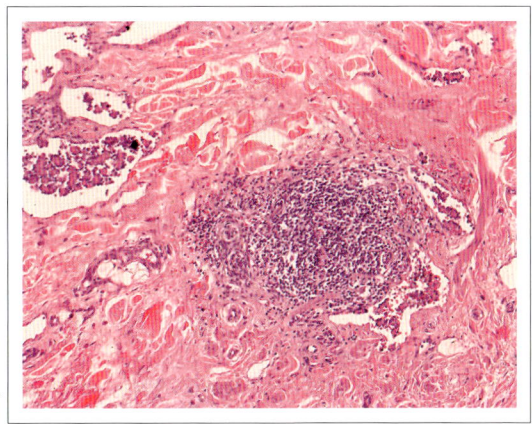

**図4 乳頭状リンパ管内血管内皮腫**
1層の扁平な内皮細胞で覆われるリンパ管腔様の増生があり，その一部に乳頭状，円柱状の内皮細胞の乳頭状増殖像をみる．間質に巣状リンパ球浸潤を伴う.

### 治療，予後

- Dabska の original series にはリンパ節転移例，腫瘍死例があるが，以後の報告では局所再発や遠隔転移はなく，予後は良好である．
- 真の malignant potential の有無については今後の多数例での検討を要する．
- 治療は広範切除である．

## 複合血管内皮腫（composite hemangioendothelioma）

### 臨床所見

- 局所浸潤性を示すきわめてまれな腫瘍で，約 40 例の報告をみるのみである．
- 組織学的に良性，良悪性中間，悪性の血管性腫瘍の像が複合してみられるものをいう．
- 成人の四肢末端に好発する．
- 比較的長期にわたる病変で，リンパ浮腫に伴う症例もある．

### 病理所見

#### 肉眼的所見
- 真皮，皮下に浸潤性結節をみる．

#### 組織学的所見
- 網状上皮血管内皮腫 図5a ，類上皮血管内皮腫 図5b ，紡錘形細胞血管腫，低悪性血管肉腫，動静脈奇形，リンパ管腫などの像が種々の割合で混在してみられる．前二者の複合例が最も多い．

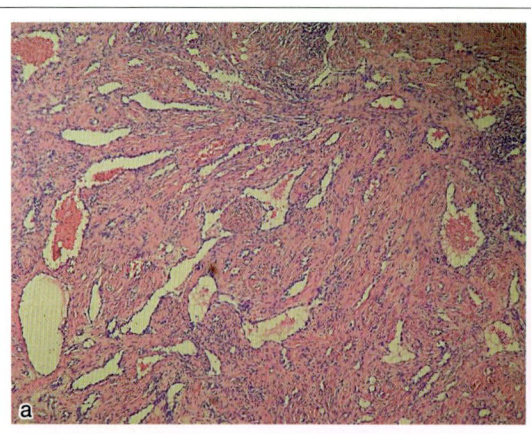

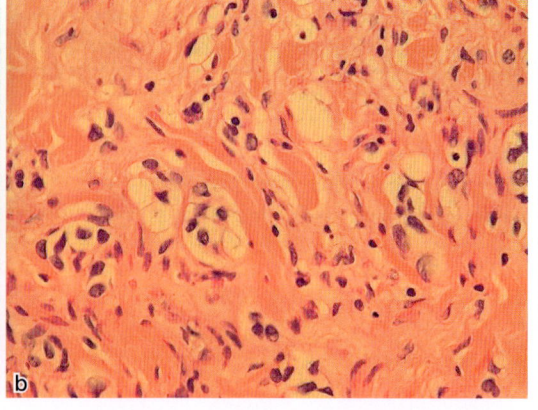

図5 複合血管内皮腫
a：網状上皮血管内皮腫成分．精巣網様の網状の血管のびまん性，浸潤性増殖をみる．間質は線維性である．
b：類上皮血管内皮腫成分．上皮様細胞が管腔状，小胞巣状に増殖する．細胞質は淡明ないし空胞状である．

> 治療，予後

- 治療は完全切除である．
- 約半数の例で再発がみられ，1例ではリンパ節と軟部組織に転移している．
- 構成される腫瘍成分の組み合わせとの関連性は乏しく，通常の血管肉腫ほど予後不良ではなく腫瘍死の報告例もない．

## 偽筋原性（類上皮肉腫様）血管内皮腫〔pseudomyogenic (epithelioid sarcoma-like) hemangioendothelioma〕

> 臨床所見

- 最も新しい概念の血管内皮腫で約60例の報告があり，まれに転移する．
- 若年（平均30歳）男性に好発し，複数の部位に腫瘍が発生する．四肢と体幹に好発する．半数は有痛性である．
- 皮膚，皮下組織に病変をみることが多く，約50％の症例では筋層内にもみられ，約20％では骨にも融解性の腫瘍をみる．

> 病理所見

■ 肉眼的所見
- 境界不明瞭な灰白色ないし白色硬の腫瘍である．通常1〜2.5cm大である．

■ 組織学的所見
- 浸潤性の増殖を示し，筋原性腫瘍や類上皮肉腫に類似する 図6a．
- 紡錘形細胞のシート状，錯綜状，束状の増殖よりなる．腫瘍細胞は顆粒状の核，小型の核小体と好酸性の豊富な細胞質を有し，横紋筋芽細胞様である 図6b．一部で類上皮様細胞の増殖像を認める．

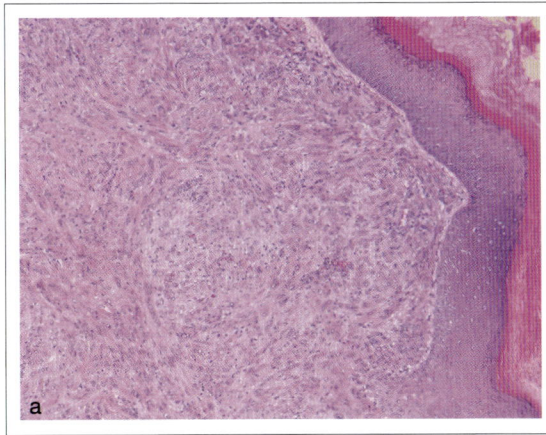

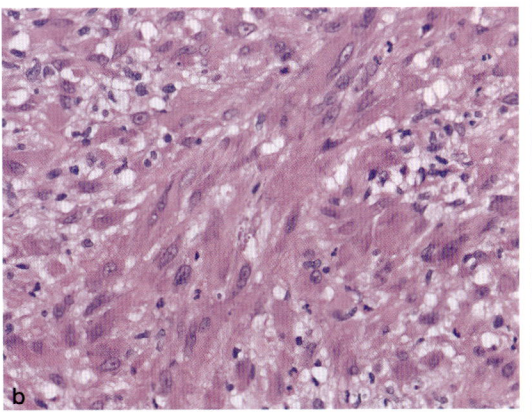

図6 偽筋原性（類上皮肉腫様）血管内皮腫
a：真皮において浸潤性の増殖を示し，筋原性腫瘍や類上皮肉腫に類似する．
b：腫瘍細胞は顆粒状の核，小型の核小体と好酸性の豊富な細胞質を有し横紋筋芽細胞様である．軽度の炎症細胞浸潤を伴う．

- 細胞異型は軽度で核分裂像はまれである．約10％の症例では多形性を認める．
- 間質は線維性で時に粘液腫状を呈し，約半数の症例で好中球の浸潤をみる．

■ 免疫組織化学
- cytokeratin AE1/AE3，FLI 1 がびまん性に陽性である．
- 約半数の症例で CD31 が陽性で，約30％では一部で SMA が陽性である．
- MNF116，EMA，S-100 蛋白，CD34，desmin は陰性であり，INI 1 は陽性である．

## 鑑別診断

### ▶類上皮肉腫（epithelioid sarcoma）
- 類上皮肉腫では地図状の壊死が特徴的で，中等度以上の細胞異型を示す．
- MNF116，EMA，CD34，desmin は陽性，INI 1 は陰性である．

## 治療，予後
- 治療は完全な切除である．
- 約60％の患者で1～2年後に局所再発がみられ，また同じ領域で新たな病変が生じている．
- 1例でリンパ節転移を，2例で遠隔転移し，7年後，16年後に腫瘍死している．転移部は肺，骨，頭蓋骨と軟部組織である．

# Kaposi 肉腫（Kaposi sarcoma）

## 臨床所見
- 地中海沿岸に多い古典型，散発型，臓器移植型などがあるが，現在では AIDS に関連するもの（赤道アフリカ地方型，男性同性愛者例も含む）が最も多い．
- 日本では沖縄で古典型症例がしばしばみられる．
- いずれの組織，臓器にも発生するが，多数の病変を形成する．本腫瘍の転移はまれで，多くが同時ないし異時性の多発病変と推定される．
- 臨床像，AIDS，同性愛の有無，病変の分布を考慮に入れ診断することが肝要である．
- 成因として多様であり，腫瘍説，反応性増殖説，リンパ管内皮説，血管内皮説などがある．

## 病理所見

■ 肉眼的所見
- 微小な斑状病変から数 cm までの多数の結節をみる．また軟部，リンパ節，粘膜

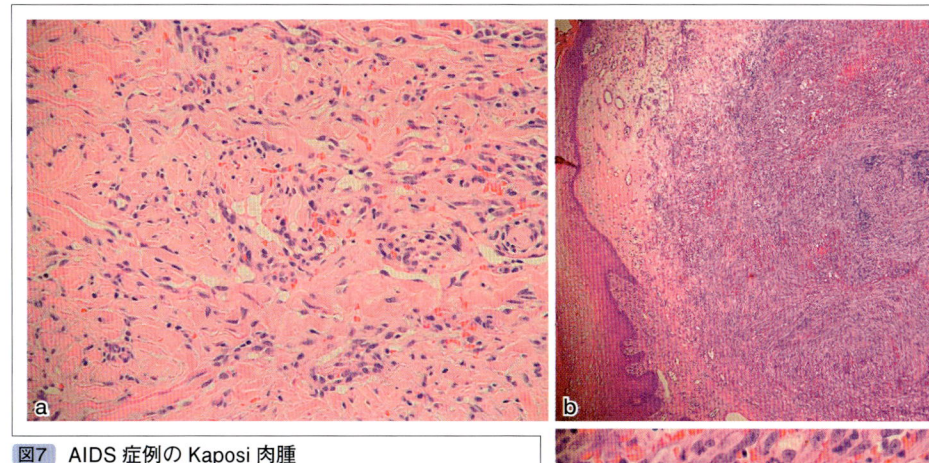

**図7** AIDS症例のKaposi肉腫
a：皮膚の斑状型Kaposi肉腫．スリット状の小血管の増殖と間質のリンパ球，形質細胞の浸潤と赤血球の遊出を示す．反応性の血管増生との区別が困難である．臨床所見，肉眼所見が重要である．
b：皮膚の結節型Kaposi肉腫．紡錘形細胞の密な増殖を示す．一部に血管形成をみる．
c：皮膚の結節型Kaposi肉腫．スリット状，薄壁性の血管増生，紡錘形細胞の束状増生を特徴とする．間質に炎症性細胞浸潤を伴う．

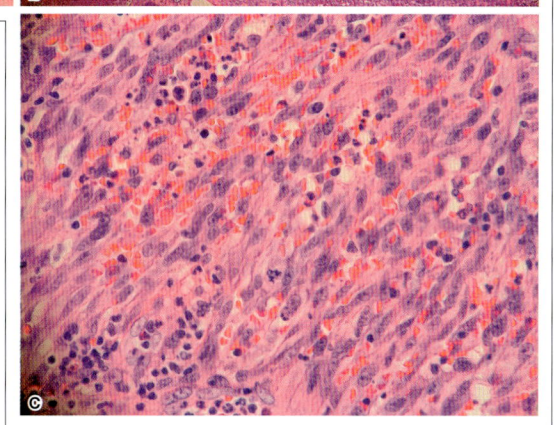

の病変では出血を伴いやすい．
- 皮膚での頻度が高く，肉眼像は病期により斑状（macula），扁平隆起（plaque），結節（nodular）病変に分けられる．

## 組織学的所見
- スリット状また薄壁性の血管増生 図7a，紡錘形細胞の束状増殖を特徴とする．細胞異型はないか軽微である．
- 結節病変では紡錘形細胞の密な束状，錯綜状の増殖が顕著であるが，一部で血管増殖像を示す 図7b, c．
- 硝子体の形成，間質でのリンパ球，形質細胞の浸潤，赤血球の遊出を伴う 図7a．間質は乏しい．

## 免疫組織化学
- CD34とD2-40が陽性で，一部の細胞がCD31, 第Ⅷ因子関連が陽性である．
- human herpes virus type 8がほぼ全例で陽性であり，鑑別診断に有用である．

## 鑑別診断
- 初期には炎症との鑑別が困難である．そのほか，肉芽組織，膿原性肉芽腫，紡錘形血管腫，Kaposi肉腫様血管内皮腫，血管肉腫との鑑別を要する．
- 初期病変では皮膚付属器周囲の紡錘形細胞の増殖，スリット状の血管増生，乏し

い細胞異型と形質細胞浸潤が診断のポイントとなる．

### 治療，予後

- 治療は切除である．
- 自然消失，退縮例もあり，予後は比較的良好である．

## 悪性血管性腫瘍

## 類上皮血管内皮腫（epithelioid hemangioendothelioma）

### 疾患の概要

- 主として血管中心性に発育し，転移能を有する．
- 組織学的に上皮様血管内皮細胞の索状，胞巣状の増殖を特徴とし，粘液硝子様の間質を有する悪性腫瘍である．

### 臨床所見

- 軟部のみならず骨，肺，肝などにも発生する．
- 小児を除くいずれの年代にもみられ，頻度に男女差はない．
- 孤立性の腫瘍で四肢，体幹や頭頸部の表層部，深部に発生する．
- 約半数の症例は小型ないし中等大の静脈に関連して発生する．血管周囲，しばしば血管壁から血管腔に発育する．また大型の動静脈からも生じ，血管内に限局する症例もある．
- 時に有痛性で浮腫や血栓性静脈炎を合併する．深部発生では石灰化を伴うことがある．

### 病理所見

#### ■肉眼的所見
- 浸潤性に発育し，境界不明瞭な白色充実性の腫瘤の形成をみる．
- 静脈壁より血管腔に紡錘状に発育し，器質化血栓様の充実性腫瘤を形成することも多い．

#### ■組織学的所見
- 血管と関連して増殖することが多く，内腔の閉鎖や血管周囲への浸潤性発育をみることもある 図8a ．
- 軽度ないし中等度の異型を示す上皮様細胞，組織球様細胞がコード状，索状，小胞巣状，時には管腔状に増殖する 図8b ．腫瘍細胞による明らかな，あるいは整然とした血管腔の形成はまれである．

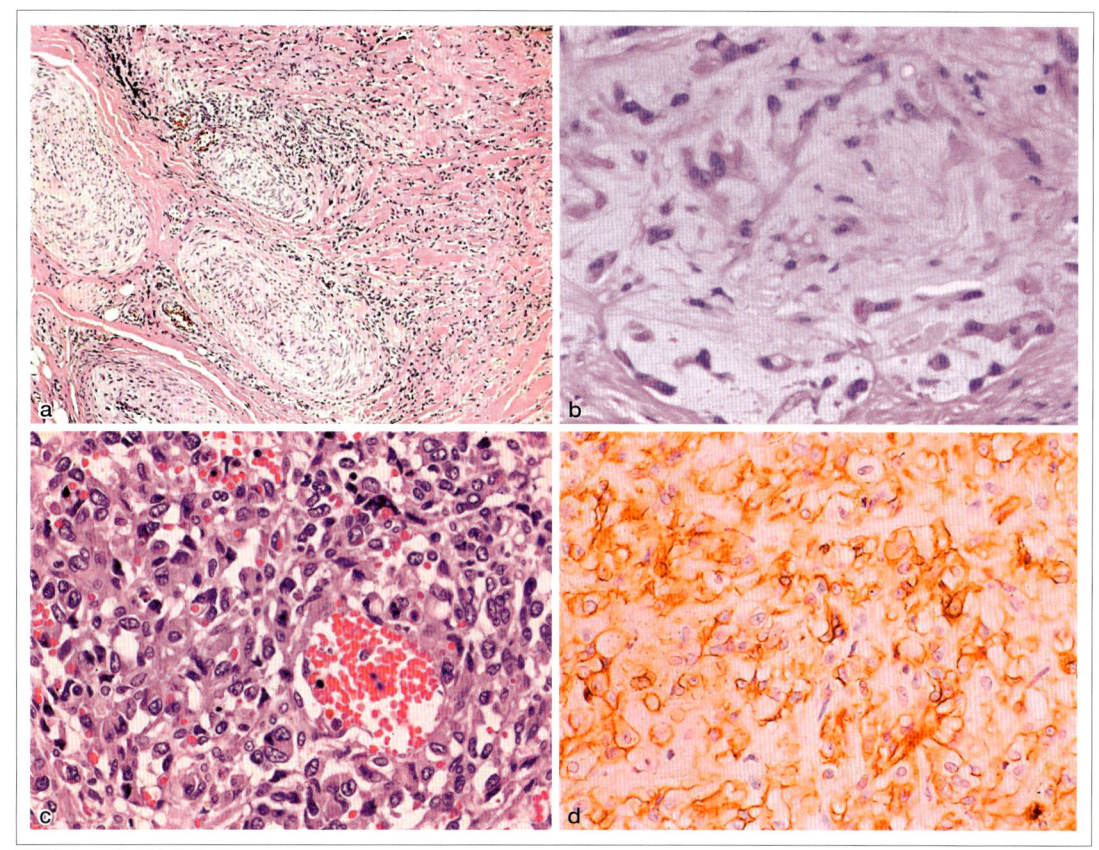

**図8** 類上皮血管内皮腫
a：静脈壁よりその周囲に小型細胞の浸潤性増殖を示す．
b：軽度の異型を示す上皮様細胞がコード状，小胞巣状に増殖し，間質は線維性で硝子化する．細胞質内に血管腔様の空胞がみられる．
c：悪性類上皮血管内皮腫．中等度の異型を示す細胞が管腔状，小胞巣状に増殖する．腺癌や類上皮血管肉腫に類似する．
d：CD31免疫染色．多くの腫瘍細胞が陽性を示す．

- 間質は粘液腫状，硝子様，また軟骨基質様である 図8b ．
- 腫瘍細胞の核は類円形，不整形で細胞質は好酸性ないし淡明である．最も特徴的なのは細胞質内に境界明瞭な空胞を有することで 図8b ，しばしばその中に赤血球を容れる．primitive な血管形成が示唆される．印環細胞癌に類似する．核分裂像は少ない．
- 深部発生例では，時に周囲に反応性骨形成や破骨細胞の出現を伴う．
- 約1/3の症例では高度の核異型，核分裂像（2/10 HPF 以上），紡錘形の腫瘍細胞の出現，壊死巣，また小型細胞の充実性増殖よりなる血管肉腫様部分の混在がみられ，臨床的に aggressive な経過を示す傾向がある〔いわゆる異型ないし悪性類上皮血管内皮腫（atypical or malignant epithelioid hemangioendothelioma）図8c ．

### ■ 免疫組織化学

- 血管内皮マーカーが陽性である．CD31 図8d ，CD34，FLI 1 などは第8凝固因子関連抗原よりも sensitivity が高い．D2-40 は一部の症例で陽性である．
- 注意すべき点として約25％の症例で cytokeratin が陽性であり，癌と誤診され

やすい．

■ 染色体・遺伝子異常
- *WWTR1-CAMTA1* 融合遺伝子がみられ，t(1；3)(p36.3：q25) の報告もある．

## 鑑別診断

### ▶癌（主として腺癌）
- 異型が強く核分裂像も多い．壊死，間質の線維化，炎症性細胞の浸潤がみられる．
- 血管内皮マーカー陰性，種々の上皮性マーカー陽性で粘液も証明されることが多い．

### ▶類上皮血管腫（epithelioid hemangioma） 図9
- angiolymphoid hyperplasia with eosinophilia とも呼ばれる．
- スペクトルムが広く，良性腫瘍のみならず反応性病変を含む．血管に発生することも多い．
- 上皮様の血管増生，その周囲のリンパ球や好酸球の浸潤，リンパ濾胞の形成を特徴とする．
- 細胞に富む症例は類上皮血管内皮腫と誤診されやすい．

### ▶木村病（Kimura's disease）
- 類上皮血管腫とは全く異なる entity である．
- 中年の男性に好発する主に耳下腺の反応性病変で，末梢血の好酸球の増加と IgE の高値がみられる．
- 組織学的に胚中心を伴うリンパ組織の増生と好酸球の浸潤を特徴とする．血管の増生はみられない．
- 胚中心に IgE 陽性の多核巨細胞を認める．

### ▶複合血管内皮腫（composite hemangioendothelioma）
- 部分像として類上皮血管内皮腫がみられる．
- 他の成分とし網状血管内皮腫，紡錘形細胞血管腫，低悪性血管肉腫，動静脈奇形，リンパ管腫などの像が種々の割合で混在してみられる．網状血管内皮腫とともにみられることが最も多い．

### ▶類上皮血管肉腫（epithelioid angiosarcoma） 図10
- 血管肉腫の亜型で，高度悪性である．
- 組織学的には異型を示す細胞の血管腔形成があり，かつ上皮様の配列を特徴とする．
- 類上皮血管内皮腫に比して細胞異型が高度で，多数の核分裂像，壊死，出血を認める．

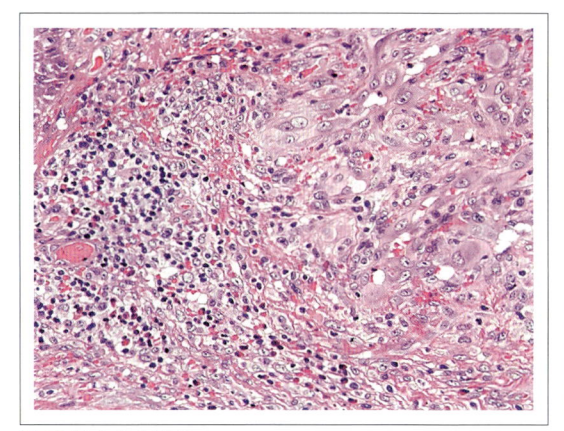

**図9 類上皮血管腫**
上皮様血管の密な増生，その周囲のリンパ球と好酸球の浸潤が特徴的である．

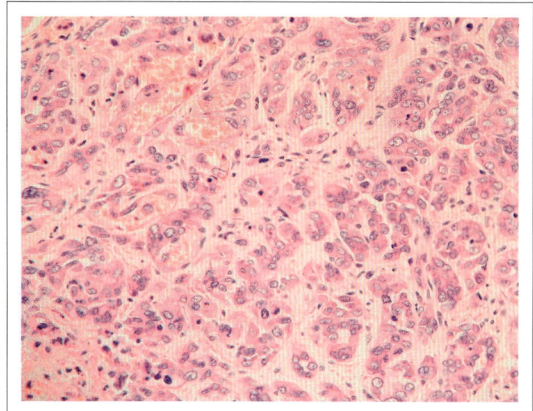

**図10 皮膚の類上皮血管肉腫**
高度の異型を示す細胞の胞巣状，管状の増殖を示す．腺癌と類似する．

### 治療，予後

- 治療は完全な切除である．
- 予後は血管腫と後述の血管肉腫の中間であるが，他の血管内皮腫より転移率，死亡率が高い．中間悪性腫瘍の範疇から 2002 年の WHO 分類では悪性腫瘍に分類されるようになった．

## 血管肉腫（angiosarcoma）

### 臨床所見

- 通常高齢者の皮膚に好発するが，いかなる部位でも発生しうる．高頻度で肺転移をきたす．
- 皮膚では頭頸部，特に頭蓋部が好発部で再発を繰り返し，軟部では四肢，腹腔に好発する．
- 原因不明の皮膚軟部の血管肉腫，乳腺の血管肉腫，リンパ浮腫〔lymphedema（乳癌や子宮頸癌の患者でリンパ節郭清術後に多い）〕に伴う血管肉腫（Stewart-Treves 症候群）と放射線照射後血管肉腫に分類される．

### 病理所見

#### 肉眼的所見
- 多結節状の充実性，軟の出血性腫瘍をみる．壊死や囊胞の形成を伴う．

#### 組織学的所見
- 一般的に浸潤性増殖を示し，吻合状，スリット状，乳頭状，管腔状の血管腔の形成が特徴で，血管への分化像をみる 図11a, b ．
- 分け入るような浸潤増殖，内皮細胞の異型，重層化が診断のポイントとなる 図11a ．

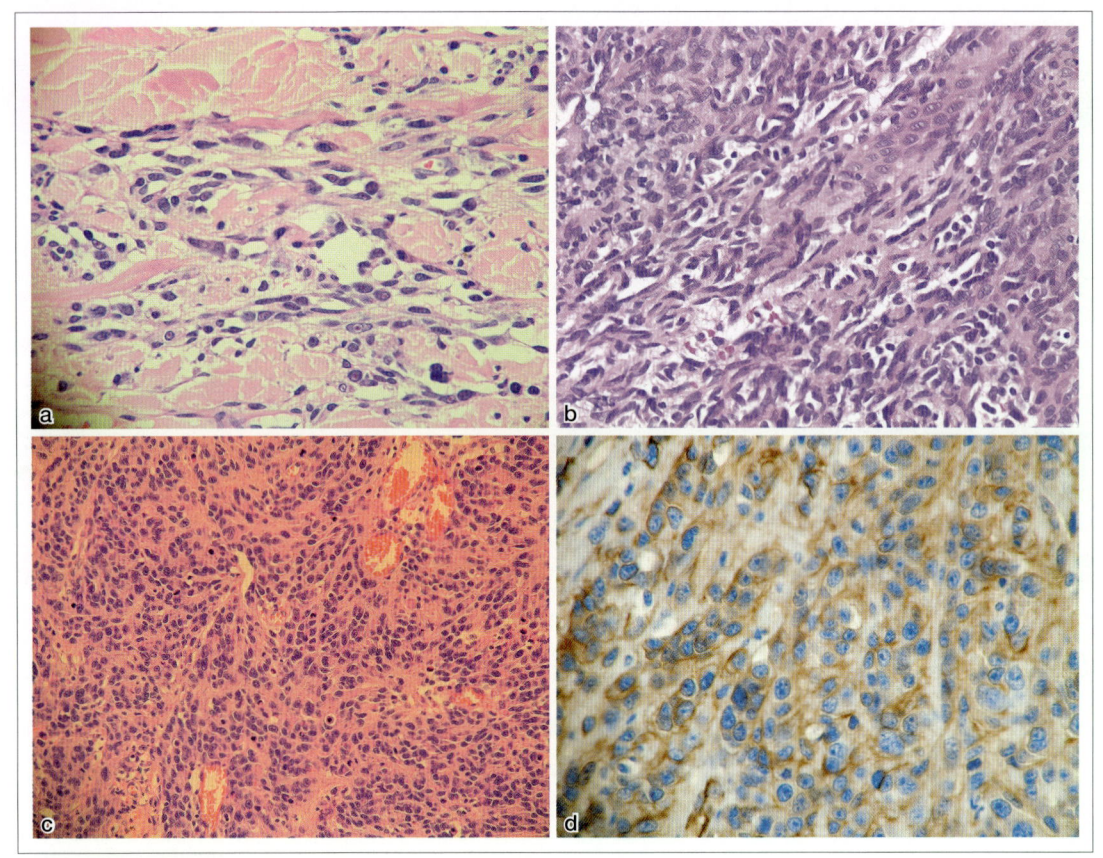

**図11　皮膚の血管肉腫**
a：異型細胞が浸潤性に増殖し，スリット状の血管を形成する．
b：異型細胞が増殖し，吻合状，類洞様，スリット状の血管腔を形成する．
c：異型を示す類円形細胞と短紡錘形細胞の密な増殖よりなり，一部でスリット状ないし小型の血管の形成をみる．
d：CD31免疫染色．びまん性陽性を示す．

- また充実性増殖 図11c の上皮様の配列，紡錘形細胞の増殖もしばしば認める．核分裂像も多く，出血壊死をみる．
- 特に乳腺の血管肉腫では一見血管腫様の像を示すことがある．その際には浸潤性増殖像が悪性の決め手となる．underdiagnosis をしないよう，特に針生検診断では慎重を要する．
- 腺癌様の像が大部分の場合には類上皮血管肉腫と呼ばれる．

### ■免疫組織化学

- CD31 図11d ないし CD34 陽性のことが多く，第8凝固因子関連抗原は感受性に乏しくその陽性率は低い．
- D2-40 は上皮様の像を示す症例で陽性になる傾向がある．複数の血管内皮マーカーによる検討が肝要である．
- 類上皮血管肉腫では40〜50％の例で keratin 陽性となる．

### ■染色体・遺伝子異常

- 多くの放射線照射後の血管肉腫と一部の軟部血管肉腫では *MYC* 遺伝子増幅がみられる．

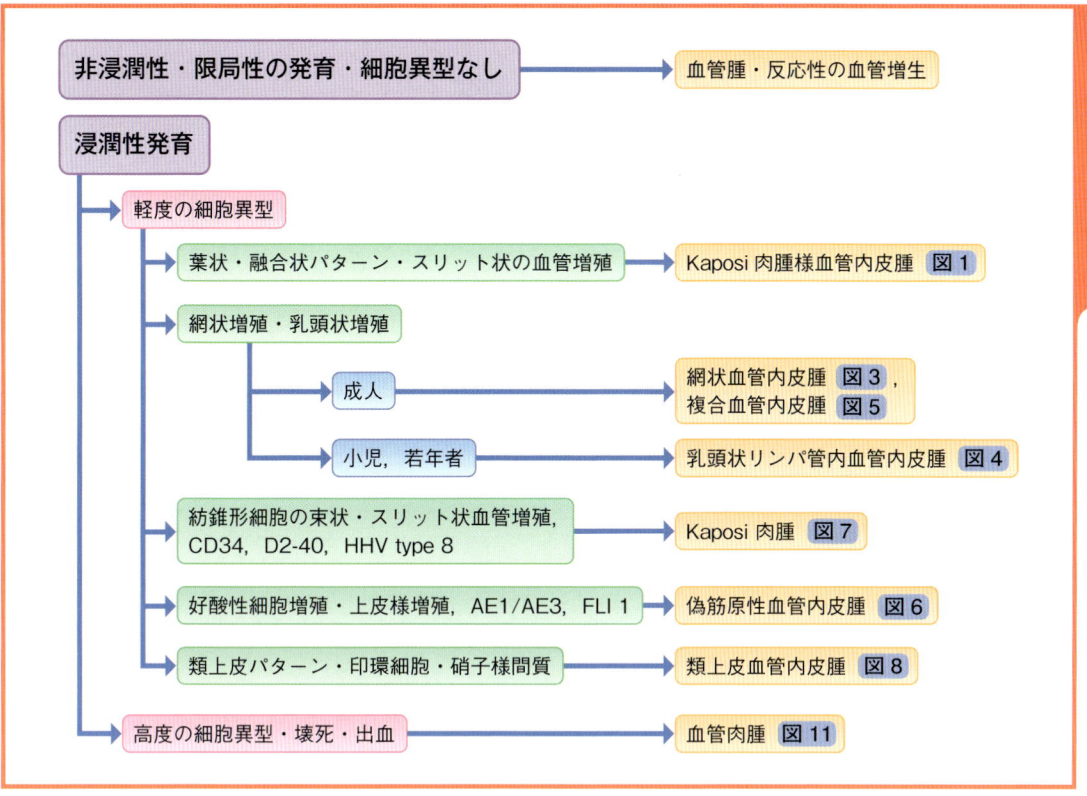

```
非浸潤性・限局性の発育・細胞異型なし ──→ 血管腫・反応性の血管増生

浸潤性発育
├→ 軽度の細胞異型
│   ├→ 葉状・融合状パターン・スリット状の血管増殖 ──→ Kaposi 肉腫様血管内皮腫  図1
│   ├→ 網状増殖・乳頭状増殖
│   │   ├→ 成人 ──→ 網状血管内皮腫 図3, 複合血管内皮腫 図5
│   │   └→ 小児, 若年者 ──→ 乳頭状リンパ管内血管内皮腫 図4
│   ├→ 紡錘形細胞の束状・スリット状血管増殖, CD34, D2-40, HHV type 8 ──→ Kaposi 肉腫 図7
│   ├→ 好酸性細胞増殖・上皮様増殖, AE1/AE3, FLI 1 ──→ 偽筋原性血管内皮腫 図6
│   └→ 類上皮パターン・印環細胞・硝子様間質 ──→ 類上皮血管内皮腫 図8
└→ 高度の細胞異型・壊死・出血 ──→ 血管肉腫 図11
```

## 鑑別診断

### ▶放射線照射後の皮膚に生ずる atypical vascular lesion

- 主に真皮内にみられる 1cm 大までの小血管の増殖である.
- 境界明瞭, 血管内皮細胞の異型が軽度で重層性がないことにより血管肉腫と区別される.
- 一部は血管肉腫に進展する.

## 治療, 予後

- 治療は完全な切除. 一部の症例では化学療法が適応となる.
- 1年生存率は約 50％である. 通常の血管肉腫と類上皮血管肉腫の予後に違いはない.

（福永真治, 遠藤泰彦, 密田亜希）

malignant peripheral nerve sheath tumor：MPNST

# 悪性末梢神経鞘腫瘍

## 疾患の概要

- 悪性末梢神経鞘腫瘍は，末梢神経や良性末梢神経鞘腫瘍（主に神経線維腫）から発生した悪性腫瘍，あるいは神経線維腫症1型（NF1）患者に生じた悪性腫瘍と定義されている．またそれ以外にも，光学顕微鏡，電子顕微鏡，免疫組織化学的にSchwann細胞などの末梢神経鞘細胞への分化が証明された悪性腫瘍も含まれる．
- 同義語に，悪性シュワン細胞腫（malignant schwannoma），神経線維肉腫（neurofibrosarcoma），神経原性肉腫（neurogenic sarcoma）などがある．
- 軟部肉腫全体の約5％を占めるまれな腫瘍である．
- NF1に好発する悪性腫瘍で，悪性末梢神経鞘腫瘍の約半数はNF1患者である．蔓状型神経線維腫からの悪性転化が多い．
- 高異型度紡錘形細胞肉腫の組織像を示すことが多いが，特異的な所見は乏しい．
- 診断にはS-100蛋白免疫染色が有用で，約半数の症例が陽性を示す．
- 通常型に加えて，類上皮型，悪性トライトン腫瘍，腺性などの亜型がある．
- 大部分が高悪性度腫瘍で，高頻度に再発と転移をきたす．

### 染色体・遺伝子異常

- 特異的な分子遺伝学的異常は明らかにされていない．
- NF1患者では*NF1*に生殖細胞変異を認める．
- 複雑な染色体異常が認められる．
- *TP53*変異はまれである．

## 臨床所見

### ■既往歴
- 放射線照射後に発生することがある（約10％）．

### ■好発年齢，性
- 20〜50歳の成人に発生することが多い．小児に発生することはまれである．
- NF1患者での発症年齢は散発例より若い．
- 明らかな性差はみられない．

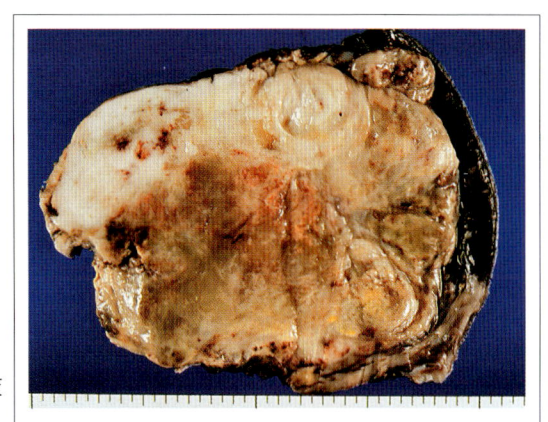

**図1** NF1患者に発生した悪性末梢神経鞘腫瘍の肉眼像
色素性神経線維腫成分（右側の黒色領域）を併せ持つ．灰白色調で広範な壊死や出血を伴い，割面は多彩である．

### ■ 好発部位
- 四肢近位部，体幹（傍脊椎），頭頸部に好発する．
- 坐骨神経，腕神経叢，仙骨神経叢などから発生することが多い．

### ■ 臨床症状
- 大きな有痛性あるいは無痛性腫瘤として発症する．
- 神経から発生した例では，放散痛，麻痺，筋力低下などをきたすことがある．

### ■ 画像所見
- 画像所見は非特異的であるが，神経血管束との連続性を認めることがある．
- 壊死や出血を反映して，内部は不均一な信号を呈する．
- FDG-PETが神経線維腫の悪性転化を検出するのに有用である．

## 病理所見

### ■ 肉眼的所見
- 5cmを超える大型腫瘍を形成する．
- 神経と連続する紡錘形あるいは偏心性の腫瘤として認められる．
- 蔓状神経線維腫の成分を認めることがある．
- 割面は肉様で，出血や壊死に富む 図1 ．

### ■ 組織学的所見
- 線維肉腫様の組織所見を基本とし，異型性の強い紡錘形細胞の束状配列が認められる 図2a ．
- しばしば細胞に富む領域と乏しい領域が混在している 図2b ．
- 杉綾模様や血管周皮腫様構造を認めることがある 図2c, d ．
- 渦巻状構造やまれに核の柵状配列がみられる 図3a, b ．
- 腫瘍細胞は不整な紡錘形細胞で，屈曲した異型核を有しており，双極性に細胞質突起を伸ばしている 図3c ．
- 核はクロマチンに富み，分裂像が豊富である 図3c ．
- 地図状の壊死巣をしばしば認める 図3d ．

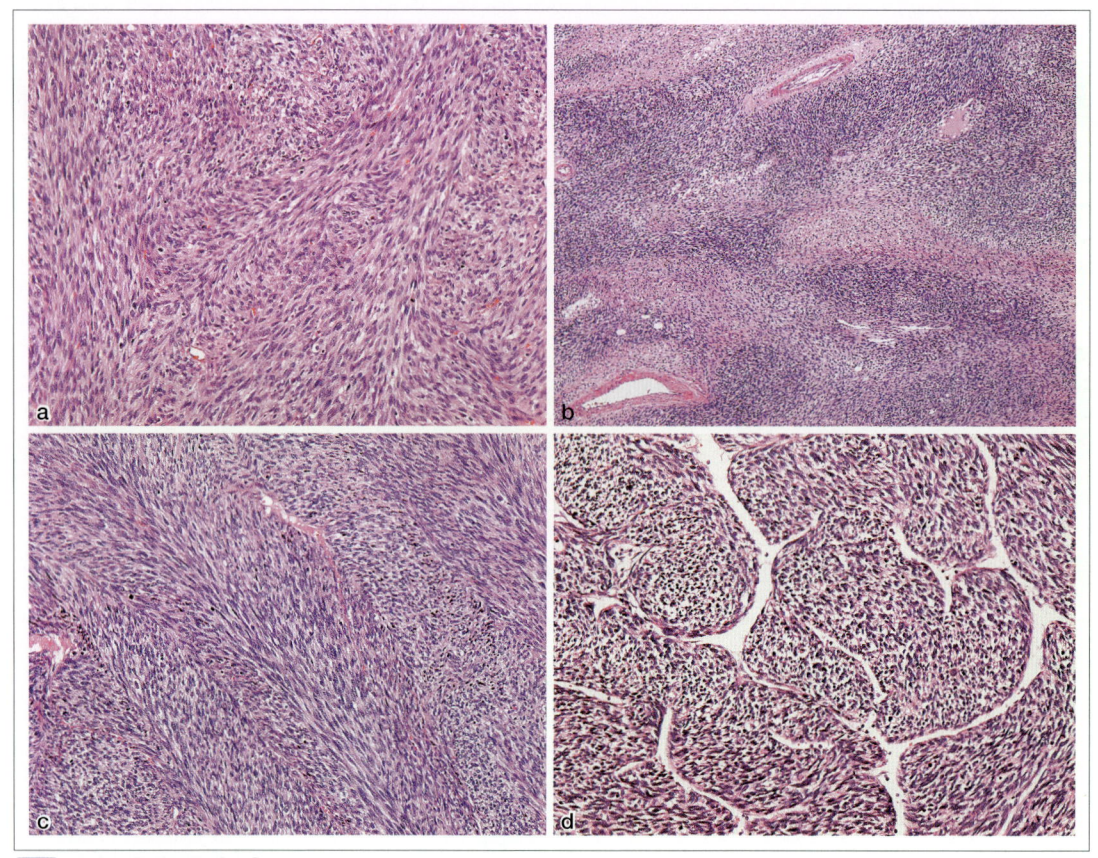

**図2 悪性末梢神経鞘腫瘍①**
a：紡錘形細胞が束状に配列している．細胞束は不規則に交錯し，線維肉腫様の所見である．
b：細胞密度の高い領域と低い領域が混在している．
c：紡錘形の腫瘍細胞が交錯する束状配列を示し，杉綾模様を形成している．
d：樹枝状の血管網（staghorn vessel）が発達し，血管周皮腫様構造を示している．

- 血管周囲に腫瘍細胞が集簇し，密に増殖することがある 図4a．
- まれに多形性を示す例や小型細胞（PNET様）を主体とする腫瘍がある 図4b, c．
- 10〜15％の例で，異種性成分（骨，軟骨，横紋筋，腺管）を認める．
- 低異型度MPNST（15％程度）は神経線維腫との鑑別を要する 図5．
- 神経線維腫（特に蔓状型）やごくまれにシュワン細胞腫からMPNSTが発生することがある 図6．

### ■ 免疫組織化学
- MPNSTに特異的なマーカーは知られていない．
- S-100蛋白が5割以上の症例で陽性になり，診断に有用である．しかし，陽性所見は部分的で，少数の陽性細胞を認めるにすぎない 4d．
- GFAP，CD57（Leu-7），Sox10などとの反応性が報告されている．

### ■ 電子顕微鏡所見
- 複雑に分岐する細胞質突起が豊富である．
- 非連続性の基底板を認める．
- 未熟な接着装置で結合されている．

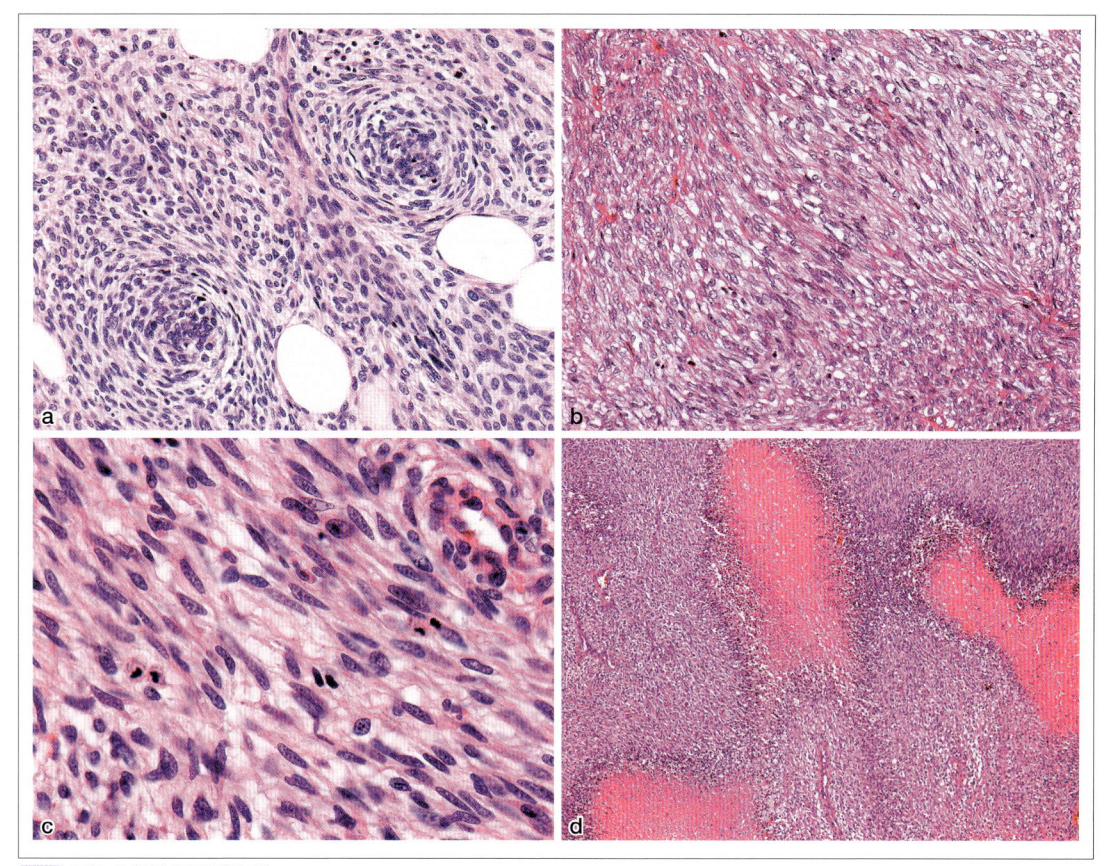

**図3 悪性末梢神経鞘腫瘍②**
a：紡錘形細胞からなる渦巻状構造が認められる．
b：まれに核の柵状配列を認めることがある．
c：腫瘍細胞は屈曲した先細り状の核を有している．クロマチンは増量し，多数の核分裂像が観察される．
d：地図状の壊死巣を腫瘍細胞が取り囲み，柵状配列を示すこともある．

## 亜型

### 類上皮型悪性末梢神経鞘腫瘍（epithelioid MPNST）

- 上皮様の腫瘍細胞を主体とする MPNST である．
- MPNST の 5％未満を占め，NF1 との関連性は乏しい．
- シュワン細胞腫からの悪性転化で認められることがある 図6b ．
- 成人男性に好発する．
- 坐骨神経，脛骨神経，腕神経叢などの太い神経から発生する．まれに浅在性に位置する．
- 多角形の上皮様腫瘍細胞が索状，結節状配列を示す 図7a ．
- 核は円形で，明瞭な核小体を有している．細胞質は好酸性あるいは両染性を示す．
- S-100 蛋白がびまん性で強い反応性を示す 図7b ．
- cytokeratin 陽性を示すことがある．
- 約半数は INI1 が陰性である．

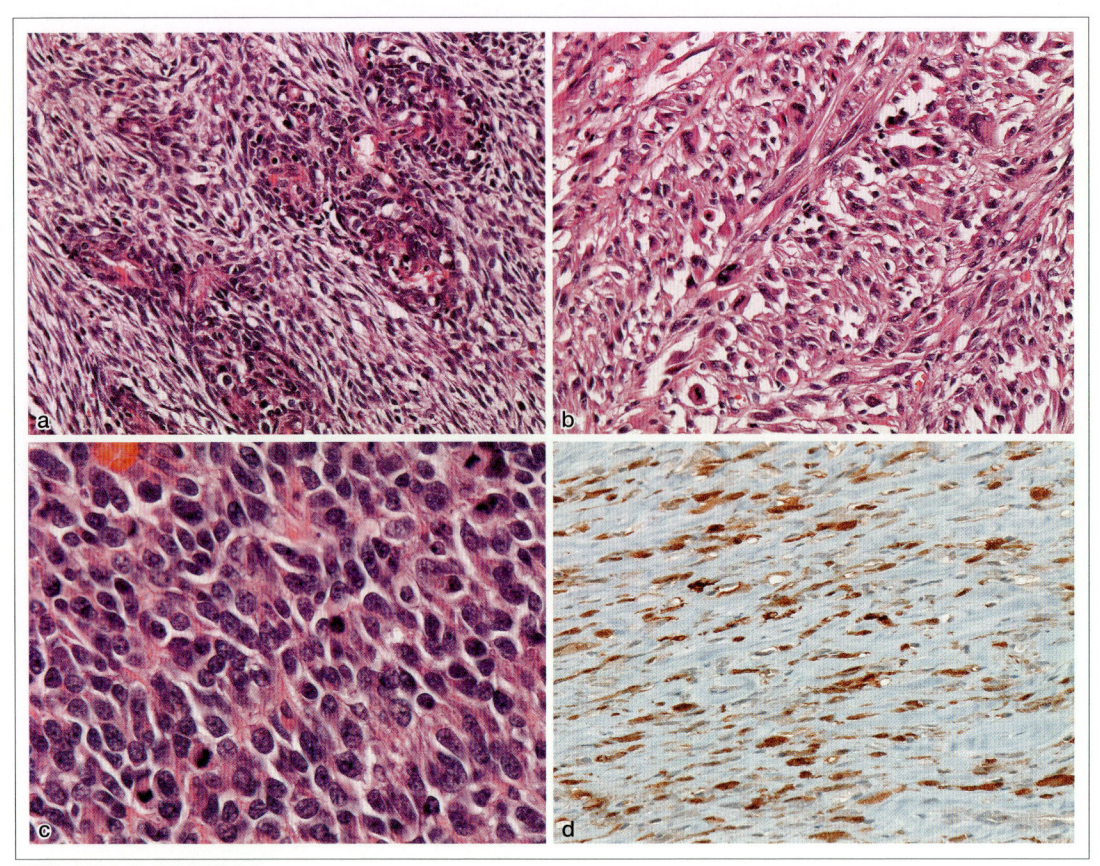

**図4 悪性末梢神経鞘腫瘍③**
a：血管周囲に腫瘍細胞が密在し，糸球体様構造を形成している．
b：多形性の目立つ悪性末梢神経鞘腫瘍．紡錘形細胞とともに大型異型細胞を多数認める．
c：小型細胞を主体とする悪性末梢神経鞘腫瘍．N/C の高い類円形腫瘍細胞からなり，PNET に類似している．
d：一部の腫瘍細胞が S-100 蛋白に陽性を示している．

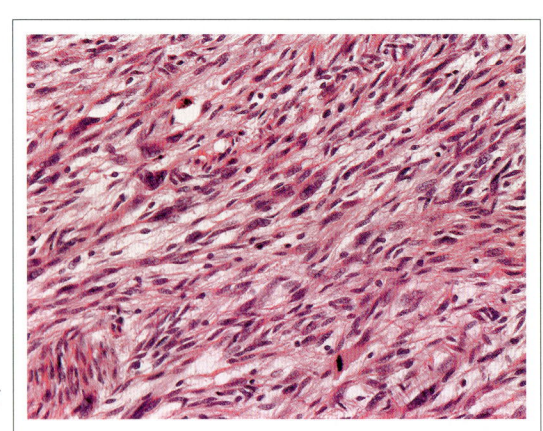

**図5 低異型度悪性末梢神経鞘腫瘍**
細胞間に線維粘液状基質が沈着し，神経線維腫に類似している．核は多形性を示し，核分裂像も散見される．

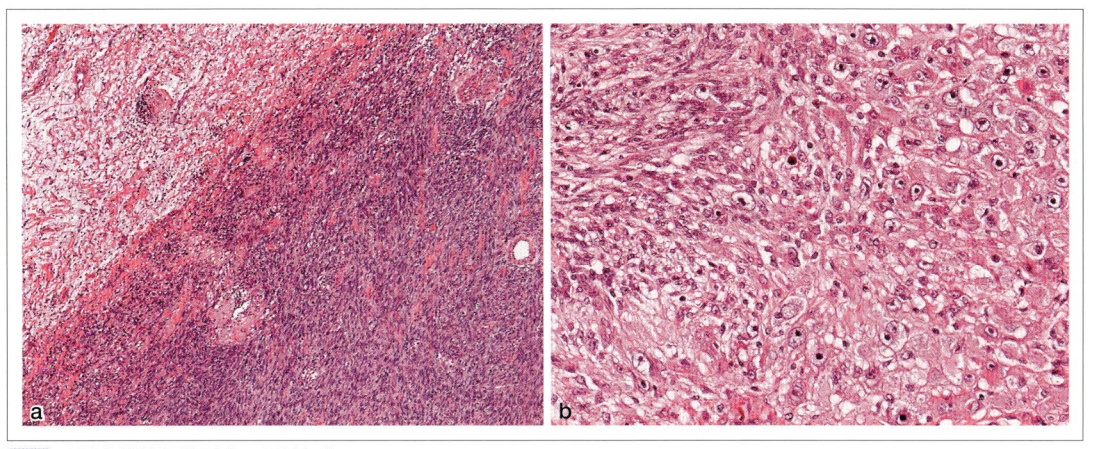

**図6** 良性末梢神経鞘腫瘍の悪性転化
a：神経線維腫（左上）からの悪性転化．悪性領域では細胞密度が増加し，異型性が高度である．
b：シュワン細胞腫（左上）からの悪性転化．シュワン細胞腫は紡錘形細胞からなるが，悪性領域は類上皮型悪性末梢神経鞘腫瘍の像を示している．

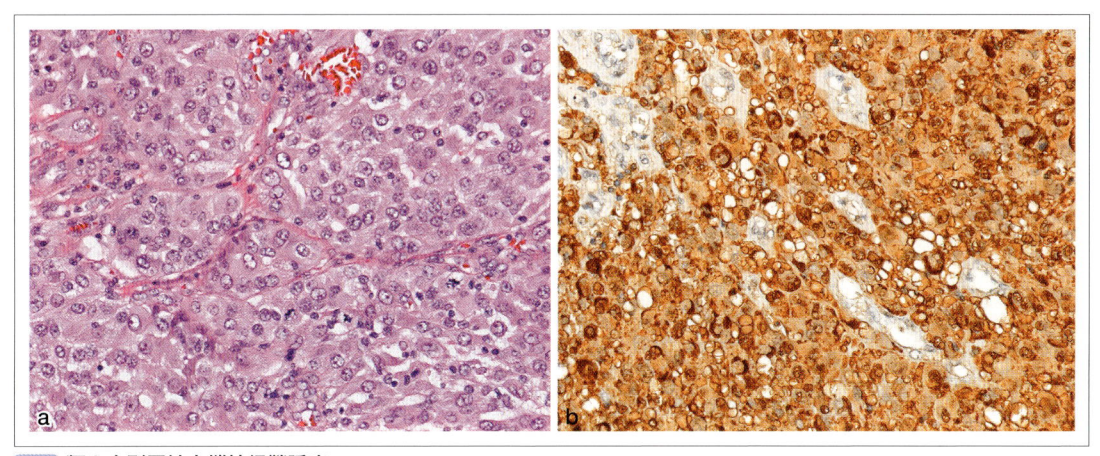

**図7** 類上皮型悪性末梢神経鞘腫瘍
a：上皮様腫瘍細胞が充実性に増殖している．核小体が明瞭で，好酸性細胞質を有している．
b：腫瘍細胞はS-100蛋白にびまん性に陽性である．

- メラノーマとの鑑別を要するが，HMB45は陰性である．

### 悪性トライトン腫瘍（malignant Triton tumor）

- 横紋筋肉腫への分化を伴うMPNSTである．
- NF1との相関性が強く，過半数がNF1患者である．
- 頭頸部，体幹に好発する．
- MPNST成分である紡錘形細胞に混じって，横紋筋芽細胞の増殖が認められる 図8a．
- 横紋筋芽細胞はよく分化しており，好酸性の強い細胞質を特徴とし，横紋を認めることもある．
- 横紋筋芽細胞はdesmin，myogeninに陽性となる 図8b．
- 骨肉腫，軟骨肉腫成分が共存することもある 図8c, d．
- 予後不良な亜型で，5年生存率は10〜20％である．

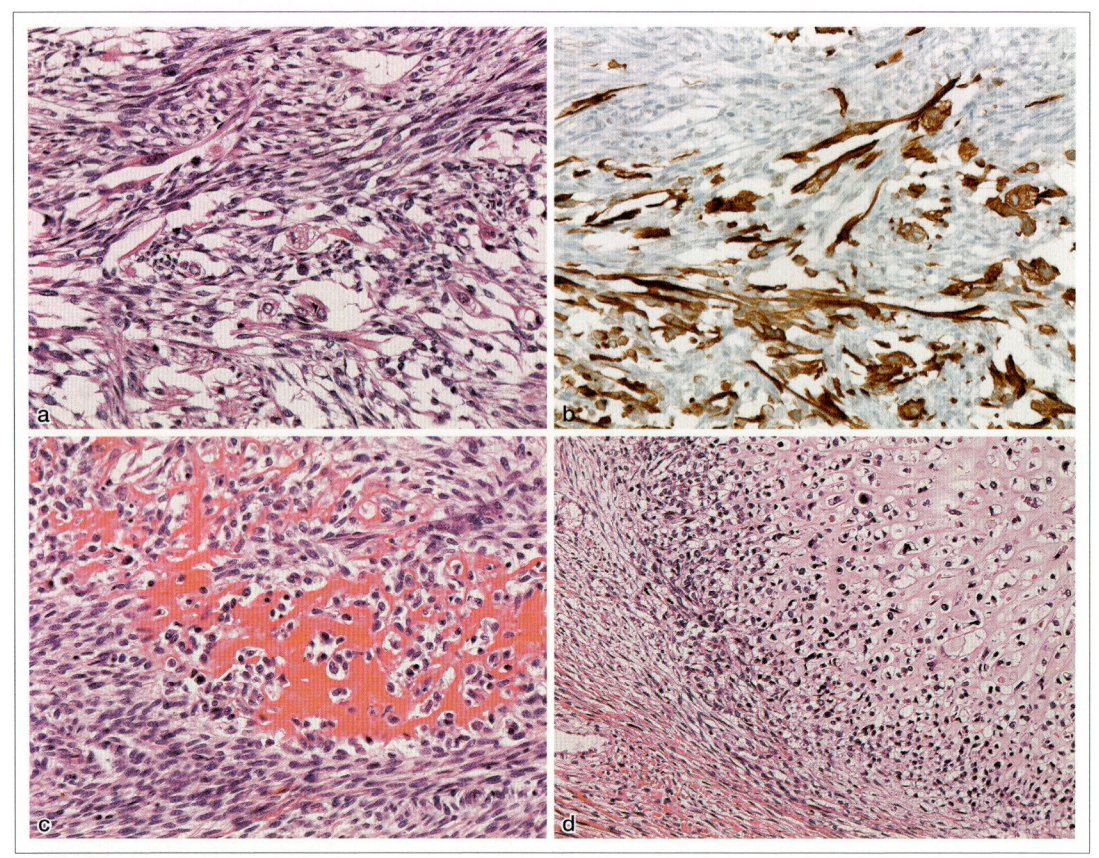

**図8 悪性トライトン腫瘍**
a：紡錘形細胞に混じって好酸性細胞質を有する横紋筋芽細胞が散見される．細胞質が空胞状を呈しているものもある．
b：横紋筋芽細胞は desmin に陽性である．
c：レース状で好酸性を示す類骨が形成されている．
d：異所性の軟骨組織が認められる．

### 腺性悪性末梢神経鞘腫瘍（glandular MPNST）

- 上皮性の腺管成分を伴う MPNST である．
- NF1 患者で発症することが多い．
- 小児，若年成人の太い神経から発生する．
- 紡錘形細胞の増殖領域の中に，円柱上皮からなる腺腔形成が認められる 図9 ．
- 杯細胞，神経内分泌細胞，扁平上皮性分化などを認めることがある．

### 神経周膜細胞性悪性末梢神経鞘腫瘍（perineurial MPNST）

- 免疫染色あるいは電子顕微鏡で，神経周膜細胞への分化が証明された MPNST である．
- NF1 との関連性は乏しい．
- 紡錘形細胞の渦巻状構造や花むしろ模様を特徴とする 図10a ．
- 低悪性度と高悪性度群に分けられている．
- S-100 蛋白は陰性で，EMA，claudin-1，GLUT1 陽性を示す 図10b ．
- 電子顕微鏡的に，細長い細胞質突起，非連続性基底板，多数の吸飲小胞，未熟な接着装置を特徴とする．

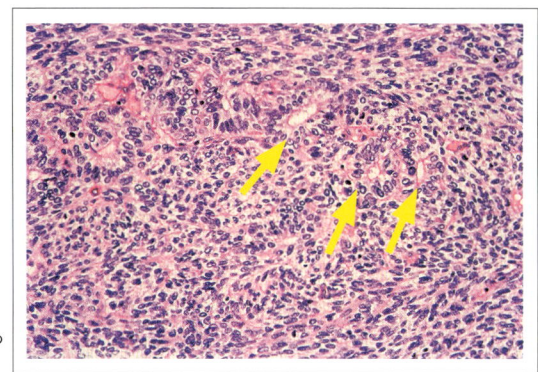

**図9 腺性悪性末梢神経鞘腫瘍**
紡錘形細胞の増殖とともに円柱上皮からなる腺管が認められる（⇨）．

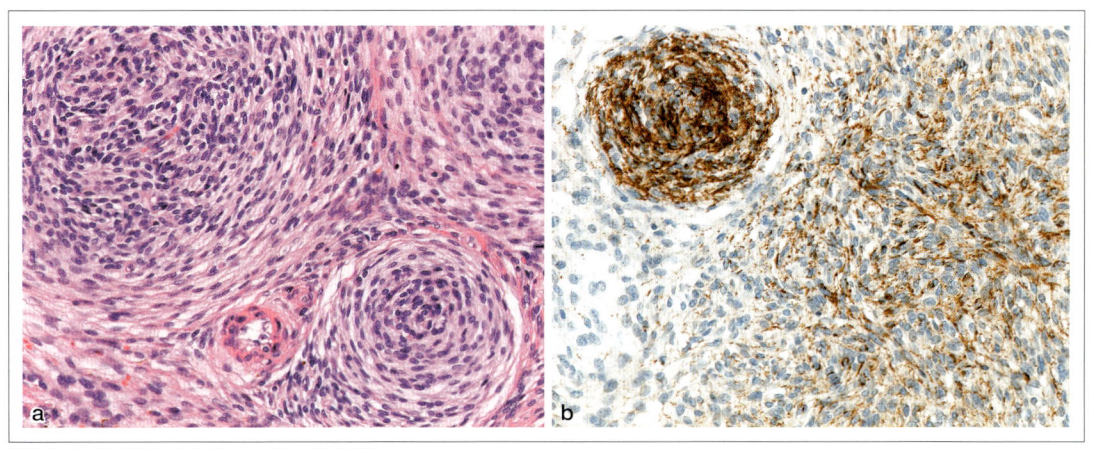

**図10 神経周膜細胞性悪性末梢神経鞘腫瘍**
a：紡錘形細胞からなる同心円状の渦巻状構造を特徴とする．
b：腫瘍細胞は claudin-1 に陽性である．

# 鑑別診断

## 良性腫瘍

### ▶異型/富細胞性神経線維腫 (atypical/cellular neurofibroma)

- 神経線維腫のなかに異型的な腫瘍細胞が散在性に出現することがあり，異型神経線維腫と呼ばれている 図11．

**診断のポイント**
- 線維肉腫様の所見を示し，神経線維腫症1型患者であること，神経との連続性を認めること，あるいは神経線維腫からの発生が確認されることが確定診断に重要である．
- 特異的な組織所見は乏しいが，紡錘形細胞の粗密配列，渦巻状構造，血管周囲への集簇，血管周皮腫様構造，地図状壊死などを認めることが多い．
- 診断に有用な免疫組織化学的マーカーは S-100 蛋白である．
- 線維肉腫，単相型線維性滑膜肉腫，異型および富細胞性神経線維腫，富細胞性シュワン細胞腫と鑑別する必要がある．

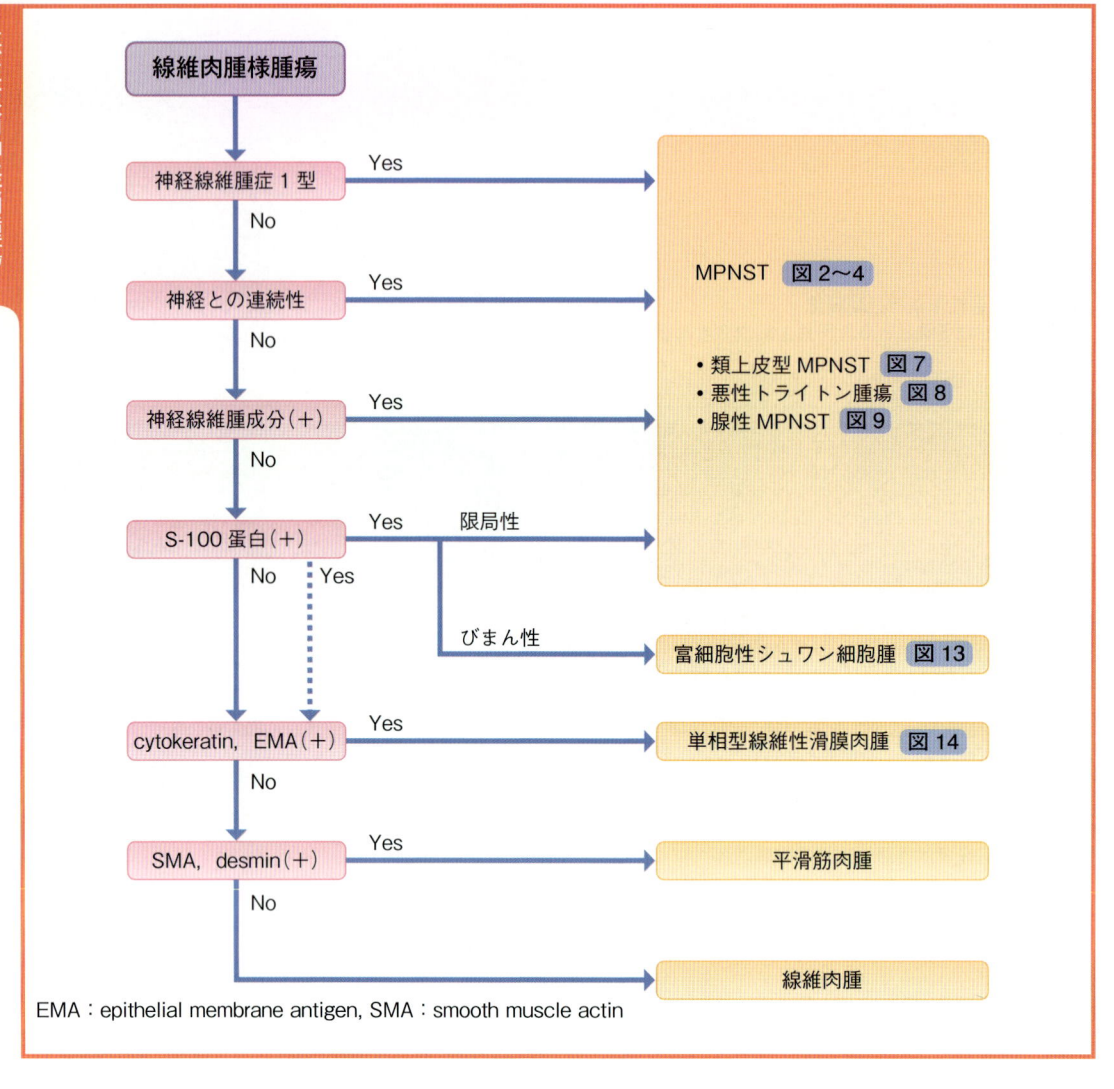

## 悪性末梢神経鞘腫瘍

```
線維肉腫様腫瘍
   ↓
神経線維腫症1型 ──Yes──→ ┐
   ↓No                    │
神経との連続性 ──Yes──→   │  MPNST 図2〜4
   ↓No                    │
神経線維腫成分(+) ──Yes──→│  ・類上皮型 MPNST 図7
   ↓No                    │  ・悪性トライトン腫瘍 図8
S-100蛋白(+) ──Yes── 限局性 →│  ・腺性 MPNST 図9
   ↓No  ⋮Yes       びまん性 → 富細胞性シュワン細胞腫 図13
cytokeratin, EMA(+) ──Yes──→ 単相型線維性滑膜肉腫 図14
   ↓No
SMA, desmin(+) ──Yes──→ 平滑筋肉腫
   ↓No
線維肉腫
```

EMA：epithelial membrane antigen, SMA：smooth muscle actin

- 富細胞型は異型性は乏しいが，細胞密度の高い神経線維腫である 図12．
- 神経線維腫からMPNSTへの悪性転化はよく知られた現象であり 図6a，異型および富細胞性神経線維腫とMPNSTとの鑑別は必ずしも容易ではない．
- 悪性と診断するためには，腫瘍細胞の密度が高く，核腫大（神経線維腫の細胞核の3倍以上）やクロマチン増量などの異型性を広範に認めることが必要である．
- 少数の核分裂像だけで悪性と判断することは過剰診断につながる．

### ▶富細胞性シュワン細胞腫（cellular schwannoma）図13

- 細胞密度の高いシュワン細胞腫で，MPNSTとの鑑別を要する．
- 境界明瞭な腫瘤を形成し，被膜を有している．
- 細胞密度は高いが，核の異型性や分裂像は乏しく，壊死を認めることはない．
- 硝子化血管や泡沫組織球をしばしば認め，部分的にAntoni B領域が観察される．
- S-100蛋白がびまん性に陽性となる．

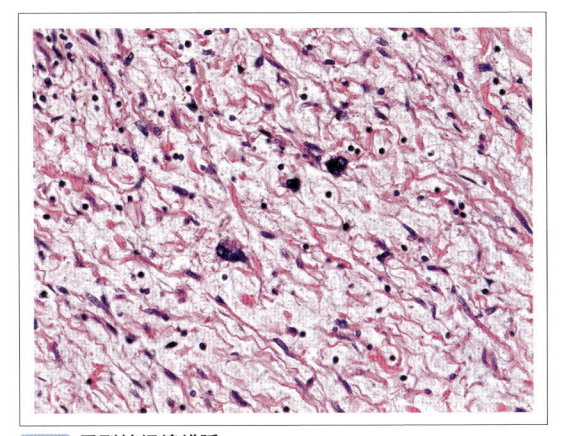

**図11 異型神経線維腫**
大型で異型性の強い腫瘍細胞が混在している．

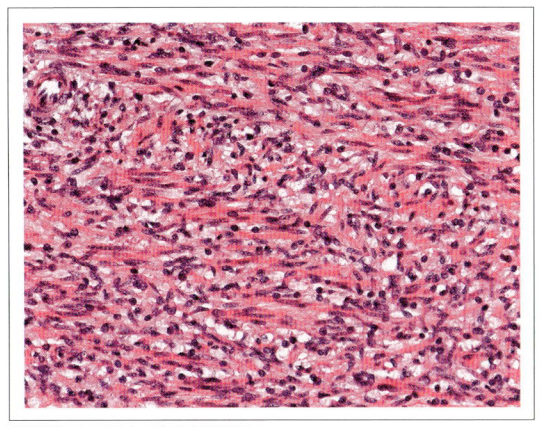

**図12 富細胞性神経線維腫**
細胞密度は高いが，細胞異型や核分裂像は目立たない．

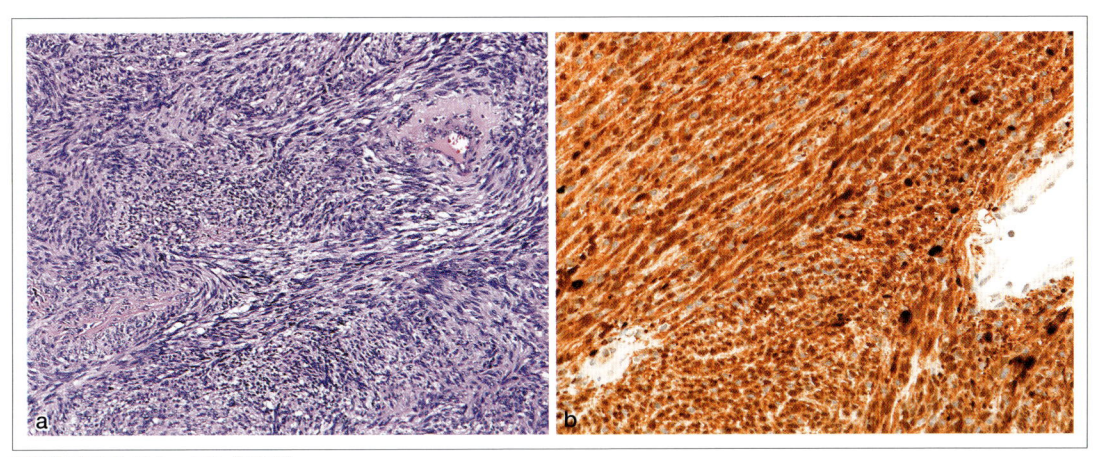

**図13 富細胞性シュワン細胞腫**
a：細胞密度の高い紡錘形細胞性腫瘍である．硝子化血管が混在しているが，核の柵状配列や Antoni B 領域は認められない．
b：S-100 蛋白がびまん性に陽性である．

## 悪性腫瘍

### ▶線維肉腫（fibrosarcoma）

- 未熟な紡錘形細胞の杉綾状配列を特徴とし，MPNST との鑑別が難しい．
- 均一な組織所見を示し，細胞密度の異なる領域のモザイク状配列は示さない．
- S-100 蛋白，GFAP，Leu-7，Sox10 は陰性である．
- 神経との連続性，NF1 との関連性はみられない．

### ▶単相型線維性滑膜肉腫（monophasic synovial sarcoma）　図14

- 紡錘形細胞からなる単相型滑膜肉腫は MPNST との鑑別を要する．
- 間質に膠原線維の沈着が豊富で，石灰化を伴うことが多い．
- cytokeratin や EMA 陽性細胞が混在している．
- 1/3 の症例で S-100 蛋白陽性を示し，MPNST との鑑別に難渋する．

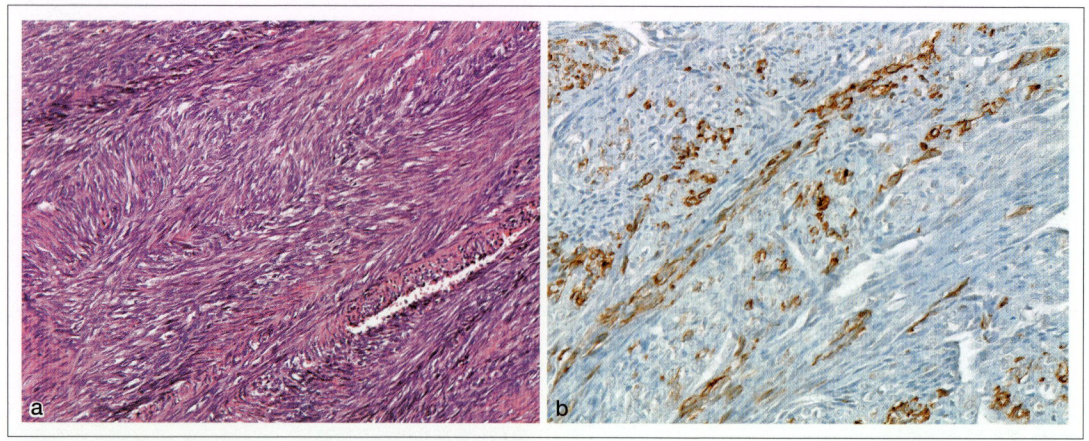

**図14** 単相型線維性滑膜肉腫
a：紡錘形細胞の束状配列が認められる．間質に線維成分が豊富である．
b：cytokeratin（AE1/3）陽性の腫瘍細胞が散在性に認められる．

- 特異的な染色体転座 t(X；18)(p11；q11) があり，*SS18-SSX* 融合遺伝子が形成される．

### ▶平滑筋肉腫（leiomyosarcoma）

- 両端が鈍的な葉巻状の核形を示し，細胞質が好酸性を呈している．
- smooth muscle actin，desmin，h-caldesmon などの筋原性マーカーに陽性である．

## 治療，予後

- 外科的切除が基本である．術後に放射線治療が加えられることもある．
- 多くは高悪性度腫瘍で，予後不良である．
- 半数以上が再発，転移をきたす．
- 転移は，肺，骨，胸膜，肝，リンパ節などに認められる．
- 5年生存率は50％以下である．
- NF1，体幹部発生，5cm以上の大きさ，再発，高度の異型性，切除断端浸潤，壊死，放射線照射後腫瘍などが予後不良因子とされている．

（廣瀬隆則）

### synovial sarcoma

# 滑膜肉腫

## 疾患の概要

- 滑膜肉腫は，分化方向の未確定な腫瘍群に分類され（2013年WHO分類），起源不明な真の上皮性分化を示す肉腫と考えられている．
- 滑膜肉腫の名称は，滑膜組織に類似した像をとる悪性腫瘍と見なされたことに由来し，誤った名称（misnomer）である．
- 上皮性分化の程度は，腺管構造，上皮様細胞巣などを主体とするもの〜紡錘形細胞成分がほとんどを占め，cytokeratinなどの上皮マーカーをわずかに発現するものまでさまざまである．
- 電子顕微鏡的には，desmosome，tight junction，basal lumina，microvilliなど上皮としての構造をみる．

## 染色体・遺伝子異常

- 特異的な相互転座 t(X;18)(p11.2;q11.2) を有し，それによりキメラ遺伝子 *SS18(SY)/SSX1*，*SS18(SY)/SSX2* あるいは *SS18(SY)/SSX4* が形成される 図1, 2．

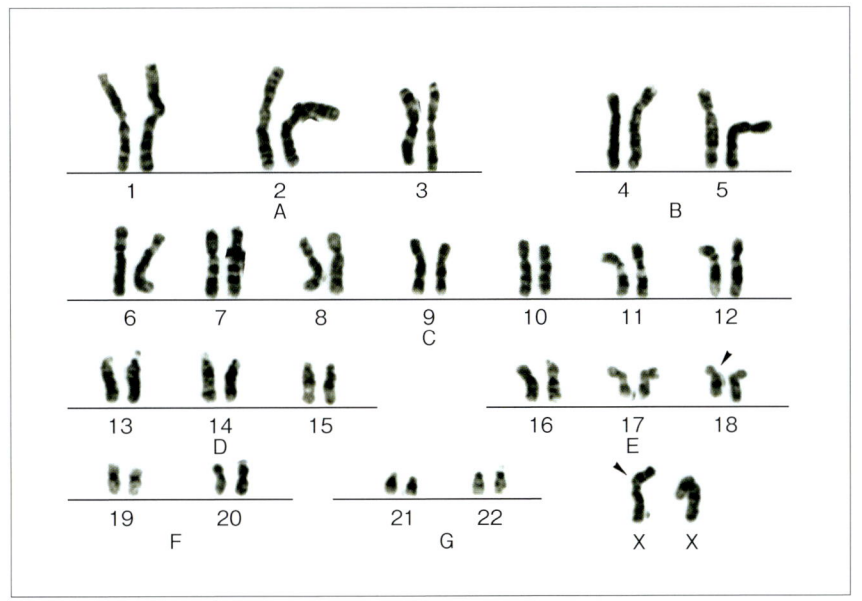

**図1 染色体分析**
特有の相互転座，46, X, t(X;18)(p11;q11) を示す．

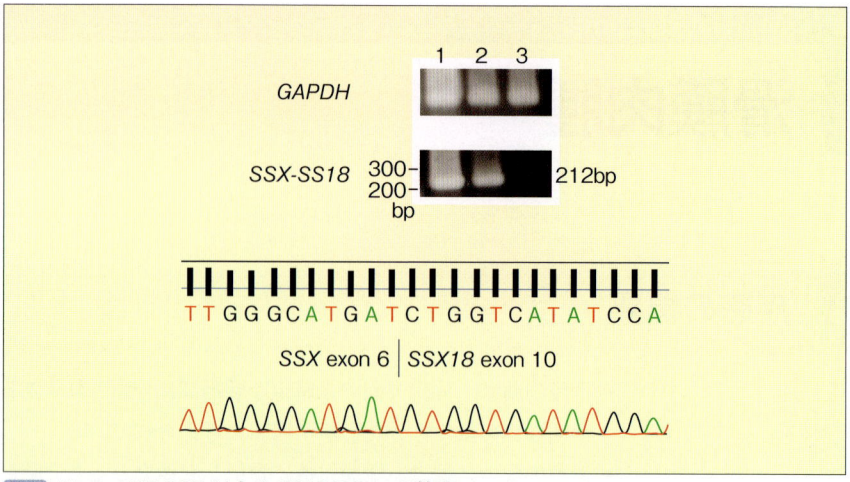

**図2** Nested RT-PCR による SS18/SSX1 の検出
Lane 1 と Lane 2 で，212bp の異常バンドを認める．
Lane 1：HS-SY-Ⅱ滑膜肉腫細胞株（陽性コントロール）
Lane 2：二相型滑膜肉腫の一例
Lane 3：大腸癌例（陰性コントロール）

# 臨床所見

### ■好発年齢，性
- 青年期～若年成人に多いが，小児や高齢者にも発生する．
- 明らかな性差はない．

### ■好発部位
- 四肢の大関節近傍の軟部組織に好発（70%）し，下肢に多いが，頭頸部，体幹部にもみられる．
- まれに，喉頭，気管，肺，心臓，食道，胃，腎臓，前立腺，皮膚，骨など軟部以外の発生例がある．

### ■画像所見
- 比較的境界明瞭な病変で，囊胞状変化や石灰化を伴うことがある．

# 病理所見

### ■肉眼的所見
- 境界明瞭な灰白色充実性病変を呈するが，多囊胞化や石灰化を伴うことがある．

### ■組織学的所見
- 基本的には，悪性を示す上皮成分と長～短紡錘形細胞成分が種々の割合で混在して増殖する．
- 上皮成分を構成する腫瘍細胞は，核が類円形で核小体は明瞭であることが多い．紡錘形腫瘍細胞の核は類円形～楕円形で，クロマチンは微細で増量するが，核小体は目立たない．両成分とも多様性に乏しい点が特徴的である．
- 組織成分の違いにより，二相型（biphasic type），単相線維型（monophasic

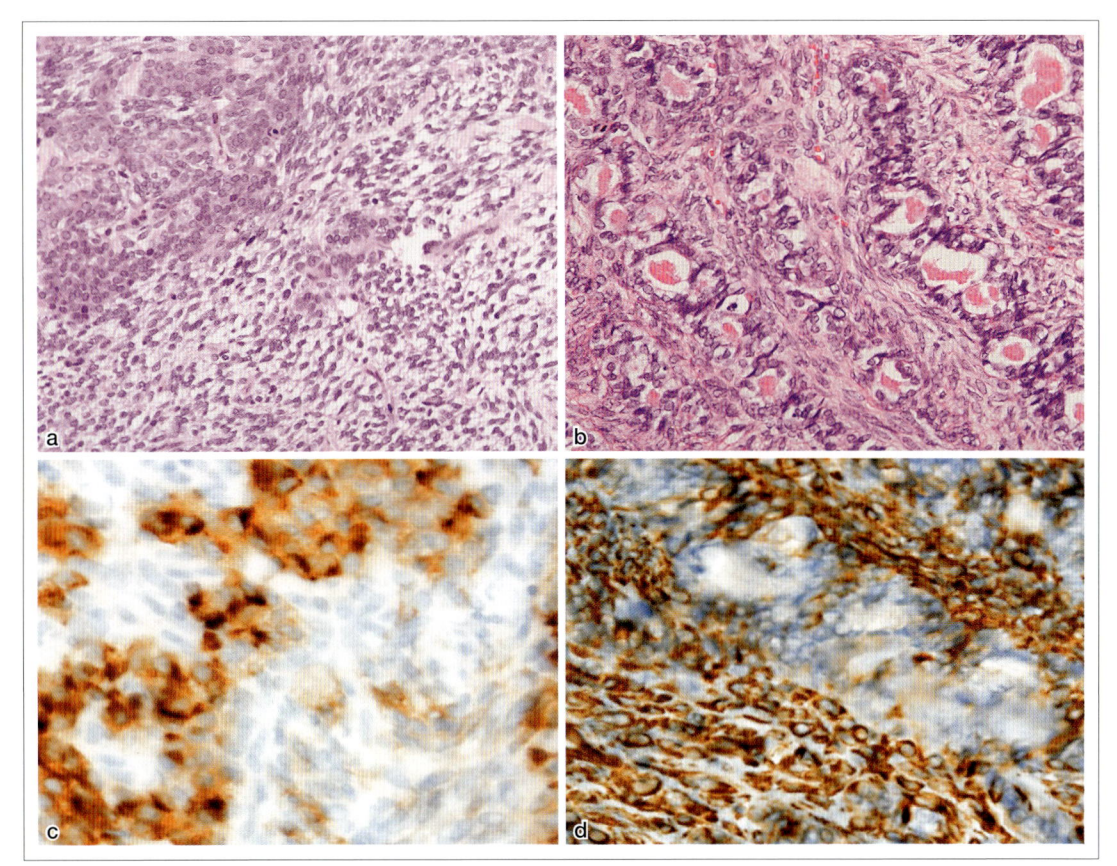

**図3 二相型滑膜肉腫**
a：不整な島状，索状構造を示す上皮成分と紡錘形細胞成分がみられる．
b：分泌を示す明瞭な腺管形成とその間には紡錘形細胞成分が増殖する．
c：EMA免疫染色．上皮成分に強陽性であるが，紡錘形細胞は少数が弱陽性である．
d：vimentin免疫染色．紡錘形細胞成分は強陽性であるが，腺管形成を示す上皮成分はごく少数が陽性である．

fibrous type），単相上皮型（monophasic epithelial type），低分化型（poorly differentiated type）に分けられる．

- 二相型では，管状，乳頭状，索状，充実胞巣状など種々のパターンを呈する上皮成分と紡錘形細胞成分が混在する 図3a, b ．紡錘形細胞成分がほとんどを占める場合は，上皮成分の有無を確認する必要がある．
- 単相線維型では，長～短紡錘形のよく揃った紡錘形細胞が密に束状ないし錯綜性に増殖し，単調～均一な様相を示す 図4a ．しばしば血管周皮腫様パターン（hemangiopericytomatous pattern）をとり，鹿の角（stag-horn）様の拡張血管を伴う 図4b ．変性をきたしやすく，囊胞化 図4c ，石灰沈着 図4d ，類粘液変性を呈する 図4e ．
- 単相上皮型は，上皮成分の管状，索状，充実性パターンを示す増殖のみからなる．きわめてまれである．
- 低分化型は，他の型より異型が高度で，核分裂像も多い（15/10高倍率視野以上）．癌腫様の大型上皮様細胞が，明瞭な核小体，いびつな核を示すもの 図5a ，Ewing肉腫様の小円形細胞肉腫様の像を示すもの 図5b ，悪性末梢神経鞘腫瘍（MPNST）に類似して高悪性度紡錘形細胞肉腫の形態をとるなどさまざまである．

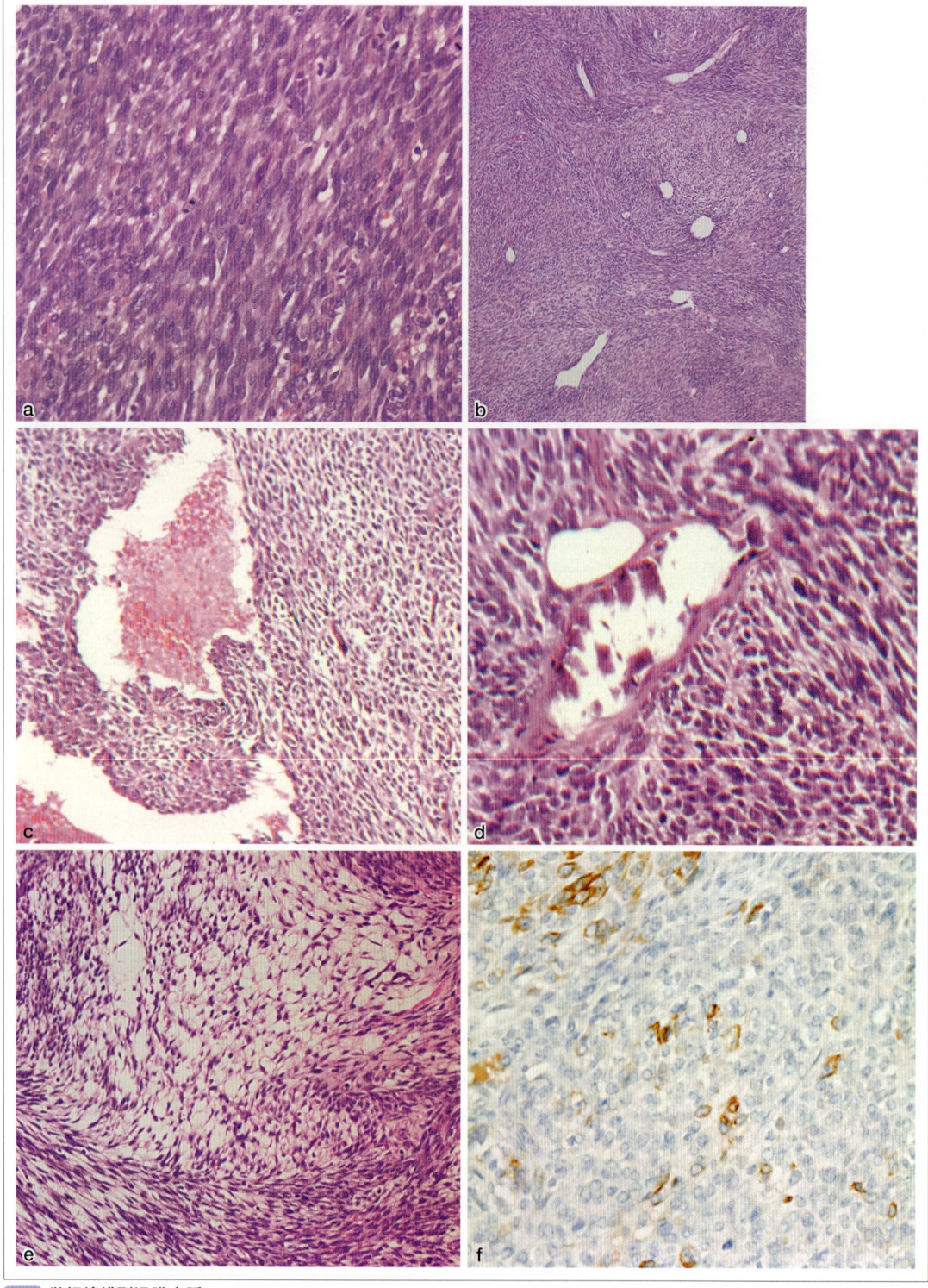

**図4 単相線維型滑膜肉腫**
a：長〜短紡錘形細胞の束状構造を示す密な増殖を示す．
b：一部にみられる鹿の角（stag-horn）様の血管の拡張を示す．
c：嚢胞化
d：石灰沈着
e：類粘液変性
f：cytokeratin（AE1/AE3）免疫染色．少数の紡錘形細胞が陽性である．

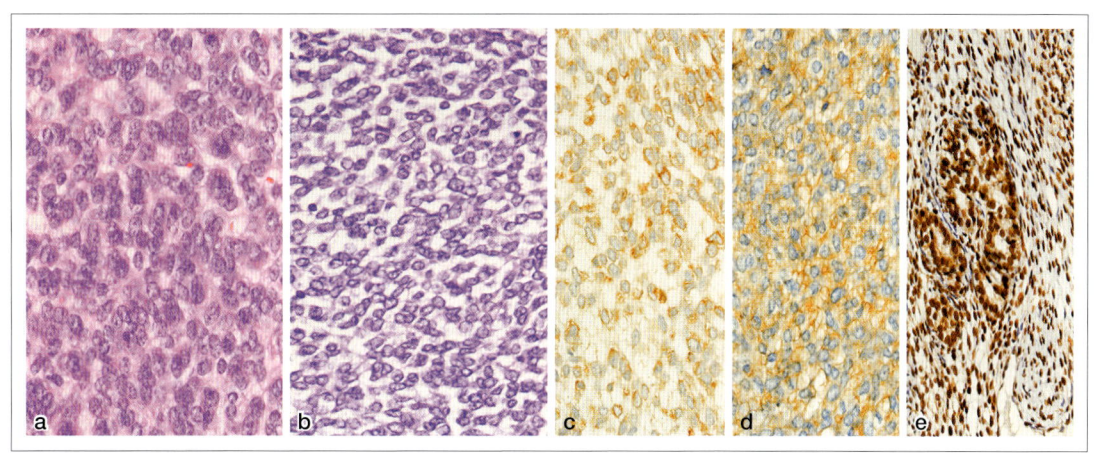

**図5 滑膜肉腫の組織亜型**
a：低分化型．高度の核異型～多形を呈する細胞が増殖する．
b：低分化型．小円形細胞肉腫様の像をとる．
c：単相線維型．腫瘍細胞が bcl-2 陽性である．
d：単相線維型．腫瘍細胞が CD99 陽性である．
e：二相型．上皮成分と紡錘形細胞成分の両方に TLE1 が陽性である．

### ■ 免疫組織化学

- 上皮性分化マーカーと間葉性マーカーの両方を発現する．
- ほとんどの例（90％以上）は，cytokeratin（AE1/3，CAM5.2 など），EMA に陽性で，上皮成分は強陽性，紡錘形腫瘍細胞は散在性に陽性である 図3c, 4f．
- vimentin は紡錘形腫瘍細胞が強陽性であるが，上皮成分は陰性か，少数のみ陽性となる 図3d．
- bcl-2 は両成分にびまん性に陽性である 図5c．S-100 蛋白が 1/3 の例で陽性である．CD99 はかなりの例で陽性であり 図5d，小円形細胞肉腫様の低分化型の場合は，Ewing 肉腫/PNET との鑑別に注意が必要である．特異性は低いが，TLE1 は両成分の核に陽性となる 図5e．

---

**診断のポイント**

- 典型的には，青年期～若年成人の四肢の大関節周囲に好発するが，小児や高齢者にもみられ，まれに軟部以外の臓器からも発生するので注意する．
- 組織学的には，上皮成分と紡錘形細胞成分が種々の割合で混在するが，特に後者は微細なクロマチンを有する類円形～楕円形の核をもち，核小体が目立たず，多様性に欠ける点が，本腫瘍の可能性を考えるうえで重要な所見である．
- 本腫瘍の免疫染色態度を知っておくことも重要である．
- 本腫瘍は，腫瘍性異所成分（横紋筋，平滑筋，脂肪，軟骨など）は伴わないので，あれば本腫瘍を除外できる．
- 典型例に限らず，低分化な像を示す腫瘍でも，本腫瘍の可能性が考えられる場合は，免疫染色のみならず，積極的に特有のキメラ遺伝子の検索を試みる．

## 鑑別診断

- 滑膜肉腫では単相上皮型はきわめてまれであり，実際上は，形態学的に滑膜肉腫の単相線維型と二相型に類似する良悪の腫瘍が挙がる．代表的な腫瘍を以下に記す．

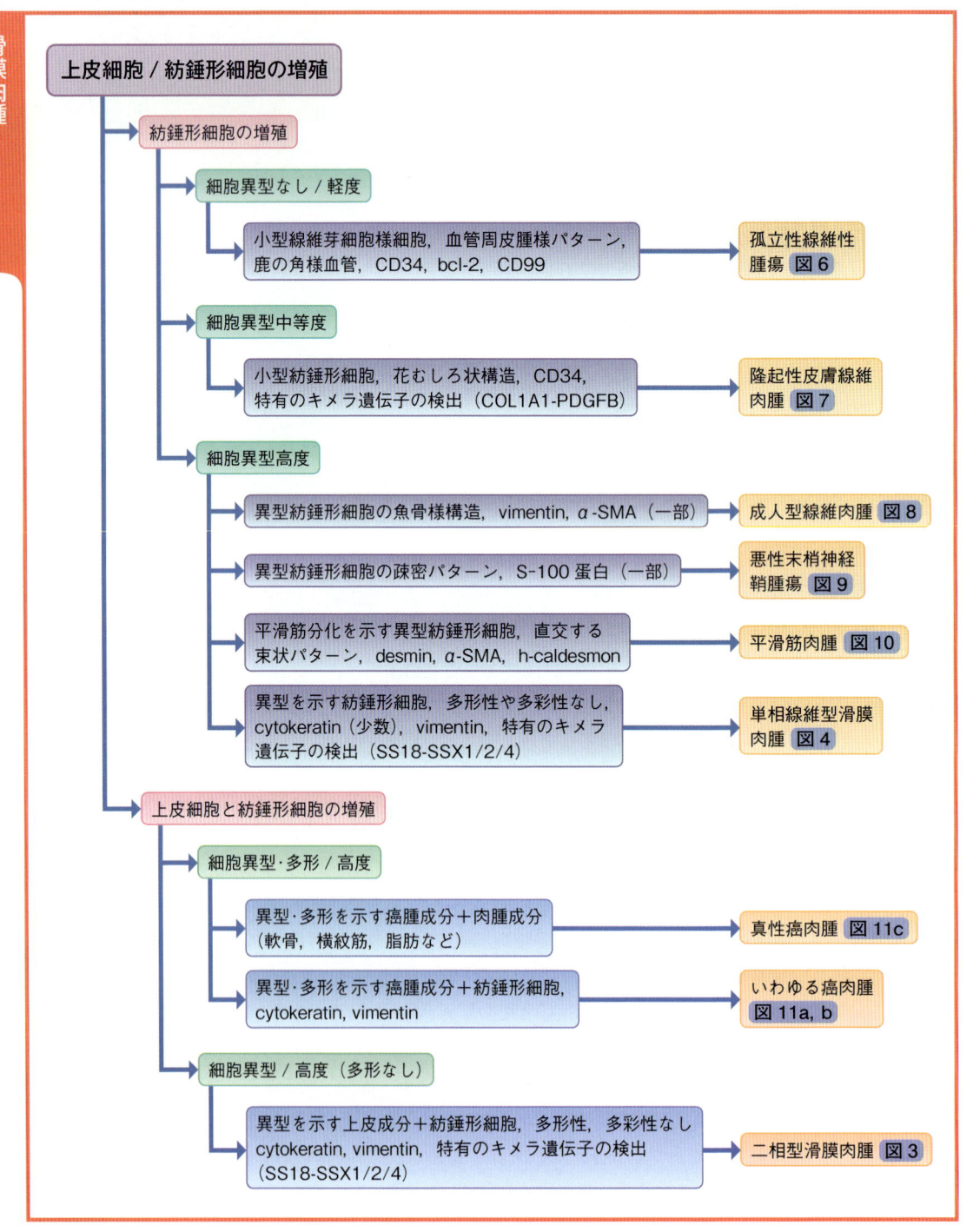

**滑膜肉腫**

- **上皮細胞／紡錘形細胞の増殖**
  - **紡錘形細胞の増殖**
    - **細胞異型なし／軽度**
      - 小型線維芽細胞様細胞，血管周皮腫様パターン，鹿の角様血管，CD34，bcl-2，CD99 → **孤立性線維性腫瘍 図6**
    - **細胞異型中等度**
      - 小型紡錘形細胞，花むしろ状構造，CD34，特有のキメラ遺伝子の検出（COL1A1-PDGFB） → **隆起性皮膚線維肉腫 図7**
    - **細胞異型高度**
      - 異型紡錘形細胞の魚骨様構造，vimentin，α-SMA（一部） → **成人型線維肉腫 図8**
      - 異型紡錘形細胞の疎密パターン，S-100蛋白（一部） → **悪性末梢神経鞘腫瘍 図9**
      - 平滑筋分化を示す異型紡錘形細胞，直交する束状パターン，desmin，α-SMA，h-caldesmon → **平滑筋肉腫 図10**
      - 異型を示す紡錘形細胞，多形性や多彩性なし，cytokeratin（少数），vimentin，特有のキメラ遺伝子の検出（SS18-SSX1/2/4） → **単相線維型滑膜肉腫 図4**
  - **上皮細胞と紡錘形細胞の増殖**
    - **細胞異型・多形／高度**
      - 異型・多形を示す癌腫成分＋肉腫成分（軟骨，横紋筋，脂肪など） → **真性癌肉腫 図11c**
      - 異型・多形を示す癌腫成分＋紡錘形細胞，cytokeratin，vimentin → **いわゆる癌肉腫 図11a, b**
    - **細胞異型／高度（多形なし）**
      - 異型を示す上皮成分＋紡錘形細胞，多形性，多彩性なし，cytokeratin，vimentin，特有のキメラ遺伝子の検出（SS18-SSX1/2/4） → **二相型滑膜肉腫 図3**

## 良性腫瘍～悪性腫瘍

### ▶孤立性線維性腫瘍（solitary fibrous tumor） 図6

- 成人に好発し，胸膜，腹腔，頭頸部に多い．多くは良性であるが，悪性の場合もある．
- 良性では，異型に乏しい線維芽細胞様の紡錘形細胞が錯綜性に増殖し，血管周皮腫様構造を呈し，拡張する鹿の角様の血管構造を示す．悪性では，細胞密度，核分裂像（4/10高倍率視野以上）が増加し，核異型～多形を示す．
- 免疫染色では，CD34, bcl-2, CD99が陽性となる．

## 悪性腫瘍

### ▶隆起性皮膚線維肉腫（dermatofibrosarcoma protuberans） 図7

- 若年成人の体幹部の皮膚～皮下に多く，低悪性度である．一部に線維肉腫様成分を有する場合がある．
- 同じ形態を示す小型紡錘形細胞が，花むしろ状構造（storiform pattern）を呈して浸潤性に増殖する．メラニンの沈着を伴う場合がある（Bednar腫瘍）．
- 免疫染色では，CD34が陽性である．
- 特有のキメラ遺伝子（*COL1A1-PDGF*）をもつ．

### ▶成人型線維肉腫（adult fibrosarcoma） 図8

- 中高年の四肢，体幹，頭頸部の深部軟部組織に多い．
- 核小体の明瞭な異型を示す紡錘形細胞が膠原線維産生を伴って増殖し，明瞭な魚骨様構造（herring-bone pattern）を示す．

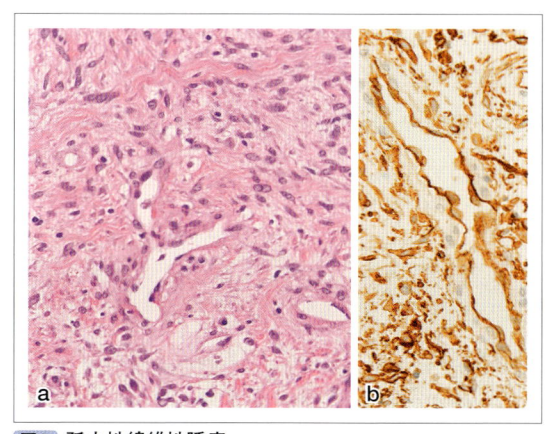

**図6 孤立性線維性腫瘍**
a：小型の線維芽細胞様腫瘍細胞の増殖と鹿の角（staghorn）様の血管拡張を示す．
b：CD34免疫染色で，陽性となる．

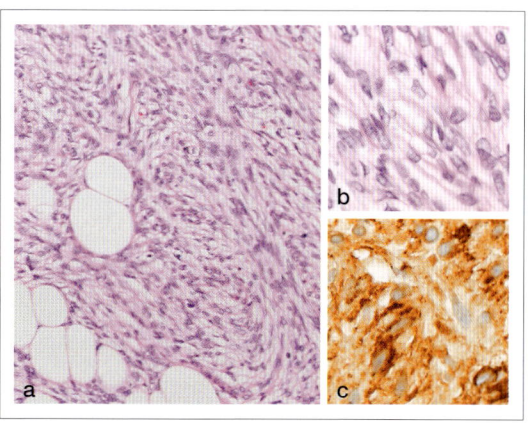

**図7 隆起性皮膚線維肉腫**
a：小型の紡錘形細胞が花むしろ状構造を伴い，脂肪織内へ浸潤する．
b：核は小型でクロマチンも核小体も目立たない．繊細な膠原線維を伴う．
c：CD34免疫染色で陽性となる．

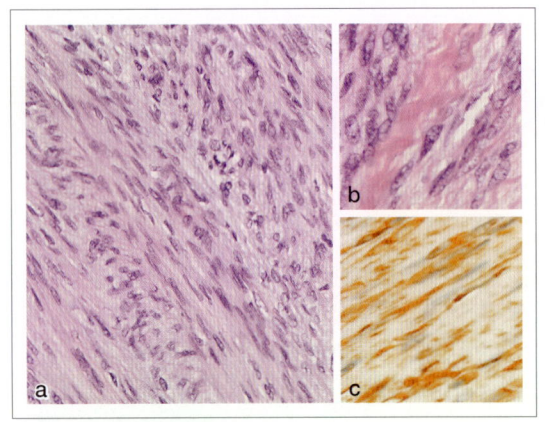

図8　成人型線維肉腫
a：異型を示す長紡錘形細胞が，魚骨様配列を示す束状構造が特徴的である．
b：核は先端は尖り，多少の多形を示す．膠原線維の増生を伴う．
c：vimentin 免疫染色で，陽性となる．

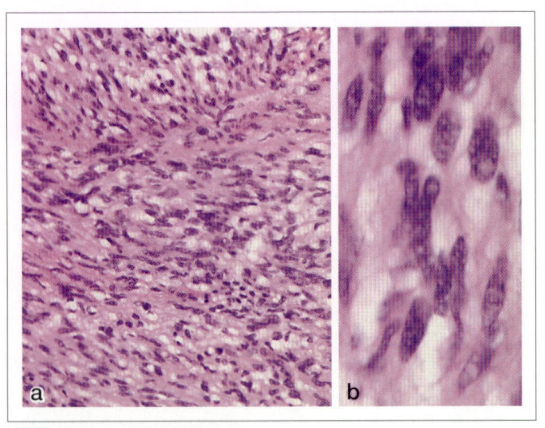

図9　悪性末梢神経鞘腫瘍
a：核異型を示す長紡錘形細胞が不明瞭ながら束状パターンを呈して増殖する．
b：腫瘍細胞は細長いうねった核を有し，細胞境界は不明瞭である．

- 免疫染色では，vimentin がびまん性に陽性である．α-SMA は部分的に陽性となる場合がある．
- 特別な分化を示唆する所見は示さない．

### ▶悪性末梢神経鞘腫瘍（malignant peripheral nerve sheath tumor：MPNST）

- 中年の四肢近位部，傍脊柱に好発する．約半数は神経線維腫症（NF1）に発症する．およそ半数に末梢神経との連続がある．
- 異型を示す紡錘形細胞が，疎密を示して増殖し，緩やかな走行を示す束状構造を呈する 図9．まれに横紋筋芽細胞を伴う場合がある（Triton 腫瘍）．
- 免疫染色で，S-100 蛋白は低悪性ではびまん性に陽性となるが，高悪性では減弱し，陰性化することがあるので，注意が必要である．

### ▶平滑筋肉腫（leiomyosarcoma）　図10

- 明瞭な平滑筋への分化を示す悪性腫瘍で，軟部では後腹膜，腹腔内に好発する．
- 好酸性，線維状の細胞質を有する紡錘形細胞が，直交する明瞭な束状構造をとって増殖する．核は細長く，先端が鈍〔葉巻状（cigar-shaped）〕である．棚状配列（palisading pattern）を示すことがある．
- 免疫染色で，α-SMA，HHF35，h-caldesmon などの平滑筋マーカーに陽性である．

### ▶癌肉腫（carcinosarcoma）　図11

- 肺，頭頸部，腎，卵巣，子宮などの種々の臓器に発生する．
- 腺癌，扁平上皮癌，未分化癌などの癌腫成分と紡錘形細胞の増殖よりなる．後者は癌腫成分の脱分化したもので，両者に移行がある．異型と多形が高度である．いわゆる癌肉腫（so-called carcinosarcoma）という．
- まれに異所性成分（軟骨肉腫，横紋筋肉腫，脂肪肉腫など）を伴うことがある．

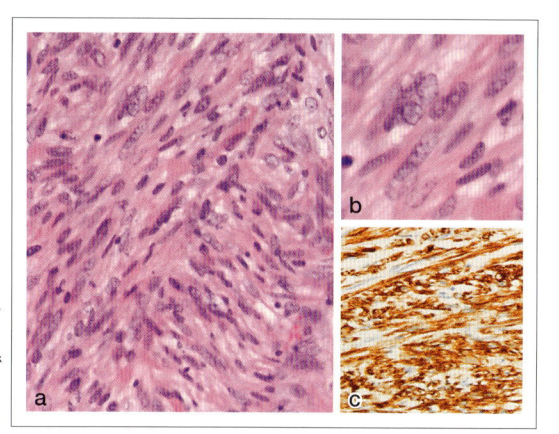

**図10** 平滑筋肉腫
a：異型を示す長紡錘形細胞が，直交する束状パターンを示して増殖する．
b：腫瘍細胞の核は先端が鈍で，細胞質は好酸性線維状である．
c：h-caldesmon 免疫染色で，陽性となる．

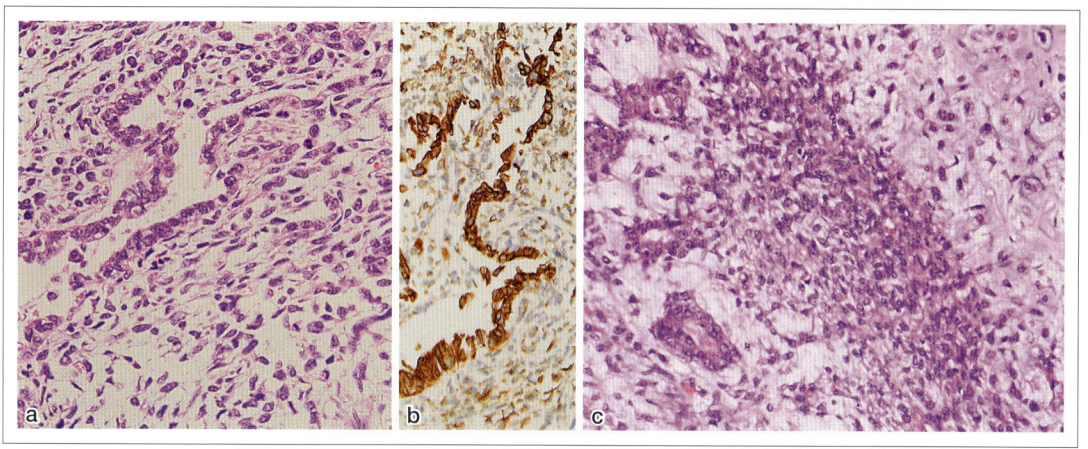

**図11** 癌肉腫
a：この腫瘍は不整な腺管構造を示す腺癌成分と錯綜する紡錘形細胞成分よりなる．
b：cytokeratin 免疫染色では腺癌成分に強陽性であり，紡錘形細胞成分には弱陽性である（いわゆる癌肉腫）．
c：不整なパターンを示す腺癌成分，粘液線維肉腫様成分と軟骨肉腫成分よりなる（真性癌肉腫）．

真性癌肉腫（true carcinosarcoma）といわれる．卵巣，子宮などに多い．
- 免疫染色は，由来臓器によりさまざまであり，一定の所見は示さない．

## 治療，予後

- 基本的には，外科的な広範切除であるが，化学療法（イホスファミド，ドキソルビシンなど）も，補助的に併用することがある．
- 滑膜肉腫は，基本的に高悪性である．最初はゆっくりと増大するが，やがて急速に増大し，肺，骨などに転移する．
- 腫瘍径 1cm 未満ではきわめて予後良好であり，早期診断が重要である．
- 診断時の臨床病期，腫瘍の大きさ，FNCCLC のグレードなどにより予後を予測する．
- 低分化型成分が 20％以上あると，早期に転移をきたすという．
- 5 年生存率は約 6 割，10 年生存率は約 5 割程度である．

（園部　宏，鬼頭勇輔，竹内　保）

## epithelioid sarcoma
# 類上皮肉腫

## 疾患の概要

- 上皮様の細胞形態を示す軟部腫瘍で，分化不明な腫瘍群に分類されている．
- 肉芽腫性炎症などの良性疾患と間違われることがあり，また癌の転移との鑑別が困難なこともある．
- 四肢の真皮ないし皮下に発生する古典的な類上皮肉腫（遠位型）と異なり，体幹（会陰，殿部など）や四肢近位部などの深部軟部組織に好発する類上皮肉腫は近位型類上皮肉腫（proximal-type epithelioid sarcoma）と称され，遠位型よりも生物学的悪性度が高いとされる．

### 染色体・遺伝子異常

- 特定の遺伝子異常は見出されていない．
- 悪性ラブドイド腫瘍と同様に，22番染色体長腕に位置する *SMARCB1/INI1* 遺伝子のフレームシフト変異やホモ接合体欠失（homozygous deletion）が確認された例が報告されており，INI1蛋白の発現低下に関与していると考えられているが，近位型類上皮肉腫の少数例のみで認められる．

## 臨床所見

### 好発年齢，性
- 20～40代の比較的若年層に好発し，男性例が多い．

### 好発部位
- 遠位型は四肢の真皮ないし皮下に好発し，特に前腕や手に発生するものが約半数を占める．
- 近位型は骨盤部，会陰部，鼠径部などに好発する．

## 病理所見

### 肉眼的所見
- 真皮から皮下に境界不鮮明な固い瘢痕様の腫瘍をつくる．しばしば多結節状を呈する．

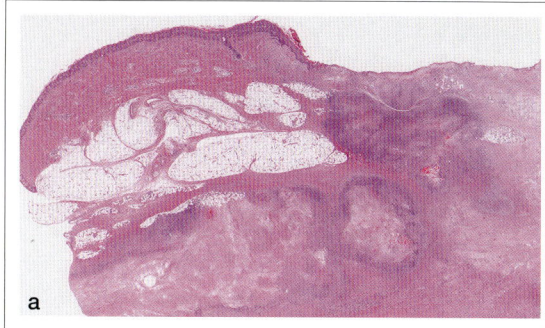

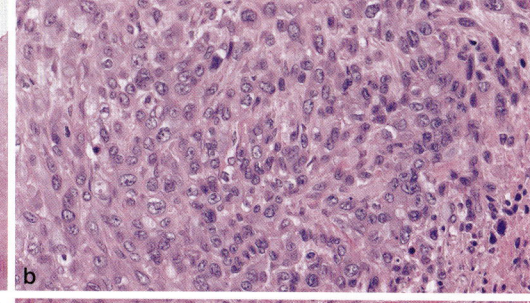

**図1　遠位型類上皮肉腫**
a：潰瘍を形成し，真皮から皮下に中心に壊死を伴った結節状の病変が認められる．
b：多角形ないし類円形の腫瘍細胞．豊富な細胞質を有し，上皮様である．
c：紡錘形の腫瘍細胞．膠原線維を介在して増殖している．

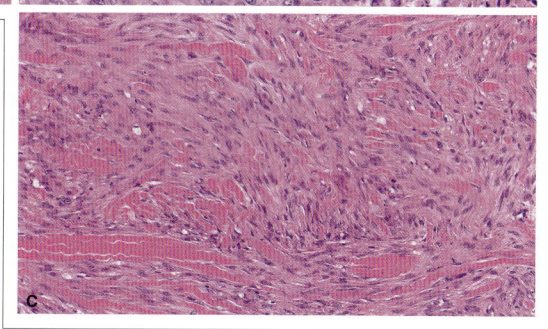

- 深部の筋膜や腱などと強固に癒着する．
- 表皮にはしばしば潰瘍を形成する．
- 発育は緩徐で，感染などによる潰瘍性病変と間違われて数年にわたって治療されている例もある．
- 近位型は比較的境界の明瞭な結節を形成する．

### 組織学的所見

- 腫瘍細胞が不規則な癒合傾向を示し，多結節状，小塊状に，しばしば中心部の壊死部を取り囲むように分布する　図1a．
- 腫瘍細胞は豊富な好酸性細胞質を有する多角形ないし類円形で，多くは結合性を有して上皮様に配列する　図1b．紡錘形の腫瘍細胞が種々の割合で混在する　図1c．
- 結節周囲には高度の線維化を伴い，しばしば膠原線維を介在して境界不明瞭に進展する　図1c．
- 近位型はラブドイド細胞を混じた大型の上皮様腫瘍細胞が多結節状あるいはシート状に増殖する　図2．

**診断のポイント**
- 結合性のある上皮様細胞が壊死を伴って多結節状に増殖し，上皮性マーカーのほか，CD34が陽性，INI1発現が消失していることが診断のクルーとなるが，INI1発現の消失は，類上皮肉腫に特異的ではないことも認識しておく．
- 転移性癌や悪性黒色腫との鑑別は治療上重要で，発生年齢の違いや免疫組織化学的所見に加え，原発巣がないか全身検索を行うことが必要である．
- 偽筋原性血管内皮腫との組織学的鑑別は容易ではなく，積極的にCD31などの血管内皮マーカーを検索することが望まれる．

**図2　近位型類上皮肉腫**
核小体が目立ち大型で偏在した核と，好酸性が強く封入体様の構造を入れた細胞質を有するラブドイド細胞が増殖している．

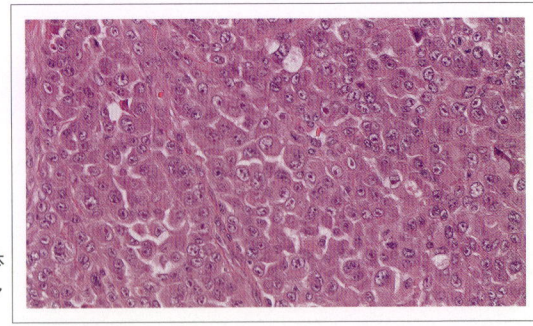

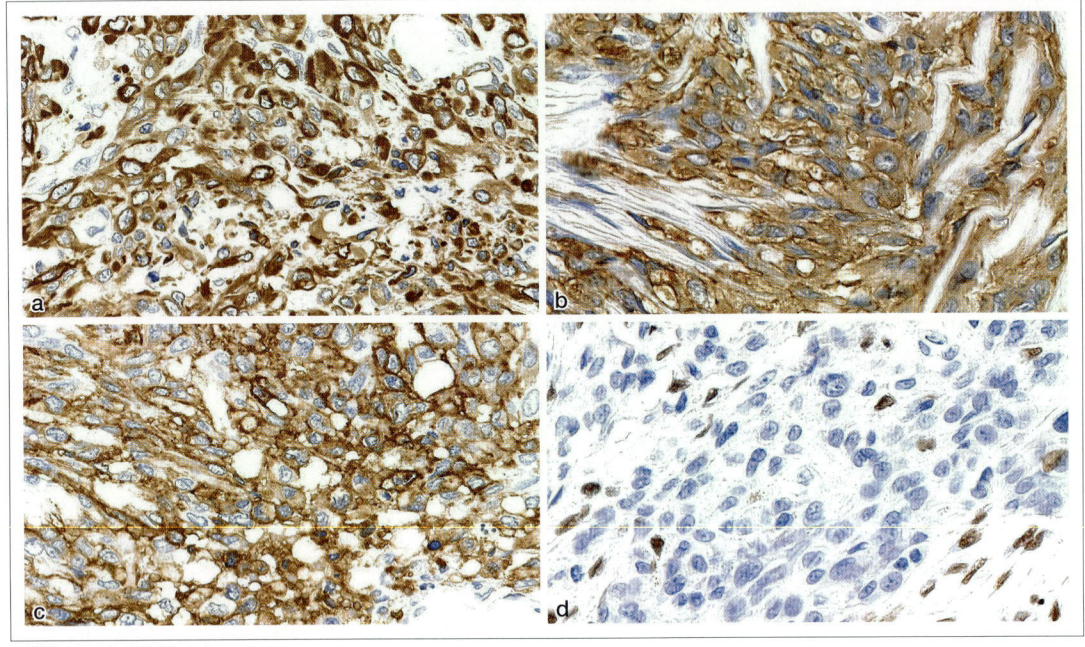

**図3　類上皮肉腫の免疫染色像**
a：腫瘍細胞は cytokeratin（CAM5.2）を発現している．
b：腫瘍細胞は EMA 陽性である．
c：腫瘍細胞は CD34 陽性である．
d：INI1 は内皮細胞などの介在する間質細胞に発現しているが，腫瘍細胞では発現が消失している．

## ■ 免疫組織化学

- 免疫組織化学的には vimentin とともに cytokeratin，EMA などの上皮性マーカーが陽性であるほか，CD34 もしばしば陽性である 図3a～c．
- まれに a-SMA，S-100 蛋白などの他の間葉系マーカーも，部分的な陽性像を示すことがある．
- 正常細胞を含めて核に発現がみられる INI1 が陰性化することが特徴的で，確定診断に役立つ 図3d．ただし，INI1 は軟部腫瘍においては腎外ラブドイド腫瘍のほか，滑膜肉腫や骨外性粘液型軟骨肉腫，筋上皮腫などでも陰性ないし発現の減弱が報告されており，解釈には注意が必要である．

# 鑑別診断

### ▶原発性/転移性癌

- 発生年齢や他臓器の原発巣の有無など臨床情報が重要である．
- 類上皮肉腫では上皮性マーカーに加え，CD34 の発現もしばしばみられることが鑑別の助けになる．
- 通常，INI1 発現の減弱や消失はみられない．

### ▶肉芽腫性炎症（granulomatous inflammation）〔感染性肉芽腫性炎症（infectious inflammation），環状肉芽腫（granuloma annulare），リポイド類壊死（necrobiosis lipoidica），リウマチ結節（rheumatoid nodule）〕

- これらの疾患では，壊死周囲を類上皮型の組織球が取り囲むように配列し，類上皮肉腫に組織像が類似する場合がある 図4 ．
- これらの組織球は，細胞異型や細胞質の好酸性に乏しく，細胞境界は不明瞭である．

### ▶悪性黒色腫（melanoma）

- 真皮〜皮下に浸潤した悪性黒色腫と遠位型類上皮肉腫，転移性の悪性黒色腫と近位型類上皮肉腫との鑑別が問題となる．
- メラニン色素がみられない場合でも，S-100 蛋白，HMB45，melan-A などが発現することから鑑別可能である．

### ▶偽筋原性血管内皮腫（pseudomyogenic hemangioendothelioma）

- 類上皮肉腫の線維腫様亜型（fibroma-like variant）として報告された腫瘍が，血管内皮の性格をもつことが近年明示され，2013 年の WHO 分類で独立した疾患概念とされた〔類上皮肉腫様血管内皮腫（epithelioid sarcoma-like hemangioendothelioma）という名称での報告もある〕．
- 好酸性の細胞質を有する cytokeratin 陽性の紡錘形ないし上皮様の腫瘍細胞がシート状，多結節状に増殖し，類上皮肉腫ときわめて類似する像を示す 図5a, b ．
- 類上皮血管内皮腫でみられるような細胞質内空胞はまれである．

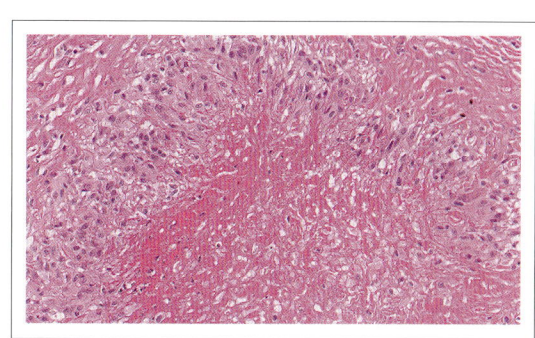

図4 リウマチ結節
壊死周囲に類上皮細胞が配列し，類上皮肉腫の組織像に類似する．

**図5** 偽筋原性血管内皮腫
a：紡錘形ないし上皮様の腫瘍細胞が密に増殖し，類上皮肉腫の組織像とも類似する．
b：腫瘍細胞は筋芽細胞様の好酸性の強い細胞質を有し，紡錘形ないし上皮様である．
c：腫瘍細胞はCD31に陽性で，血管内皮の性格を有する．

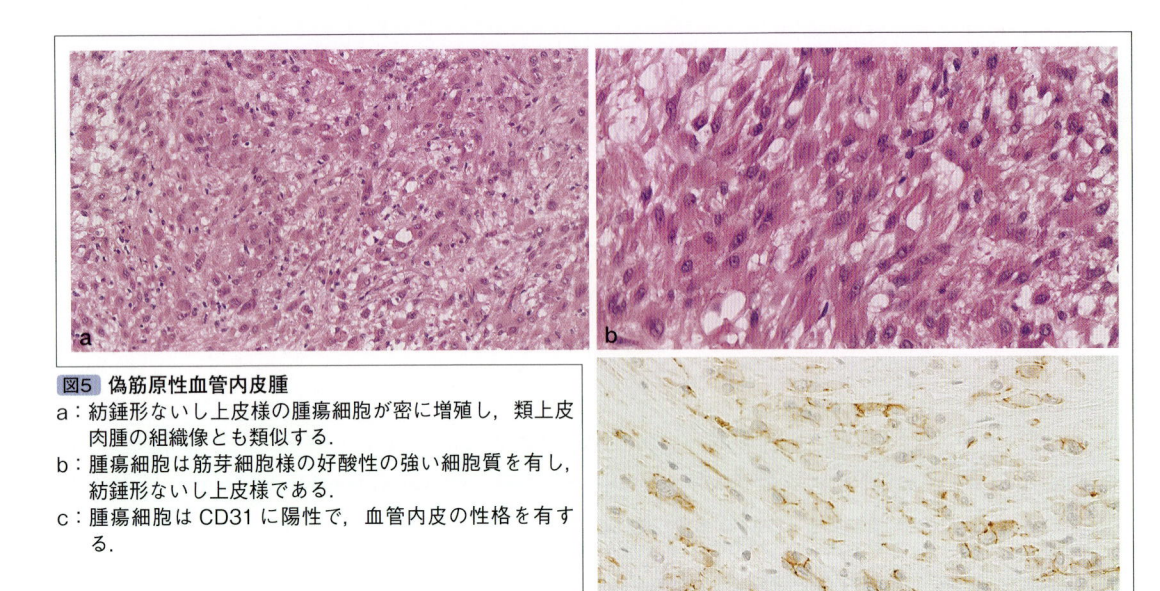

- 免疫組織化学的には，上皮性マーカーとともにCD31，factor Ⅷ，Fli-1などの血管内皮マーカーが陽性 図5c であるが，CD34は陰性である．

### ▶腎外ラブドイド腫瘍（extrarenal rhabdoid tumor：ERT）

- ラブドイド細胞からなり，組織像ならびに免疫組織化学的所見から近位型類上皮肉腫と鑑別することは困難である．
- 一般に1歳以下の乳幼児に発生する腫瘍で，成人での発生はきわめてまれである．

### ▶類上皮型血管肉腫（epithelioid angiosarcoma），類上皮悪性末梢神経鞘腫（epithelioid malignant peripheral nerve sheath tumor），滑膜肉腫（synovial sarcoma），筋上皮癌（myoepithelial carcinoma）

- 上皮性ないし上皮様分化を示す種々の肉腫との鑑別が問題となる場合があるが，それぞれに特徴的な免疫組織化学的あるいは分子遺伝学的所見があり，通常，鑑別可能である．
- 悪性末梢神経鞘腫，筋上皮癌ではINI1発現の消失，滑膜肉腫では減弱が報告されており，注意が必要である．

## 治療，予後

- 再発ならびに転移率は高く，初期治療から長期経過後に転移をきたすこともある．
- 5年生存率は70％，10年生存率は42％，局所再発・遠隔転移率はそれぞれ35

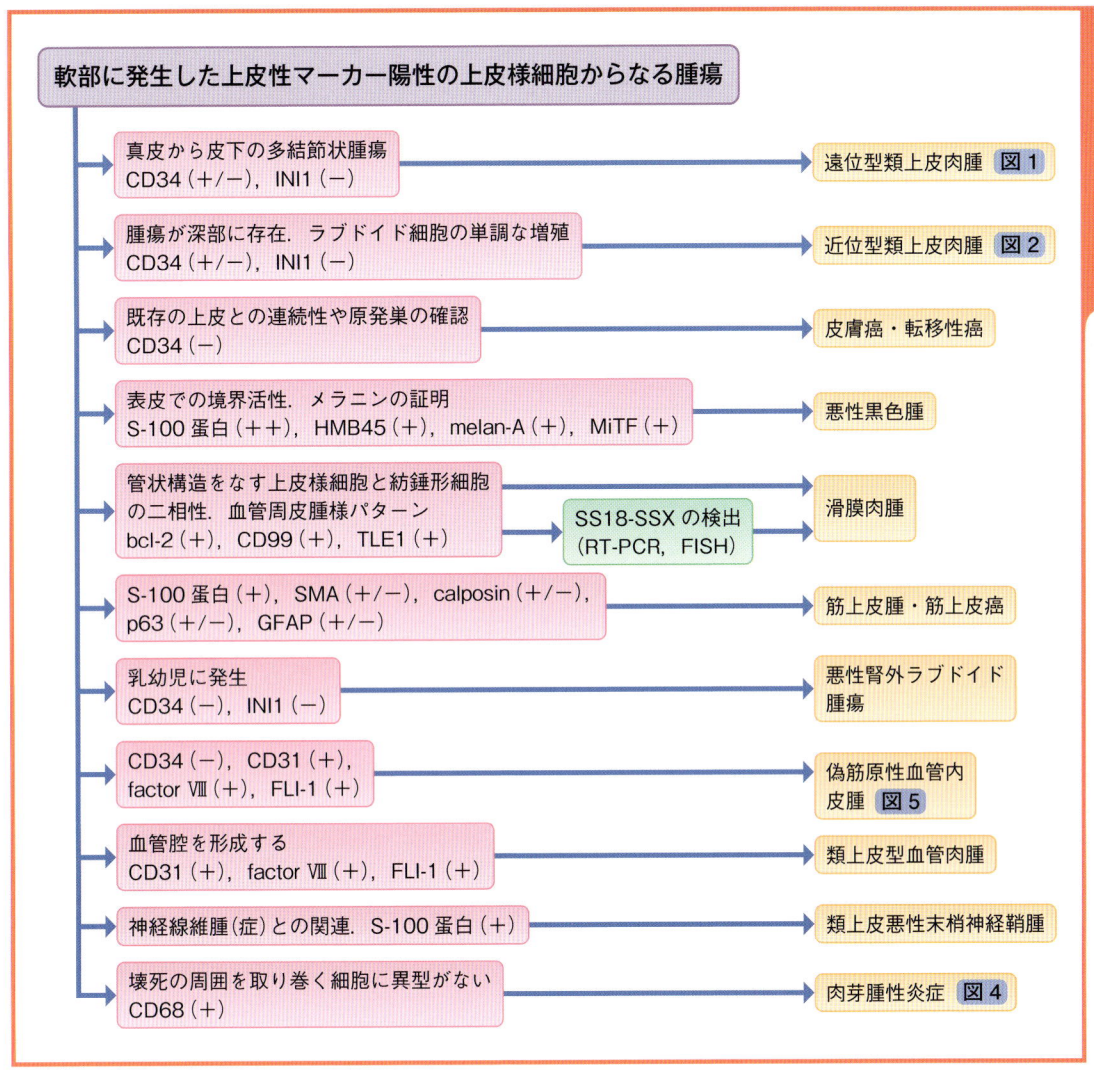

## 軟部に発生した上皮性マーカー陽性の上皮様細胞からなる腫瘍

- 真皮から皮下の多結節状腫瘍
  CD34（＋/－），INI1（－） → 遠位型類上皮肉腫　図1
- 腫瘍が深部に存在．ラブドイド細胞の単調な増殖
  CD34（＋/－），INI1（－） → 近位型類上皮肉腫　図2
- 既存の上皮との連続性や原発巣の確認
  CD34（－） → 皮膚癌・転移性癌
- 表皮での境界活性．メラニンの証明
  S-100蛋白（＋＋），HMB45（＋），melan-A（＋），MiTF（＋） → 悪性黒色腫
- 管状構造をなす上皮様細胞と紡錘形細胞の二相性．血管周皮腫様パターン
  bcl-2（＋），CD99（＋），TLE1（＋） → SS18-SSXの検出（RT-PCR, FISH）→ 滑膜肉腫
- S-100蛋白（＋），SMA（＋/－），calposin（＋/－），p63（＋/－），GFAP（＋/－） → 筋上皮腫・筋上皮癌
- 乳幼児に発生
  CD34（－），INI1（－） → 悪性腎外ラブドイド腫瘍
- CD34（－），CD31（＋），factor Ⅷ（＋），FLI-1（＋） → 偽筋原性血管内皮腫　図5
- 血管腔を形成する
  CD31（＋），factor Ⅷ（＋），FLI-1（＋） → 類上皮型血管肉腫
- 神経線維腫（症）との関連．S-100蛋白（＋） → 類上皮悪性末梢神経鞘腫
- 壊死の周囲を取り巻く細胞に異型がない
  CD68（＋） → 肉芽腫性炎症　図4

％，40％との報告がある．多結節状ないし境界不明瞭に発育するため，辺縁切除されると特に再発率が高い．

- 早期の広範切除が必要で，特に指などの場合には病変部を含めた切断が必要となる場合もある．
- リンパ節転移の頻度も高いため，所属リンパ節郭清が行われる場合もある．

（松山篤二，久岡正典）

## alveolar soft part sarcoma

# 胞巣状軟部肉腫

## 疾患の概要

- 起源や組織分化の不明な腫瘍で，正常組織および良性病変のカウンターパートも明らかでない．
- 1952年にChristophersonらが，悪性顆粒細胞腫や傍神経節腫に類似する12例の腫瘍を命名し，初めて報告した．
- 若年女性の大腿部に多いまれな腫瘍で，早期に肺や脳へ転移をきたす．
- 幼小児では，頭頸部発生の割合が高く，特に眼窩や舌に多いことが特徴である．
- 組織学的には好酸性顆粒状の大型腫瘍細胞が，薄い類洞様の血管性隔壁に囲まれ，胞巣状に増殖する．核は類円形で明るく核小体を有する．
- 本腫瘍に特徴的な物質は，細胞質内のジアスターゼ抵抗性PAS陽性の針状・棍棒状結晶で，電子顕微鏡では層状の構造物として観察される．

### 染色体・遺伝子異常

- 特異的染色体異常 der(17)t(X；17)(p11；q25) が認められる．これにより形成される *ASPL-TFE3*（*ASPSCR1-TFE3*）キメラ遺伝子の転写活性亢進が，腫瘍発生および進展に関与すると考えられている．

## 臨床所見

### ■ 好発年齢，性
- 全軟部肉腫の0.5〜1%とまれな腫瘍である．
- 女性にやや多い．
- 好発年齢は20〜29歳層にピークがあり，39歳以下で全患者の約9割を占める．
- 19歳以下だけで全患者数の4割程度を占め，2/3は女性である．

### ■ 好発部位
- 成人（19歳以上）では下肢の筋肉内や深部軟部組織，特に大腿部・殿部（31%）に多く，体幹（15%），下腿（11%）と眼窩（11%），上肢（9%）が続く．
- 未成年（19歳未満）では大腿部・殿部（22%）が最多で，次に上肢（16%）である．眼窩（16%）と舌（12%）にも多い．
- 軟部組織以外では女性器が最も多く，未成年で2%，成人で4%を占める．

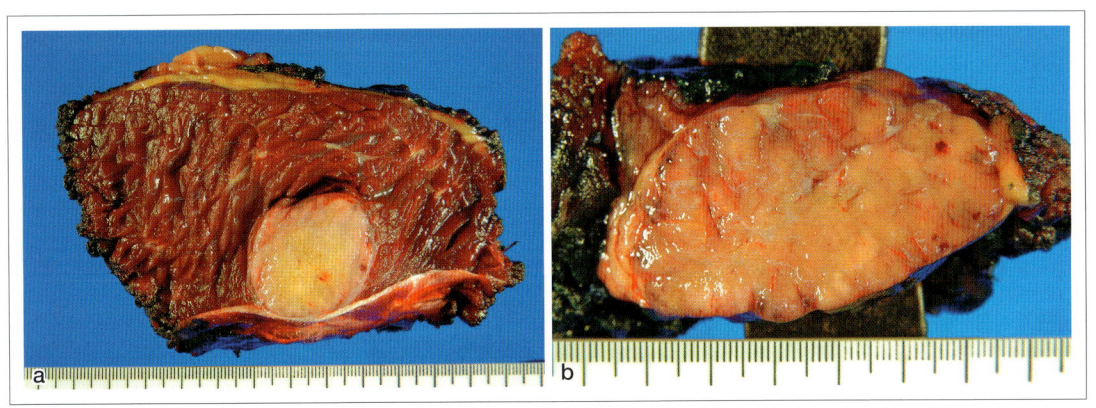

**図1** 腫瘍割面所見
a：深部筋膜に接して骨格筋内に境界やや不明瞭な灰黄色調の充実性腫瘍を認める．
b：腫瘍辺縁から拡張した血管腔が腫瘍内部に侵入し，腫瘍内部に血管溝が発達している．

### ■ 臨床症状
- ゆっくりと増大し無痛性で，機能的な障害をきたすことは少ない．
- 臨床的に腫瘍の存在に気づきにくいことから，初診時にはすでに肺や脳に転移が発見されることが多い．
- 頭痛，嘔気，視野障害などの臨床症状から，脳転移でみつかることもまれではない．
- 血管が豊富な腫瘍で，動静脈瘤様の脈波や血流雑音が聴かれることがある．

### ■ 画像所見
- 血管造影では動脈相に腫瘍内に太く蛇行する動脈が目立ち，毛細血管相から静脈相は遷延し著しい血管増生像を示す．
- 単純 CT では骨格筋に比べ等～低信号，造影 CT では強い増強を示す．
- MRI では典型的な T1 および T2 強調像の高信号を示す．

# 病理所見

### ■ 肉眼的所見
- 弾性のある境界は不明瞭な腫瘍で，割面は桃黄色から灰白色調である 図1a．
- 腫瘍辺縁部から中心へ向かうスリット状の血管が観察されることがある 図1b．

### ■ 組織学的所見
- 細胞質の豊かな好酸性細胞が，血管網で囲まれた大小の胞巣状構造を形成する 図2a, b．
- 胞巣中心部では腫瘍細胞同士の接着性が弱く，変性壊死を生じ，偽嚢胞を形成する 図2c, d．
- 腫瘍細胞は大型で類円形あるいは多稜型で，好酸性顆粒状の豊かな細胞質を有する．核は類円形で明るく，中型の核小体を有する 図2c．
- 腫瘍胞巣周囲の血管網は，しばしば拡張して類洞様構造を呈する 図2b, e．
- 腫瘍細胞の小胞巣が密在して充実性に増殖することもある．一部に充実性胞巣形

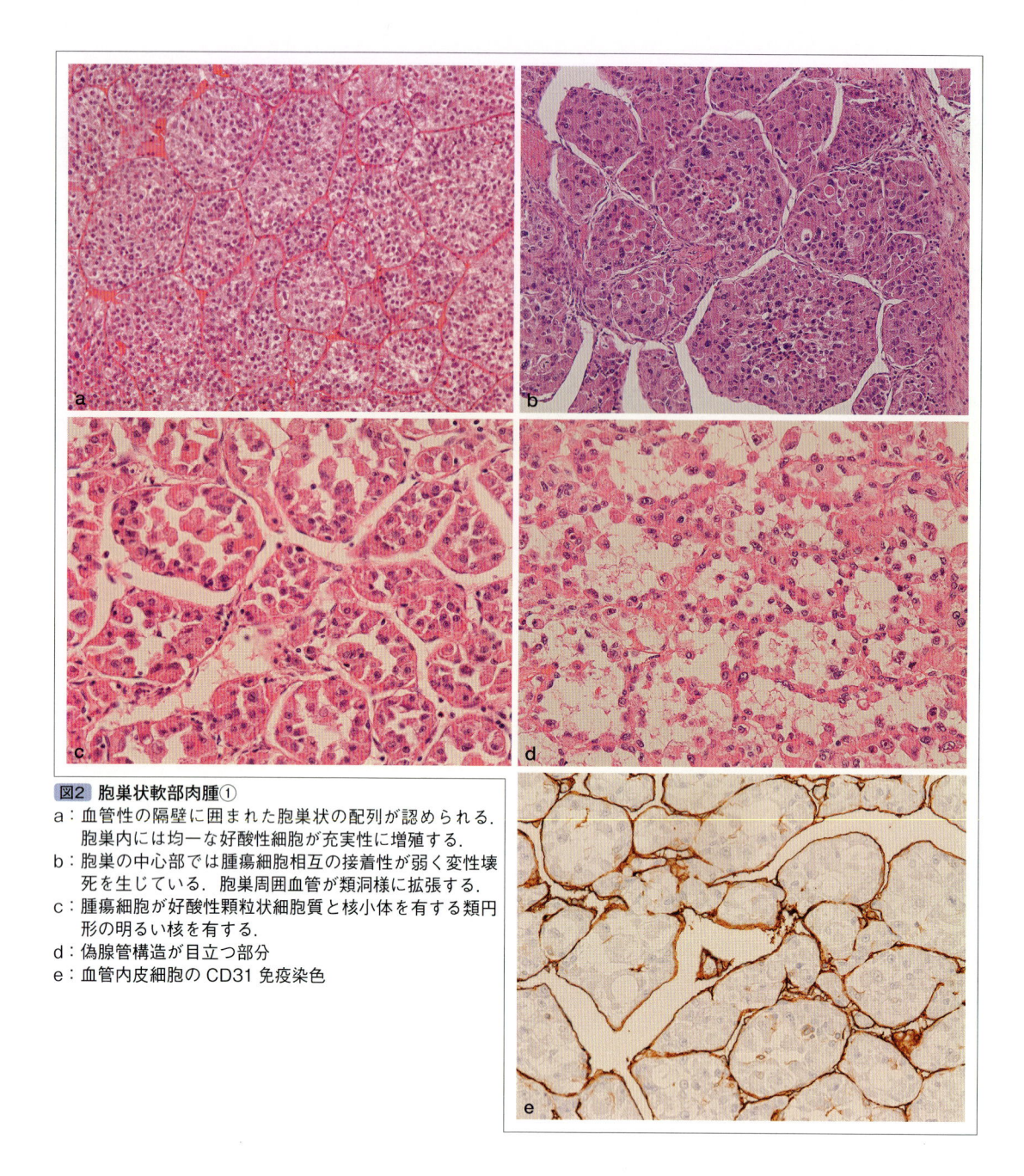

**図2 胞巣状軟部肉腫①**
a：血管性の隔壁に囲まれた胞巣状の配列が認められる．胞巣内には均一な好酸性細胞が充実性に増殖する．
b：胞巣の中心部では腫瘍細胞相互の接着性が弱く変性壊死を生じている．胞巣周囲血管が類洞様に拡張する．
c：腫瘍細胞が好酸性顆粒状細胞質と核小体を有する類円形の明るい核を有する．
d：偽腺管構造が目立つ部分
e：血管内皮細胞のCD31免疫染色

成が認められることが多い．主に乳幼児で観察される 図3a～c．
- 小胞巣が密在し血管網が発達している場合には，傍神経節腫に類似する 図3d．
- 淡明な細胞が胞巣を形成することもあり，腎細胞癌に類似する 図3e．
- 腫瘍の一部に，多形核や大型核，多核細胞の集簇した胞巣を認めることがある．転移巣でも異型性が強いことが多い．核分裂像はまれである 図4a．
- 腫瘍辺縁部では拡張した血管が目立つ．腫瘍胞巣浸潤をしばしば認める 図4b．
- 細胞質内には濃染する好酸性物質や，針状・棍棒状結晶が観察される 図5a．
- 細胞質内にはPAS陽性のグリコーゲン顆粒が多く，針状・棍棒状結晶はPASジアスターゼ消化抵抗性であり，この腫瘍に特徴的な所見である 図5b．

**図3** 胞巣状軟部肉腫②
a：緻密な膠原線維に囲まれて充実性に増殖する．頻度は低いが乳幼児で観察される．
b：比較的均一な好酸性顆粒状細胞がシート状に増殖する．生検検体では顆粒細胞腫と鑑別が必要である．
c：標本の一部に胞巣状構造が認められることが多い．
d：小胞巣状に増殖し，血管網が発達している．傍神経節腫に類似する．
e：淡明な腫瘍細胞が大小の胞巣を形成し増殖している．腎細胞癌に類似する．

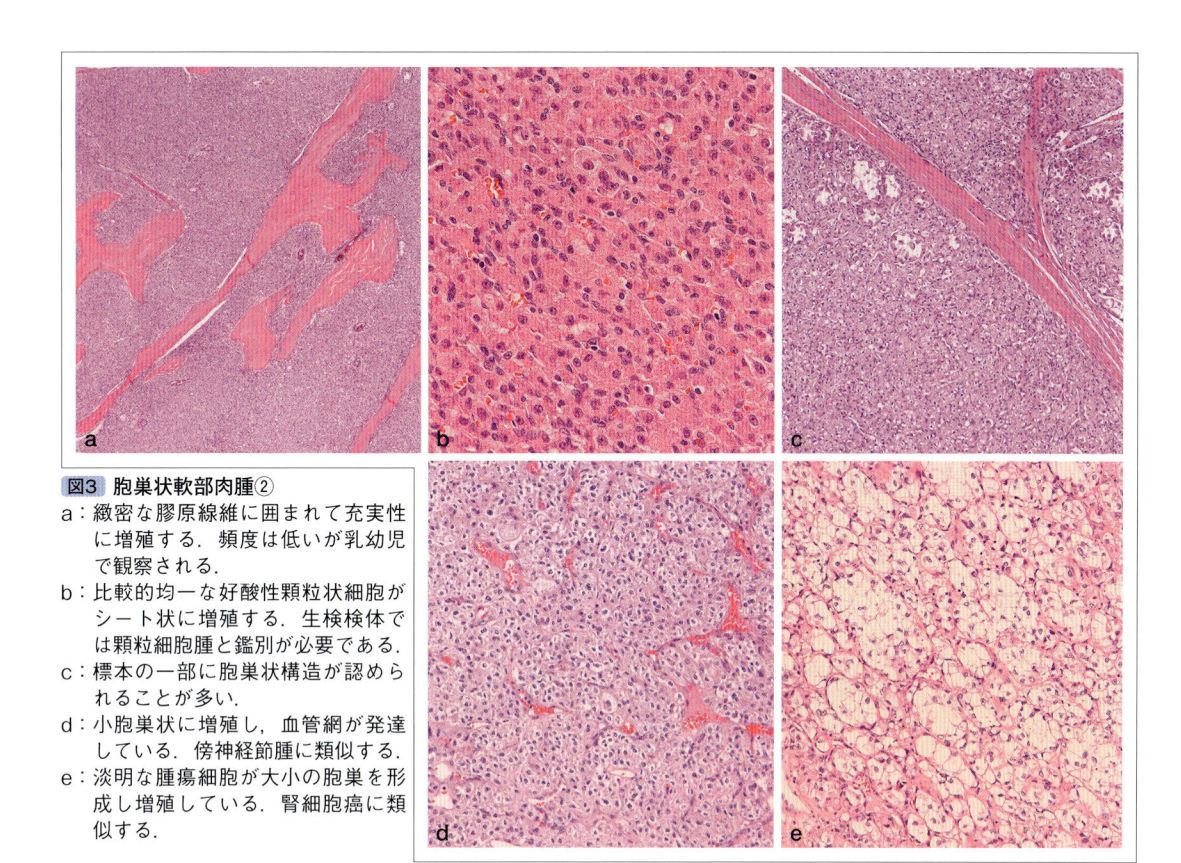

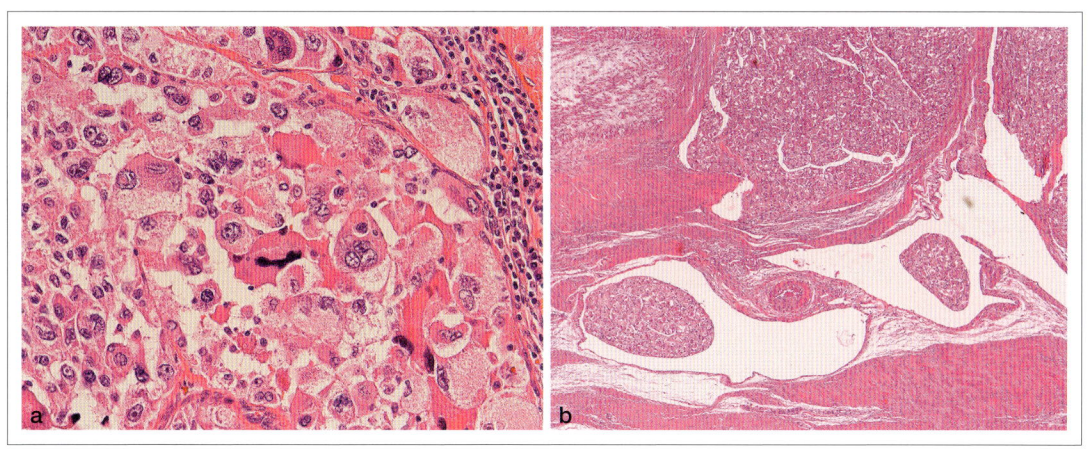

**図4** 胞巣状軟部肉腫③
a：異型細胞の胞巣が認められることがある．
b：腫瘍辺縁の拡張した血管内には，腫瘍細胞の浸潤をしばしば認める．

## 免疫組織化学

- TFE3が核に強陽性像を示し，確定診断の補助として有用である．ただし，*TFE3*融合遺伝子を有する一部の腎癌にも陽性を示すので，注意が必要である．
- 分化マーカーで免疫染色による診断に有用なものはない．
- desminが約半数の症例に陽性を示す．他の筋系マーカーでは，MyoD1が核ではなく細胞質に陽性を示すことがある．myogeninは陰性である．
- S-100蛋白とNSEに弱陽性となることがある．上皮マーカー，内分泌マーカー，

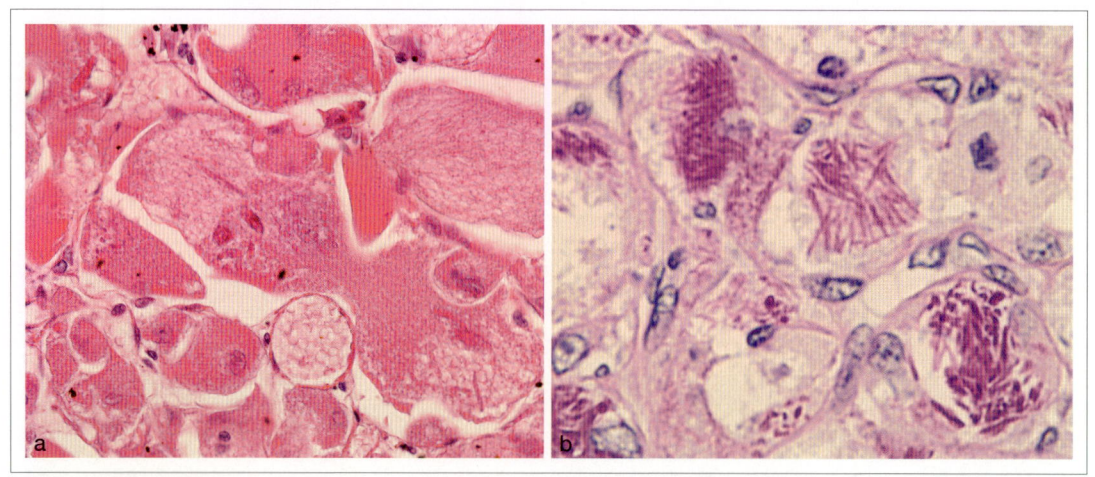

**図5** 胞巣状軟部肉腫④
a：胞体内に針状・棍棒状好酸性構造がみられ，周囲には好酸性に凝集した細胞質が認められる．
b：dPAS染色陽性を示す針状・棍棒状結晶の存在により胞巣状軟部肉腫の診断が確定できる．

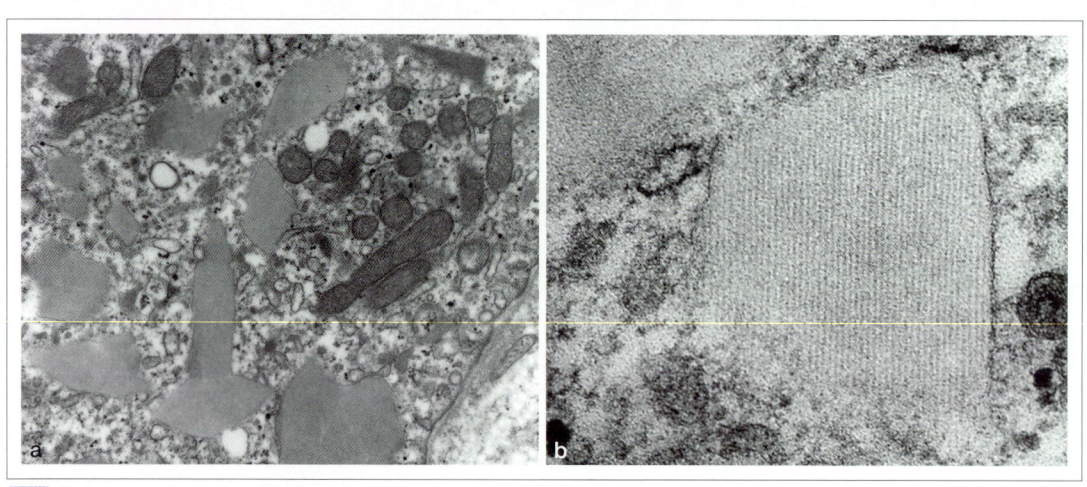

**図6** 胞巣状軟部肉腫の電子顕微鏡所見
a：結晶構造物（左下）とミトコンドリア（右上）が認められる．
b：dPAS染色陽性の結晶は，層状の構造物である．

メラノサイトマーカーなどは陰性である．

■ 電子顕微鏡所見

- ミトコンドリアが多く，グリコーゲンや粗面小胞体と発達したゴルジ体が目立つ 図6a．
- 最も重要な所見は，10nm周期の層状の桿状あるいは菱形の結晶構造物である 図6b．

**診断のポイント**

- 臨床像が大切である．胞巣状軟部肉腫は，若年者の四肢や頭頸部に好発する，胞巣状構造の腫瘍である．
- HE染色で好酸性の濃染する細胞質の細胞を中心に，dPAS染色陽性の針状・棍棒状結晶をていねいに探すこと．顆粒状の結晶しかみつからないこともある．
- 中高齢層例の原発巣や肺転移などでは，まず癌との鑑別が重要である．
- 免疫組織化学染色結果の解釈には注意を要する．

## 鑑別診断

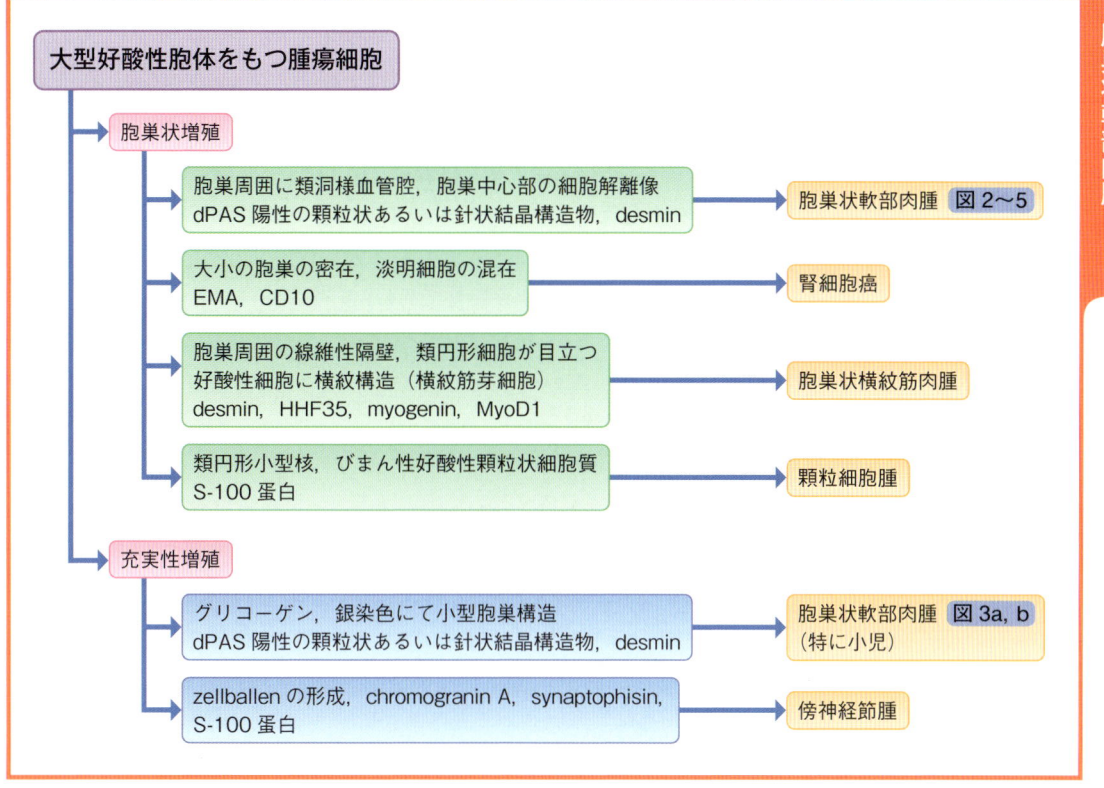

```
大型好酸性胞体をもつ腫瘍細胞
├─ 胞巣状増殖
│   ├─ 胞巣周囲に類洞様血管腔，胞巣中心部の細胞解離像
│   │   dPAS陽性の顆粒状あるいは針状結晶構造物，desmin
│   │   → 胞巣状軟部肉腫　図2〜5
│   ├─ 大小の胞巣の密在，淡明細胞の混在
│   │   EMA，CD10
│   │   → 腎細胞癌
│   ├─ 胞巣周囲の線維性隔壁，類円形細胞が目立つ
│   │   好酸性細胞に横紋構造（横紋筋芽細胞）
│   │   desmin，HHF35，myogenin，MyoD1
│   │   → 胞巣状横紋筋肉腫
│   └─ 類円形小型核，びまん性好酸性顆粒状細胞質
│       S-100蛋白
│       → 顆粒細胞腫
└─ 充実性増殖
    ├─ グリコーゲン，銀染色にて小型胞巣構造
    │   dPAS陽性の顆粒状あるいは針状結晶構造物，desmin
    │   → 胞巣状軟部肉腫　図3a, b（特に小児）
    └─ zellballenの形成，chromogranin A，synaptophisin，
        S-100蛋白
        → 傍神経節腫
```

### 良性腫瘍

▶顆粒細胞腫（granular cell tumor）

- 顆粒細胞腫では細胞質がより顆粒状で，グリコーゲンを認めない．
- S-100蛋白が強陽性である．
- TFE3が陽性となることがあるので注意が必要である．

▶傍神経節腫（paraganglioma）

- 40〜60歳の頭頸部，縦隔，後腹膜に好発する．良悪性の判定が困難なことも多い．
- 小胞巣状や索状構造の細胞球（zellballen）を形成する．
- 細胞質にグリコーゲンはなく，chromogranin Aやsynaptophisinなど神経内分泌マーカーやS-100蛋白が陽性となる．

### 悪性腫瘍

#### ▶腎細胞癌(renal cell carcinoma)

- 中年以降，特に50歳以降に好発する．肺転移が多く，鑑別に注意が必要である．
- 組織学的には豊かな好酸性微細顆粒状細胞質や淡明な細胞質が，血管性隔壁に囲まれ胞巣状に増殖し，胞巣状軟部肉腫に類似する．細胞質にグリコーゲンを有しPAS陽性であるが，dPAS陽性結晶は認めない．CD10が陽性である．
- TEF3転座を有する腎細胞癌は小児や若年者に多い傾向があり，TEF3が強陽性を示す．
- 一般に胞巣状軟部肉腫はCD10が陰性である．

#### ▶胞巣状横紋筋肉腫(alveolar rhabdomyosarcoma)

- 10〜25歳に発生し，小児に多い．
- 四肢に好発し，次いで頭頸部，体幹に多い．
- 基本的には胞巣状構造を形成する円形細胞腫瘍で，横紋筋芽細胞が混在する．
- desmin, MyoD1, myogenin, myoglobinなど横紋筋分化マーカーが陽性となる．

## 治療，予後

- 早期に発見し腫瘍の完全切除が治療の基本である．効果的な化学療法はない．術後放射線照射は，不完全切除例の局所再発抑制に効果があるようである．
- 脳転移巣に対しては，γナイフ照射療法が予後を改善する．
- 経過中に肺，次いで脳や骨に転移をきたしやすく，最終的な予後は悪い．
- 晩期に肺や脳に転移をきたす症例もあり，長期の経過観察を必要とする．
- 全体の生存率は5年で57〜69％，10年で38〜48％，20年で15％である．
- 小児患者での5年生存率は80〜88％と高い．
- 初診時遠隔転移のない患者(M0)の5年生存率は60〜100％で，遠隔転移のある患者(M1)では20〜37％である．
- American Joint Committee on Cancer(AJCC)Stage(Ⅱ+Ⅲ vs. Ⅳ)と腫瘍径(5cm> vs. 5cm<)が予後と相関する．

貴重な症例をお貸し頂いた，徳島県立中央病院病理診断科 廣瀬隆則先生，国立がん研究センター中央病院病理科 吉田朗彦先生に深謝いたします．

(関　邦彦)

clear cell sarcoma

# 明細胞肉腫

## 疾患の概要

- 四肢の腱や腱膜周囲の深在性軟部組織に好発する．
- 分葉状の増殖パターンを示し，メラノサイトへの分化を示す免疫組織化学的，電子顕微鏡的特徴を有する．
- 多くの症例で *EWSR1-AFT1* 融合遺伝子の形成が認められ，悪性黒色腫との鑑別に有用である．

### 染色体・遺伝子異常

- t(12;22)(q13;q12) の相互転座による *EWSR1-ATF1* 融合遺伝子が90％以上の症例で認められる．
- 亜型としては，約6％の症例で，t(2;22)(q32.3;q12) の相互転座を認め，結果 *EWSR-CREB1* 融合遺伝子が形成される．
- 転座パターンの違いと予後の関係は，現状で確認されていない．
- 消化管の明細胞肉腫においても，軟部組織の腫瘍と同様の相互転座が確認される．
- 明細胞肉腫では，EWSRA-ATF1 融合蛋白はメラノサイトに特異的な MITF のプロモーターを標的として，細胞増殖や異所性メラノサイトへの分化を引き起こすと考えられている．

## 臨床所見

### 好発年齢，性
- 20～30代をピークとし，主として若年者に多い腫瘍である．
- 男女差はみられない．

### 好発部位
- 大部分は四肢に発生し，その40％程度が足関節周囲である．
- 通常は深在性軟部腫瘍で，しばしば腱や腱膜周囲に認められる．
- 腫瘍は皮下組織へ波及することもあるが，通常皮膚へは波及しない．
- 頭頸部，体幹部，後腹膜，内臓，骨での発生がまれに報告されている．
- 消化管では小腸に多く発生し，胃や大腸発生例は少ない．

■ 臨床症状
- 緩徐に発育する腫瘍で，発症から受診までの期間は数週間〜数年に及ぶ．
- 約半数に疼痛や腫脹などの症状を呈する．
- リンパ節転移をきたす症例が多い．

■ 画像所見
- 特異な画像所見は認められない．
- 多くの腫瘍は，MRI の T1 強調像で等信号，T2 強調像で等信号と高信号が混在し，ガドリニウム造影像にて不均一な造影効果を認める．

## 病理所見

■ 肉眼的所見
- 多くは 5 cm 未満の比較的小さな腫瘍であるが，時に 10 cm を超えるものもある．
- 腫瘍割面では，周囲との境界明瞭で分葉状の灰白色を呈し，周囲に対して圧排性の発育を示す．
- 色素沈着，壊死，囊胞状変化はほとんどみられない．

■ 組織学的所見
- 弱拡大では特徴的な分葉状の発育パターンを示し，膠原線維の介在によって腫瘍胞巣が隔てられる 図1 ．
- 2013 年の WHO 分類では，腫瘍細胞は類上皮型が多いと記載されているが，明細胞肉腫ではむしろ，比較的均一な紡錘形細胞が単調に束状増殖することも，悪性黒色腫との鑑別点である．
- 頻度は低いが，alveolar pattern や rhabdoid な細胞形態を示すこともある．
- 明細胞肉腫という名称であるが，細胞質は多くの場合，淡好酸性〜両染性で，淡明な細胞質を有する細胞は一部に留まる．

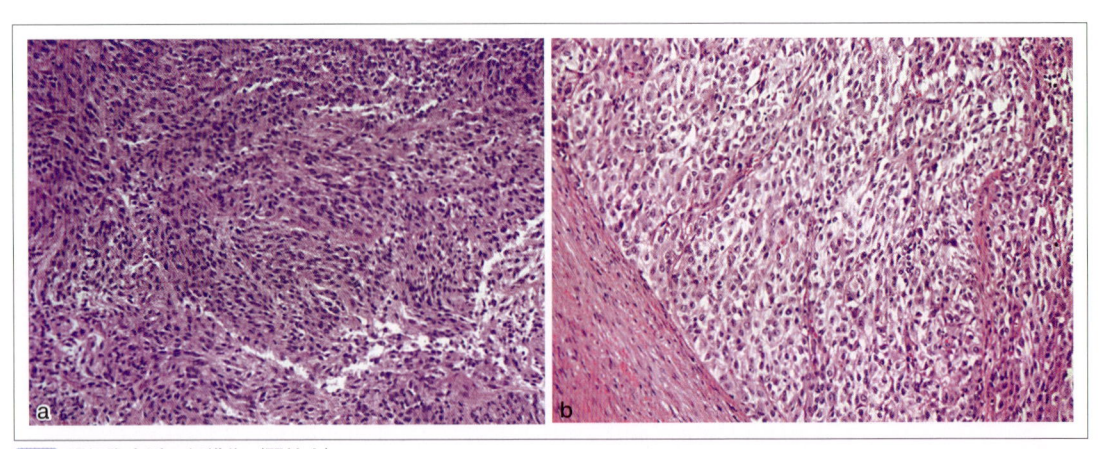

図1 明細胞肉腫の組織像（弱拡大）
a：腫瘍細胞は短紡錘形で，束状〜巣状に単調に増殖している．本症例では好酸性細胞質が主体で，淡明な細胞は目立たない．
b：周囲との境界明瞭に増殖する腫瘍．紡錘形からやや類上皮様形態をとり，線維性組織により隔てられた分葉状構造を呈している．

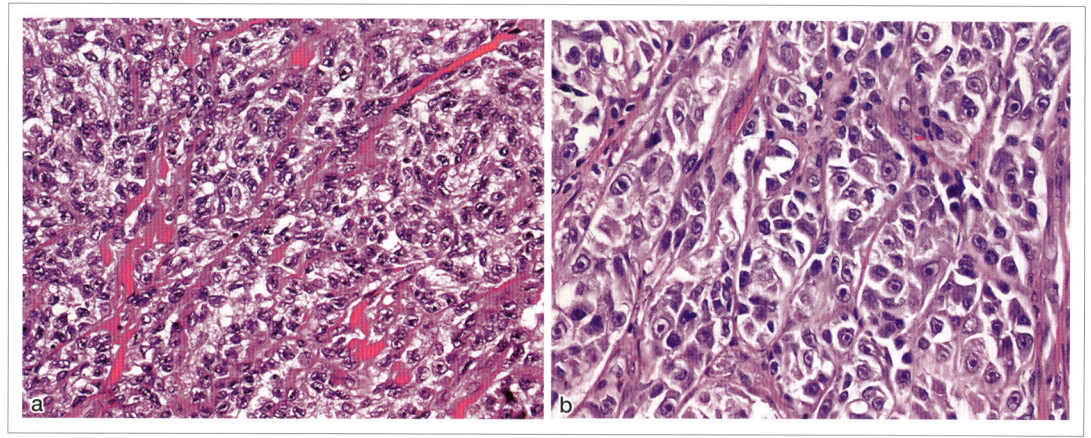

**図2** 明細胞肉腫の組織像（強拡大）
a：線維性の隔壁により分葉状に分画された腫瘍．核異型は認められるが，多形性は低い．
b：腫瘍細胞は比較的単調な増殖を示すが，いずれの細胞も大型の核小体が目立つ．

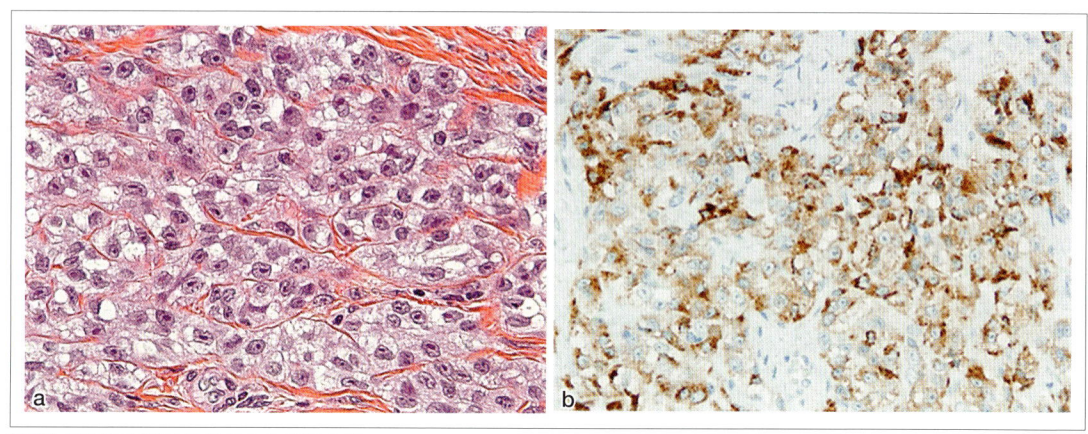

**図3** 明細胞肉腫の組織像と免疫染色像
a：大型核小体が目立ち，淡明から弱好酸性の細胞質をもつ上皮様から短紡錘形細胞が小型巣状に発育する．
b：HMB45の免疫染色．腫瘍細胞の細胞質にHMB45が顆粒状に陽性となっている．

- 腫瘍細胞の核は水疱状で大型の核小体を有するが，悪性黒色腫に比べて多形性は乏しく，核分裂像は少ない 図2．
- 花冠状の多核巨細胞がしばしば存在することが診断に有用との報告がある．
- HE染色ではみつけ難いメラニン顆粒は，Fontana染色では約2/3の症例で明らかとなる．

## 消化管原発・明細胞肉腫の組織学的所見

- 古典的な軟部の明細胞肉腫と比べ，消化管の明細胞肉腫の病理学的所見は特徴的であり，腫瘍細胞は類上皮様で充実性，巣状，偽乳頭状パターンをとって配列し，単調に増殖する傾向にある．
- 腫瘍細胞は，淡明から淡好酸性細胞質を有し，核小体は目立たない．
- 破骨型巨細胞が混在する症例もみられる．
- 同様の遺伝学的特徴を有しているにもかかわらず，消化管原発の明細胞肉腫は軟部原発の腫瘍と組織学的所見がやや異なるため，両者の異同について議論が続いている．

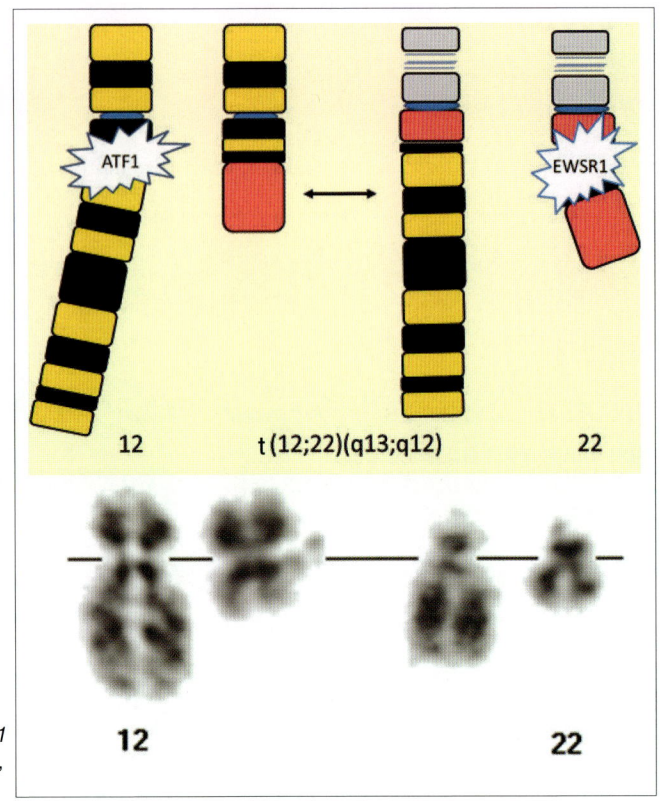

**図4** 明細胞肉腫における染色体相互転座
t(12;22)(q13;q12) による *EWSR1* と *ATF1* の融合遺伝子が90％以上の症例で認められ，明細胞肉腫に特異的な変化と考えられている．

### ■ 免疫組織化学

- S-100蛋白，HMB45，MITFなどのメラノサイト系マーカーは一貫して強く，びまん性に陽性である 図3 ．
- メラノサイト系マーカーでも Melan A の陽性率は70％程度とやや低い．
- 消化管原発腫瘍では，S-100蛋白は強くびまん性に陽性であるが，他のメラノサイト系マーカーの陽性率はさまざまである．
- synaptophysin は40％程度に，CD57は75％程度の症例で陽性である．
- EMA が陽性の症例も30〜40％に認められ，bcl-2 は約90％が陽性であるため，鑑別診断に際して注意が必要である．

---

**診断のポイント**

- 組織学的所見（HE染色での形態学的所見および免疫組織化学染色）のみでは，メラニン顆粒に乏しい悪性黒色腫との鑑別が困難である．
- 軟部明細胞肉腫の診断には皮膚悪性黒色腫の転移を臨床的に除外することが必要である．
- 皮膚との連続性や上皮内病変を確認できない悪性黒色腫は，明細胞肉腫を鑑別に挙げるとともに，他部位に発生した悪性黒色腫が転移した可能性も否定できない．
- 形態学的，免疫組織化学染色，臨床・画像所見を総合しても悪性黒色腫との鑑別に苦慮する場合には，染色体相互転座の検討を行う．
- t(12;22)(q13;q12) の相互転座による *EWSR1* と *ATF1* の融合遺伝子が90％以上の症例で認められることから，臨床・画像的に原発不明の悪性黒色腫の転移と鑑別するには有用とされる 図4 ．

- 免疫組織化学染色の結果は，形態学的所見と併せて評価することが重要である．

■ **電子顕微鏡的所見**
- 種々の発達段階のメラノソームの存在が確認されている．

## 鑑別診断

- 淡明〜弱好酸性細胞質を有する腫瘍の鑑別フローチャートを示す．各々について細かいところでは確定困難な場合もあり，あくまでも原則ととらえてほしい．
- 鑑別診断を考える際には，標本上固定がよく，形態が保たれた領域を選んで観察することが重要である．変性した明細胞肉腫の細胞は萎縮し小型になるため，円形細胞型の肉腫（特に胞巣型横紋筋肉腫）と誤診する可能性がある．

▶ **線維肉腫**（fibrosarcoma），**滑膜肉腫**（synovial sarcoma），
  **悪性末梢神経鞘腫**（malignant peripheral nerve sheath tumor）

- 束状に増殖するこれらの腫瘍との鑑別が必要となる．
- 前述した免疫組織化学染色が有用と考えられる．

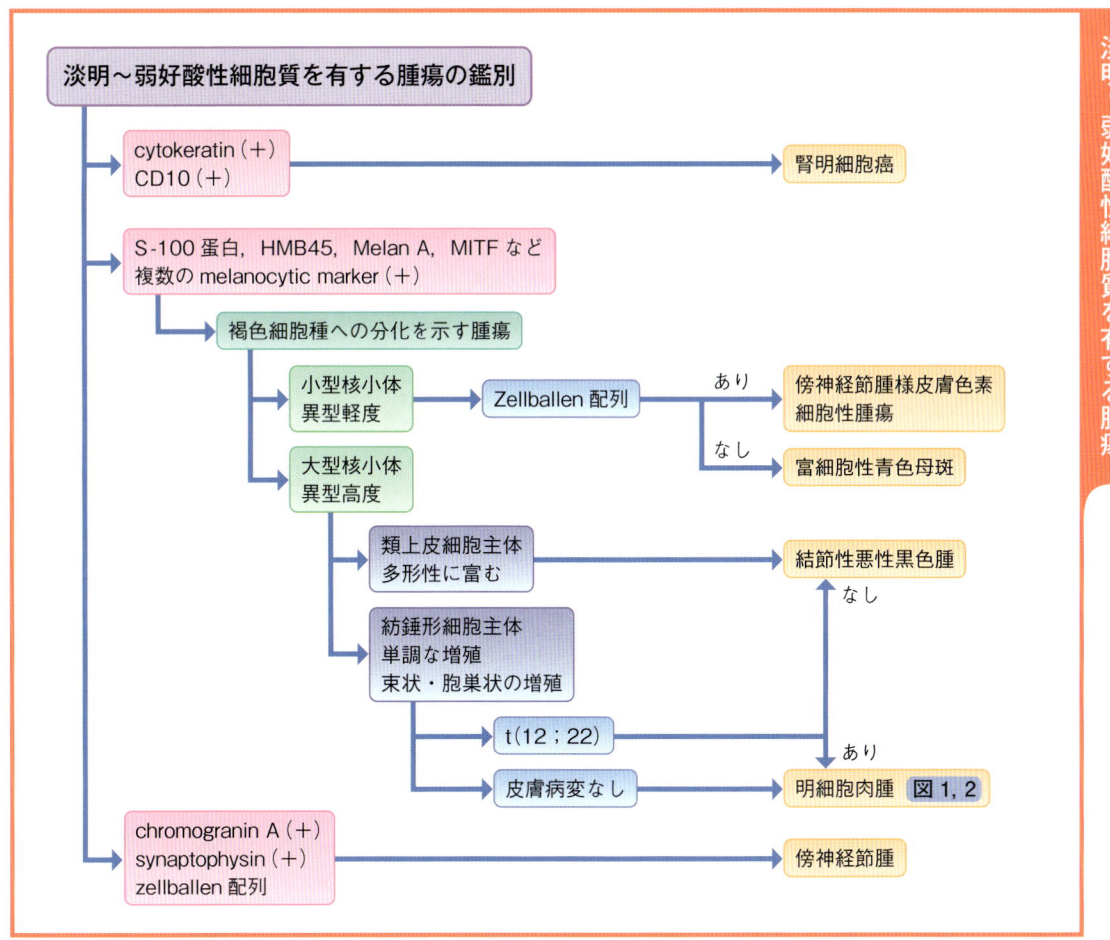

### 淡明〜弱好酸性細胞質を有する腫瘍の鑑別

- cytokeratin（＋），CD10（＋） → 腎明細胞癌
- S-100蛋白，HMB45，Melan A，MITFなど複数のmelanocytic marker（＋）
  - 褐色細胞種への分化を示す腫瘍
    - 小型核小体 異型軽度 → Zellballen配列
      - あり → 傍神経節腫様皮膚色素細胞性腫瘍
      - なし → 富細胞性青色母斑
    - 大型核小体 異型高度
      - 類上皮細胞主体 多形性に富む → 結節性悪性黒色腫
      - 紡錘形細胞主体 単調な増殖 束状・胞巣状の増殖
        - t(12；22)
          - なし → 結節性悪性黒色腫
          - あり → 皮膚病変なし → 明細胞肉腫 図1, 2
- chromogranin A（＋），synaptophysin（＋），zellballen配列 → 傍神経節腫

### ▶結節性に増殖する悪性黒色腫（melanoma）

- 類上皮様の形態をとることが多く，上皮内病変の存在は診断の参考になる．
- 上皮内病変が確認できない場合は特に，原発不明の悪性黒色腫の転移を鑑別しなければならない．
- 明細胞肉腫に認められる t(12；22) の相互転座が悪性黒色腫には認められないことは鑑別上，非常に有用となる．ただし，検体の固定条件によっては FISH による t(12；22) の相互転座，PT-PCR での融合遺伝子の検出が困難な場合もあるので，腫瘍の一部をあらかじめ新鮮凍結検体として保管しておく．

### ▶富細胞性青色母斑（cellular blue nevus）

- 皮膚から発生する腫瘍で，細胞は異型に乏しく，核小体は微小であることが多い．
- 再発症例については，初発腫瘍より異型度が増し，明細胞肉腫との鑑別が容易ではない症例もある．この場合，初発腫瘍の組織標本をレヴューすることや，t(12；22) の相互転座を検索することが必要となる．

### ▶傍神経節腫様皮膚色素細胞性腫瘍
（paraganglioma-like dermal melanocytic tumor）

- 近年報告されている疾患であるが，腫瘍細胞は核異型度が低く，淡明〜好酸性の細胞質を有し，zellballen 様の胞巣を形成しながら増殖する．
- 皮膚から発生し，深部に及ぶことはまれで，従来の報告では良性の経過をたどるとされている．

### ▶腎明細胞癌（renal clear cell carcinoma）の転移

- 常に忘れてはならない疾患で，AE1/AE3 などの ctyokeratin，CD10 などの免疫組織化学染色が有用である．
- 既往歴の確認や，画像所見による腎腫瘍の有無を検討する必要がある．

## 治療，予後

- 明細胞肉腫は非常にまれな腫瘍であり，大規模な予後調査は行われていないのが現状である．しかし，30〜50 例程度のまとまった報告は散見される．
- 2013 年の WHO 分類においては，臨床経過が遷延する場合が多いにもかかわらず，明細胞肉腫は予後不良であり，5 年，10 年，20 年生存率は各々67，33，10 %としている．
- 約半数にリンパ節転移を認める．
- 遠隔転移の好発部位は肺と骨である．
- 多くの症例は診断から 10 年以上経って，局所再発や転移をきたす．
- 予後不良の因子として，腫瘍径（＞5cm），壊死，局所再発が挙げられる．
- 消化管原発の明細胞肉腫は非常に悪性度の高い腫瘍で，局所リンパ節，腹膜，肝への転移を早期に起こすことが知られている．

（三橋智子）

**extraskeletal myxoid chondrosarcoma：EMC**

# 骨外性粘液型軟骨肉腫

## 疾患の概要

- EMC は chondrosarcoma of extraskeletal soft tissue あるいは chordoid sarcoma と称されていたこともある腫瘍である．「軟骨肉腫」という名称であるにもかかわらず，免疫組織化学的にも電子顕微鏡的にも軟骨分化は証明されていない．
- 一方で，神経内分泌あるいは神経系分化を示唆する免疫組織化学的所見も報告されており，分化不明な腫瘍群に分類されている．
- 一般に緩徐な発育ながら，局所再発や遠隔転移をきたす悪性腫瘍である．

### 染色体・遺伝子異常

- EMC の約 70％で，染色体相互転座 t(9；22)(q22；q12) に由来する EWSR1-NR4A3 融合遺伝子が検出される（NR4A3 は NOR1，CHN，TEC と表記されることもある）．
- まれな例では t(9；17)(q22；q11) に由来する RBP56-NR4A3（RBP56 は TAF15，TAF2N とも表記される）や，t(9；15)(q22；q21) に由来する TCF12-NR4A3，t(3；9)(q12；q22) に由来する TFG-NR4A3 を有することが報告されている．

## 臨床所見

### 好発年齢，性
- 中～高年齢層に好発し，50～60 代が最も多いが，小児例も少数ながら報告されている．
- 男性にやや多い．

### 好発部位
- 四肢の近位側や体幹部の筋肉内に好発する．
- まれに皮下や，後腹膜，胸膜，四肢末梢，頭頸部などに発生する例もある．

## 病理所見

### ■ 肉眼的所見
- 多くは径 5〜15 cm で，多結節状ないし分葉状の腫瘍である．
- 大部分の領域は粘液腫状で，種々の程度に出血を伴っており，血腫様に見えることもある 図1 ．

### ■ 組織学的所見
- 線維性被膜にて多結節状ないし分葉状に区画化されている 図2a ．
- 結節内は均一な小型類円形ないし多角形，あるいは短紡錘形の腫瘍細胞が特徴的な腫瘍細胞索を形成しつつ増殖しており，出血を伴った高度の粘液腫状基質を有している 図2b, c ．
- 粘液腫状基質は淡い好塩基性を呈し，明瞭な軟骨形成は認められない．
- 腫瘍細胞は多形性に乏しい核と，好酸性の強い豊富な類円形ないし多角形，短紡錘形あるいは線維状の細胞質を有している．
- 腫瘍細胞索は 1〜数個の細胞の厚さで，不規則に癒合したり偽腺管様構造を形成し，網目状・レース状を呈する．毛細血管の介在は少ない．
- 部分的には軟骨小窩様の空隙に埋まるような像 図2d や，シート状の増殖，紡錘形細胞の疎らな増殖，腫瘍細胞の孤在性の分布，血管周囲に渦巻状に配列する像 図2e ，上皮様・小結節状の配列，空胞を有する細胞の出現などさまざまな像が認められることがある．
- 核が偏在し好酸性の強い細胞質内に封入体様構造を有する細胞 図2f やラブドイド細胞が出現する例もある．
- 腫瘍細胞の細胞密度が高く，シート状・充実性に増殖し，粘液腫様間質の乏しい cellular variant と称される例があり，その場合，腫瘍細胞はやや大型で異型が増し，上皮様である．そのような例でも多くは通常型の EMC に相当する領域がどこかに見出される．
- 脱分化型の EMC も報告されているが，きわめてまれである．

### ■ 免疫組織化学
- 軟骨分化の表現型を示す S-100 蛋白の発現は，半数以下の例で限局性ないし弱い発現を認めるのみである 図3 ．

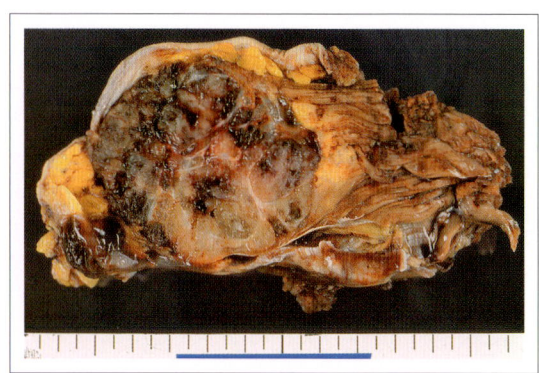

**図1 骨外性粘液型軟骨肉腫の肉眼像**
腫瘍は多結節状ないし分葉状で，粘液腫状の基質を伴うとともに，内部には血腫様にも見える高度の出血が認められる．

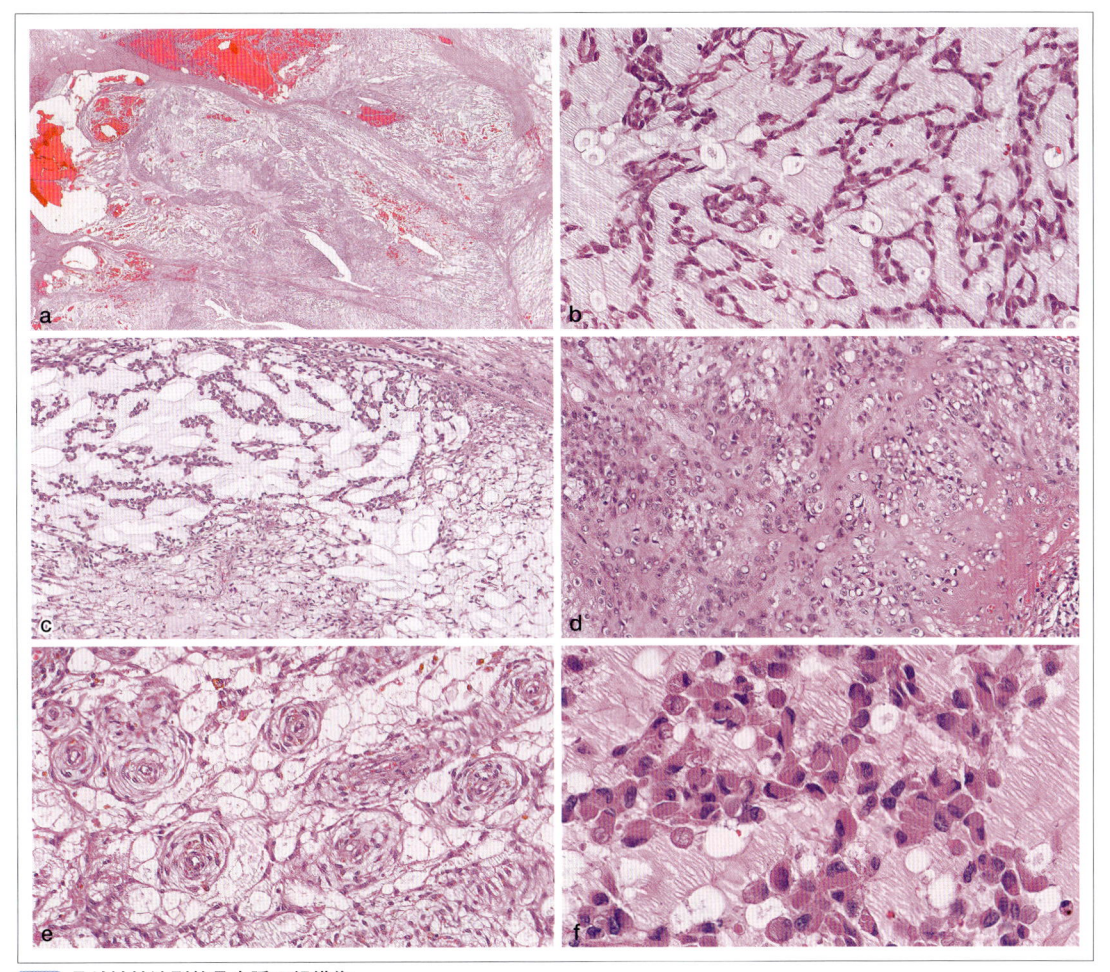

**図2 骨外性粘液型軟骨肉腫の組織像**
a：弱拡大像．線維性結合織にて区画化された腫瘍で，粘液腫状基質内に出血を伴っている．
b：強拡大像．腫瘍細胞は好酸性の強い類円形，多角形ないし短紡錘形の細胞質を有し，淡い好塩基性の粘液腫状基質内に浮かぶように不規則な索状に配列している．
c：類円形ないし多角形の腫瘍細胞が増殖する部（左上）と短紡錘形の腫瘍細胞が増殖する部（右下）とが移行している．
d：腫瘍細胞が硝子化した基質の空隙内に埋まるように分布し軟骨に類似する像を呈しているが，明瞭な硝子軟骨の形成はない．
e：血管周囲に同心円状の渦巻き状配列を示している．
f：腫瘍細胞は好酸性が強く細胞質内に封入体様構造を有している．

- cytokeratin，EMAなどの上皮性マーカーやα-SMAなどの平滑筋マーカー，CD34などは通常陰性である．
- synaptophysin，peripherin，microtubule-associated protein-2，class Ⅲ β-tubulin，PGP9.5といった神経ないし神経内分泌マーカーの発現がしばしば認められ，診断の一助となる．
- 腎外悪性ラブドイド腫瘍や類上皮肉腫で発現が消失するINI1が，一部のEMCでも発現が消失することが報告されている．

### ■電子顕微鏡所見
- よく発達したゴルジ装置，多数のミトコンドリア，グリコーゲン顆粒，デスモゾーム様の接着装置などが認められる．
- 微細管集合体は本腫瘍に特徴的である．

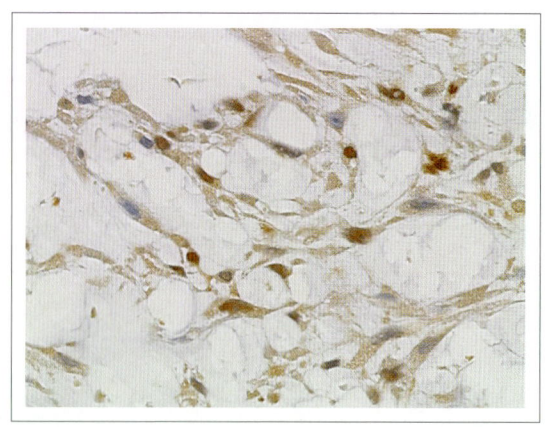

**図3 S-100 蛋白免疫染色**
腫瘍細胞の一部に弱く発現を認める．

- 神経内分泌顆粒が認められる例もある．

## 鑑別診断

### ▶軟骨肉腫（chondrosarcoma），軟部軟骨腫（soft-tissue chondroma）

- これらの軟骨性腫瘍が鑑別の対象となるが，EMC は真の軟骨は形成せず粘液腫状であるとともに，EMC では軟骨性腫瘍に比べ S-100 蛋白発現の頻度も低く，限局性であることから鑑別できる．

### ▶軟部筋上皮腫（myoepithelioma of soft tissue）, 軟部筋上皮癌（myoepithelial carcinoma of soft tissue）

- 上記との鑑別が最も問題となる．これらの腫瘍は筋上皮分化を示し，cytokeratin, EMA, S-100 蛋白，calponin, α-SMA, p63 などがさまざまな組み合わせで発現する．一般に S-100 蛋白の発現頻度は EMC よりも高い．
- 両者の鑑別には融合遺伝子の検出も有用であるが，筋上皮腫，筋上皮癌の融合遺

---

**診断のポイント**

- 高度に粘液腫状の基質中に細胞質の比較的広い多角形ないし上皮様の腫瘍細胞が増殖する腫瘍は，まれな亜型を除けばそれほど多くなく，鑑別をある程度絞ることができる．
- 免疫組織化学的には特異的なマーカーはないため，鑑別診断を定め，複数の抗体を組み合わせて免疫染色を行うことが推奨される．
- ホルマリン固定パラフィン包埋腫瘍組織からでも FISH 法や RT-PCR 法を用いて特異的融合遺伝子を検出することが可能であるため，鑑別が困難な場合はこれらの分子遺伝学的検索が推奨される．ただし，EWSR1 の 2 色分離プローブを用いた FISH を利用する場合，EWSR1 遺伝子再構成を示しうる腫瘍は多岐にわたり EMC との鑑別対象となりうる腫瘍（軟部筋上皮腫，粘液型脂肪肉腫，Ewing 肉腫など）も含まれている 表1 ため，鑑別疾患を明確にし，それらに EWSR1 遺伝子再構成がみられないことを確認したうえで検索する必要がある．

**表1** EWSR1再構成を示す骨軟部腫瘍とその染色体異常，融合遺伝子

| 腫瘍組織型 | 染色体異常 | キメラ遺伝子 |
|---|---|---|
| 類血管腫型線維性組織球腫 | t(2;22)(q33;q12)<br>t(12;22)(q13;q12) | EWSR1-CREB1<br>EWSR1-ATF1 |
| 明細胞肉腫 | t(12;22)(q13;q12)<br>t(2;22)(q33;q12) | EWSR1-ATF1<br>EWSR1-CREB1 |
| 線維形成性小円形細胞腫瘍 | t(11;22)(p13;q12) | EWSR1-WT1 |
| 骨外性粘液型軟骨肉腫 | t(9;22)(q22;q12) | EWSR1-NR4A3 |
| Ewing肉腫 | t(11;22)(q24;q12)<br>t(21;22)(q22;q12)<br>t(7;22)(p22;q12)<br>t(17;22)(q12;q12)<br>t(2;22)(q33;q12)<br>t(4;22)(q31;q12)<br>t(2;22)(q31;q12) | EWSR1-FLI1<br>EWSR1-ERG<br>EWSR1-ETV1<br>EWSR1-ETV4<br>EWSR1-FEV<br>EWSR1-SMARCA5<br>EWSR1-SP3 |
| 骨血管腫 | t(18;22)(q23;q12) | EWSR1-NFATC1 |
| 粘液型/円形細胞型脂肪肉腫 | t(12;22)(q13;q12) | EWSR1-DDIT3 |
| 小細胞型骨肉腫 | t(11;22)(p11;q12) | EWSR1-CREB3L1 |
| 軟部筋上皮腫 | t(1;22)(q23;q12)<br>t(6;22)(p21;q12)<br>t(19;22)(q13;q12) | EWSR1-PBX1<br>EWSR1-POU5F1<br>EWSR1-ZNF444 |

伝子として *EWSR1-PBX1*，*EWSR1-POU5F1*，*EWSR1-ZNF444* が報告されているため，EWSR1の2色分離プローブを用いたFISHのみでは両者の鑑別はできない **表1**．

### ▶粘液型脂肪肉腫（myxoid liposarcoma）

- 多結節状の粘液腫状腫瘍であり，EMCの鑑別対象となる．
- EMCに比べ腫瘍細胞の細胞質は乏しく，繊細な短紡錘形ないし星形であり，脂肪滴を有する脂肪芽細胞を混ずる．
- 結節内に豊富に分布する樹枝状の薄壁性の血管は，EMCでは通常みられない．

### ▶粘液線維肉腫（myxofibrosarcoma）

- 以前は粘液型悪性線維性組織球腫と称されていた腫瘍で，粘液腫状基質を有し，EMCの鑑別の対象となる．
- 特にまれな組織学的亜型として報告された類上皮型（epithelioid variant）では，種々の割合で上皮様細胞が増殖し，索状ないしレース状の配列に見えることもある．
- いずれの場合も，多少なりとも多形性がみられる腫瘍細胞が豊富な血管周囲を取り巻くような配列を示し，血管に乏しいEMCの配列パターンとは通常異なる．

### ▶骨化性線維粘液性腫瘍（ossifying fibromyxoid tumor）

- 皮下に好発し，線維粘液腫状基質内に短紡錘形ないし類円形を示す腫瘍細胞が索

## 骨外性粘液型軟骨肉腫

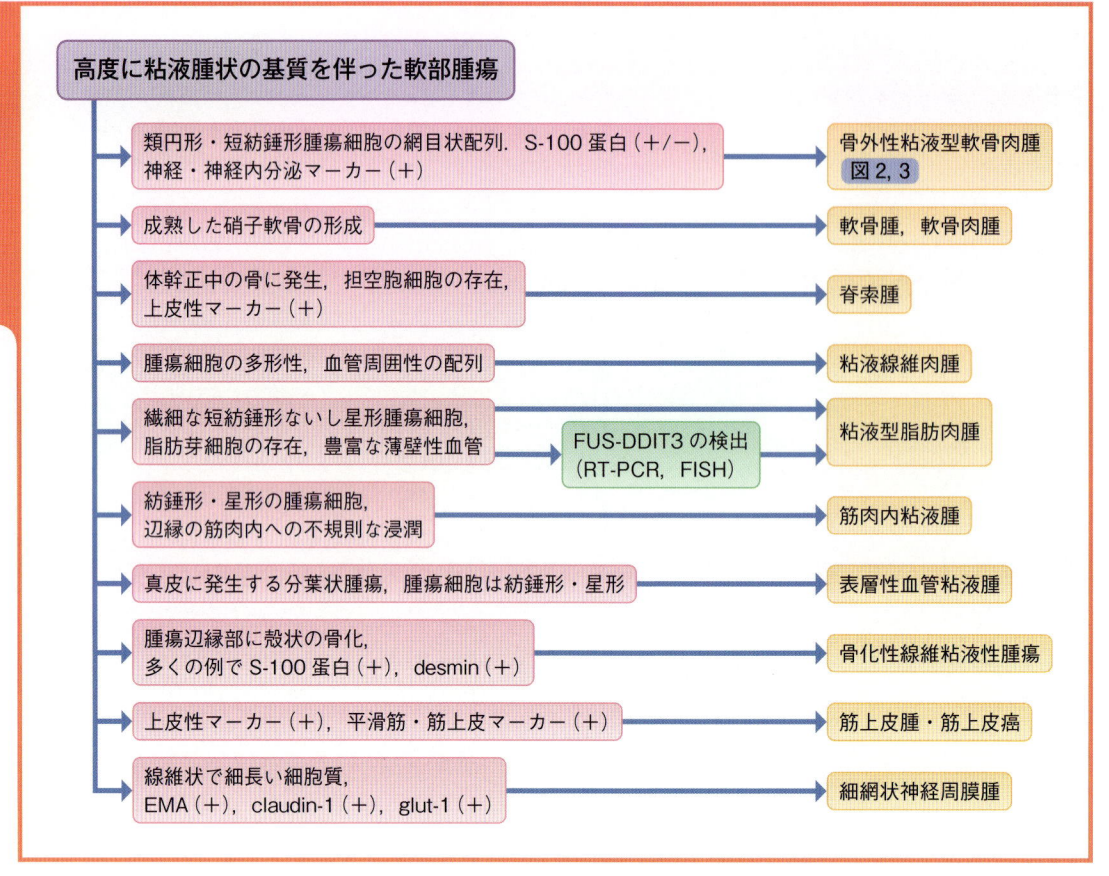

**高度に粘液腫状の基質を伴った軟部腫瘍**

| 所見 | 疾患 |
|---|---|
| 類円形・短紡錘形腫瘍細胞の網目状配列．S-100蛋白（+/-），神経・神経内分泌マーカー（+） | 骨外性粘液型軟骨肉腫 図2,3 |
| 成熟した硝子軟骨の形成 | 軟骨腫，軟骨肉腫 |
| 体幹正中の骨に発生，担空胞細胞の存在，上皮性マーカー（+） | 脊索腫 |
| 腫瘍細胞の多形性，血管周囲性の配列 | 粘液線維肉腫 |
| 繊細な短紡錘形ないし星形腫瘍細胞，脂肪芽細胞の存在，豊富な薄壁性血管 → FUS-DDIT3の検出（RT-PCR, FISH） | 粘液型脂肪肉腫 |
| 紡錘形・星形の腫瘍細胞，辺縁の筋肉内への不規則な浸潤 | 筋肉内粘液腫 |
| 真皮に発生する分葉状腫瘍，腫瘍細胞は紡錘形・星形 | 表層性血管粘液腫 |
| 腫瘍辺縁部に殻状の骨化，多くの例でS-100蛋白（+），desmin（+） | 骨化性線維粘液性腫瘍 |
| 上皮性マーカー（+），平滑筋・筋上皮マーカー（+） | 筋上皮腫・筋上皮癌 |
| 線維状で細長い細胞質，EMA（+），claudin-1（+），glut-1（+） | 細網状神経周膜腫 |

状・網目状に増殖する．その名が示すように，通常辺縁部に特徴的な殻状の骨化を示すが，骨化を伴わない例も経験される．
- 多くの例でS-100蛋白に加え，desminが陽性である．

### ▶細網状神経周膜腫（reticular perineurioma）

- 神経周膜腫の亜型である．粘液腫状背景を伴って腫瘍細胞が網状に配列し，EMCに類似する所見を示す．細網状神経周膜腫の腫瘍細胞は線維状で細長い細胞質を有し，神経周膜細胞同様にEMA，claudin-1，glut-1が発現する．
- ほとんどが皮下に発生する点もEMCとは異なる．

### ▶脊索腫（chordoma）

- 仙尾部など体幹正中の骨に発生が限られているため，一般にはEMCと鑑別に迷うことは少ないと思われるが，粘液腫状基質内に結合性のある上皮様腫瘍細胞が出現し，組織学的にはEMCに類似する．
- EMCでも細胞質内に空胞を有する腫瘍細胞が出現する例はあるが，多空胞状の担空胞細胞（physaliphorous cell）は脊索腫に特徴的である．
- 免疫組織化学的には脊索腫では，cytokeratinやEMAなどの上皮性マーカーが発現する点からも，EMCと鑑別可能である．

▶ Ewing 肉腫(Ewing sarcoma), 円形細胞型脂肪肉腫(round cell liposarcoma), 横紋筋肉腫 (rhabdomyosarcoma)

- 上記の小円形細胞腫瘍と, cellular variant の EMC との鑑別が問題となる場合がある.
- 通常型の EMC の組織像がないか丹念に検索するとともに, 鑑別の対象となる円形細胞腫瘍に特徴的な免疫染色や, 必要に応じて融合遺伝子の検索を行う必要がある.

▶ 粘液癌 (mucinous carcinoma)

- EMC の鑑別対象となりうるが, 一般に癌の転移は軟部組織にはまれであること, EMC では癌に比し細胞異型が弱く, 通常上皮性マーカーの発現はみられないことなどから, 鑑別は容易である.

## 治療, 予後

- 手術による広範切除が行われ, 放射線療法が併用されることもある. 化学療法の有用性は低い.
- 生命予後は比較的よく, 5年生存率は80%以上であるが, 初期治療から長期経過後にしばしば局所再発や転移をきたし, 多数例による解析では局所再発率は48%, 遠隔転移率は46%と報告されている.

(松山篤二, 久岡正典)

## undifferentiated pleomorphic sarcoma：UPS/malignant fibrous histiocytoma：MFH
# 未分化多形肉腫／悪性線維性組織球腫

## 疾患の概要

- 特定の分化を示さない多形性腫瘍細胞の増殖が基本像であり，悪性度が高い．
- 組織学的に未分化高悪性多形肉腫／多形型悪性線維性組織球腫，巨細胞を伴う未分化多形肉腫／巨細胞型悪性線維性組織球腫，顕著な炎症を伴う未分化多形肉腫／炎症型悪性線維性組織球腫の3亜型に分けられる．
- 未分化高悪性多形肉腫以外の2つの亜型はきわめてまれである．
- かつては軟部肉腫のなかでは最も頻度の高い組織型であった．
- 近年の免疫染色の発達などで腫瘍の特異的な分化を証明することが可能となり，特定の分化を有する多形型平滑筋肉腫などの他の軟部肉腫に診断されるようになったため，その頻度は減少してきている．
- 粘液型悪性線維性組織球腫（myxoid MFH）と呼ばれていたものは2002年のWHO分類で粘液線維肉腫（myxofibrosarcoma）という別の範疇の腫瘍に変更となり，MFHの名称は使われなくなりつつある．
- 2013年のWHO分類では疾患概念自体が消失してしまい，未分化／分類不能肉腫（undifferentiated/unclassified sarcoma）の一部に含まれるが，比較的頻度が高いため臨床的には重要な腫瘍である．

## 染色体・遺伝子異常

- 特異的な異常はないが，他の多形性肉腫と同様に染色体12q13-15領域の異常と*MDM2*，*CDK4*，*HMGA2*遺伝子の増幅，および*p53*，*RB1*，*CDKN2A*遺伝子異常を比較的高頻度に認める．

## 未分化高悪性多形肉腫／多形型悪性線維性組織球腫（undifferentiated high grade pleomorphic sarcoma/pleomorphic MFH）

### ▶ 臨床所見

**■既往歴**
- まれに放射線照射後に発生することがある．

**■好発年齢，性**
- 40歳以上の中高年に多く，男性にやや多い．

■ 好発部位
- 四肢の深部軟部組織に好発し，体幹や頭頸部はまれである．
- まれに皮下にも発生する（10％未満）．

■ 画像所見
- 特徴的な所見はない．

## 病理所見

■ 肉眼的所見
- 周囲との境界明瞭で膨張性発育を示す灰白色充実性腫瘤である．
- 高頻度に出血・壊死を伴う．

■ 組織学的所見
- 高度の細胞異型と多形性を有する紡錘形あるいは多角形腫瘍細胞が無秩序に配列し増殖している 図1a ．
- 腫瘍細胞が花むしろ状 図1b あるいは渦巻き状に配列することもある（storiform pattern）が，必須の所見ではない．
- 泡沫状組織球の集簇や慢性炎症細胞浸潤を伴うことが多い．
- 核分裂像は多く，異常核分裂像もしばしば観察される．

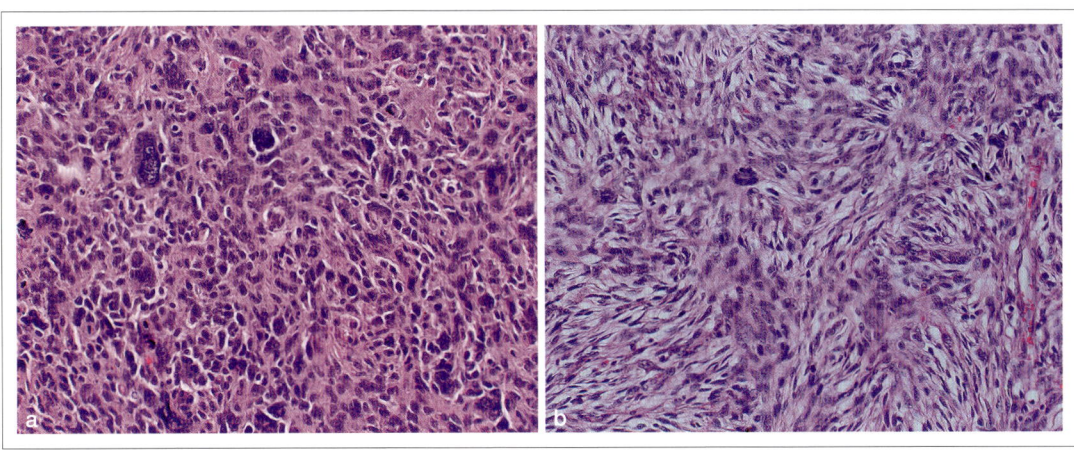

**図1 未分化高悪性多形肉腫**
a：多形性を有する多角形および短紡錘形腫瘍細胞の中に腫瘍性巨細胞を認める．
b：腫瘍細胞が花むしろ状に配列することもある．

**診断のポイント**
・未分化多形肉腫の診断は基本的に除外診断である．
・四肢や体幹部発生例で，腫瘍細胞が多形性を呈して特異的な分化を示すものとして比較的頻度の高いものは，多形型平滑筋肉腫や脱分化型脂肪肉腫であり，まずこれらを除外することが重要である．
・後腹膜や腹腔内では脱分化型脂肪肉腫や肉腫様癌の可能性を，頭頸部では肉腫様癌，悪性リンパ腫，悪性黒色腫など軟部肉腫以外の腫瘍の可能性も考えておく必要がある．

■ 免疫組織化学
- 特異的なマーカーはない．
- desmin や smooth muscle actin（SMA）が部分的に陽性となることがある．

## 鑑別診断

### 良性腫瘍

#### ▶紡錘形細胞／多形脂肪腫（spindle cell/pleomorphic lipoma）
- 中高年の項部から肩にかけての皮下に好発する．
- 紡錘形細胞脂肪腫は成熟脂肪細胞と紡錘形細胞が種々の割合で混在し，ロープ状の膠原線維を伴う．
- 多形脂肪腫は floret-type の巨細胞出現が目立つ．
- 免疫染色では紡錘形細胞および多核巨細胞ともに CD34 陽性となる．

#### ▶多形性硝子化血管拡張性腫瘍（pleomorphic hyalinizing angiectatic tumor）
- 成人の下腿の皮下に好発する．
- 再発率が高いことから，最近では中間悪性の腫瘍と考えられている．
- 腫瘍は紡錘形細胞および顕著な多形性を示す細胞からなり，核内封入体を有する 図2a ．
- 特徴的な拡張した血管と血管壁のフィブリノイド変性を認める 図2b ．
- 多形性細胞も含めて腫瘍細胞は CD34 陽性となる．

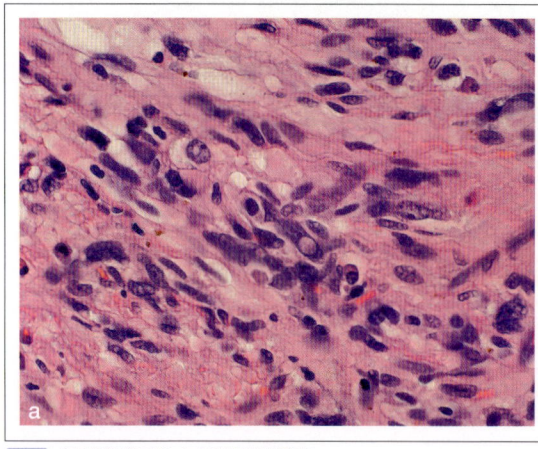

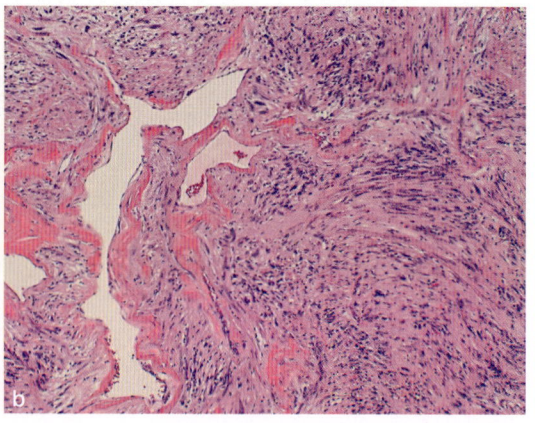

図2 多形性硝子化血管拡張性腫瘍
a：紡錘形腫瘍細胞とともに多形性の顕著な腫瘍細胞を認め，一部の細胞には核内封入体を認める．
b：本腫瘍に特徴的な拡張した血管と血管壁のフィブリノイド変性

# 未分化多形肉腫／悪性線維性組織球腫

- **多形性腫瘍細胞の増殖**
  - **細胞異型なし／軽度**
    - floret様多核巨細胞，小型紡錘形・円形細胞の混在，肥満細胞，CD34 → 紡錘形細胞/多形脂肪腫
    - 拡張した血管，血管壁のフィブリン変性，血管内の器質化した血栓，核内封入体，CD34 → 多形性硝子化血管拡張性腫瘍　図2
    - 紡錘形細胞の柵状配列，血管壁の硝子化，S-100蛋白 → 多形性の顕著な神経鞘腫　図3
    - 破骨型多核巨細胞，多結節性発育パターン，異型のない単核卵円形細胞 → 軟部巨細胞腫
  - **細胞異型高度**
    - 血管周皮腫様の血管，紡錘形・卵円形細胞，CD34, bcl-2 → 悪性孤立性線維性腫瘍
    - 豊富な粘液状基質，細長い曲線状血管，偽脂肪芽細胞，特異的マーカーなし → 粘液線維肉腫　図4
    - 高分化脂肪肉腫成分の存在，MDM2, CDK4 → 脱分化型脂肪肉腫　図5
    - 大型異型脂肪芽細胞，S-100蛋白（33%） → 多形型脂肪肉腫　図6
    - 好酸性細胞質，一部に通常の平滑筋肉腫の像，desmin, MSA, SMA, h-caldesmon → 多形型平滑筋肉腫　図7
    - 好酸性細胞質，横紋筋芽細胞，desmin, MSA, myogenin → 多形型横紋筋肉腫　図8
    - 腫瘍性類骨 → 骨外性骨肉腫　図9
    - 紡錘形細胞の疎密配列パターン，S-100蛋白（部分的） → 悪性末梢神経鞘腫瘍　図10
    - 上皮性分化，cytokeratin, EMA → 肉腫様癌　図11, 多形性癌
    - 腎臓形あるいは馬蹄形核，CD30, ALK → 未分化大細胞型リンパ腫
    - 明瞭な核小体，メラニン色素，S-100蛋白，HMB45, Melan A → 悪性黒色腫
    - 腫瘍細胞に特異的分化なし → 未分化高悪性多形肉腫　図1
  - **細胞異型高度，破骨型多核巨細胞**
    - 平滑筋への分化を示す異型紡錘形腫瘍細胞，desmin, MSA, SMA, h-caldesmon → 破骨型多核巨細胞を伴う平滑筋肉腫　図13
    - 腫瘍性類骨 → 巨細胞の豊富な骨外性骨肉腫
    - 上皮性分化，cytokeratin, EMA → 破骨型多核巨細胞を伴う癌
    - 腫瘍細胞に特異的分化なし → 巨細胞を伴う未分化多形肉腫　図12
  - **細胞異型高度，炎症細胞浸潤高度**
    - 高分化脂肪肉腫成分の存在，MDM2, CDK4 → 炎症細胞浸潤の高度な脱分化型脂肪肉腫
    - 上皮性分化，cytokeratin, EMA → 炎症細胞浸潤の顕著な癌
    - 腫瘍細胞に特異的分化なし → 顕著な炎症を伴った未分化多形肉腫　図14

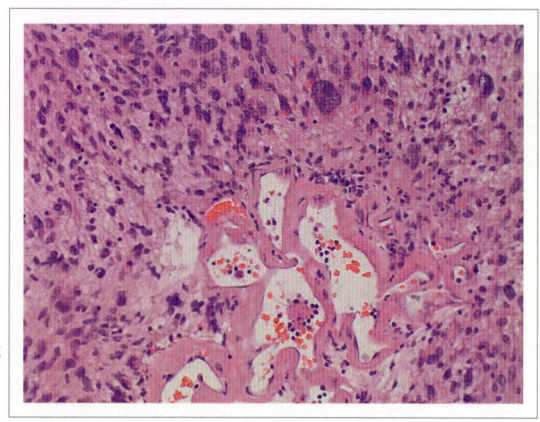

**図3 多形性の顕著な神経鞘腫**
紡錘形腫瘍細胞の中に多形性腫瘍細胞を認め，血管周囲の硝子化を伴っている．

### ▶顕著な多形性を示す神経鞘腫（schwannoma with prominent nuclear pleomorphism）

- 通常の神経鞘腫の組織像に加え，顕著な多形性を認める 図3．
- 血管壁の硝子化を伴うことが多く，Antoni A と B の部位も認める．
- 免疫染色では多形性腫瘍細胞も含めて S-100 蛋白がびまん性に陽性となる．

## 悪性腫瘍

### ▶悪性孤立性線維性腫瘍（malignant solitary fibrous tumor）

- 通常の孤立性線維性腫瘍の組織像の中に多形性を有する腫瘍細胞が出現する．
- 孤立性線維性腫瘍の基本像に加え，細胞の密な増殖，中等度～高度の細胞異型，多数の核分裂像（＞4/10HPF），腫瘍壊死，浸潤性発育のいずれかを伴う．
- 免疫染色で CD34 および bcl-2 陽性となる．

### ▶粘液線維肉腫（myxofibrosarcoma）

- 中高年の四肢の皮下に好発する．
- 組織学的に豊富な粘液基質を背景に多形性を有する短紡錘形あるいは星芒状細胞を認め，特徴的な細長い曲線状の血管を伴う．
- 腫瘍細胞の中には細胞質内に多数の空胞を有する偽脂肪芽細胞（pseudolipoblast）を認める 図4a ．
- 低悪性度のものは全体が粘液基質に富み細胞異型も軽度であるが，高悪性度のものは粘液基質内の腫瘍細胞の異型が高度で，未分化高悪性度多形肉腫と同じ組織像を示す充実性成分を伴う 図4b ．

### ▶脱分化型脂肪肉腫（dedifferentiated liposarcoma）

- 中高年の後腹膜に好発するが，四肢の深部軟部組織にも発生する．
- 組織学的に低悪性度の高分化型脂肪肉腫成分と，脱分化成分として高悪性度の未分化多形肉腫成分が明瞭な境界をもって接する 図5 ．

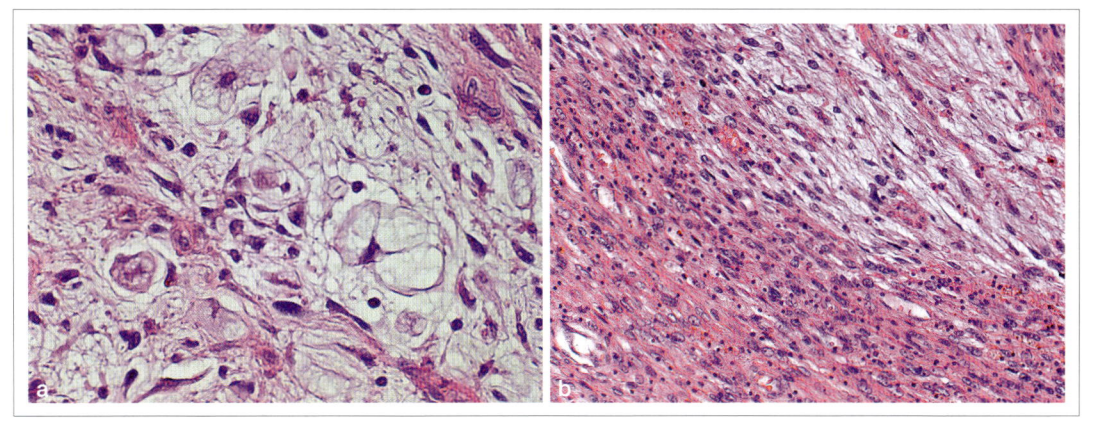

**図4** 粘液線維肉腫
a：豊富な粘液基質の中に軽度の多形性を有する短紡錘形腫瘍細胞および細長い曲線状の血管を認め，多空胞性の細胞質を有する偽脂肪芽細胞をまじえる．
b：粘液基質に富む部分（右上）と未分化多形肉腫様の充実性部分（左下）．

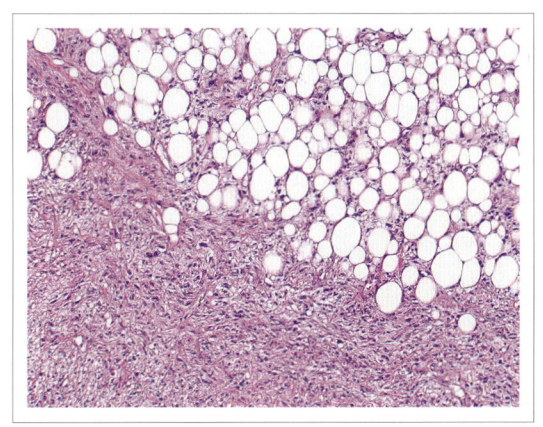

**図5** 脱分化型脂肪肉腫
大小不同の脂肪細胞と散在性の異型細胞よりなる高分化脂肪肉腫の部分（右上）に接して境界明瞭に未分化高悪性多形肉腫様の部分（左下）を認める．

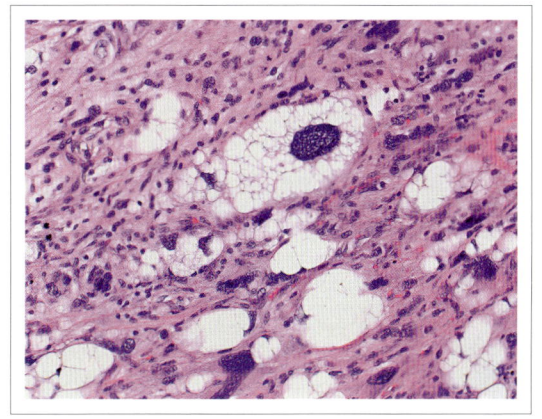

**図6** 多形型脂肪肉腫
多数の脂肪空胞によって圧排されて陥凹した核を有する巨大な脂肪芽細胞を認め，脂肪芽細胞および背景の腫瘍細胞の大小不同も顕著である．

- 両者の境界が不明瞭でなだらかに移行するものや，両成分が複雑に入り混じるものもある．
- 免疫染色では高分化型脂肪肉腫成分，脱分化成分ともに MDM2 および CDK4 陽性となる．

### ▶多形型脂肪肉腫（pleomorphic liposarcoma）

- 中高年の四肢深部軟部組織に好発する．
- 組織学的に未分化多形肉腫と同様な多形性を有する紡錘形細胞や腫瘍性巨細胞とともに，特徴的な多空胞性の大型脂肪芽細胞を認める 図6．
- 脂肪芽細胞の核は脂肪滴によって圧排されて陥凹し，濃染性である．
- 脂肪への分化を示す部分でも S-100 蛋白陽性率は 30％程度である．

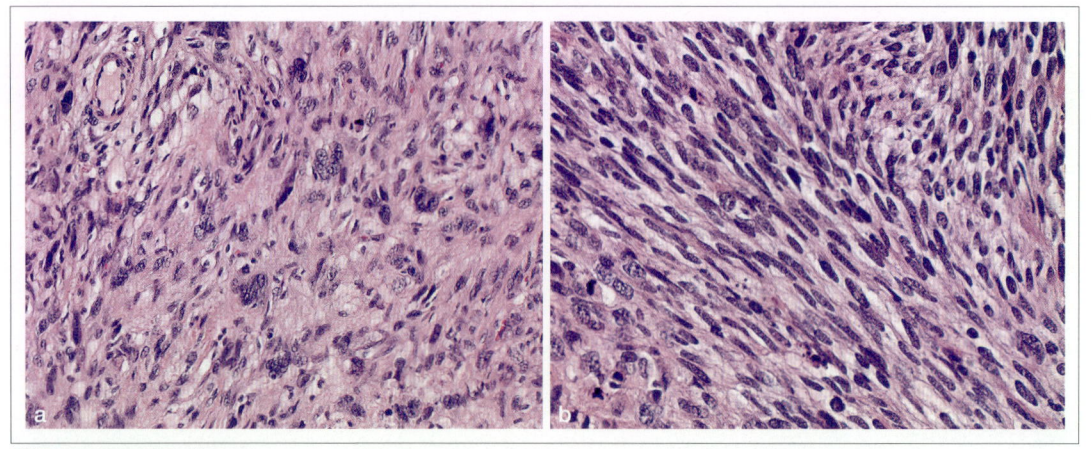

図7 多形型平滑筋肉腫
a：腫瘍の大部分は短紡錘形細胞および腫瘍性巨細胞よりなる未分化多形肉腫様の組織像を示す．
b：一部で両切りタバコ状の核を有する紡錘形細胞が束状に配列する，典型的な平滑筋肉腫の像を示す．

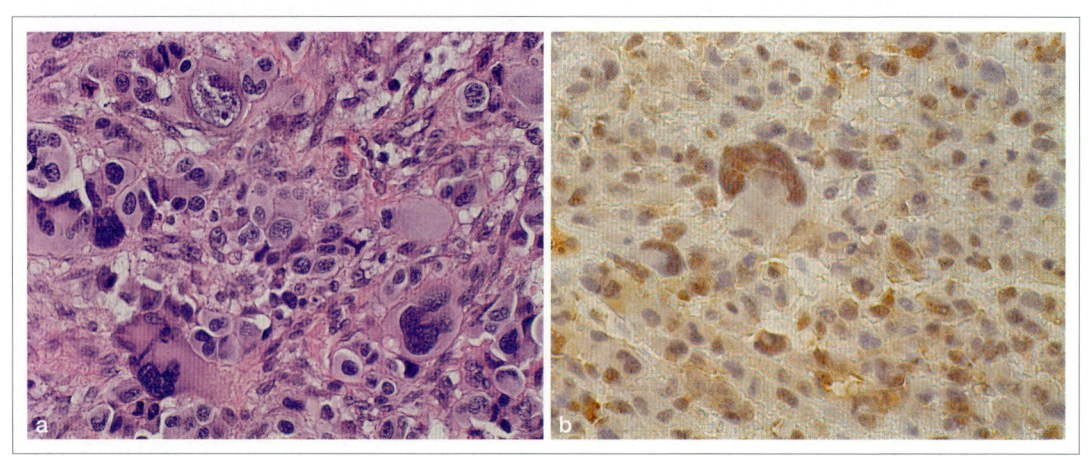

図8 多形型横紋筋肉腫
a：多形性を有する多角形あるいは卵円形腫瘍細胞のシート状増殖の中に豊富な好酸性の細胞質を有する腫瘍性巨細胞を認める．HE所見からは未分化多形肉腫との鑑別は困難で，横紋筋への分化も見出しにくい．
b：myogenin免疫染色で腫瘍性巨細胞と周囲の多形性細胞の核が陽性となり，これらの細胞が横紋筋への分化を示すことが証明される．

### ▶多形型平滑筋肉腫（pleomorphic leiomyosarcoma）

- 組織学的に腫瘍の大部分が未分化多形肉腫と同様な多形性を示す成分からなり，一部に紡錘形腫瘍細胞の束状配列よりなる典型的な平滑筋肉腫の成分を伴う 図7 ．
- 未分化多形肉腫様成分は免疫染色で平滑筋への分化が証明されるものと，そうでないものがある．

### ▶多形型横紋筋肉腫（pleomorphic rhabdomyosarcoma）

- 中高年の下肢の深部軟部組織に多く認められる横紋筋肉腫のまれな亜型である．
- 予後はきわめて不良である．
- 組織学的に腫瘍は主に紡錘形や多角形の腫瘍細胞からなり，その中に多形性を示し好酸性細胞質を有する細胞や腫瘍性巨細胞を認める 図8a ．

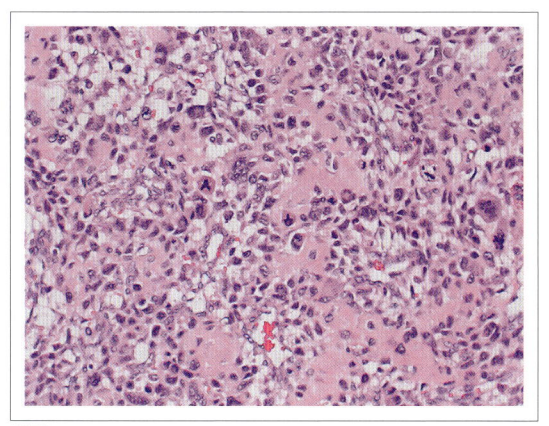

**図9** 骨外性骨肉腫
多形性腫瘍細胞よりなり，類骨産生を伴っている．

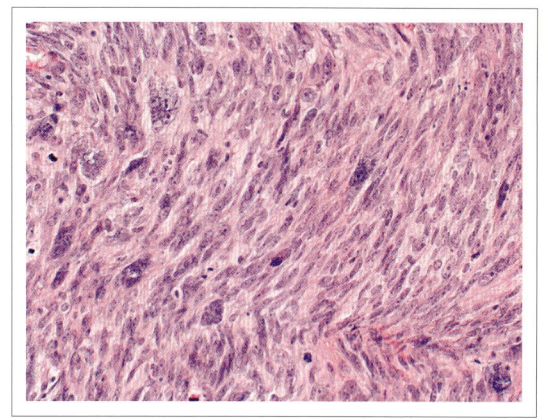

**図10** 多形性の顕著な悪性末梢神経鞘腫瘍
紡錘形腫瘍細胞が密に束状に配列し交錯，単核あるいは多核の腫瘍性巨細胞を種々の程度に認める．

- HE染色のみでは未分化多形肉腫との鑑別が困難なことも多く，desmin, muscle specific actin（MSA），myogeninの免疫染色による横紋筋への分化の確認が必須である **図8b**．

### ▶骨外性骨肉腫（extraskeletal osteosarcoma）

- 腫瘍細胞が多形性に富み類骨産生が少ない場合は未分化多形肉腫との鑑別が問題となるが，部分的に腫瘍性類骨産生が確認される **図9**．
- 富巨細胞型骨外性骨肉腫は，後述のように巨細胞を伴う未分化多形肉腫の重要な鑑別診断である．

### ▶悪性末梢神経鞘腫瘍（malignant peripheral nerve sheath tumor）

- 典型的な悪性末梢神経鞘腫瘍の組織像に多形性が顕著で未分化多形肉腫と鑑別困難な成分を有する **図10**．
- 免疫染色ではS-100蛋白が紡錘形細胞成分に部分的に陽性となるが，全く陽性像を示さないものもある．

## 軟部肉腫以外の悪性腫瘍

### ▶肉腫様癌（sarcomatoid carcinoma），多形性癌（pleomorphic carcinoma）

- 肺癌や腎細胞癌は肉腫様変化をきたしやすく，転移巣で未分化多形肉腫の像を示すことがある．
- 頭頸部腫瘍では肉腫様変化を伴った扁平上皮癌や甲状腺未分化癌が鑑別疾患として挙げられる．
- 後腹膜腫瘍では，肉腫様変化を伴った腎細胞癌 **図11** は重要な鑑別診断である．
- 鑑別のため形態学的に上皮様成分の有無を検索し，免疫染色でcytokeratinやEMAの発現の有無を確認する．

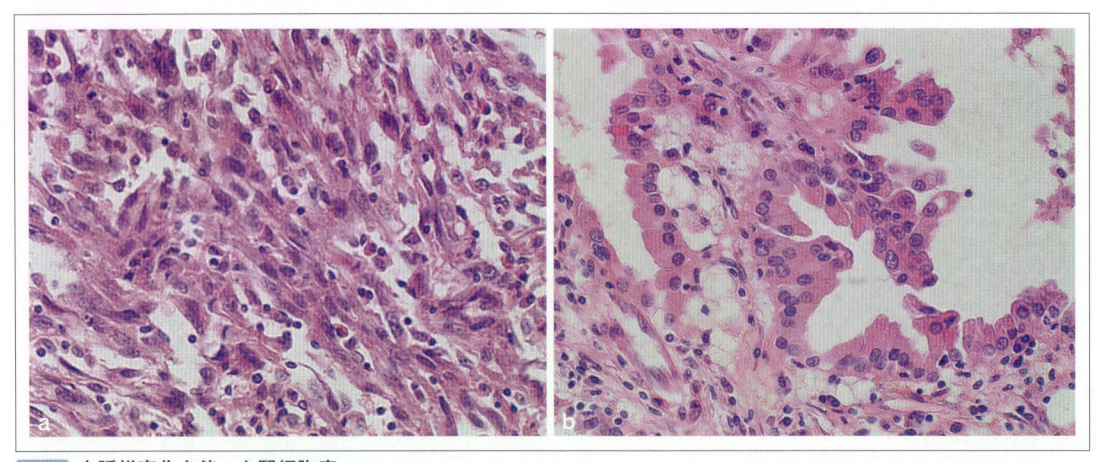

**図11 肉腫様変化を伴った腎細胞癌**
a：多形性を有する紡錘形肉腫様細胞よりなる部分　　b：腫瘍内に認められる明らかな乳頭状腎細胞癌の成分

### ▶未分化大細胞型リンパ腫（anaplastic large cell lymphoma）

- しばしば若年者の節外性に発生する．
- 組織学的には腎臓形あるいは馬蹄形核を有する多形性腫瘍細胞がシート状に増殖している．
- 免疫染色でCD30とともに，若年者例ではanaplastic lymphoma kinase（ALK）陽性となる．

### ▶悪性黒色腫（malignant melanoma）

- 鼻腔をはじめとする頭頸部発生腫瘍では重要な鑑別診断となる．
- 組織学的に特徴的な明瞭な核小体や，メラニン色素の存在を認める．
- 免疫染色ではS-100蛋白，HMB45，Melan Aといった悪性黒色腫のマーカーが陽性となる．

## 治療，予後

- 予後は不良で，5年生存率は50〜60%程度である．
- 治療は外科的広範切除が第1選択に行われる．補助的化学療法や放射線治療の有効性に一定の見解はない．

# 巨細胞を伴う未分化多形肉腫／巨細胞型悪性線維性組織球腫（undifferentiated pleomorphic sarcoma with giant cells/giant cell malignant fibrous histiocytoma）

## 臨床所見

### ■好発年齢，性
- 高齢者に多く，男女差はない．

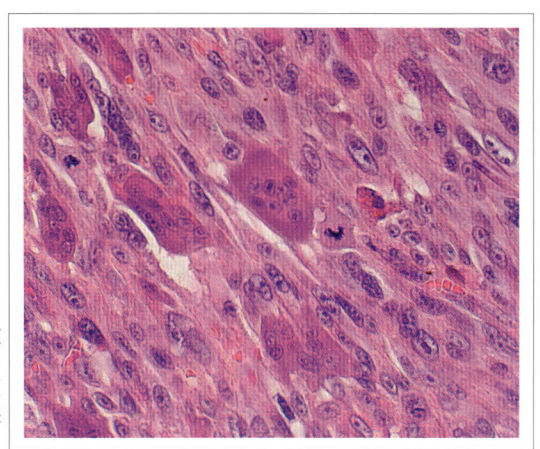

**図12** 巨細胞を伴う未分化多形肉腫
多形性を有する卵円形腫瘍細胞の増殖に加えて多数の破骨型多核巨細胞の出現と出血を伴う．核分裂像も多く認められる．

### ■ 好発部位
- 四肢や体幹部の深部軟部組織である．

## 病理所見

### ■ 肉眼的所見
- 出血・壊死を伴った大きな腫瘍を形成している．

### ■ 組織学的所見　図12
- 多結節性の発育パターンを示す．
- 多形性を有する紡錘形あるいは卵円形細胞の増殖よりなる．
- 異型のない破骨型多核巨細胞を多数認める．
- 間質に出血およびヘモジデリン沈着を伴う．

### ■ 免疫組織化学
- 特異的なマーカーはない．

## 鑑別診断

### 良悪性中間腫瘍

▶ **軟部巨細胞腫**（giant cell tumor of soft tissue）

- 中年の四肢の浅部軟部組織に好発する．
- 褐色調の境界明瞭な腫瘍を形成する．
- 組織学的に弱拡大像で多結節性発育パターンを示す．
- 骨巨細胞腫同様，異型のない単核の卵円形細胞の増殖と破骨型多核巨細胞よりなる．

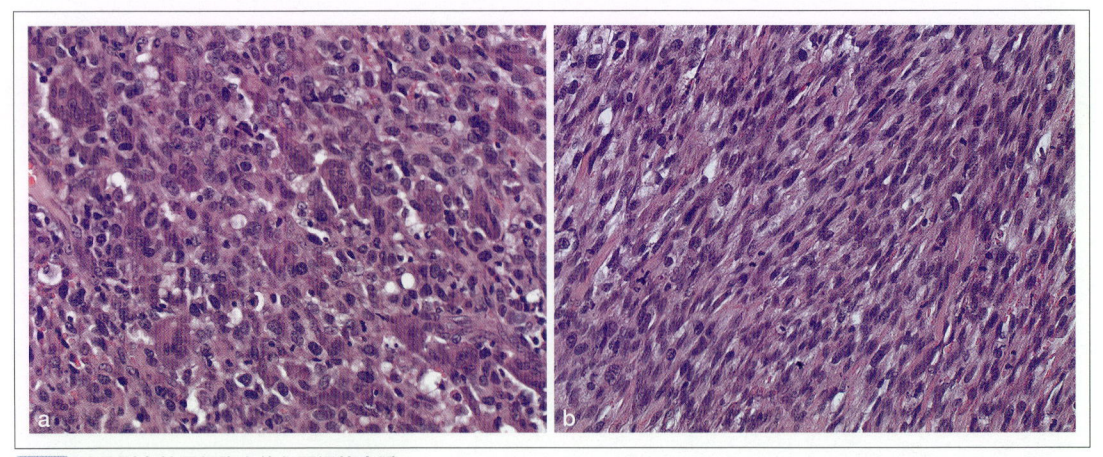

**図13** 破骨型多核巨細胞を伴う平滑筋肉腫
a：多数の破骨型多核巨細胞の出現を認める．　b：一部に明らかな平滑筋への分化を示す紡錘形細胞の増殖を認める．

## 悪性腫瘍

### ▶破骨型多核巨細胞を伴う平滑筋肉腫
(leiomyosarcoma with prominent osteoclastic giant cells)

- 異型紡錘形腫瘍細胞が平滑筋への分化を示し，多数の破骨型多核巨細胞が混在する　図13．
- 免疫染色で腫瘍細胞は SMA，MSA，h-caldesmon などの平滑筋マーカーに陽性となる．

### ▶巨細胞の豊富な骨外性骨肉腫（giant cell rich extraskeletal osteosarcoma）

- 細胞異型高度で，破骨型多核巨細胞とともに類骨産生を伴う．

### ▶破骨型多核巨細胞を伴う癌

- 細胞異型高度で，破骨型多核巨細胞とともに癌の成分を一部に認める．
- 免疫染色で腫瘍細胞は cytokeratin 陽性となる．

## 治療，予後

- 予後は高悪性多形肉腫と同程度であり，治療は広範切除が行われる．

# 顕著な炎症を伴う未分化多形肉腫／炎症型悪性線維性組織球腫（undifferentiated pleomorphic sarcoma with prominent inflammation/inflammatory malignant fibrous histiocytoma）

## 臨床所見

### ■ 好発年齢, 性
- 40歳以上の中高年に多く, 男女差はない.

### ■ 好発部位
- 後腹膜に最も多く, 腹腔内や深部軟部組織にも発生する.

### ■ 臨床症状
- 発熱, 体重減少, 白血球増加を伴うことがある.

## 病理所見

### ■ 肉眼的所見
- 多数の泡沫状組織球の集簇を反映して黄色調を示す.

### ■ 組織学的所見
- 未分化高悪性多形肉腫の組織像に加え, 主に好中球からなる高度の炎症細胞浸潤, 異型のない泡沫状組織球の集簇を伴う.
- 大型の多形性腫瘍細胞による好中球の貪食像の所見もしばしば認められる 図14 .
- 炎症細胞はリンパ球や形質細胞のこともある.

### ■ 免疫組織化学
- 特異的なマーカーはない.

## 鑑別診断

### ▶脱分化型脂肪肉腫（dedifferentiated liposarcoma）
- 脱分化成分に炎症細胞浸潤を伴うこともあるが, 高分化脂肪肉腫成分を認める.

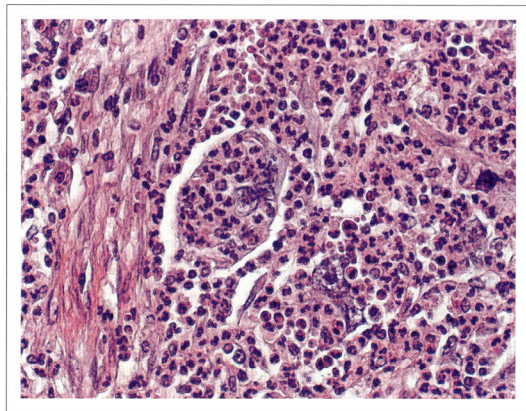

図14 顕著な炎症を伴った未分化多形肉腫
高度の好中球浸潤を伴いながら奇怪な核を有する腫瘍性巨細胞を認め（中央）, 好中球を細胞質内に取り込んだcytophagocytosisの所見も認められる.

- 顕著な炎症を伴った未分化多形肉腫の腫瘍細胞にも免疫染色で高頻度に MDM2 と CDK4 の発現を認めることから，本腫瘍と脱分化型脂肪肉腫との異同が問題となっている．

### ▶炎症細胞浸潤の顕著な癌

- 明らかな癌の成分を一部に認める．
- 免疫染色で腫瘍細胞は cytokeratin に陽性となる．

## 治療，予後

- 発生部位が後腹膜や腹腔内であるため，予後は未分化高悪性多形肉腫に比較して不良であり，2/3 の例が局所再発のため死亡する．
- 治療は広範切除が行われるが，発生部位から根治的切除が困難であることが多い．

〔小田義直〕

# 5章 病理検体の取り扱い

# 病理検体の取り扱い

骨・軟部腫瘍は頻度が低くかつ多種多様であり，病理医にとり馴染みの薄い領域の1つである．また，検体の取り扱いは，他臓器に比べ，腫瘍と切除縁との位置関係の把握や，切り出しと切除縁の評価が複雑であること，とりわけ骨組織が含まれることが作業を煩雑にし，時間と手間を要する．遺伝子・染色体検査，電子顕微鏡などの検索のために材料確保も必要となる．電子顕微鏡的検索については，免疫組織化学と分子生物学の急速な進歩により，最近はおろそかにされる傾向にあるが，明確な所見が得られる場合も少なくなく，診断の有力な手段であることに変わりはない．

骨・軟部悪性腫瘍の切除縁評価については他臓器と異なり，解剖学的および腫瘍進展の特徴による，本邦独特の切除縁評価基準が用いられてきた．このような評価法や治癒的広範切除法の概念が普及して，局所再発率および予後の改善，切除縁の縮小がもたらされた．これまで蓄積された症例の詳細な解析により，切除縁評価法の見直し，簡素化が検討されているが，少なくとも，腫瘍から切除縁までの距離の計測，組織構造・腫瘍進展のバリアとなりうる組織の有無を記載しておくべきである．画像による術前予測や肉眼評価を著しく越える浸潤性発育を示す症例があるため，組織学的評価を加えた詳細な切除縁評価は，画像所見との対比により，今後の治療法・切除縁設定や，さらなる予後改善につながるものと期待される 図1〜3 ．

正確な診断や治療評価をするために検体の取り扱いに際しては，臨床医との連携が重要である．

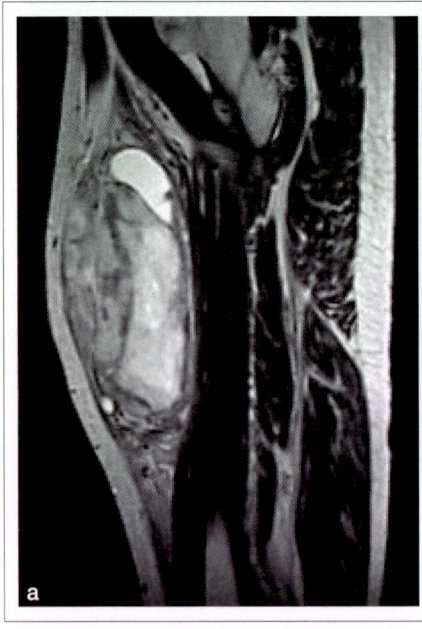

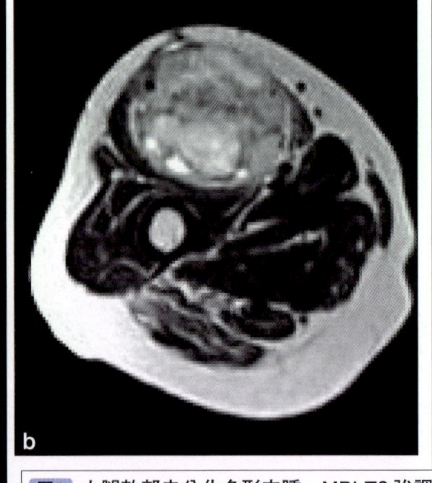

図1 大腿軟部未分化多形肉腫　MRI T2強調像
a：矢状断　　b：水平断
比較的境界の明瞭な腫瘤で，高信号・低信号領域が混在し，近位側に囊胞形成がうかがえる．

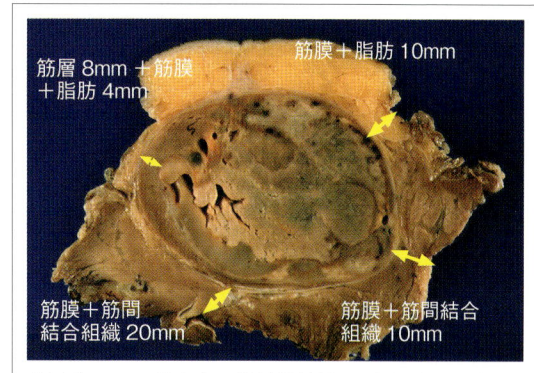

**図2 大腿軟部未分化多形肉腫広範切除材料の切除縁評価**
（図1b に相当，図5 の割面 F）
腫瘍周囲の健常組織の構造・バリアの有無と組織の腫瘍から切除縁までの距離を記載し，取扱い規約に従った切除縁評価を行う．やや煩雑なので，慣れていない病理医は整形外科医と一緒に行って，確認するのがよい．このスライスは割面全体を組織標本とした．

肉眼的には，筋肉内に比較的境界の明瞭な類円形の腫瘍（最大割面：78×60mm，長軸最大径：105mm）を認める．中心部には出血を伴った広範な壊死がみられ，一部には囊胞形成を示している．腫瘍の発生した筋肉の固有筋膜はその構造を残し，隣接筋肉についても筋膜＋筋層をつけて広範切除されている．wide margin が確保されている．

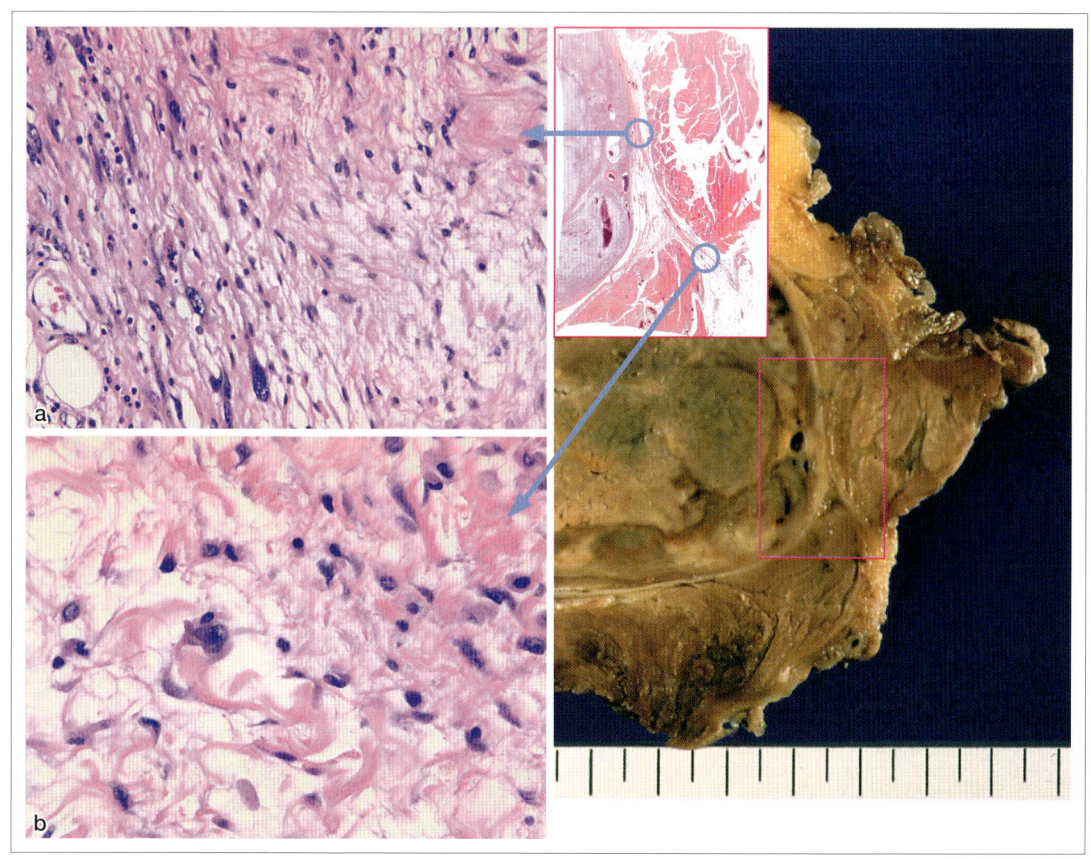

筋層 8mm ＋筋膜＋脂肪 4mm
筋膜＋脂肪 10mm
筋膜＋筋間結合組織 20mm
筋膜＋筋間結合組織 10mm

**図3 切除縁評価の組織学的確認（図2 の部分像）**
肉眼的には境界明瞭な筋肉内腫瘍で，腫瘍の接する筋膜構造は保たれていると思われたが，筋膜には腫瘍浸潤がみられ(a)，さらに筋膜や疎性結合組織に沿って筋間への浸潤を示している(b)．皮下脂肪の線維中隔に添った浸潤などもみられ，肉眼的には 2cm 程度の wide margin が確保されていると思われたが，組織学的には一部で marginal の評価となった．切除縁が問題となる部分は肉眼所見と組織像を対比，評価をしやすいような切り出しを行う．

病理検体の取り扱い 357

## 固定，保存，脱灰処理

### 固定

- 通常，ホルマリン（10〜20％緩衝ホルマリン）固定の後に切り出しを行う．大きな検体でも，割の入れ方を工夫して固定し，可能な限り速やかに切り出しを行う．
- グリコーゲンの検索には純アルコール固定が必要であるが，最近では免疫染色の汎用により，それほど重要ではなくなった．
- 固定前に遺伝子検索のために可能な限り凍結保存を行い，さらに染色体分析用や電子顕微鏡用の検体保存が望まれる．
- 固定後，翌日ないし遅くとも2日目には切り出して，処理を行う．凍結検体が不十分であった場合に備え，パラフィン切片からのDNA・RNA抽出のために，ホルマリン固定時間は短いほうがよい．

### 保存

- 広範切除検体から保存材料を採取する際には，切除縁評価の問題とならない部位から，壊死・変性部分を避けて材料採取を心がける．

### 脱灰処理

- 骨などの硬組織が含まれる場合，全体をひとまとめにして脱灰処理するのではなく，比較的軟らかい組織と硬い組織を分けて標本を作製する 図4 ．
- 脱灰はさまざまな方法が用いられているが，ギ酸脱灰液が推奨されている．抗原性がよく保たれ，免疫染色にほとんど影響がない．2〜3日に1度，脱灰液の交換を行い，過脱灰に注意する．小検体では2〜3日の脱灰で十分である．

## 生検検体

- 多くは針生検もしくは切開生検材料が提出される．
- 材料の多寡にもよるが，上記の検体保存のほか，必要に応じて細胞診捺印標本を作製する．術者は壊死性変化の目立つ腫瘍中心部ではなく，変性の少ない辺縁部からの採取を心がける．
- 骨組織を含むフラグメント状の検体では，脱灰の不要な軟らかい破片を分けて標本作製を行う．脱灰標本を待たずに，診断が可能となる場合がある．
- 生検検体に腫瘍周囲の軟部組織も含まれる場合は，腫瘍の組織診断のみならず，発育態度・浸潤性の程度を，画像所見と対比し，切除縁設定の参考とする．

## 切除検体

### 固定・切り出し時の注意

- 良性で検体の小さい場合はそれほど問題とならない．

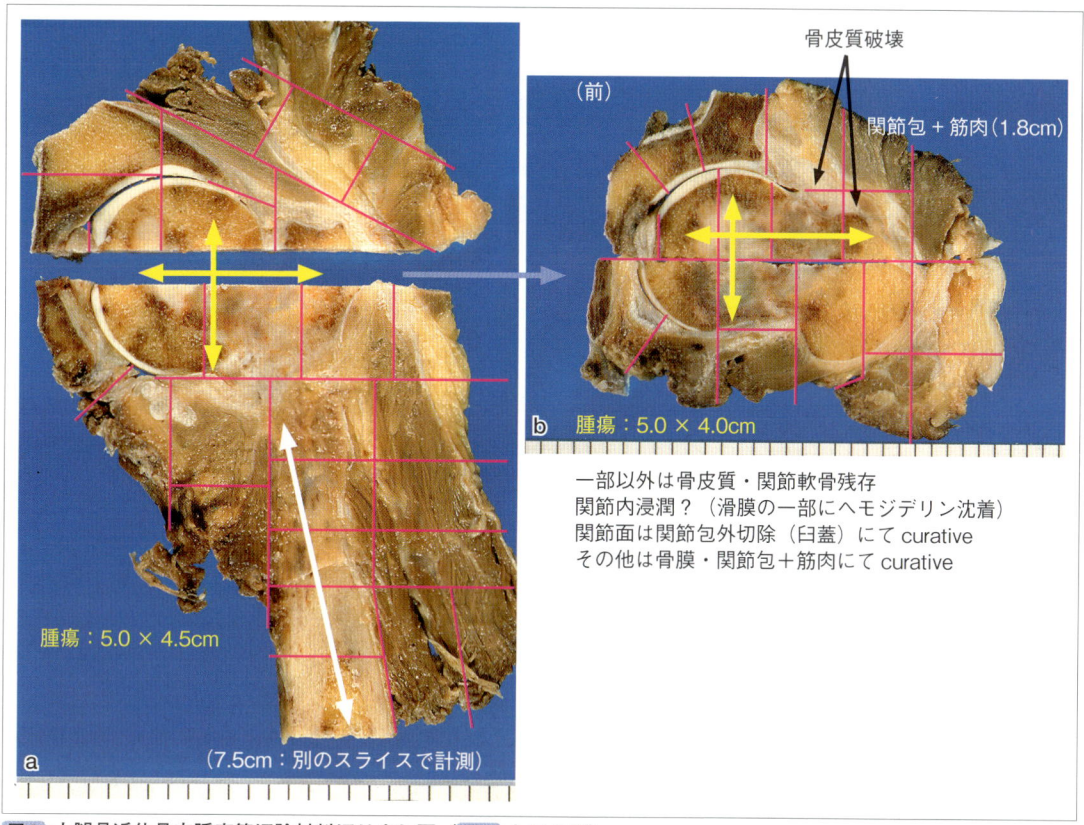

**図4** 大腿骨近位骨肉腫広範切除材料切り出し図（**図6** と同症例）
腫瘍の最大割面が出るように，長軸（a：冠状断）・短軸（b：**図6** -----）方向でスライスし，すべてを組織標本としている．骨と軟部は分けるように切り出しを行い，骨についても皮質骨の部分は脱灰時間が長くなるので，できるだけ分けるようにする．腫瘍周囲の健常組織の構造，バリアの有無と肉眼的に確認できる腫瘍から切除縁までの距離を記載し，取扱い規約に従った切除縁評価を行う．

- 悪性腫瘍の場合，塊状の広範切除材料が提出されるが，腫瘍と周囲組織や切除縁との関係が損なわれないように注意して固定する．
- 大きな検体の場合，固定や切り出しに時間がかかるので，保存検体採取の際に，ホルマリン固定条件のよい標本を先に作製しておく．
- 検体保存のための採取部位やホルマリン浸透のための割の入れ方は，切除縁評価の妨げにならないよう心がける．
- 可能な場合は半固定後に割を入れる．固定前に割を入れる場合は中心部や切除縁評価が問題となる部分から若干ずらし，固定後の切り出し時の評価を容易にする．腫瘍と周囲組織がずれないように針で固定するのもよい．
- 時間をずらして，適宜，割やスライスを加え，固定と組織の保存に努める．その際，切除縁評価に最適な割面の保持に注意する．
- 原則として，長軸方向・短軸方向の十字方向の最大割面ですべての組織標本を作製する **図4** ．短軸方向で何枚か連続的にスライスして，両側長軸方向のスライスを加えてもよい **図5** ．さらに執刀医と相談し，臨床的に切除縁が問題となる部分や画像との対比が必要な面を選択する **図1, 2, 4〜6** ．
- 良性腫瘍の場合でも，サイズに応じた標本数を切り出す必要があり，割面の性状の異なる部分，境界の不明瞭な部分からは必ず標本を作製する．

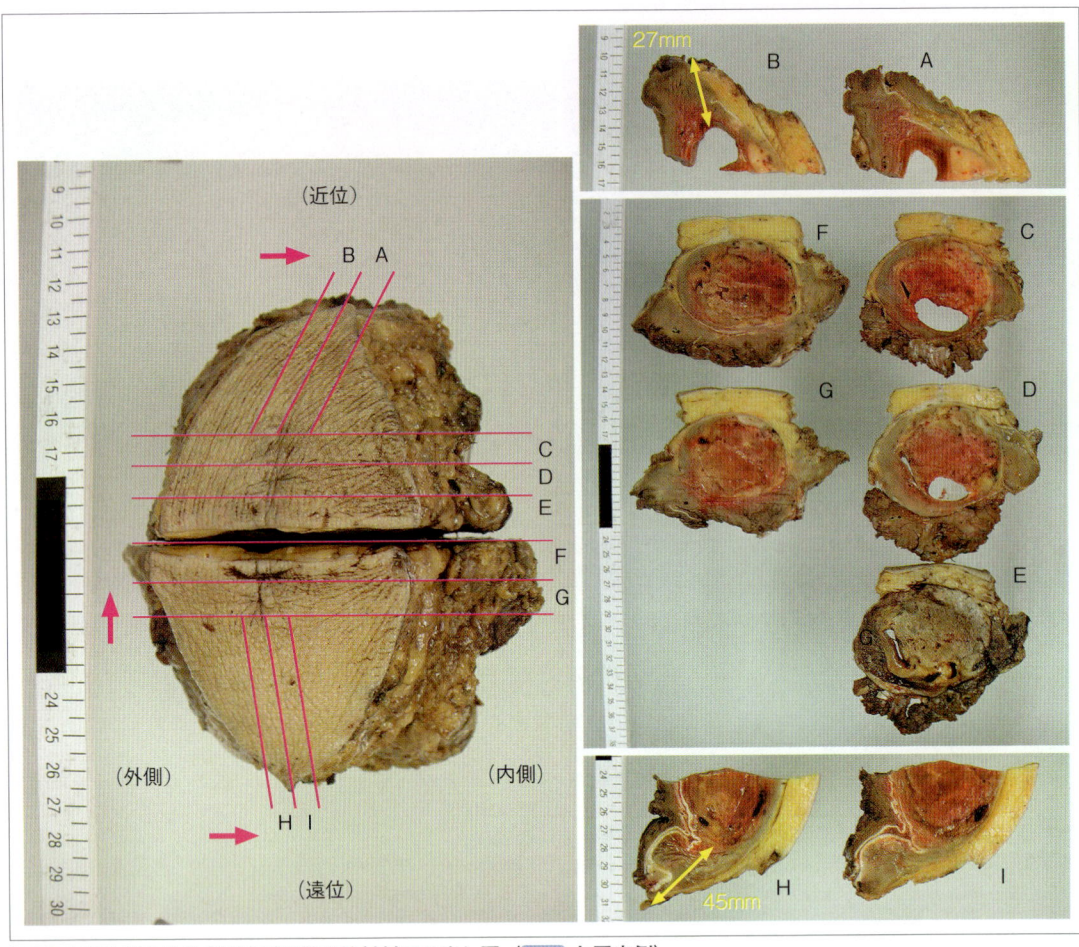

**図5 大腿軟部未分化多形肉腫広範切除材料切り出し図（図1 と同症例）**
短軸方向（水平断）で5枚をスライスした後に，長軸方向（矢状断）両側でそれぞれ2枚のスライスを加えている．腫瘍周囲の健常組織の構造，バリアの有無と腫瘍から切除縁までの距離を記載し，取扱い規約に従った切除縁評価を行う．短軸方向の2割面全体，長軸方向の遠近それぞれ1割面全体を標本作製し，その他，切除縁の問題となりそうな部分を切り出している（割面の切り出し線は省略）．

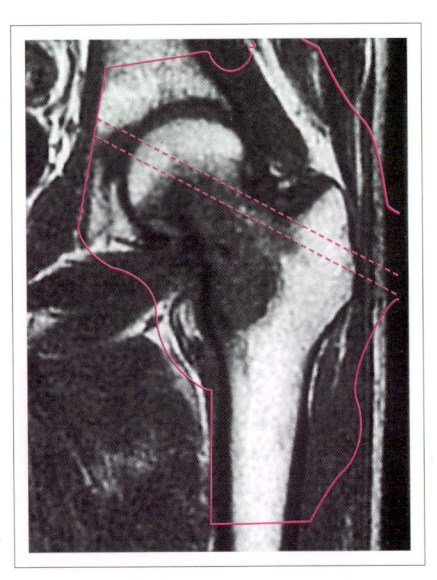

**図6 大腿骨近位骨肉腫 MRI T1強調像（冠状断）**
頸部に低信号を示す腫瘍が認められる．―― は切除縁，
----- は 図4b の切り出し部に相当する．

- 高分化型脂肪肉腫と脂肪腫は鑑別の非常に難しい場合があるため，少なくとも最大割面全体の標本を作製する．
- 不明瞭に浸潤性発育を示す腫瘍では，周囲健常組織の検索が重要である．
- 術前治療効果判定を行う際には，少なくとも最大割面全体の標本 図4 が必要である．
- 切除縁が問題となる部分や，切除縁と腫瘍が近い場合はインクで彩色しておくと，評価に便利である．
- 標本を切り出す際には，正確な切除縁評価の妨げにならないようにする．筋膜・筋肉や関節包，骨膜などの介在組織について，腫瘍進展のバリアになる組織が欠損しないように，また，切除縁が問題となる部分では，組織所見の確認や，肉眼所見との対比をしやすいよう，ブロック分けに注意する．
- 骨腫瘍の場合，厚い骨皮質のような緻密骨領域は，海綿骨領域とは脱灰時間が大きく異なるので，可能な範囲で分けるようにする．

## 肉眼所見，記載

- 腫瘍サイズ（場合によっては重量），表面・割面の性状（色調，硬度，壊死や出血の有無など），被膜の有無・腫瘍境界の性状，周囲組織との関係・周囲既存組織の変化，浸潤性発育や娘結節の有無と程度などの記載を行う．
- 併せて，写真撮影は腫瘍の性状のみならず，次の切除縁評価の記録と対比できるように心がける．
- 境界の明瞭な腫瘤を形成することが多いが，粘液線維肉腫をはじめとする線維芽細胞性/筋線維芽細胞性腫瘍や，未分化多形肉腫・平滑筋肉腫の一部では浸潤性発育の目立つ場合があり，肉眼評価，切り出しに注意が必要である 図2, 3 ．

## 切除縁評価

### ■ 背景と評価法

- 切除の範囲，幅，介在組織をどのように判断し，根治性を確認するのかが切除縁評価法であり，切除法，切除範囲の決定に不可欠である．
- 日本整形外科学会骨・軟部腫瘍委員会による『骨・軟部肉腫切除縁評価法』『悪性骨腫瘍・悪性軟部腫瘍取扱い規約』に従って評価する 図7 ．
- 広範切除された検体を肉眼的に観察し，腫瘍および周囲の反応層からどの程度離れているかによりその手術の根治性が評価される．
- 治癒的切除縁（curative margin），広範囲切除縁（wide margin），腫瘍辺縁部切除縁（marginal margin）および腫瘍内切除縁（intralesional margin）の4種類があり，切除縁評価と局所再発率には有意な相関が認められている．
- 他臓器の腫瘍と同様，切除縁を十分に評価できる方向での切り出しが必要で，基本的には切除縁の最も短いと思われる部分を含め，長軸・短軸方向の最大割面で切り出しを行う．
- 切除検体の解剖学的位置関係・方向性，臨床的に問題となる断端・浸潤発育の有無，画像（CT，MRI）との関連づけや実際の手術所見など，臨床医と十分に連携をとったうえで評価を行う．

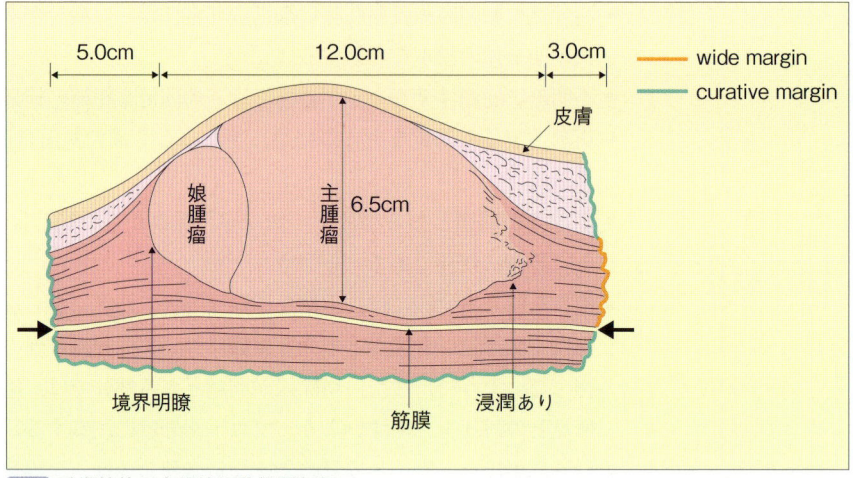

**図7 手術検体の肉眼的切除縁評価例**
腫瘍は筋肉内に存在しており，隣接筋を併せて広範切除されている．腫瘍と長軸方向の切除縁との間は筋肉のみが介在し，腫瘍進展のバリアとなる構造は認められない．腫瘍との境界部もしくは反応層外側からの距離を計測し，curative margin および wide margin（wide-3）と評価される．短軸方向深部側はバリア（2枚の筋膜）が介在しており，筋層と併せ十分に curative である．腫瘍周囲の反応層がバリアに達していなければ，筋間（➡）で切離されたとしても curative と評価される．
（日本整形外科学会骨・軟部腫瘍委員会編．整形外科・病理 悪性軟部腫瘍取扱い規約．第2版．東京：金原出版；1989）

- その際，腫瘍の進展に対してバリアとなる筋膜や骨膜，関節包，関節軟骨などの組織をバリアとしてとらえ，距離に換算して計測する．腫瘍の局在により，隣接筋肉筋膜などのさまざまな組織がバリアとなりうるので，正確に換算できなくても記録に残しておく必要がある 図2, 4, 7．
- 組織学的に切除縁を再確認し，浸潤性発育の程度やバリアの有無などにより肉眼評価と異なった場合には，組織学的評価にて修正する 図3．

### ■ 浸潤型肉腫

- 大部分の軟部腫瘍は膨張性に比較的境界明瞭な発育を示すが，悪性度にかかわらず著しく浸潤性の発育を示す症例があり，肉眼的切除縁評価と異なることがしばしばある．
- 粘液線維肉腫の30～40％の症例，未分化多形肉腫（いわゆる悪性線維性組織球腫）や線維芽細胞性/筋線維芽細胞性腫瘍，平滑筋肉腫の一部では浸潤性発育の目立つ場合があり，肉眼・切除縁評価や切り出し時に注意が必要である．
- 腫瘍浸潤は，皮下では脂肪の線維性中隔や浅層筋膜に沿って，筋肉内や筋間では固有筋膜や筋線維束間の線維性組織に沿った縦方向，水平方向への発育を示すことが多い．バリアを貫通したり，筋線維間の横方向への発育なども認められる 図3．
- 組織学的に，浸潤細胞は紡錘形でおおむね多形性に乏しく，しばしば反応性の細胞との区別が問題となる場合がある．線維芽細胞性/筋線維芽細胞性腫瘍である場合は，免疫染色を行っても有意な所見に乏しい．
- 非常に判断の難しい，意見の分かれる症例では，浸潤の確実な領域と浸潤が疑わしい領域に分け，臨床医とともに対応を検討することが必要である．
- 追加治療の要否や，再発，予後の改善のためには，組織学的にも腫瘍の発育態

度，切除縁を正確に評価することが重要である．
- 生検時，可能であれば浸潤性発育の有無を検討する．皮下脂肪や筋膜が含まれる場合は，腫瘍の発育態度の検討が可能であり，画像診断と併せ，浸潤型の診断の一助となる場合がある．

## 組織学的治療効果判定

- 術前治療の効果判定は，術後の薬剤など治療法選択や予後の予測に重要である．
- 判定には，少なくとも最大割面全体が必要で，十字方向での標本作製が望ましい．
- 組織学的効果判定基準については，『悪性骨腫瘍取扱い規約』で記載されているが，『悪性軟部腫瘍取扱い規約』においては定められていない．
- 現在の基準では，変性細胞の判定や細胞密度の減少の評価について，判定医による相違が大きい．
- 日本臨床腫瘍研究グループ（Japan Clinical Oncology Group：JCOG）の骨軟部腫瘍グループによる骨肉腫補助化学療法の臨床試験において，新たな組織学的効果判定基準が提案されており，軟部肉腫における判定基準についても検討される予定である．

（蛭田啓之，徳山　宣，松本誠一）

# 6章
# 症例の実際

# 症例 1　良性脊索細胞腫
## 50代，女性

### ■ 現病歴

頸部痛を主訴に整形外科を受診したところ，画像検査で第5頸椎の異常を指摘された．理学検査では，神経障害を認めない．

### 画像所見

単純X線写真側面像にて，第5頸椎椎体が軽度硬化している 図1a．CTでは骨破壊像を認めず，椎体が一様に硬化している．MRIでは，T1強調像が第5頸椎椎体の一様な低信号を，T2強調像は一様な高信号を示している．骨外腫瘍形成を認めない 図1b, c．

### 病理所見

脂肪細胞に類似した空胞細胞が骨梁間にシート状に増生し，罹患骨梁は添加骨形成により肥厚している 図2a．腫瘍は周囲組織に対し皮膜を形成せず，病変内に粘液基質産生を欠き，取り残された骨髄組織が島状に散在する．腫瘍細胞核は小型類円形あるいは多稜形で，偏在しているものが多い．成熟脂肪細胞とは異なり，細胞の大小不同が目立ち，細胞質は完全な空胞状ではなく，内部は淡好酸性顆粒状を

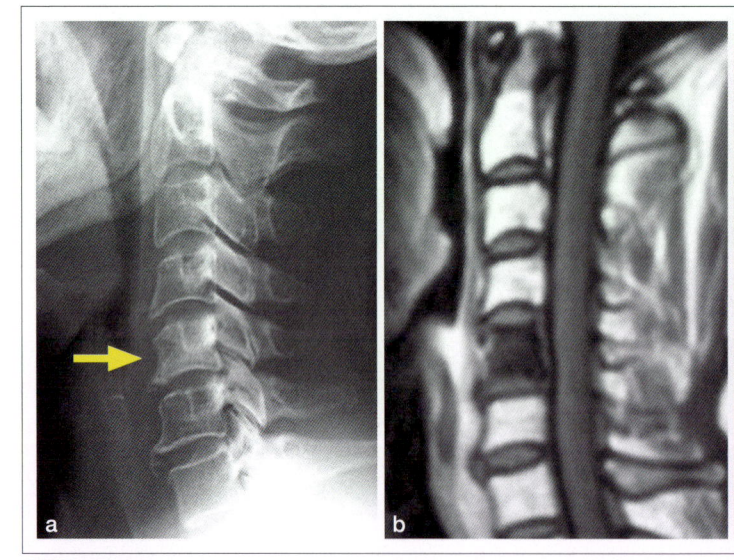

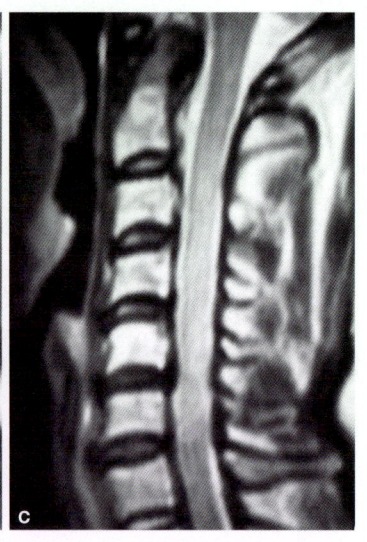

**図1　頸椎画像**
a：単純X線側面像．第5頸椎椎体が軽度硬化している（⇨）．椎体の輪郭は保たれ，骨破壊はみられない．
b：MRI矢状断像T1強調像．第5頸椎椎体のほぼ全体が，一様な低信号を示している．
c：MRI矢状断像T2強調像．同病変はびまん性に高信号を示している．骨外腫瘍形成を認めない．

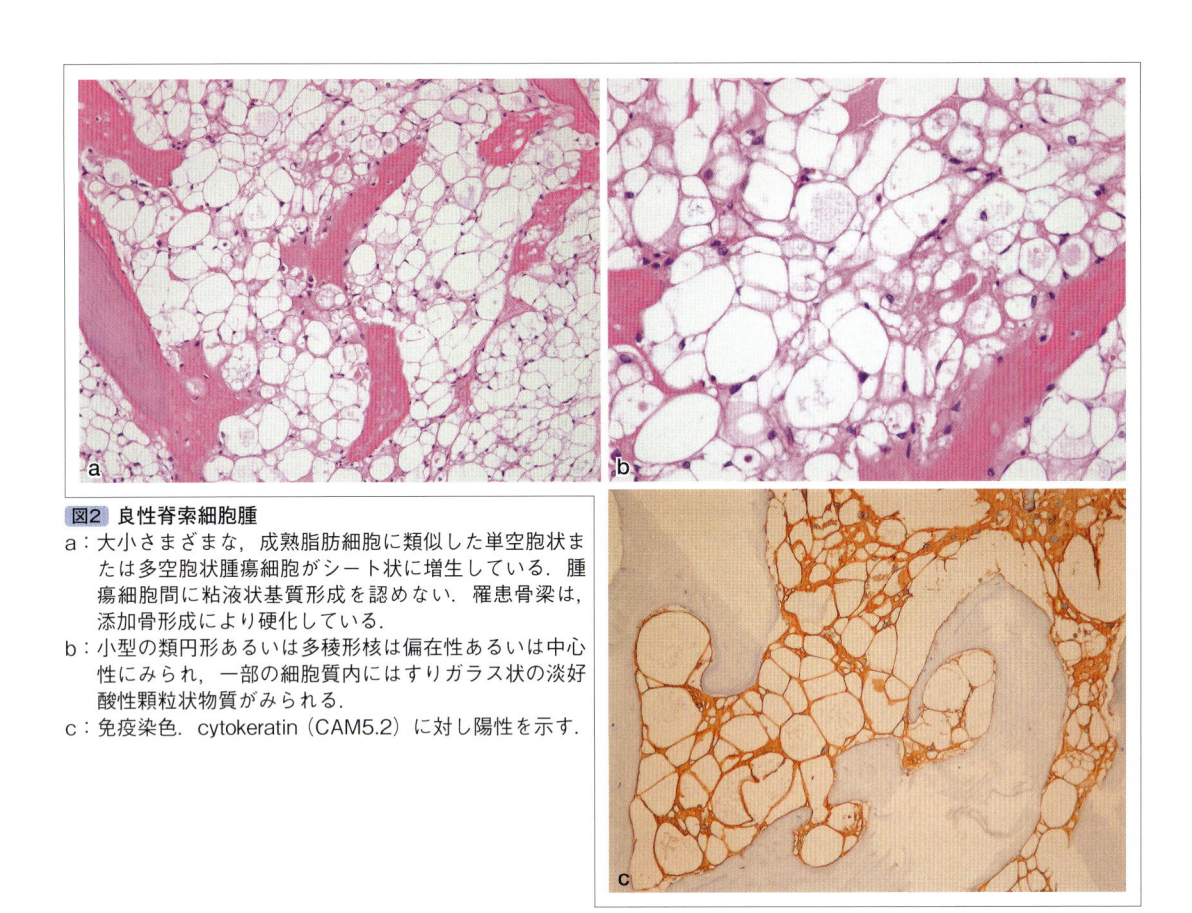

**図2 良性脊索細胞腫**
a：大小さまざまな，成熟脂肪細胞に類似した単空胞状または多空胞状腫瘍細胞がシート状に増生している．腫瘍細胞間に粘液状基質形成を認めない．罹患骨梁は，添加骨形成により硬化している．
b：小型の類円形あるいは多稜形核は偏在性あるいは中心性にみられ，一部の細胞質内にはすりガラス状の淡好酸性顆粒状物質がみられる．
c：免疫染色．cytokeratin（CAM5.2）に対し陽性を示す．

呈するものが多い 図2b ．免疫染色では，cytokeratin などの上皮系マーカー，S-100 蛋白，vimentin，brachyury に陽性を示す 図2c ．

 Brachyury は，中胚葉形成に関与する遺伝子を含む *T-box* 遺伝子複合体の転写因子で，胎児期の脊索細胞分化を規定している．脊索腫や良性脊索細胞腫では，brachyury が特異的に発現している．

## 鑑別診断

 良性脊索細胞腫（benign notochordal cell tumor：BNCT）は，椎体に発生する良性脊索細胞性腫瘍であり，腰椎や頸椎に多く報告されている．脊索腫（chordoma）との鑑別が最も重要であり，困難なことも多い．

 画像検査では，BNCT は骨内に限局し，骨破壊や骨外腫瘤を形成せず，しばしば硬化像を示す．一方，脊索腫は溶骨性・骨破壊性で，通常骨外に巨大な軟部腫瘤を形成する．MRI では，BNCT は T1 強調像で低信号，T2 強調像で高信号を示し，造影効果は乏しい．脊索腫は T1・T2 強調像では BNCT と同様の信号強度を示すが，造影すると被膜や腫瘍本体がさまざまな程度に増強される．また，BNCT は骨シンチグラムにて陰性であるが，脊索腫では陽性を示すことが多い．

 組織学的に脊索腫は分葉状を呈し，薄い線維性の被膜に覆われ，腫瘍細胞間に豊富な粘液基質を有する 図3a ．腫瘍細胞は上皮様結合を示し，核の異型，多形は

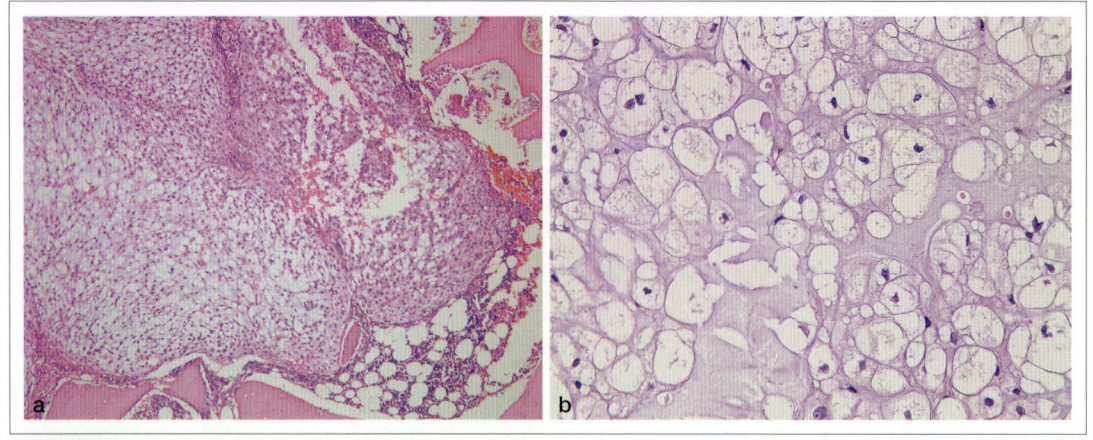

**図3 脊索腫**
a：粘液基質を有する細胞密度のやや高い腫瘍が分葉状に増殖している．骨髄組織との境界には薄い線維性被膜形成を認める．
b：BNCT に類似した単空胞状あるいは多空胞状腫瘍細胞がシート状に増生しているが，核はより腫大し，腫瘍細胞間に粘液基質形成を認める．

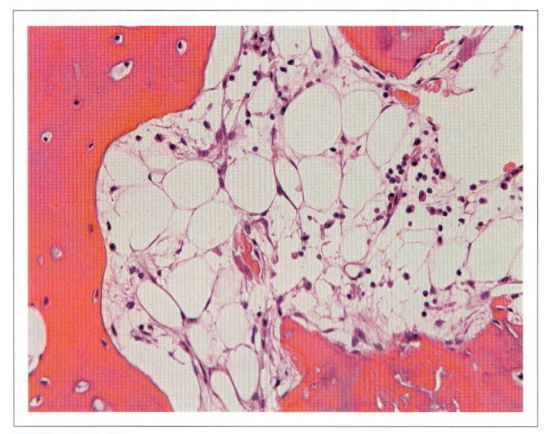

**図4 脂肪髄**
硬化した骨梁間に，単空胞状の成熟脂肪細胞がシート状にみられる．扁平化した核は偏在し，細胞質は完全に空胞状で張りがある．

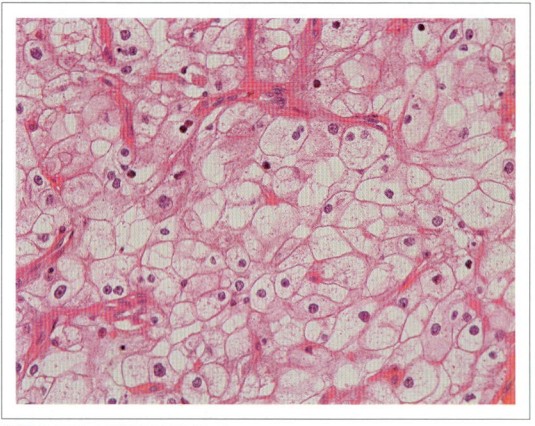

**図5 転移性腎淡明細胞癌**
淡明な細胞質を有する腫瘍細胞がシート状に増殖している．類円形核が中心性にみられ，細胞質はすりガラス状を呈している．腫瘍胞巣間には腫瘍血管が発達している．

さまざまで，細胞質は多空胞状を呈することが多い．BNCT と脊索腫の所見はオーバーラップしており，異型の乏しい脊索腫は BNCT の所見に類似することがある 図3b ．そのため，生検組織のみでの鑑別は困難なことが多く，常に画像所見を参考に診断を進める必要がある．BNCT の遺伝子異常に関しては報告が少なく，同一腫瘍内の脊索腫と BNCT の CGH では，脊索腫でしばしばみられる染色体 1p, 3, 4, 10, 13 の欠失や染色体 7 の変異は BNCT では観察されないという．

近年，脊索腫と BNCT が同一病変内に共存する症例が知られるようになり，BNCT が脊索腫に悪性転化したものと考えられている．BNCT 診断時には，悪性転化の可能性も考慮し鑑別診断を行う必要がある．

針生検など限られた検体での診断では，腫瘍細胞を既存の成熟脂肪細胞と見誤ることがあるため注意を要する．鑑別には画像情報も大切であり，組織学的には，成熟脂肪細胞は張力のある単空胞状の細胞質と扁平化した偏在性核を有している

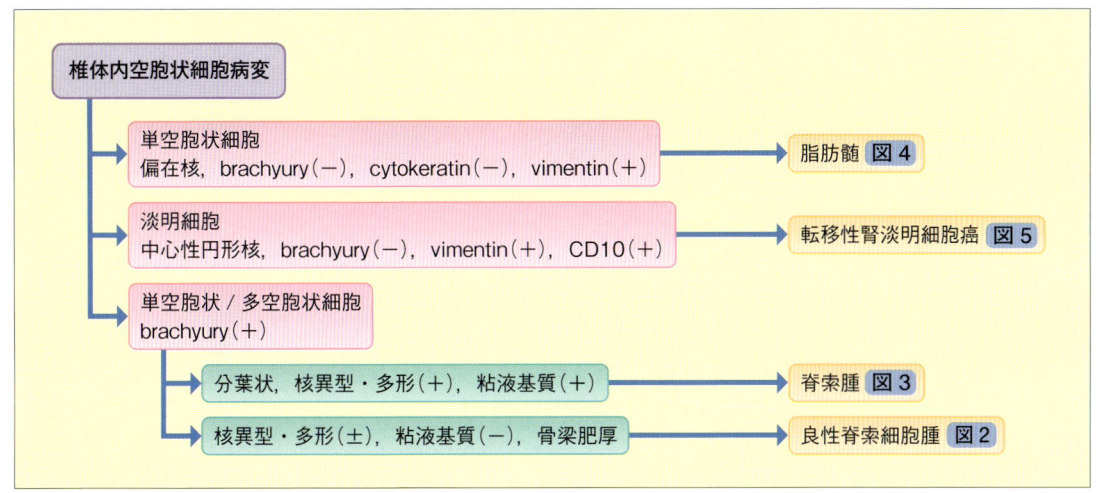

**図6** 鑑別診断のフローチャート

**図4**．免疫染色にて，成熟脂肪細胞はcytokeratinなどの上皮系マーカーやbrachyuryに陽性を示すことはない．

腎淡明細胞癌（clear cell carcinoma）転移もBNCTに類似する**図5**．腎癌の既往があれば診断は比較的容易であるが，椎体転移で初めて顕在化することもある．淡明細胞癌の骨転移は，溶骨性であることが多く，血流が豊富であることからCTやMRIで造影効果を示す．組織学的には，淡明な細胞質に中心性の類円形核を有し，胞巣状を呈する．胞巣間には腫瘍血管が発達している．免疫染色では，淡明細胞癌細胞はbrachyuryに陰性で，vimentin, CD10に陽性を示す．

椎体内空胞状細胞病変の組織学的鑑別診断のフローチャートを示す**図6**．しかしながら，組織所見に加えて，画像所見や臨床情報を積極的に参照するよう心がける必要がある．

（山口岳彦）

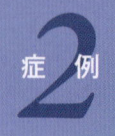

# 症例 2 骨類上皮血管肉腫
60代，女性

■ 現病歴

徐々に増悪する右膝痛を主訴とし右大腿骨遠位に腫脹，軽度熱感および軽度可動域制限を認めた．単純X線写真では右大腿骨遠位骨幹端部に骨透亮像と骨皮質の膨隆，菲薄化を認め，MRIでは一部周囲組織への浸潤を認めた 図1．切開生検の後，腫瘍切除術が施行された．

## 病理所見

組織学的には大型の好酸性細胞質を有する上皮様腫瘍細胞がシート状あるいは胞巣状に増殖し，核クロマチンの濃染を伴う核異型が認められる 図2a．一部には血液を満たした血管腔内に上皮様腫瘍細胞が乳頭状に増殖する像や，不規則に吻合

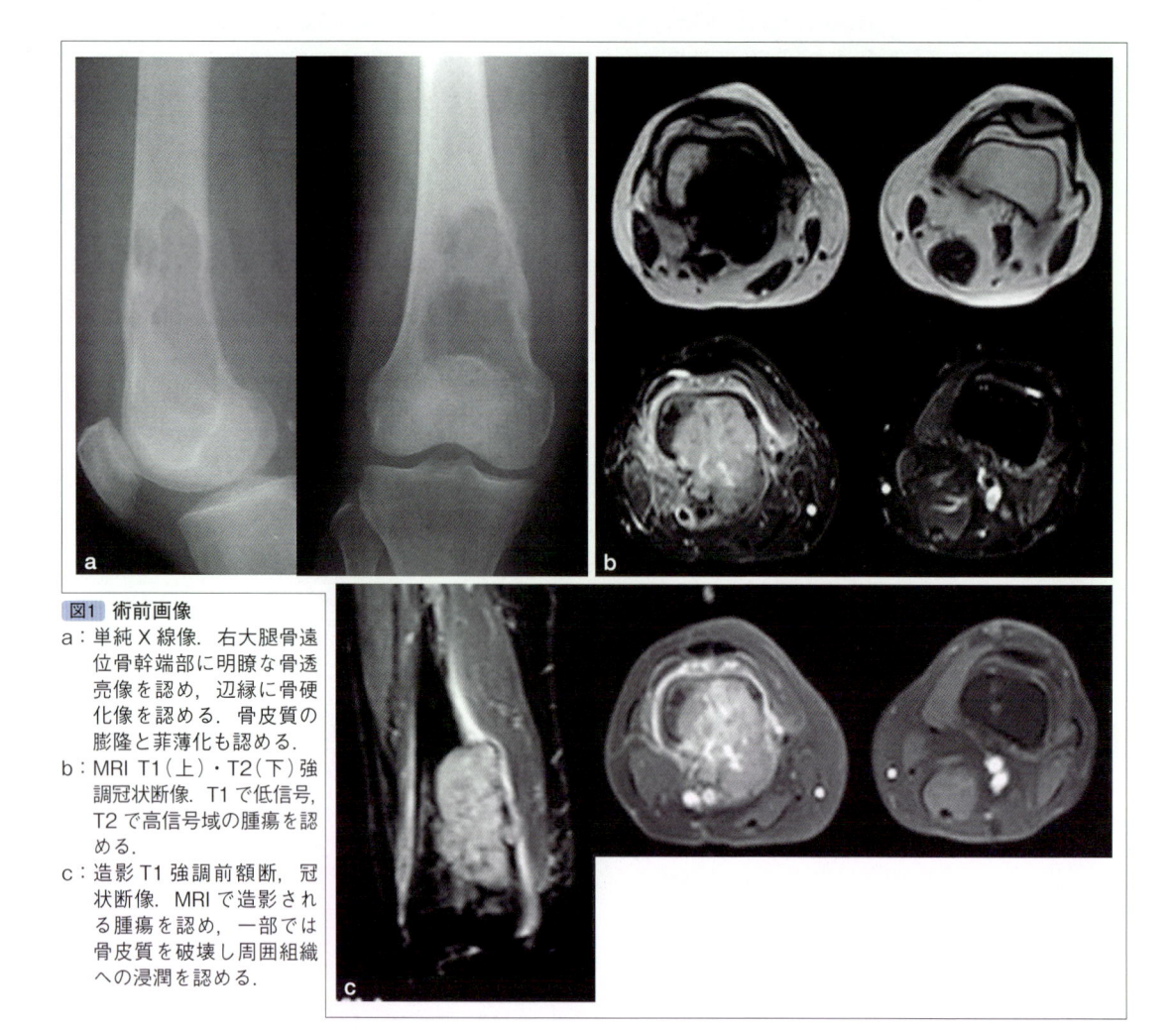

図1 術前画像
a：単純X線像．右大腿骨遠位骨幹端部に明瞭な骨透亮像を認め，辺縁に骨硬化像を認める．骨皮質の膨隆と菲薄化も認める．
b：MRI T1(上)・T2(下)強調冠状断像．T1で低信号，T2で高信号域の腫瘍を認める．
c：造影T1強調前額断，冠状断像．MRIで造影される腫瘍を認め，一部では骨皮質を破壊し周囲組織への浸潤を認める．

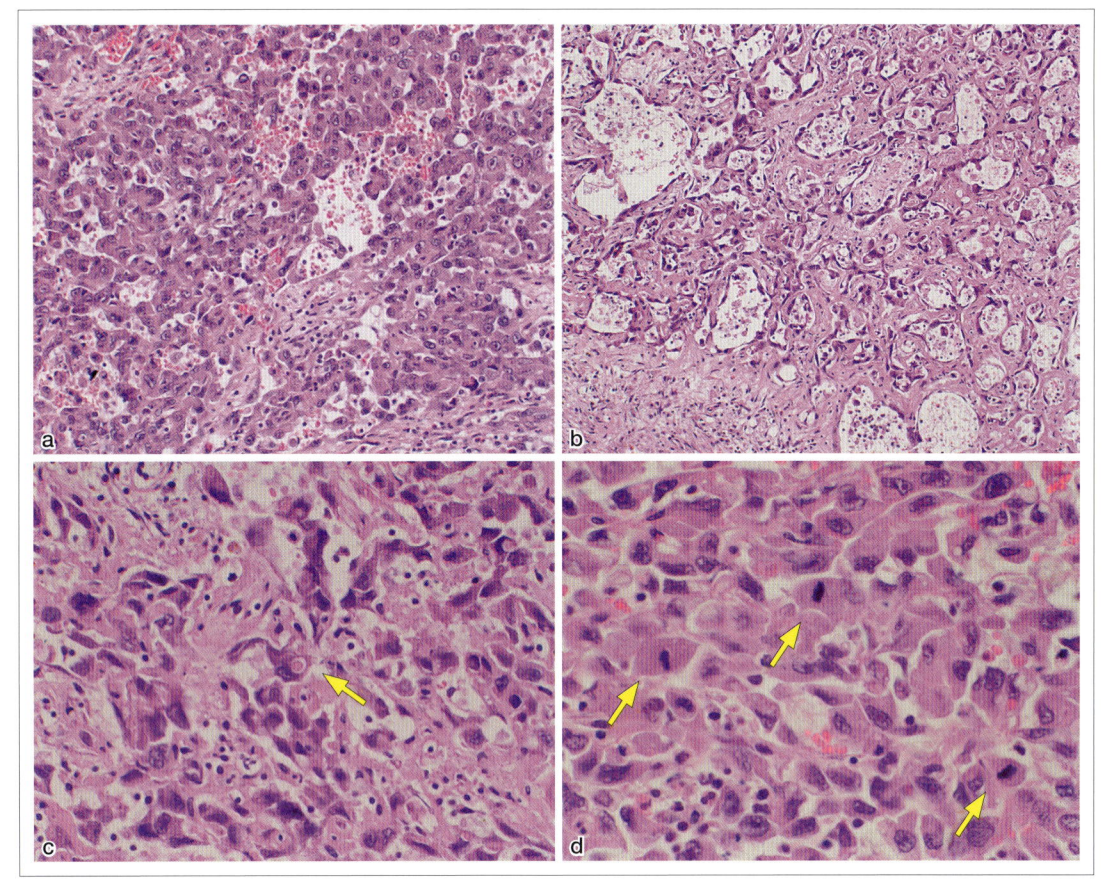

**図2 組織像**
a：上皮様の腫瘍細胞がシート状に増殖している．
b：大小さまざまな不規則に吻合する血管腔を認める．
c：細胞質内の空胞に赤血球を含む腫瘍細胞を認める（⇨）．
d：多くの核分裂像を認める（⇨）．

する血管腔を認め，血管肉腫を示唆する像を呈する 図2b．腫瘍細胞の細胞質には空胞を認め，空胞内に赤血球を含んだ腫瘍細胞が散見される 図2c．腫瘍細胞には多くの核分裂を認めた 図2d．

免疫組織化学染色では，腫瘍細胞は内皮マーカーであるCD31およびFactor Ⅷ-RAに陽性 図3a, b で，cytokeratin CAM5.2, AE1/AE3にも陽性 図3c, d であった．

### 診断のポイント

骨類上皮血管肉腫は骨血管肉腫のまれな亜型であり，現在までまとまった報告は散見される程度である．組織学的には軟部組織発生のものと類似している．免疫組織化学的には内皮マーカーであるCD31, CD34, Factor Ⅷ-RA, およびcytokeratin（CAM5.2, AE1/AE3）が陽性となり，EMAは陰性である．病理組織学的な鑑別としては，骨類上皮血管内皮腫，骨未分化多形性肉腫，低分化癌の骨転移，悪性黒色腫や類上皮肉腫の骨転移，未分化大細胞型リンパ腫の骨浸潤などが挙げられる

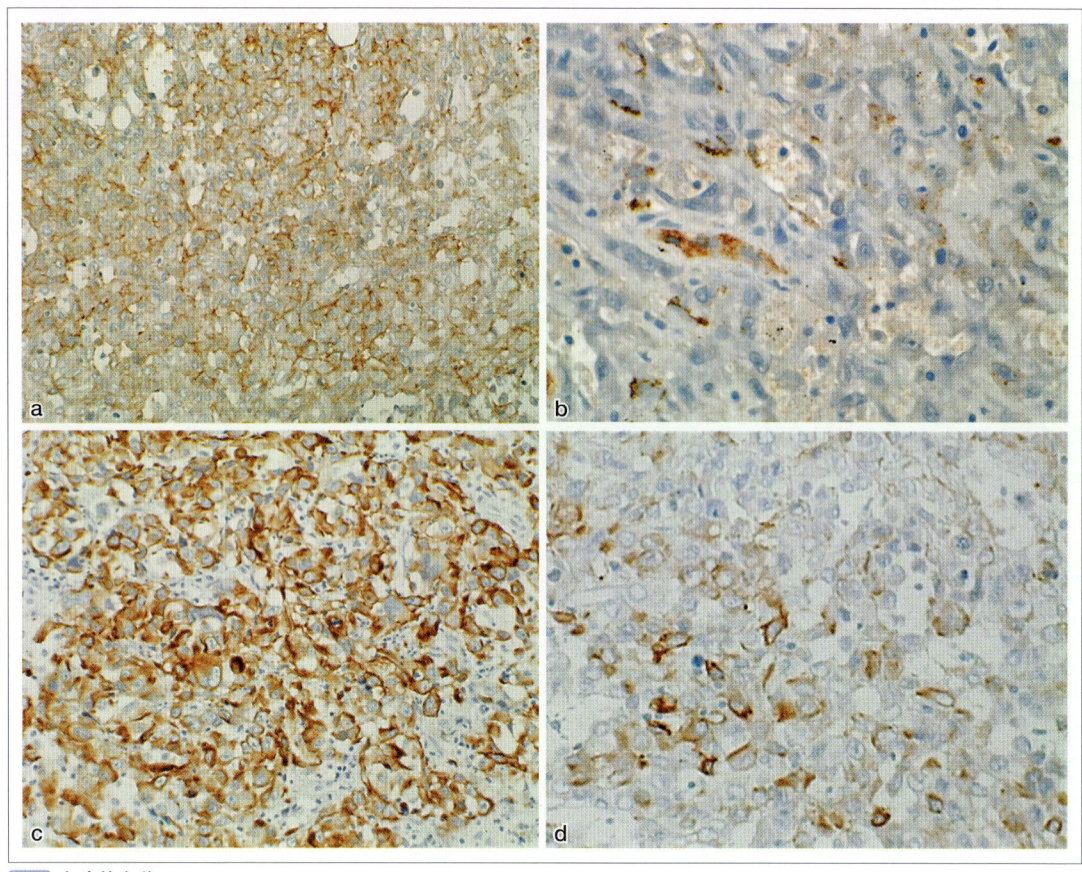

**図3** 免疫染色像
上皮様内皮細胞における内皮マーカーCD31（a）およびFactor Ⅷ-RA（b）が陽性．cytokeratin CAM5.2（c），AE1/AE3（d）についても陽性である．

**図4**．未分化大細胞型リンパ腫や悪性黒色腫の転移，骨未分化多形性肉腫は，類上皮血管肉腫がCD34とCD31といった内皮のマーカーに陽性となることにより鑑別可能である．低分化癌の骨転移と類上皮血管肉腫の鑑別では，両者ともにcytokeratinは陽性となるが，類上皮血管肉腫ではEMAが陽性となるのはまれであり，内皮マーカーの結果と合わせて鑑別可能と考える．骨類上皮血管内皮腫は軟骨粘液様基質を特徴とし，*WWTR1-CAMTA1*の融合遺伝子の検索も有用である．類上皮肉腫の骨転移は非常にまれと思われるが，内皮マーカーのうちCD34は類上皮血管肉腫も陽性になりうるので，CD31の検索が必須である．さらに類上皮肉腫では免疫染色で高率にSMARCB1/INI1蛋白の発現欠失を認めるが，類上皮血管肉腫では陽性となるため鑑別に有用である．

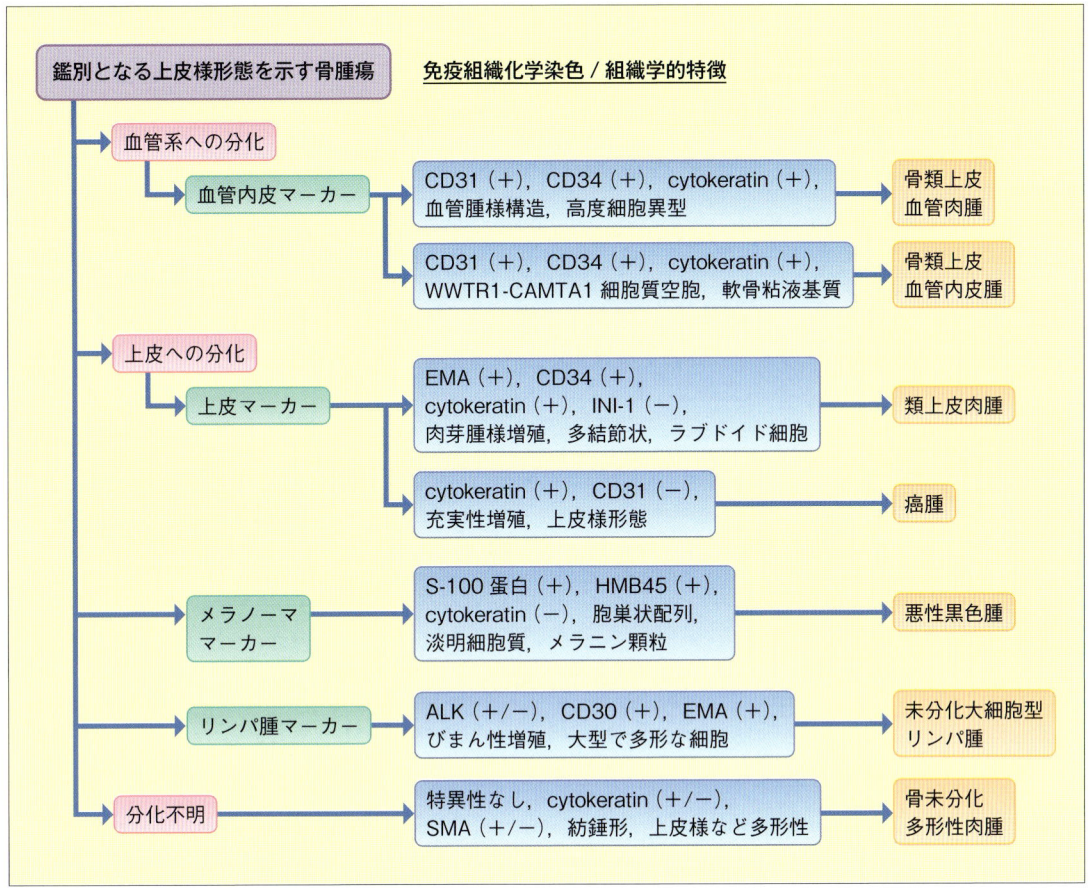

| 鑑別となる上皮様形態を示す骨腫瘍 | 免疫組織化学染色／組織学的特徴 | |
|---|---|---|
| 血管系への分化 → 血管内皮マーカー | CD31（＋），CD34（＋），cytokeratin（＋），血管腫瘍様構造，高度細胞異型 | 骨類上皮血管肉腫 |
| | CD31（＋），CD34（＋），cytokeratin（＋），WWTR1-CAMTA1 細胞質空胞，軟骨粘液基質 | 骨類上皮血管内皮腫 |
| 上皮への分化 → 上皮マーカー | EMA（＋），CD34（＋），cytokeratin（＋），INI-1（−），肉芽腫様増殖，多結節状，ラブドイド細胞 | 類上皮肉腫 |
| | cytokeratin（＋），CD31（−），充実性増殖，上皮様形態 | 癌腫 |
| メラノーママーカー | S-100蛋白（＋），HMB45（＋），cytokeratin（−），胞巣状配列，淡明細胞質，メラニン顆粒 | 悪性黒色腫 |
| リンパ腫マーカー | ALK（＋/−），CD30（＋），EMA（＋），びまん性増殖，大型で多形な細胞 | 未分化大細胞型リンパ腫 |
| 分化不明 | 特異性なし，cytokeratin（＋/−），SMA（＋/−），紡錘形，上皮様など多形性 | 骨未分化多形性肉腫 |

図4 鑑別診断のフローチャート

（髙橋祐介，小田義直）

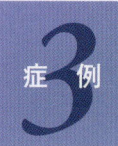

# 症例 3 軟部 PEComa
## 40代, 女性

### ■ 現病歴

生来健康であり,結節性硬化症の病歴はなかった.

腹痛を初発症状として病院受診し,下部消化管内視鏡検査で粘膜下腫瘍を指摘された.結節性硬化症の症候はみられなかった.腹部CT検査では結腸に浸潤する分葉状の後腹膜腫瘍を認めた.腫瘍は一部結腸を含めて切除され,手術時にその他の臓器に浸潤がないことが確認された.術後20か月に腹腔内播種巣が出現し,38か月で腫瘍死した.

### 病理所見

肉眼的に境界明瞭な8cm大の腫瘤性病変であり,割面は灰白色で一部に出血および壊死を伴っていた.腫瘍は結腸漿膜に達していた 図1 .

組織学的に腫瘍は比較的境界明瞭であり,結腸に圧排性に浸潤していた.腫瘍は上皮様細胞からなっており,シート状ないし血管結合組織周囲に垂直に配列する像がみられた 図2a, b .腫瘍細胞は淡明ないしやや好酸性の細胞質を有し,核は円形ないし卵円形で明瞭な核小体を有していた 図2c .腫瘍細胞には核異型を有するもの,核に多型性を有するもの,多核のものが散見された.有糸分裂像はごく少数のみであった 図2d .腫瘍内には壊死および出血巣がみられた 図2e, f .

免疫組織化学的には上皮様腫瘍細胞はHMB45に陽性であり,melan-A,EMA,cytokeratin,α-SMA,chromogranin A,synaptophysin,c-kit,DOG1には陰性であった 図3 .Ki-67は3％程度の細胞に陽性であった.

### 鑑別診断

血管結合組織を伴って淡明な細胞質を有する上皮様細胞の増殖する腫瘍が鑑別に挙がる.PEComaのほか,胞巣状軟部肉腫(alveolar soft part sarcoma:ASPS),

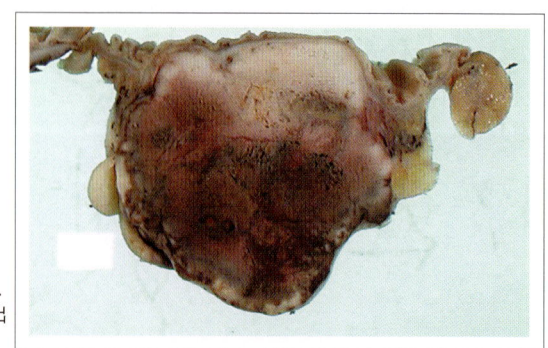

**図1** PEComaの割面肉眼像
腫瘍は結腸漿膜に浸潤している.割面は灰白色調であり,広範な出血壊死巣を伴う.

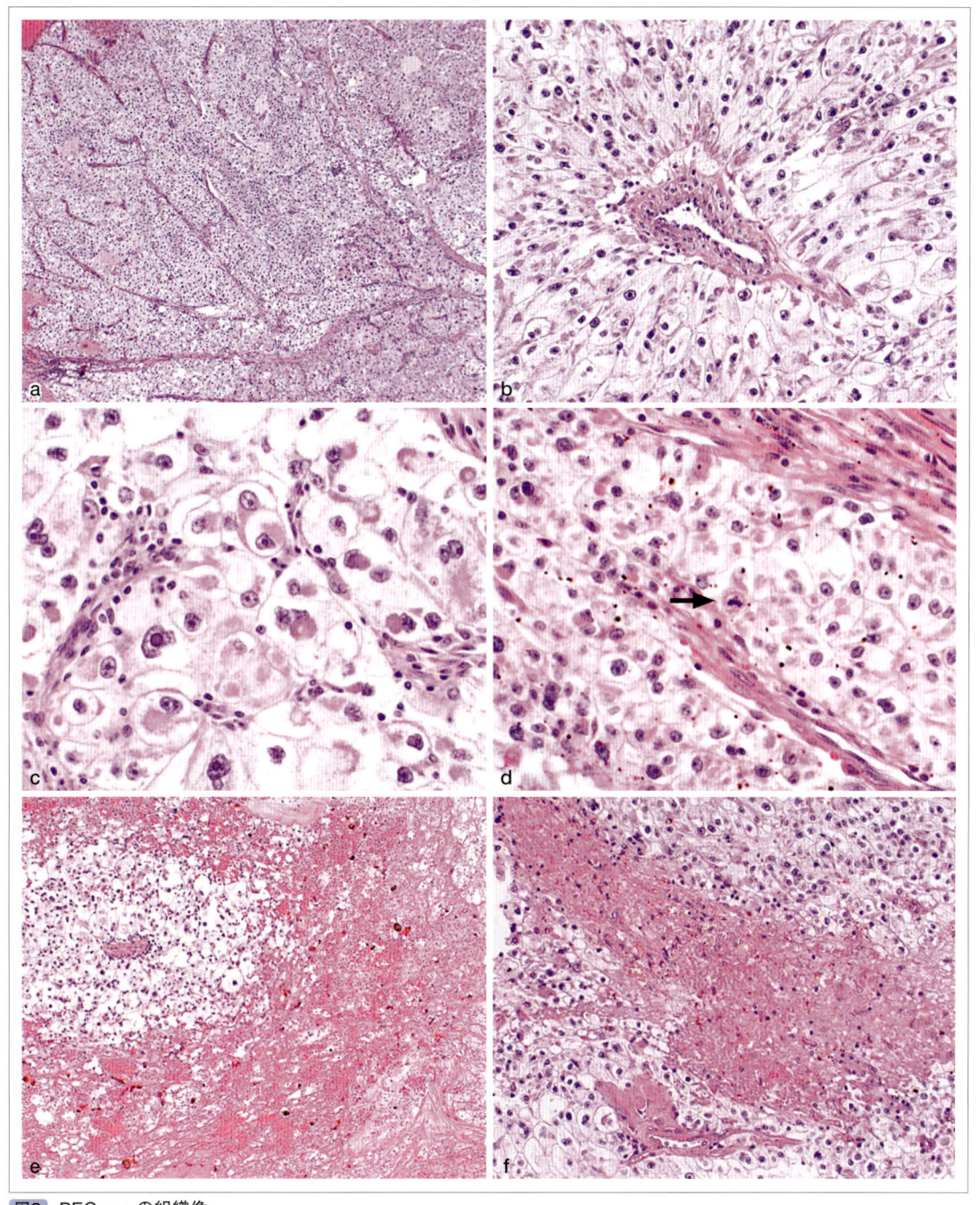

**図2** PEComa の組織像
a：弱拡大　　b：腫瘍細胞の血管周囲配列　　c：腫瘍細胞強拡大　　d：有糸分裂像（➡）　　e：出血　　f：壊死

　パラガングリオーマ(paraganglioma)，消化管間質腫瘍(gastrointestinal stromal tumor：GIST)，癌の転移（特に腎淡明細胞癌，肝細胞癌），悪性黒色腫の可能性を考える必要がある．
　PEComa は特徴的な上皮様細胞の血管周囲配列に加え，メラノサイトマーカー（HMB45，melan-A，MiTF）に陽性である点で積極的に診断することができる．

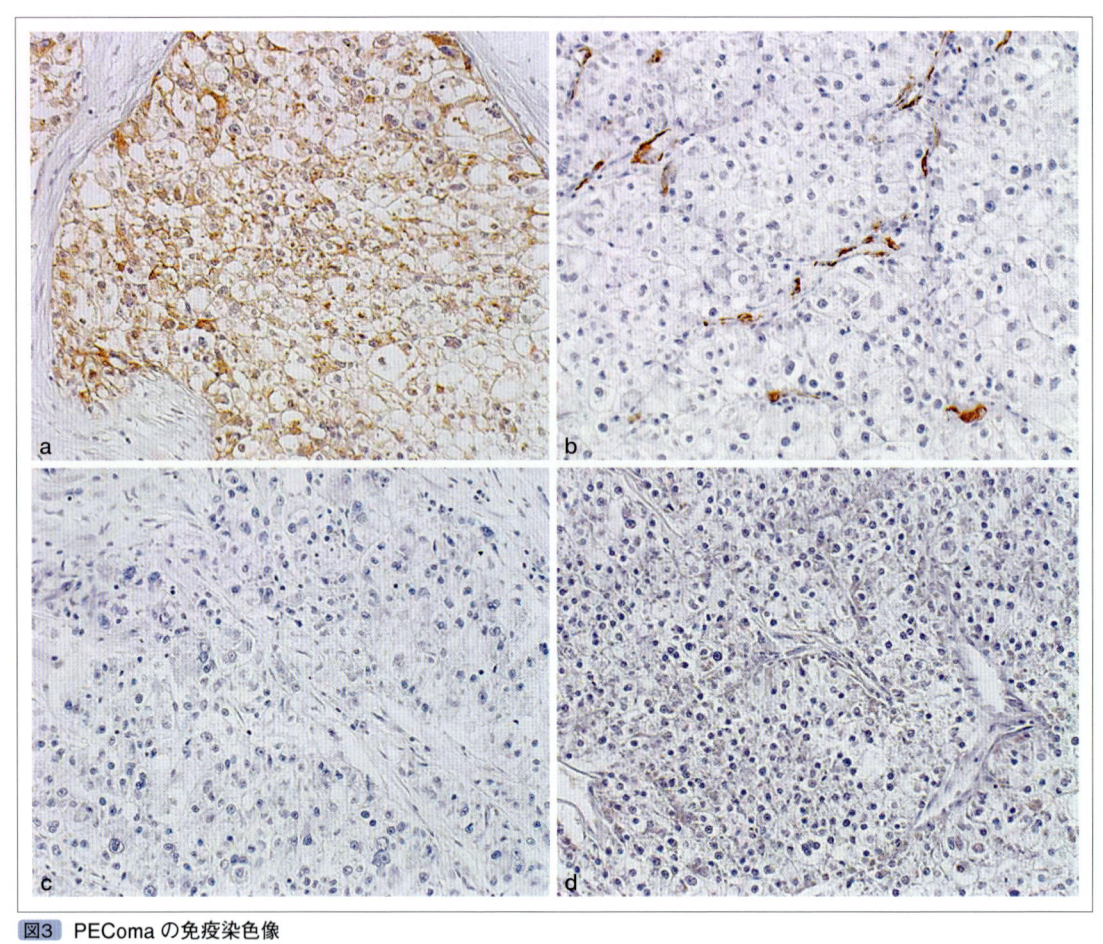

**図3** PEComa の免疫染色像
a：HMB45 陽性　　b：α-SMA 陰性　　c：chromogranin A 陰性　　d：c-kit 陰性

　一方で鑑別対象となる腫瘍はその多くがメラノサイトマーカーに陰性である．GIST は c-kit ないし DOG1，パラガングリオーマは神経内分泌系マーカー（chromogranin A，synaptophysin，CD56），淡明型の腎細胞癌は上皮系マーカーおよび CD10 が陽性である．PEComa の一部に胞巣状構造を見ることがあるが，同じく胞巣状を呈する ASPS はその全体が胞巣状構造からなるため，組織学的に鑑別できる．メラノサイトマーカーが陽性となる場合に疑われる悪性黒色腫も，通常は血管周囲配列をとらない．

　PEComa は女性に多く，主に若年〜中年に発生する．また，結節性硬化症との関連もいわれており，血管筋脂肪腫や肺胞リンパ管筋腫症と比較して合併する頻度は低いとされているものの，臨床的に結節性硬化症との診断がある場合は念頭に置く必要がある．PEComa には悪性例が報告されており，大きさ 5cm 以上，浸潤性増殖の有無，核異型，有糸分裂像，壊死，脈管浸潤といった所見がみられる場合は再発転移のリスクが高くなるので 表1 ，臨床に注意を促す必要がある．

**表1** PEComa の悪性度

| | 基準 | 予後 |
|---|---|---|
| 良性 | 悪性所見なし | 再発転移なし |
| 良悪性不明 | 下記のうち1項目<br>・核の多型性/多核巨細胞<br>・最大径 5cm 以上 | まれに再発転移あり |
| 悪性 | 下記のうち2項目以上<br>・最大径 5cm 以上<br>・浸潤性増殖<br>・高度の核異型＋細胞密度<br>・有糸分裂像＞1/50 HPF<br>・壊死<br>・血管浸潤像 | 70%程度が再発転移 |

(Folpe AL, et al. Perivascular epithelioid cell neoplasms of soft tissue and gynecologic origin：a clinicopathologic study of 26 cases and review of the literature. Am J Surg Pathol. 2005；29（12）：1558-75)

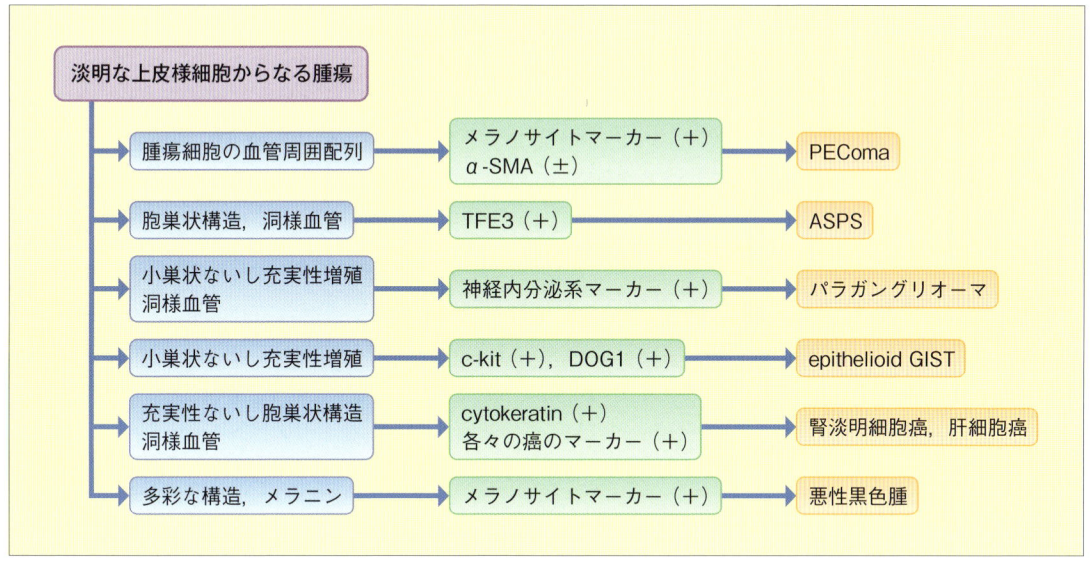

**図4** 診断のフローチャート

淡明な上皮様細胞からなる腫瘍

| 形態 | マーカー | 診断 |
|---|---|---|
| 腫瘍細胞の血管周囲配列 | メラノサイトマーカー（＋）<br>α-SMA（±） | PEComa |
| 胞巣状構造，洞様血管 | TFE3（＋） | ASPS |
| 小巣状ないし充実性増殖<br>洞様血管 | 神経内分泌系マーカー（＋） | パラガングリオーマ |
| 小巣状ないし充実性増殖 | c-kit（＋），DOG1（＋） | epithelioid GIST |
| 充実性ないし胞巣状構造<br>洞様血管 | cytokeratin（＋）<br>各々の癌のマーカー（＋） | 腎淡明細胞癌，肝細胞癌 |
| 多彩な構造，メラニン | メラノサイトマーカー（＋） | 悪性黒色腫 |

## 診断のポイント

PEComa と同様に，淡明な上皮様細胞から構成される腫瘍は多く，組織像および免疫組織化学染色の結果から総合的に判断することが重要である．PEComa の定義に含まれる「血管周囲配列」「メラノサイトマーカー陽性」を押さえたうえで，チャートに示された鑑別疾患を形態的および免疫組織化学的にていねいに除外しつつ，診断する　図4．

(山田裕一，山元英崇，小田義直)

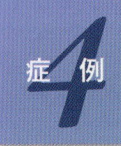

# 症例 4 炎症性筋線維芽細胞性腫瘍
## 20代，女性

### ■ 現病歴

生来健康であったが，腹部膨隆を自覚するようになってきた．理学所見では上腹部に可動性の腫瘤を触知した．画像検査にて10cm大の充実性腫瘍を認め，消化管間質腫瘍（gastrointestinal stromal tumor：GIST）などの腹腔内腫瘍が疑われ摘出術が行われた．開腹すると腫瘍は大網に発生しており，消化管やその他の臓器との連続性は認められなかった．

### 病理所見

肉眼的に長径10cmの充実性腫瘍で，割面は灰白色で一部に黄褐色の領域が混在しており，壊死を伴っていた 図1a．

組織学的には，豊富な膠原線維や粘液腫状基質を背景に，紡錘形細胞の増殖と，リンパ球や形質細胞の浸潤が認められた 図1b．紡錘形細胞は先細りする好酸性細胞質を有していた 図1c．核異型，多形性は乏しく，核分裂像は少なかった（強拡大10視野当たり2個）．クロマチンは濃染せず，小型の核小体が認められた．

免疫組織化学染色では，紡錘形細胞はα-SMA, muscle specific actinに陽性で，desmin, MDM2は陰性であった．またALK（anaplastic lymphoma kinase）が細胞質に陽性であり 図1d，炎症性筋線維芽細胞性腫瘍（inflammatory myofibroblastic tumor：IMT）の診断を得た．なお *TPM3/4-ALK*，*CLTC-ALK* 融合遺伝子の検出を試みたが，陽性所見は得られなかった．

### 鑑別診断 図2

IMTは線維芽細胞や筋線維芽細胞の特徴を有する紡錘形細胞の増殖と，リンパ球，形質細胞，好酸球などの炎症細胞浸潤からなる良悪性中間腫瘍である．小児や若年成人の肺，消化管，腸間膜，大網，肝臓，膀胱に好発し，まれに再発や転移をきたす．IMTの約半数は *ALK* 融合遺伝子（融合相手は *TPM3, TPM4, CLTC, ATIC, RANBP2* など）を有し，免疫組織化学染色でALK陽性である．またFISHやRT-PCRによるALKの転座や融合遺伝子の証明が診断の補助になる．*RANBP2-ALK* 融合遺伝子を有するIMTは組織学的に類上皮型の細胞形態を特徴とし，再発・転移の頻度が高いと報告されている．なおALKは未分化大細胞型リンパ腫，横紋筋肉腫でも陽性となるので，ALK以外のマーカーもパネルで染色することが鑑別診断には欠かせない．

IMTと同様の組織像を示す腫瘤形成性病変は，かつて炎症性偽腫瘍（inflammatory pseudotumor：IPT）と呼ばれてきた．IPT様の組織像を示す病

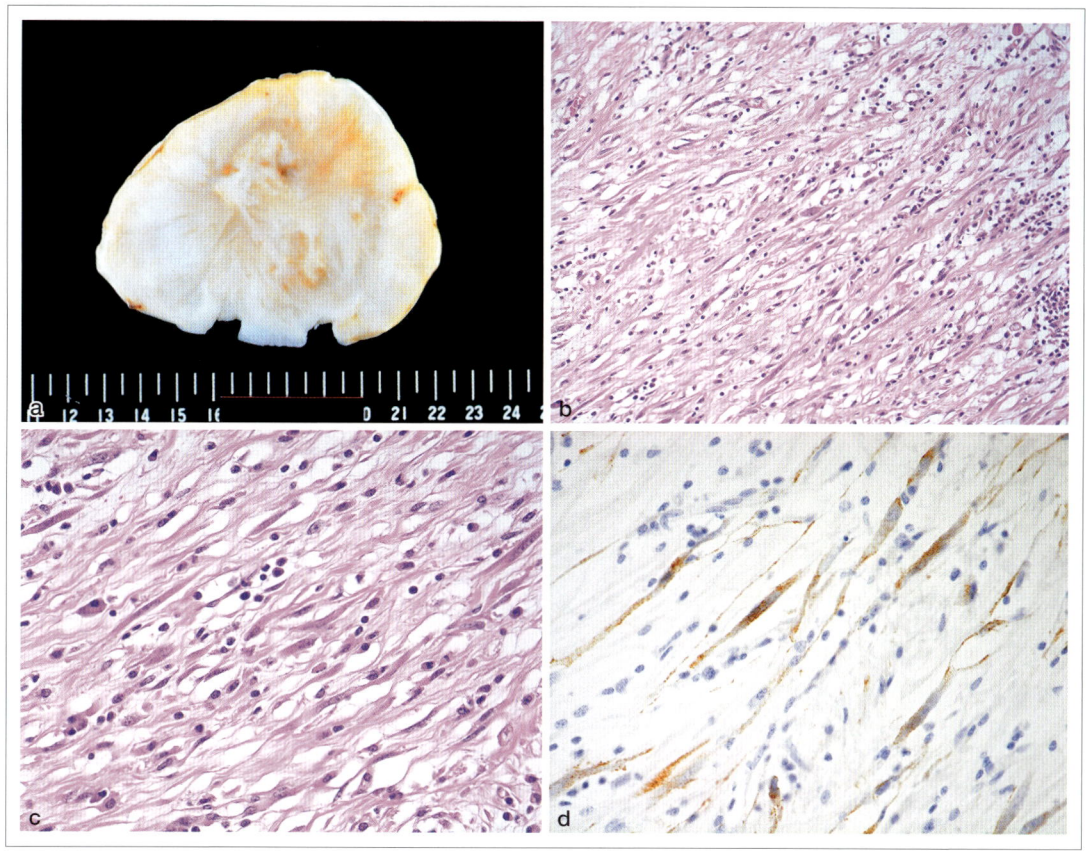

**図1** 炎症性筋線維芽細胞性腫瘍
a：肉眼像．割面は灰白色で一部黄褐色の充実性の腫瘍
b：膠原線維や粘液腫状基質を背景に，紡錘形細胞の増殖と，リンパ球や形質細胞の浸潤を認める．
c：紡錘形細胞は先細りした好酸性細胞質と，異型に乏しい長楕円形の核を有し，筋線維芽細胞の特徴を示している．
d：免疫組織化学にて細胞質にびまん性にALKが陽性である．

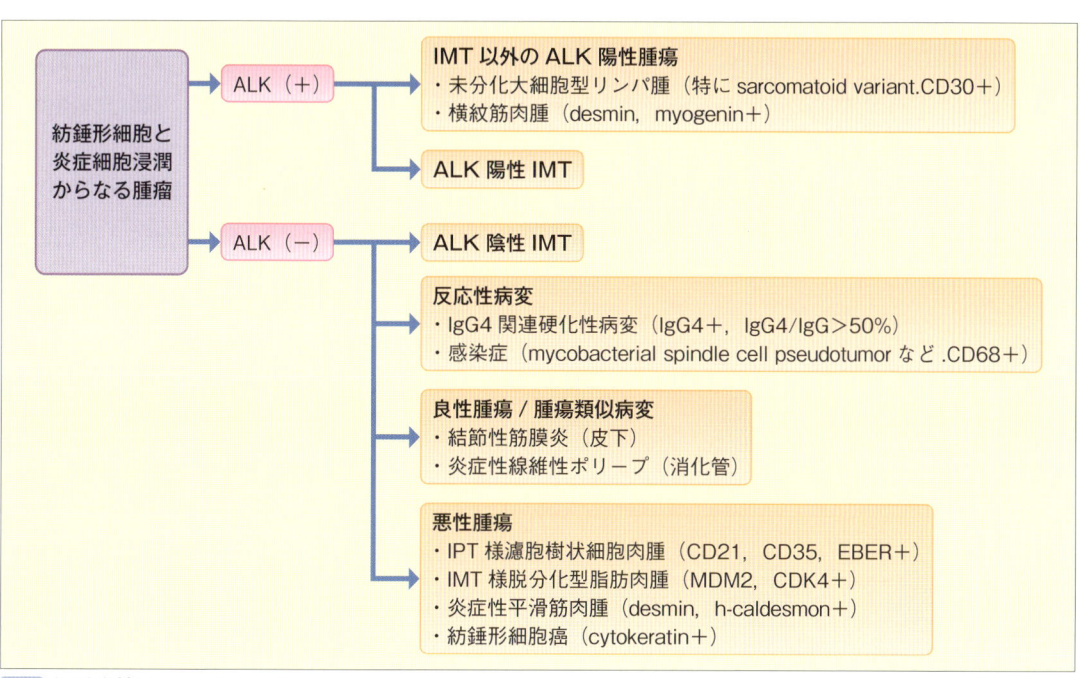

**図2** 鑑別診断のフローチャート

紡錘形細胞と炎症細胞浸潤からなる腫瘍

- ALK（＋）
  - IMT以外のALK陽性腫瘍
    - 未分化大細胞型リンパ腫（特にsarcomatoid variant．CD30＋）
    - 横紋筋肉腫（desmin, myogenin＋）
  - ALK陽性IMT
- ALK（－）
  - ALK陰性IMT
  - 反応性病変
    - IgG4関連硬化性病変（IgG4＋，IgG4/IgG＞50％）
    - 感染症（mycobacterial spindle cell pseudotumorなど．CD68＋）
  - 良性腫瘍／腫瘍類似病変
    - 結節性筋膜炎（皮下）
    - 炎症性線維性ポリープ（消化管）
  - 悪性腫瘍
    - IPT様濾胞樹状細胞肉腫（CD21, CD35, EBER＋）
    - IMT様脱分化型脂肪肉腫（MDM2, CDK4＋）
    - 炎症性平滑筋肉腫（desmin, h-caldesmon＋）
    - 紡錘形細胞癌（cytokeratin＋）

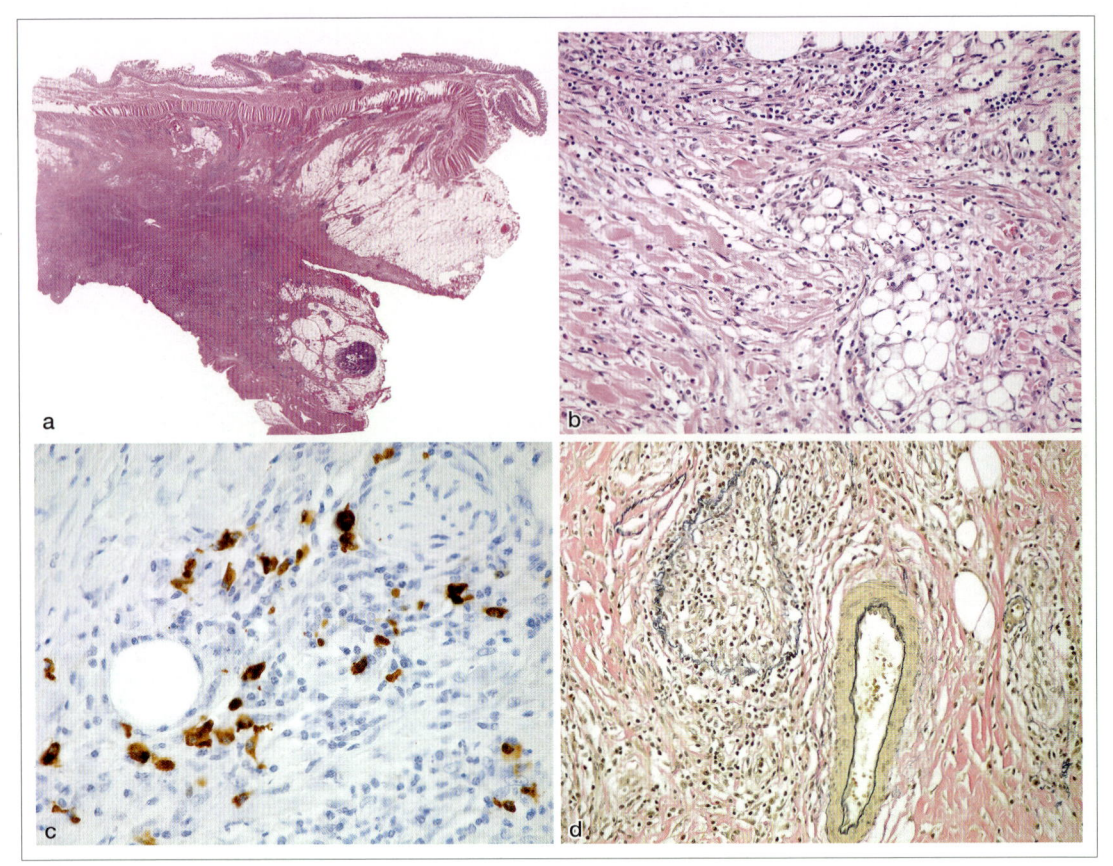

**図3 IgG4関連硬化性腸間膜炎**
a：腸間膜の根部に腫瘤性病変を認める．周囲脂肪組織に放射状に進展する．
b：線維化，線維芽細胞の増生，リンパ球・形質細胞浸潤を認める．
c：免疫組織化学にて多数のIgG4陽性形質細胞を認める．
d：閉塞性静脈炎を認める（EVG染色）．

変は，IMT以外にも，感染症，IgG4関連硬化性病変などの反応性病変，結節性筋膜炎などの良性腫瘍および腫瘍状病変，そして濾胞樹状細胞肉腫，脱分化型脂肪肉腫などの悪性腫瘍まで多岐にわたる．

　IgG4関連硬化性病変は膵臓，胆管，顎下腺，涙腺，後腹膜など全身諸臓器にしばしば炎症性硬化性腫瘤を形成する．肺や腸間膜にも病変が及ぶことがあり，IMTの好発部位とオーバーラップする．本病変では，線維化，リンパ球・形質細胞浸潤に加え，IgG4陽性形質細胞数＞50〜100/強拡大視野（HPF），IgG4/IgG陽性形質細胞数比＞50%で閉塞性静脈炎の存在が特徴的である 図3 ．一方，IMTではそれぞれ＜30/HPF，＜15%であり，閉塞性静脈炎は存在しない点が鑑別に有用である．

　脱分化型脂肪肉腫でまれにIMT類似の脱分化成分を示すことがある．脱分化成分の周囲の脂肪組織を注意深く観察し，高分化型脂肪肉腫の成分を同定することが重要である．免疫組織化学染色ではMDM2，CDK4が高分化，脱分化の両成分に陽性であるが，IMTでもMDM2が陽性になるので，注意が必要である．

　IPT/IMTに類似した組織像を示す濾胞樹状細胞肉腫の亜型（IPT-like follicular dendritic cell sarcoma）は，肝臓，脾臓に好発する．本腫瘍は濾胞樹状細胞マー

カー（CD21, CD23, CD35），EBV（EBER *in-situ* hybridization）が陽性であるのに対し，IMT では陰性である．そのほかに，肉腫様癌，紡錘形細胞癌や平滑筋肉腫などの紡錘形細胞肉腫でも炎症細胞浸潤を伴い，IMT/IPT に類似する場合があるので注意が必要である．

> 診断のポイント

　IMT の鑑別診断は多岐にわたるので，臨床病理学的事項（部位，年齢など），組織像ならびに ALK を含む免疫組織化学のパネルを総合的に考慮し，診断することが重要である．

〔山元英崇〕

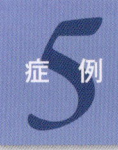

## 症例 5　低悪性線維粘液肉腫（Evans tumor）
### 20代，女性

■ 現病歴

　約3か月前より左側胸部の腫瘤に気づいた．周囲との癒着や痛みはなかったが，徐々に大きくなったため，近医皮膚科を受診した．神経鞘腫が疑われ，腫瘍が切除された．腫瘍は2.5×2cm大で，広背筋の深部で筋間に存在した．術後14年が経過するが，腫瘍の再発・転移の所見は認められない．

### 病理所見

　腫瘍の境界は比較的明瞭である．腫瘍細胞の細胞密度は低く，膠原線維が豊富な線維性の部分と粘液腫状の部分とが不規則に交錯している 図1a．核の異型性・多形性に乏しい線維芽細胞様の紡錘形腫瘍細胞が，緩い束状あるいは渦巻状に配列している 図1b．粘液腫状部分では毛細血管が豊富な部分もみられる．

　免疫組織化学的に α-SMA, desmin, CD34 図2a, S-100蛋白, cytokeratin, EMA, glut-1, claudin-1 はいずれも陰性である．β-catenin の核内発現はみられない．MUC4 はほとんどの腫瘍細胞に陽性である 図2b．

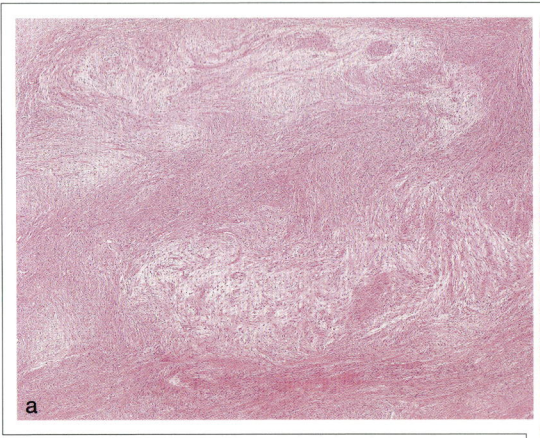

**図1　低悪性線維粘液肉腫の組織像（参考例）**
a：粘液腫状部分と線維性部分とが不規則に交錯するように分布している．
b：腫瘍細胞は核の異型性・多形性に乏しい線維芽細胞様紡錘形細胞であり，緩い束状ないし渦巻状に増殖している．
c：円形に硝子化した膠原線維周囲に腫瘍細胞が並ぶ，いわゆるコラーゲンロゼットが認められる．

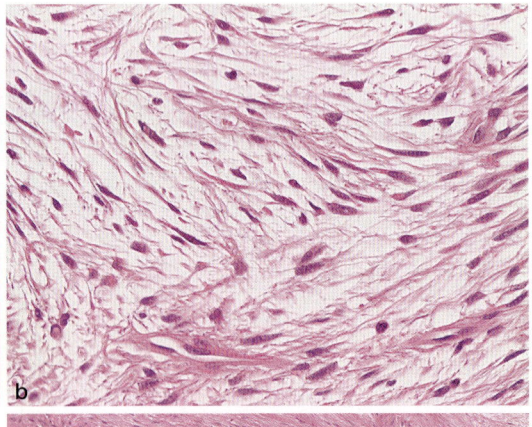

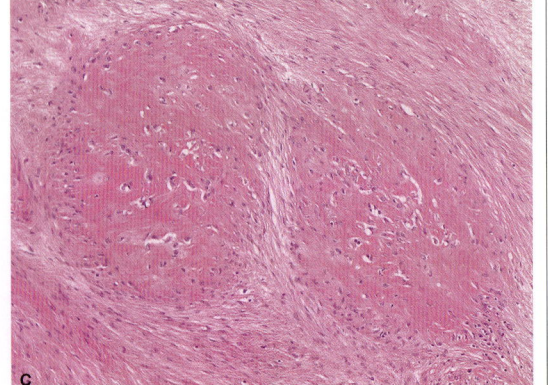

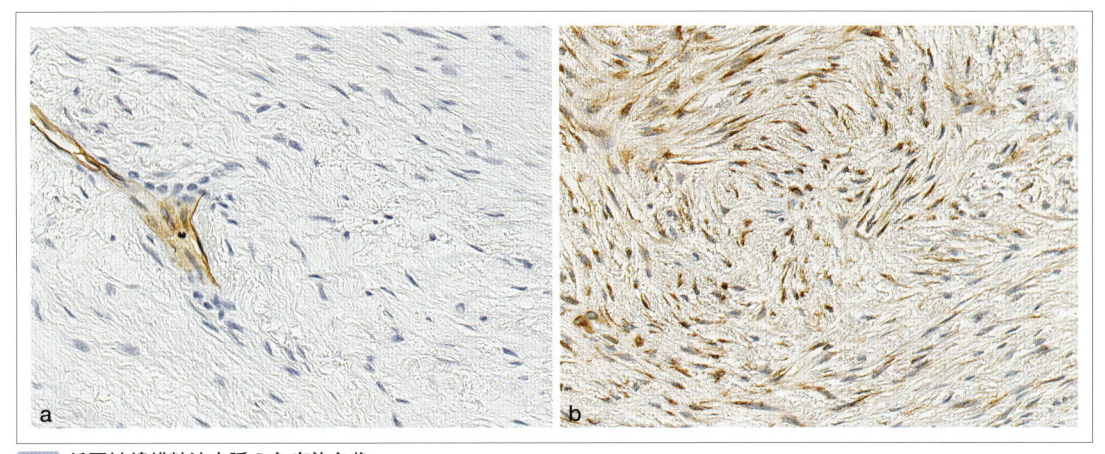

**図2 低悪性線維粘液肉腫の免疫染色像**
腫瘍細胞は CD34 陰性（a），MUC4 陽性（b）である．

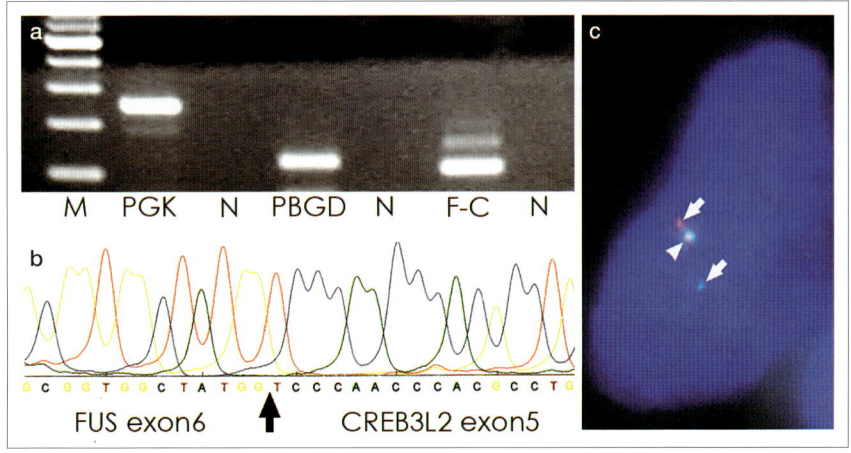

**図3 分子遺伝学的所見**
a, b：ホルマリン固定パラフィン包埋腫瘍組織を用いた RT-PCR による融合遺伝子の検索．PCR 産物の電気泳動にて，114 base pair（bp）のバンドが検出される（a）．PCR 産物は *FUS* 遺伝子 exon 6 と *CREB3L2* 遺伝子 exon 5 とが切断点（➡）をはさんで融合していることが確認される（b）．
c：EWSR1 二色分離プローブを用いた FISH 法．不分離のシグナル（▷）と遺伝子再構成を示すスプリットシグナル（⇨）が認められる．
M：100 bp molecular size marker, N：negative control, PGK：phosphoglycerate kinase（247 bp），PBGD：porphobilinogen deaminase（127 bp），F-C：FUS-CREB3L2（114 bp）

## ■分子遺伝学的所見

ホルマリン固定パラフィン包埋腫瘍組織を用いた RT-PCR にて，*FUS* 遺伝子 exon 6 と *CREB3L2* 遺伝子 exon 5 とが融合していることが確認される 図3a, b．FISH 法でも *FUS* 遺伝子の再構成を認める 図3c．

### 鑑別診断 図4

本例は，核異型に乏しい線維芽細胞様腫瘍細胞が線維性ならびに粘液腫状背景中に比較的疎に増殖する腫瘍であり，種々の良性ないし低悪性の紡錘形細胞腫瘍との鑑別を要する．

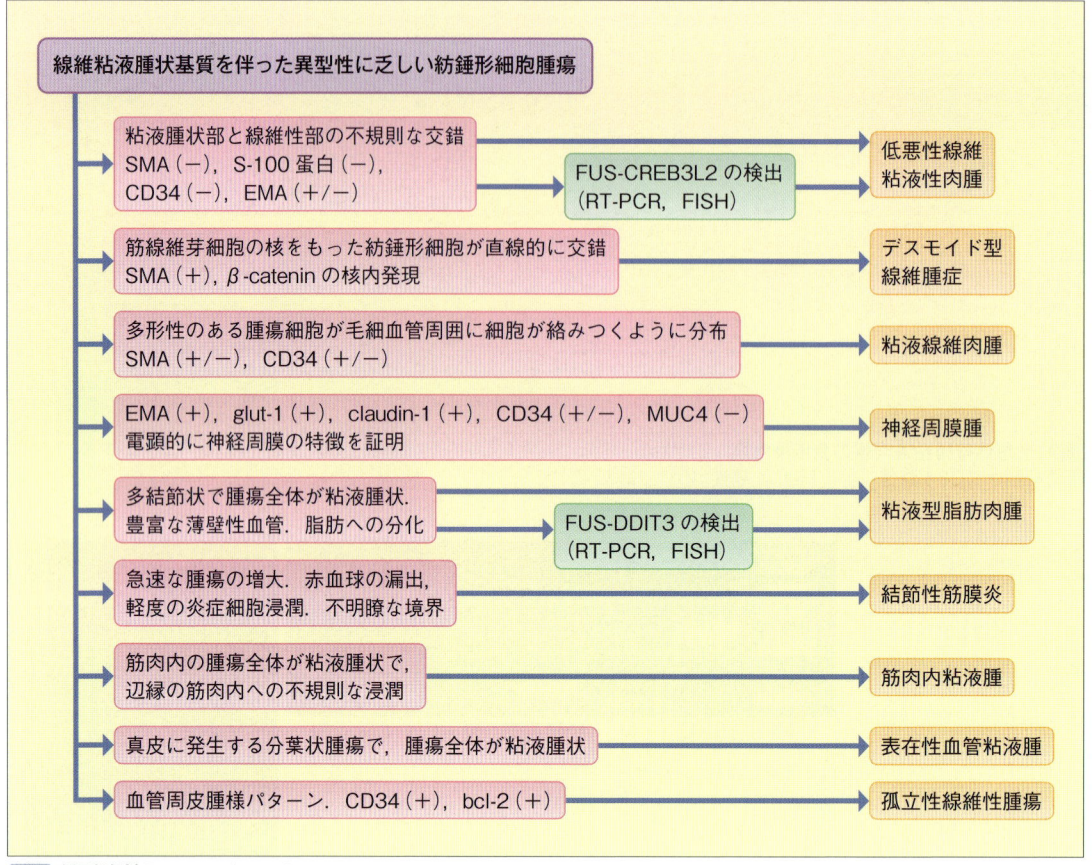

```
線維粘液腫状基質を伴った異型性に乏しい紡錘形細胞腫瘍
│
├─粘液腫状部と線維性部の不規則な交錯          ┐
│ SMA（−），S-100 蛋白（−），             ├→ FUS-CREB3L2 の検出 →┬→ 低悪性線維
│ CD34（−），EMA（+/−）                  │  （RT-PCR，FISH）     │  粘液性肉腫
│                                                                    │
├─筋線維芽細胞の核をもった紡錘形細胞が直線的に交錯 ────────────→ デスモイド型
│ SMA（+），β-catenin の核内発現                                   線維腫症
│
├─多形性のある腫瘍細胞が毛細血管周囲に細胞が絡みつくように分布 ──→ 粘液線維肉腫
│ SMA（+/−），CD34（+/−）
│
├─EMA（+），glut-1（+），claudin-1（+），CD34（+/−），MUC4（−）──→ 神経周膜腫
│ 電顕的に神経周膜の特徴を証明
│
├─多結節状で腫瘍全体が粘液腫状，              ┐
│ 豊富な薄壁性血管，脂肪への分化               ├→ FUS-DDIT3 の検出 ──→ 粘液型脂肪肉腫
│                                           │  （RT-PCR，FISH）
├─急速な腫瘍の増大，赤血球の漏出，              ─────────────────→ 結節性筋膜炎
│ 軽度の炎症細胞浸潤，不明瞭な境界
│
├─筋肉内の腫瘍全体が粘液腫状で， ──────────────────────────────→ 筋肉内粘液腫
│ 辺縁の筋肉内への不規則な浸潤
│
├─真皮に発生する分葉状腫瘍で，腫瘍全体が粘液腫状 ──────────────→ 表在性血管粘液腫
│
└─血管周皮腫様パターン，CD34（+），bcl-2（+） ──────────────────→ 孤立性線維性腫瘍
```

**図4** 鑑別診断のフローチャート

　本例のような線維性の部分と粘液腫状の部分が渦巻状あるいは不規則に交錯する増殖パターンは低悪性線維粘液肉腫（low grade fibromyxoid sarcoma：LGFMS）に特徴的である．両者の対比があまり明瞭でない例では，線維性部分が優勢である．LGFMSでコラーゲンロゼット 図1c を伴うような例（hyalinizing spindle cell tumor with giant rosettes とも称される）では診断にたどり着きやすいが，全体の10〜30％を占めるに過ぎない．免疫組織化学的にも筋線維芽細胞や神経系などへの分化は認められないうえ，MUC4陽性であることから診断可能である．特異的融合遺伝子 *FUS-CREB3L2* や *FUS-CREB3L1* の検出も確定診断に有用である．

　報告によって頻度は異なるが，EMAが陽性の症例も少なからず存在する．その場合，神経周膜腫との鑑別が困難な場合がある．神経周膜腫は神経周膜への分化を示す腫瘍で，良性の経過をたどるためLGFMSとの鑑別が重要であるが，組織像はさまざまであるものの線維性部分と粘液腫状部分とが渦巻状に交錯するようなLGFMSにきわめて類似する組織像を示す例もある 図5a, b ．免疫組織化学的には，EMA 図5c ，claudin-1，glut-1が陽性で，半数以上ではCD34も陽性である 図5d ．さらに細長い細胞突起，飲み込み小胞といった神経周膜分化を示す電子顕微鏡的所見が認められる．

　デスモイド型線維腫症は，肉眼的には境界不明瞭な浸潤性発育を示し，線維性部分と粘液腫状部分とがLGFMSに比べ直線的に交錯する．腫瘍細胞は切れ込みが

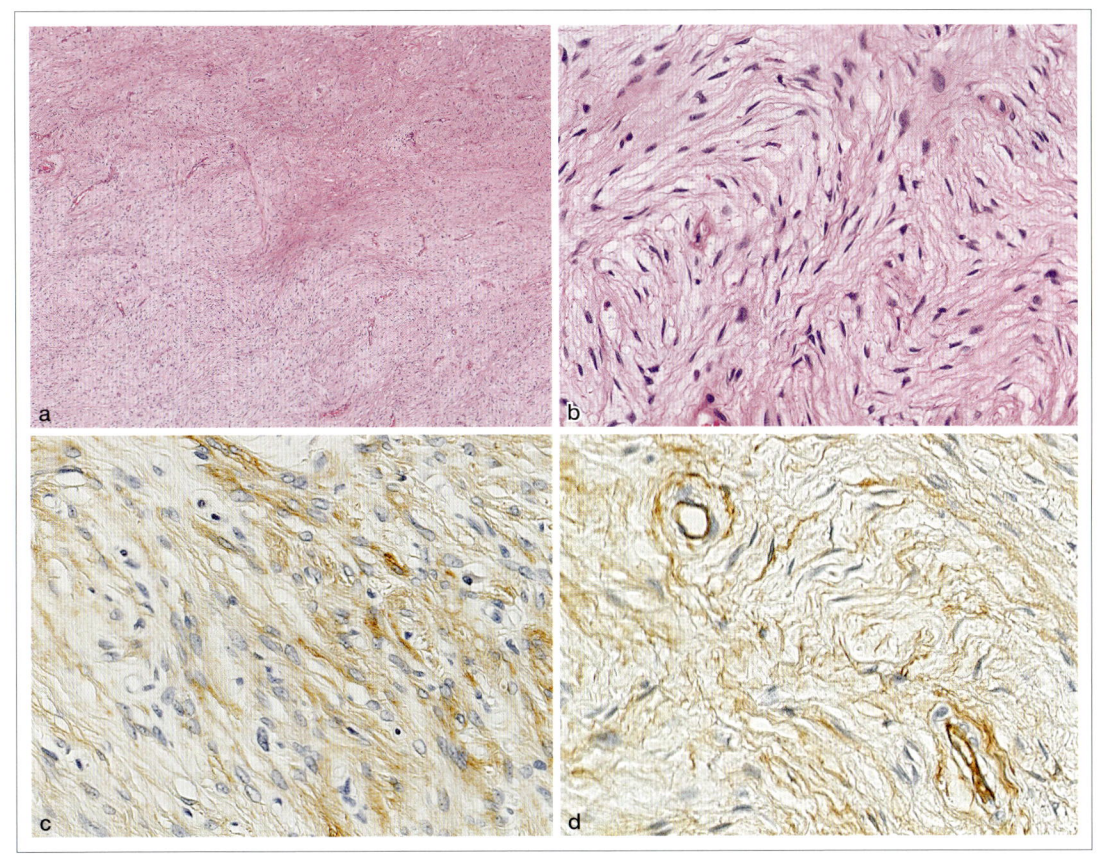

**図5 神経周膜腫の組織像**
a：線維性部分と粘液腫状部分とが分布し，低悪性線維粘液肉腫に類似する．
b：腫瘍細胞は異型性に乏しい紡錘形細胞である．
c：腫瘍細胞は EMA 陽性で，細い線維状の細胞質が明瞭になる．
d：腫瘍細胞は CD34 も陽性である．

あり，明るく抜けたような筋線維芽細胞に特徴的な核を有する．免疫組織化学的には，$\alpha$-SMA が種々の程度に陽性であるのみならず，$\beta$-catenin の核内発現を認めることから鑑別可能である．

低異型度粘液線維肉腫は従来，低悪性度の粘液型悪性線維性組織球腫とされていた腫瘍である．粘液腫状部分が優勢で，弱くとも明らかな腫瘍細胞の異型性・多形性があり，血管周囲を取り巻くように腫瘍細胞が分布する．特異的なマーカーは存在しないがしばしば$\alpha$-SMA や CD34 などが種々の程度に発現し，MUC4 は陰性であるため，LGFMS と鑑別しうる．

粘液型脂肪肉腫は多結節状を示し，粘液腫状部分が優勢で，結節部辺縁を主体に腫瘍細胞が分布する．腫瘍細胞の形態は LGFMS のような細長い細胞ではなく，短紡錘形，楕円形，星形で，部分的な脂肪分化を示す．*FUS-DDIT3* 融合遺伝子の検出は確定診断に有用であるが，*FUS* 遺伝子の二色分離プローブを用いた FISH 法で *FUS* 遺伝子再構成がみられる点は LGFMS と共通しているため注意が必要である．

表在性血管粘液腫や筋肉内粘液腫は，細胞異型に乏しい粘液状腫瘍であるが，粘液腫状部分が優勢で，線維性部分と粘液腫状部分とが渦巻状に交錯するような像はみられない．

（松山篤二，久岡正典）

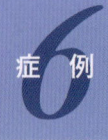

# 症例 6 軟部悪性ラブドイド腫瘍

2歳，女児

## ■ 現病歴

1か月前より便秘傾向となり，また，よく転ぶようになった．近医を受診したところ，第3・4腰椎レベルの傍脊柱部から椎間孔を通り，脊柱管内に進展する腫瘍を認めた．腫瘍の単純摘出後に，化学療法・放射線療法を施行したが，術後7か月目に局所再発を認めた．その後，広範な遠隔転移をきたし，術後8か月目に腫瘍死した．

## 病理所見

腫瘍細胞は類円形～多角形で，出血壊死を伴いながら，シート状に密に増殖していた 図1．核は類円形で，顆粒状のクロマチン，明瞭な核小体と好酸性の細胞質を有していた．一部には，偏在する核，すりガラス様の細胞質内封入体様構造を伴ういわゆるラブドイド細胞を認めた 図2．核分裂像は多く認められた．

免疫組織化学染色では，細胞質に vimentin が広範に陽性 図3a で，epithelial membrane antigen（EMA），cytokeratin（CAM5.2，AE1/AE3）に部分的に陽性となった 図3b, c．また，S-100蛋白や glypican-3 図3d にも部分的に陽性となった．一方 CD34 は陰性で，SMARCB1/INI1（以下 INI1）は腫瘍細胞で発現が完全に消失していた 図3e．

なお，*INI1* 遺伝子解析では exon 3，codon 66 にシトシン1塩基の挿入が認められ，結果として codon 75 でストップコドンとなっていた．

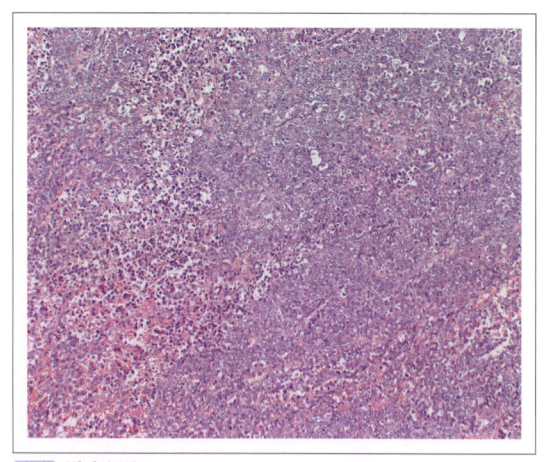

**図1 腫瘍細胞**
腫瘍細胞は出血壊死を伴いながら，シート状に密に増殖している．

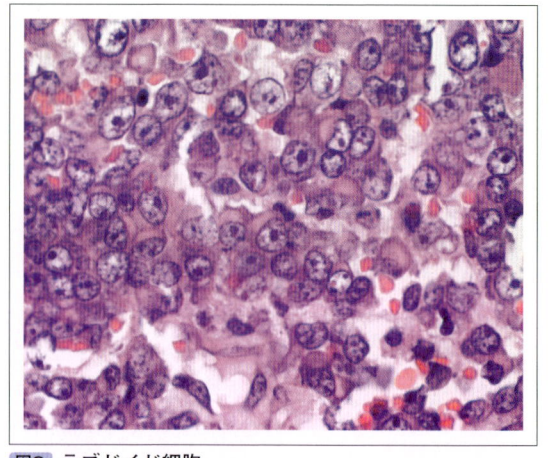

**図2 ラブドイド細胞**
偏在する核，好酸性の細胞質内にすりガラス様の細胞質内封入体構造を有する，いわゆるラブドイド細胞を認める．

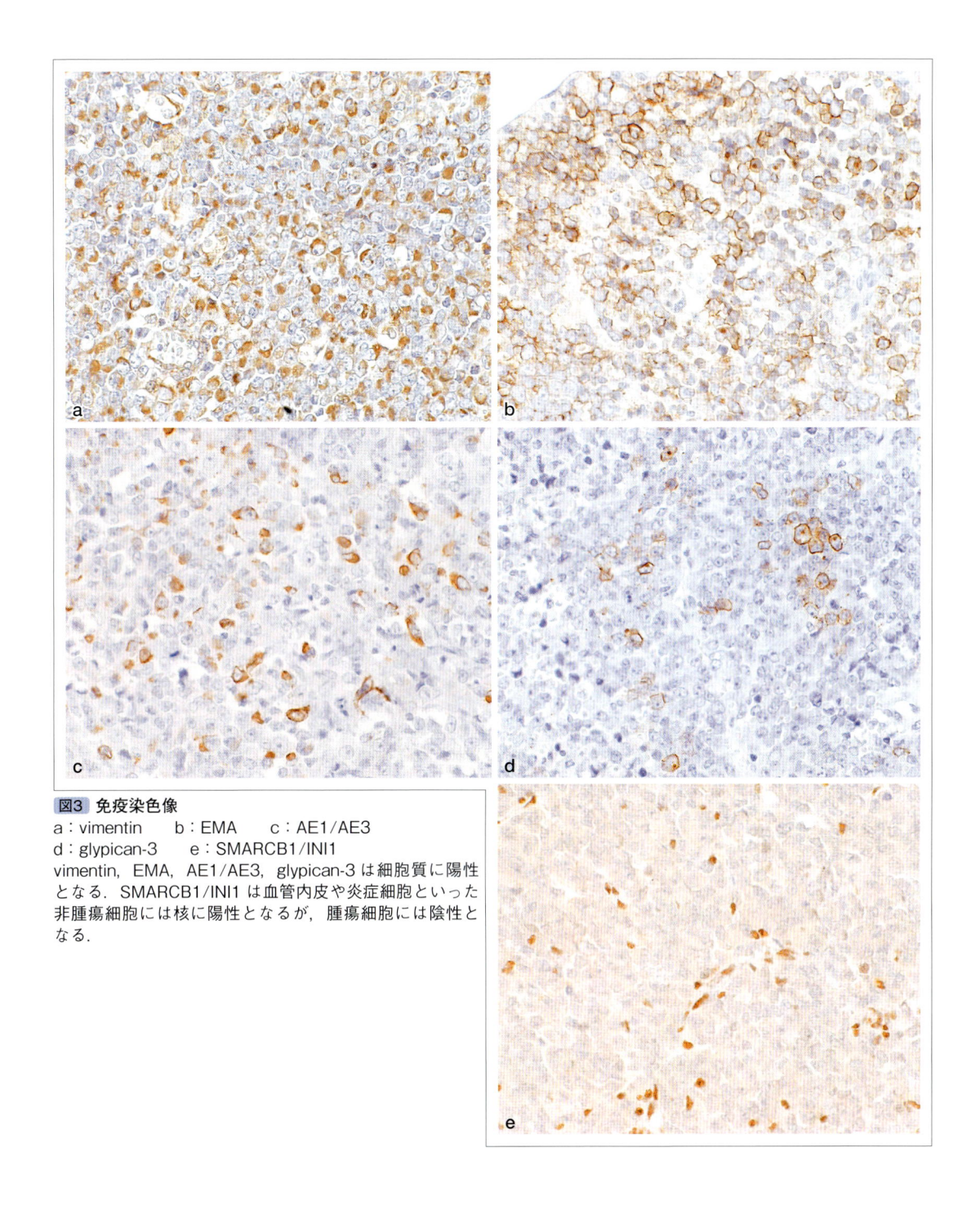

**図3** 免疫染色像
a：vimentin　　b：EMA　　c：AE1/AE3
d：glypican-3　　e：SMARCB1/INI1
vimentin, EMA, AE1/AE3, glypican-3 は細胞質に陽性となる．SMARCB1/INI1 は血管内皮や炎症細胞といった非腫瘍細胞には核に陽性となるが，腫瘍細胞には陰性となる．

## 鑑別診断

　軟部悪性ラブドイド腫瘍は，豊富な細胞質を有する上皮様軟部肉腫であり，ラブドイド細胞を伴うことが形態学上の特徴である．しかし，細胞質に乏しく，ラブドイド細胞がごく少数しか認められないような症例もあり，注意が必要である．また，腫瘍細胞は基本的にシート状に配列するが，症例によっては血管線維性隔壁を伴って胞巣状に配列するものも認められる **図4** ．

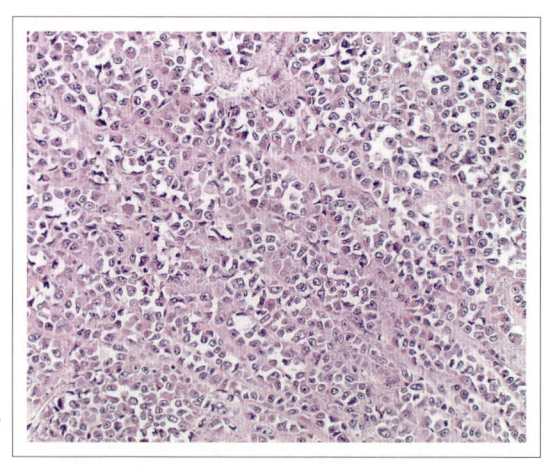

**図4** 胞巣状配列
豊富な血管線維性隔壁を伴う
（2歳，男児．腎原発症例）．

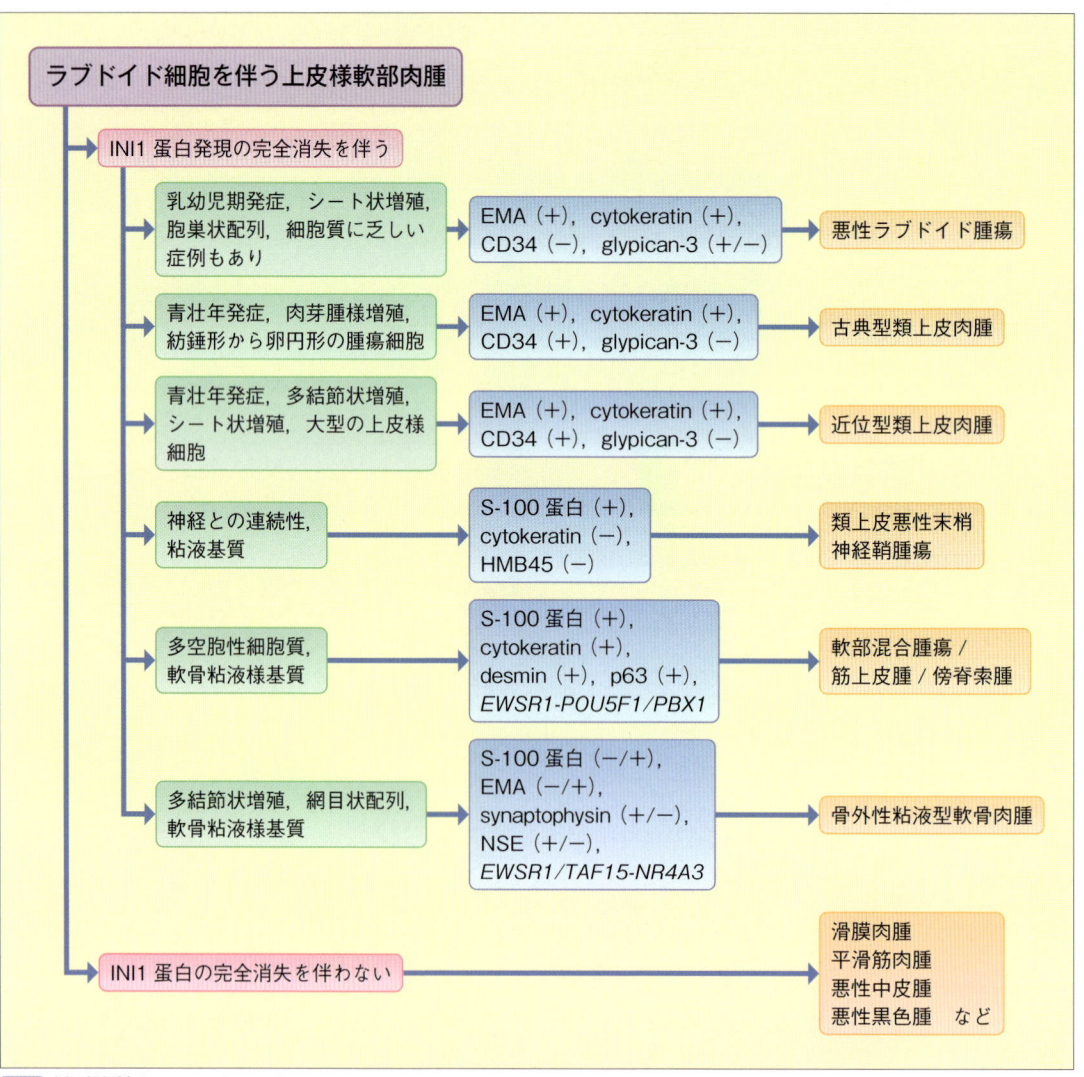

**図5** 鑑別診断のフローチャート

```
ラブドイド細胞を伴う上皮様軟部肉腫
├─ INI1 蛋白発現の完全消失を伴う
│   ├─ 乳幼児期発症，シート状増殖，胞巣状配列，細胞質に乏しい症例もあり
│   │   → EMA (+), cytokeratin (+), CD34 (−), glypican-3 (+/−)
│   │   → 悪性ラブドイド腫瘍
│   ├─ 青壮年発症，肉芽腫様増殖，紡錘形から卵円形の腫瘍細胞
│   │   → EMA (+), cytokeratin (+), CD34 (+), glypican-3 (−)
│   │   → 古典型類上皮肉腫
│   ├─ 青壮年発症，多結節状増殖，シート状増殖，大型の上皮様細胞
│   │   → EMA (+), cytokeratin (+), CD34 (+), glypican-3 (−)
│   │   → 近位型類上皮肉腫
│   ├─ 神経との連続性，粘液基質
│   │   → S-100 蛋白 (+), cytokeratin (−), HMB45 (−)
│   │   → 類上皮悪性末梢神経鞘腫瘍
│   ├─ 多空胞性細胞質，軟骨粘液様基質
│   │   → S-100 蛋白 (+), cytokeratin (+), desmin (+), p63 (+), EWSR1-POU5F1/PBX1
│   │   → 軟部混合腫瘍／筋上皮腫／傍脊索腫
│   └─ 多結節状増殖，網目状配列，軟骨粘液様基質
│       → S-100 蛋白 (−/+), EMA (−/+), synaptophysin (+/−), NSE (+/−), EWSR1/TAF15-NR4A3
│       → 骨外性粘液型軟骨肉腫
└─ INI1 蛋白の完全消失を伴わない
    → 滑膜肉腫
      平滑筋肉腫
      悪性中皮腫
      悪性黒色腫  など
```

上皮様軟部肉腫としては，類上皮血管内皮腫や類上皮血管肉腫，硬化性類上皮線維肉腫，類上皮悪性末梢神経鞘腫瘍，滑膜肉腫，軟部混合腫瘍/筋上皮腫/傍脊索腫，類上皮肉腫などが挙げられ，鑑別を要する．また，ラブドイド細胞が出現する腫瘍は，類上皮肉腫や滑膜肉腫，平滑筋肉腫，骨外性粘液型軟骨肉腫，上皮性癌など多彩な癌で報告されており注意が必要である．

当初，その他の腫瘍との鑑別診断上のポイントとされてきたINI1蛋白発現の完全消失は，最初に悪性ラブドイド腫瘍で報告された．しかしながら，類上皮肉腫や類上皮悪性末梢神経鞘腫瘍，骨外性粘液型軟骨肉腫，軟部混合腫瘍/筋上皮腫/傍脊索腫の大部分あるいは一部でもINI1蛋白の完全消失が報告されるようになり，さらに滑膜肉腫ではINI1蛋白の発現減弱，また，シュワン細胞腫や消化管間質腫瘍（gastrointestinal stromal tumor：GIST），骨化性線維粘液性腫瘍では，INI1蛋白がモザイク状に消失することが知られている．

鑑別診断上，最も問題となる腫瘍は，INI1蛋白の完全消失，ラブドイド細胞の出現という共通項をもつ近位型類上皮肉腫である．鑑別点としては，近位型類上皮肉腫が若年成人～壮年に好発する点や，多結節状の増殖パターン，CD34陽性，glypican-3陰性となる点などが挙げられる 図5 ．

このように，悪性ラブドイド腫瘍の診断には，INI1をはじめとする各種形質発現の検討もさることながら，年齢や発生部位といった臨床情報と注意深い形態観察に基づく除外診断が必要となる．

（孝橋賢一，小田義直）

# 症例 7 phosphaturic mesenchymal tumor
## 40代，女性

■ 現病歴

5年前より背部痛が出現していたが，1年前より症状が悪化し入院．検査データ上，血中P低値，血清アルカリホスファターゼ高値，尿中P排泄増加などのため，ビタミンD抵抗性骨軟化症と診断された．原因として腫瘍性が疑われたため全身検索を行った結果，大腿部MRIで右鼠径部内閉鎖筋に 5.3×2.6cm 大の腫瘤を認めた．腫瘤はT1強調像で均一な低信号，T2強調像ではやや不均一な高信号，造影後はやや不均一な強い造影効果を示し 図1 ，画像的には血管腫が疑われた．

### 病理所見

周囲との境界が比較的明瞭な結節性腫瘤がみられた．組織学的には脂肪織に混在して，硝子様線維化を背景とし，組織球様細胞と多核巨細胞，ならびに小型紡錘形～卵円形で好酸性細胞質をもつ細胞の充実性増殖からなっていた．細胞は異型に乏しく，核分裂像は明らかではなかった．部分的に血管周皮腫様の血管網の介在が認められた 図2 ．

免疫組織化学染色では，組織球様細胞と多核巨細胞は CD68 に陽性であったが，小型紡錘形～卵円形細胞は CD68，CD10，$\alpha$-SMA，S-100蛋白，CD34 いずれにも陰性で，vimentin のみに陽性であった 図3 ．

本腫瘍は免疫組織化学的に $\alpha$-SMA にまれに陽性を示すことが報告されているが，通常大部分の症例で陰性である．また CD34，S-100蛋白，desmin，cytokeratin にも陰性である．最近用いられるようになった fibroblast growth factor 23 (FGF23) に対する抗体は，腫瘍性骨軟化症をきたす大部分の腫瘍に陽性である．また，高リン尿症をきたさない，血管周皮腫（孤在性線維腫）と診断されていた症

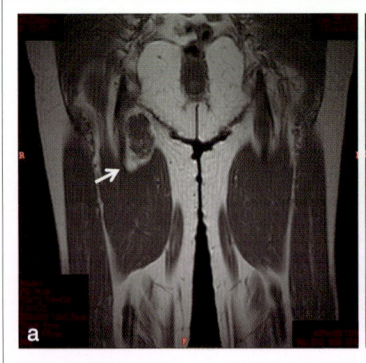

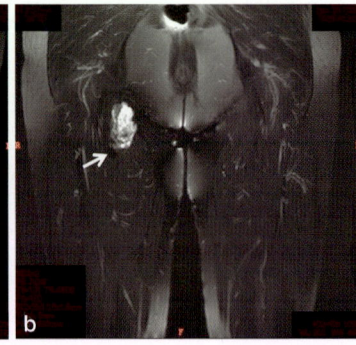

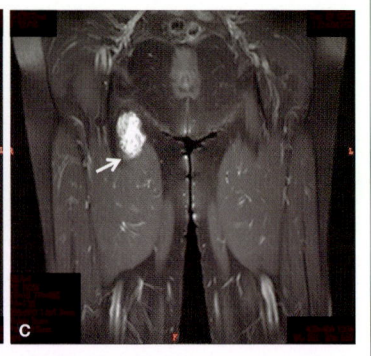

図1 大腿部 MRI 像
a：T1強調像　　b：T2強調像　　c：ガドリニウム造影後T1強調像
右鼠径部内閉鎖筋に 5.3×2.6 cm 大の腫瘤（⇨）を認め，T1強調像にて均一な低信号，T2強調像にて軽度不均一な高信号，造影後は軽度不均一な強い造影効果を示す．

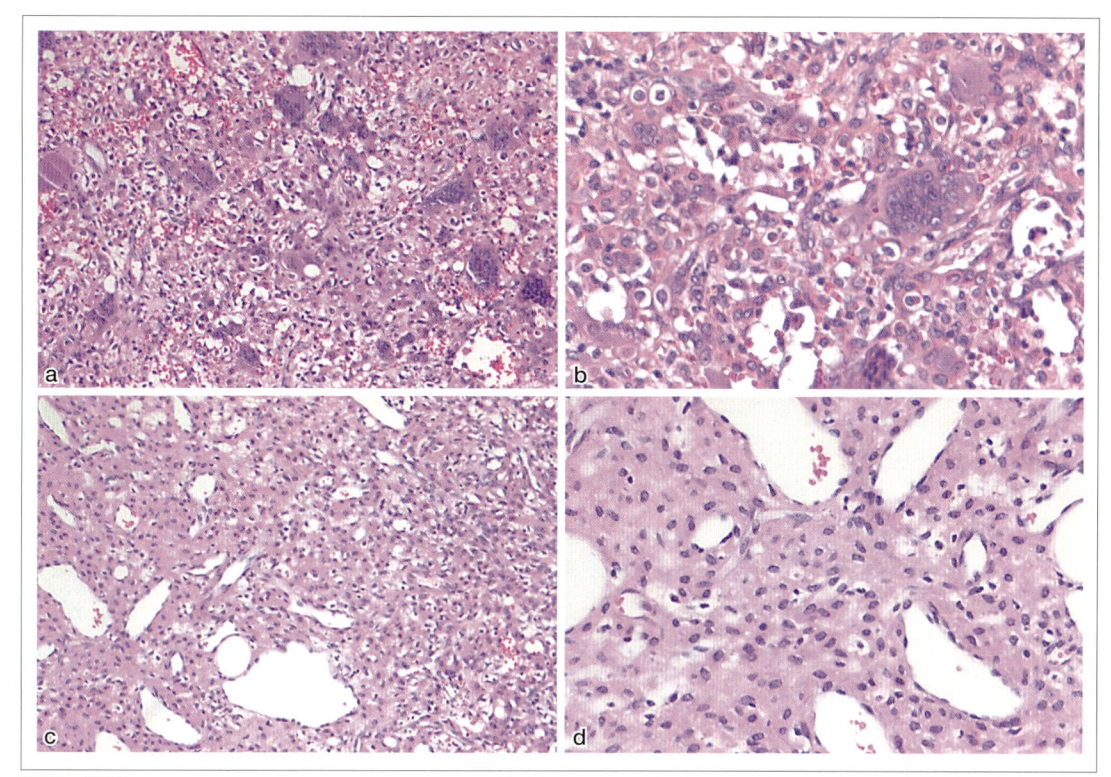

**図2 組織像**
a, b：腫瘍は主として小型で異型性に乏しい細胞からなり，部分的に多核巨細胞が混在する．
c, d：硝子様線維性間質に小型で異型性に乏しい細胞が増殖しており，部分的に血管周皮腫様の血管網が介在している．

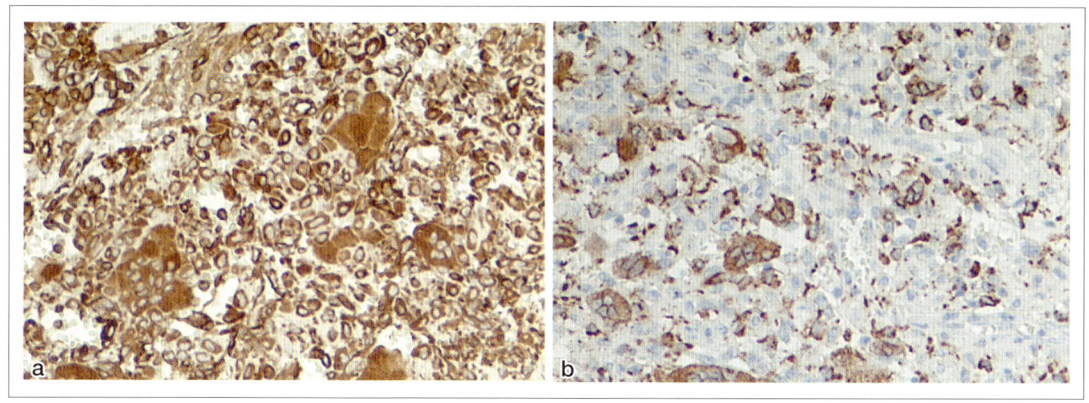

**図3 免疫染色像**
a：vimentin. 小型細胞も組織球様細胞も大型多核細胞もすべて陽性
b：CD68（PGM-1）. 組織球様細胞と大型多核細胞が陽性. 小型細胞の多くは陰性
特異的な免疫組織化学マーカーには乏しい腫瘍で，通常の病理検査で施行できる染色では陽性となるものが限られる．

例にも半数例で陽性と報告されている．後述するように，腫瘍がFGF23を産生している可能性が示唆されている．

### 疾患概念

腫瘍性骨軟化症をきたす間葉系腫瘍の組織型は多彩で，かつては血管系腫瘍

(vascular tumors)〔血管周皮腫（hemangiopericytoma），血管腫（hemangioma），硬化性血管腫（sclerosing hemangioma，現在は benign fibrous histiocytoma の亜型とされている），血管線維腫（angiofibroma）など〕，巨細胞性病変（giant cell lesions）〔骨巨細胞腫（giant cell tumor of the bone），軟部巨細胞腫（giant cell tumor of the soft tissue），巨細胞修復性肉芽腫（giant cell reparative granuloma），非骨化性線維腫（nonossifying fibroma）など〕が多く，骨芽細胞腫（osteoblastoma），分類不能の間葉系腫瘍などが挙げられていた．現在では，上記のような組織型を呈する腫瘍が腫瘍性骨軟化症をきたす phosphaturic mesenchymal tumor の部分像であった可能性が考えられる．

Weidner らはこれら多様かつ多彩な組織像を呈する骨軟化症・くる病を惹起する腫瘍を phosphaturic mesenchymal tumors（PMTs）と一括して呼ぶことを提唱し，組織像の特徴から以下の4つに分類している．①軟部組織に発生し，血管成分，破骨型巨細胞，微小囊胞状変化，骨化生，異栄養性石灰化（dystrophic calcification）を伴う軟骨成分などが混在する，組織学的にきわめてユニークな腫瘍で，PMTs の mixed connective tissue variant（MCT）と呼んでいる 図4．また骨に発生するものは，従来の骨腫瘍との類似性から，②骨芽細胞様（osteoblastoma-like），③非骨化性線維腫様（nonossifying fibroma-like），および④骨化性線維腫様（ossifying fibroma-like）の3つのグループに大別できるとしている．

## phosphatonin と FGF23

1994年，Cai らが，腫瘍性骨軟化症患者から切除された硬化性血管腫の腫瘍細胞培養上清中に，腎尿細管細胞のP再吸収を阻害する物質（phosphaturic substance）が含まれていることを報告して以来，この物質は腫瘍性骨軟化症・くる病の原因物質と考えられ，"phophatonin" と呼ばれるようになった．

phophatonin は PTH や PTHrP と同様ではあっても骨組織中の Ca や P の動員には影響しないという点で上記2つのホルモンとは異なっている．近年発見された分泌型 fibroblast growth factor（FGF）である FGF23 が腫瘍性骨軟化症の患者より採取した腫瘍から証明された．興味深いことに，FGF23 は常染色体優性遺伝性低リン血症くる病（ADHR）をきたす変異遺伝子によってコードされる蛋白でもある．

当初，この FGF23 の造腫瘍効果は証明されたが，腎尿細管でのP再吸収を阻害する効果は見出されず，phosphatonin と呼ばれていた物質とは別である可能性も指摘されていたが，その後 FGF23 が wild type の FGF23 および ADHR mutant のいずれも腎尿細管上皮におけるPの取り込みを抑制することが示され，FGF23 が phosphatonin そのものであると考えられるようになった．また，X染色体遺伝性低リン血症（XLH）では PHEX という膜結合性の endopeptidase をコードする遺伝子の変異がみられるが，この PHEX は native FGF23 を分解することはできるが，変異型 FGF23 は分解できないことが示された．さらに2004年，Toyosawa らは，これまでに骨，歯，過形成性軟骨などに含まれる dentin matrix protein 1

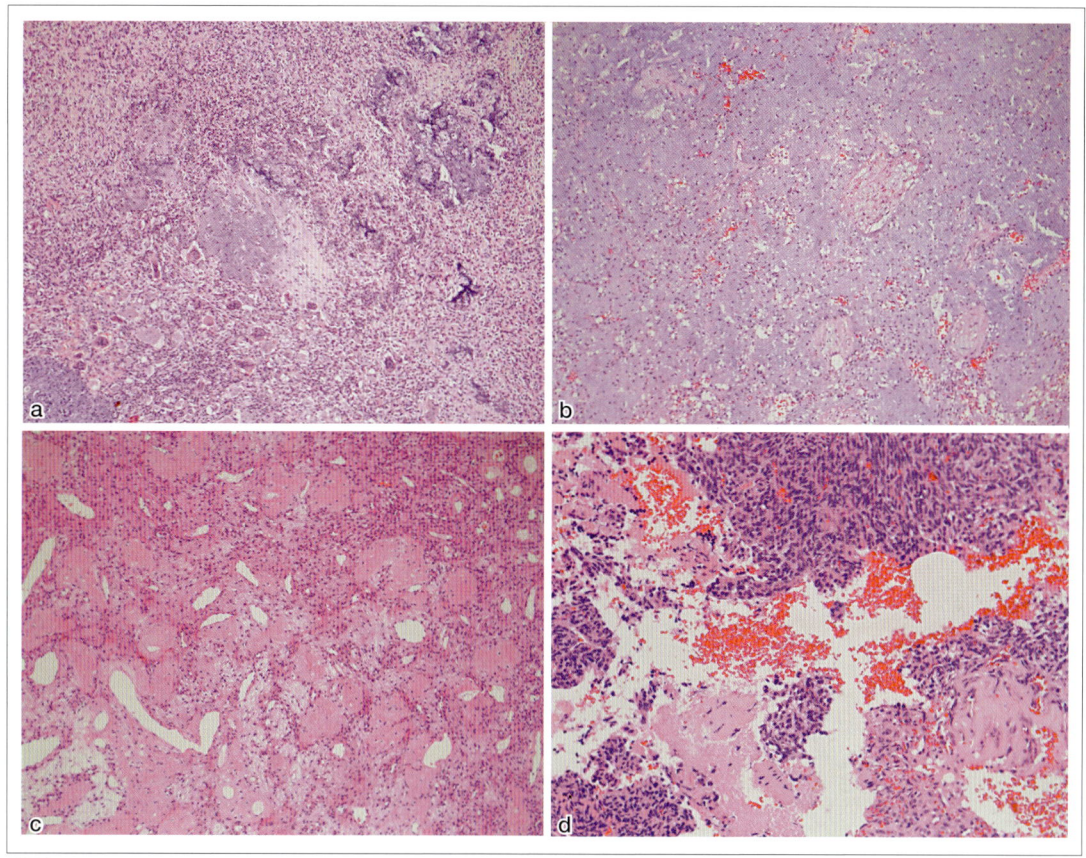

**図4** phosphaturic mesenchymal tumors, mixed connective tissue variant のさまざまな組織像
a：小型紡錘形細胞の増殖からなり，基質に"grungy"（粗末な）石灰化を認める．
b："smudgy"な好酸性基質が目立ち，その中に小型で「ゴマ状」の細胞が埋まっているように見える（草加煎餅のような印象）．
c：血管周皮腫様の血管網を認め，その間に骨芽細胞の縁取りを有する骨形成が認められる．
d：拡張した血管腔が認められ，血管腫様の組織像を呈する．
（写真提供：国立精神・神経センター国府台病院臨床検査部　石田　剛先生）

（DMP1）のポリクローナル抗体を作製し，PMTs に免疫染色を行ったところ，3例中3例で陽性であり，他の軟部腫瘍11例はすべて陰性であったと報告している．

## 本腫瘍に対する最近の考え方

　2004年，Folpe らは自験例の32例に加え，109例の症例報告のまとめを発表し，腫瘍性骨軟化症の病理組織像は非常に特徴的で，ほとんどが MCT に属すると述べている．そして，その特徴的組織像を呈する腫瘍は，明らかな骨軟化症のない症例でも生じうるとし，nonphosphaturic variant として同一の疾患概念に入れようと試みた．その概念を提唱するため，彼らは継続して腫瘍性骨軟化症の有無を問わず，組織形態学的に MCT に分類される腫瘍を RT-PCR を用いて検討した結果，75％の症例で FGF23 の過剰発現が認められると報告している．それを支持するように，腫瘍性骨軟化症の認められない，頭蓋内に発生した MCT とみられる腫瘍に施行した FGF23 の免疫組織化学染色が陽性となった症例も報告されている．

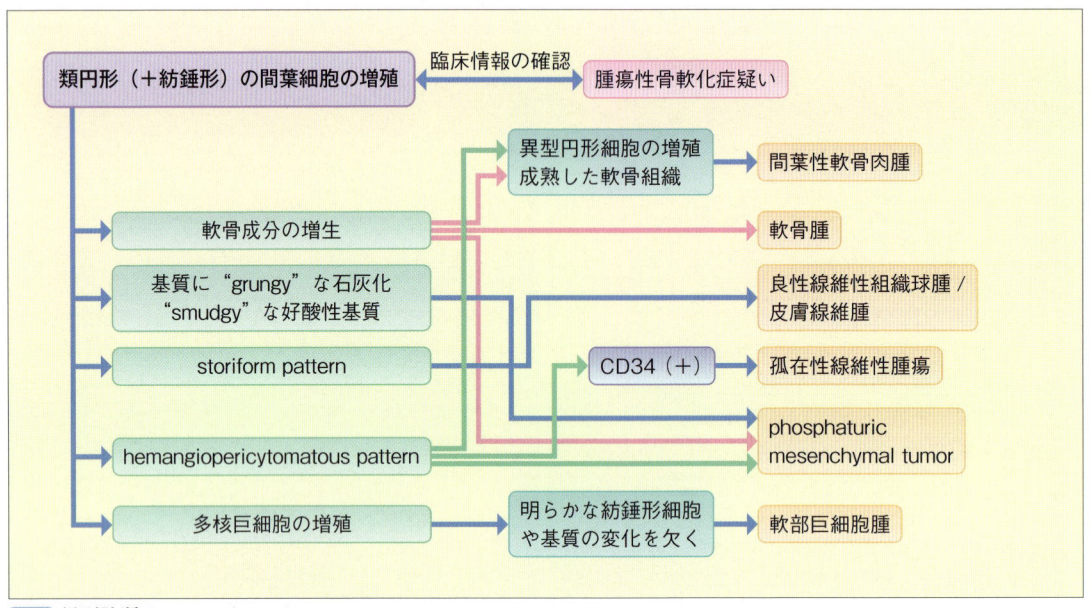

図5 鑑別診断のフローチャート

> 鑑別診断 図5

　PMTs/MCT の鑑別診断は多岐にわたるが，血管周皮腫（孤在性線維腫）の典型例では CD34 が陽性で，血管網は比較的均等に分布し，血管壁は厚く，基質は PMT のような変化をきたさない．軟部の軟骨腫は異型に乏しい紡錘形細胞の増殖はきたさず，PMTs でみられるような粘液様基質や脂肪浸潤は認められない．巨細胞腫は本症とよく似ているが，PMTs/MCT にみられるような明らかな紡錘形細胞や基質の変化を欠く．間葉系軟骨肉腫は，円形細胞と血管周皮腫様血管網および比較的成熟した軟骨からなる．硬化性血管腫は現在では benign fibrous histiocytoma の亜型とされ，通常はどこかに典型的な fibrous histiocytoma/dermatofibroma の部分を認める．

〈三橋智子〉

# 参考文献

## 1章　病理診断の流れとポイント
### 軟部腫瘍・骨腫瘍の病理診断
- Fletcher CDM, et al. eds. WHO Classification of Tumours of Soft Tissue and Bone. Lyon：IARC Press；2013.
- Weiss SW, Goldblum JR. eds. Enzinger & Weiss's Soft Tissue Tumors. Fifth ed. Mosby Inc；2008. p.129-174.
- 小田義直．生検，免疫組織化学染色と遺伝子診断．大塚隆信ほか編．骨軟部腫瘍 臨床・画像・病理．東京：診断と治療社；2011. p.62-9.

## 2章　診断のための基本知識
### 骨腫瘍の画像診断
- Donald R, et al. Tumors and tumor-like lesions of bone. In：Donald R, et al. eds. Bone and Joint Imaging 3rd ed. Philadelphia：Saunders；2005. p.1109-98.
- Theodore TM. Bone tumors and tumorlike conditions：analysis with conventional radiography. Radiology. 2008；246：662-74.
- Douis H, Saifuddin A. The imaging of cartilaginous bone tumours. Ⅰ. Benign lesions. Skeletal Radiol. 2012；41：1195-212.
- Douis H, Saifuddin A. The imaging of cartilaginous bone tumours. Ⅱ. Chondrosarcoma. Skeletal Radiol. 2012；42：611-26.
- Mark DM, et al. Imaging of osteochondroma：variants and complications with radiologic-pathologic correlation. Radiographics. 2000；20：1407-34.
- Corey FC, et al. Giant cell tumor of bone：review, mimics, and new developments in treatment. Radiographics. 2013；33：197-211.
- Fee WC, et al. Radiologic diagnosis of osteoid osteoma：from simple to challenging findings. Radiographics. 2010；30：737-49.
- Donald JF, et al. Primary tumors of spine. Semin in musculoskel radiol. 2000；4：299-320.
- Geirnaerdt MJA, et al. Usefulness of Radiography in Differentiating Enchondroma from Central Grade I Chondrosarcoma. AJR. 1997；169：1097-104.
- G petur N, Michael K. Non-ossifying fibroma/benign fibrous histiocytoma of bone. In：Christopher DM Fletcher, et al. eds. WHO Classification of Tumours of Soft Tissue and Bone 4th ed. Lyon：IARC；2013. p.302-4.
- 荒木　力．MR画像の理解に必要な信号強度の基本．日医師会誌．2008；137：945-50.

### 軟部腫瘍の画像診断
- 青木隆敏ほか．軟部組織疾患．黒崎喜久編．単純X線写真の読み方・使い方．東京：医学書院；2013. p.371-7.
- Amendola MA, et al. Myositis ossificans circumscripta：computed tomographic diagnosis. Radiology. 1983；149：775-9.
- Kransdorf MJ, et al. Imaging of fatty tumors. distinction of lipoma and well-differentiated liposarcoma. Radiology. 2002；224：99-104.
- Ohguri T, et al. Differential diagnosis of benign lipoma from well-differentiated liposarcoma on MRI：is comparison of their margins and internal characteristics useful? AJR. 2003；180：1689-94.
- Jelinek JS, et al. Liposarcoma of the extremities：MR and CT findings in the histologic subtypes. Radiology. 1993；186：455-9.
- Murphy MD, et al. Imaging of soft-tissue myxoma with emphasis on CT and MR and comparison of radiologic and pathologic findings. Radiology. 2002；225：215-24.
- Varma DGK, et al. MR imaging of extracranial nerve sheath tumors. J Comput Assist

- Tomogr. 1992；16：448-53.
- Burk P, et al. Meniscal and ganglion cysts of the knee：MR evaluation. AJR. 1988；150：331-6.
- Miller TT, et al. MR imaging of Baker cysts：Association with internal derangement effusion, and degenerative arthropathy. Radiology. 1996；201：247-50.
- Aoki T, et al. The radiological findings in chronic expanding hematoma. Skeletal Radiol. 1999；28：396-401.
- Quinn SF, et al. MR imaging in fibromatosis：results in 26 patients with pathologic correlation. AJR. 1991；156：539-42.
- De Beuckeleer LH, et al. MR imaging of clear cell sarcoma（malignant melanoma of the soft parts）：a multicenter correlative MRI-pathology study of 21 cases and literature review. Skeletal Radiol. 2000；29：187-95.
- 青木隆敏．画像診断の進歩 - どこまで病理診断に迫ってきているか：軟部組織．病理と臨床. 2007；25：919-26.

## 骨腫瘍の病理診断と治療

- 天児民和．骨銀行の利用価値とその限界．外科治療．1959；1：324.
- 冷凍ボーンバンクマニュアル．日整外会誌．2003；77（5）：234-41.
- 整形外科移植に関するガイドライン．日整外会誌．2003；77（5）：216-33.
- Fletcher C D M, et al. WHO Classification of Tumours of Soft Tissue and Bone. Fourth Edi. Lyon：IARC；2013.
- Biermann JS, et al. Bone cancer. National Comprehensive Cancer Network Bone Cancer Panel. J Natl Compr Canc Netw. 2010；8（6）：688-712.
- Iwamoto Y, et al. Multiinstitutional phase II study of neoadjuvant chemotherapy for osteosarcoma（NECO study）in Japan：NECO-93J and NECO-95J. J Orthop Sci. 2009.
- 日本整形外科学会骨・軟部腫瘍委員会編．整形外科・病理 悪性骨腫瘍取扱い規約．第3版．東京：金原出版；2000.
- Imai R, et al. Carbon ion radiotherapy for unresectable sacral chondromas. Clin Cancer Res. 2004；10：5741-6.

## 軟部腫瘍の病理診断と治療

- 日本整形外科学会骨・軟部腫瘍委員会編．骨・軟部肉腫切除縁評価法．東京：金原出版；1989.
- Adjuvant chemotherapy for localised resectable soft-tissue sarcoma of adults：meta-analysis of individual data. Sarcoma Meta-analysis Collaboration. Lancet. 1997；350：1647-54.
- 日本整形外科学会骨・軟部腫瘍委員会編．整形外科・病理悪性軟部腫瘍取扱い規約 第3版．東京：金原出版；2002.
- Breneman JC, et al. Prognostic factors and clinical outcomes in children and adolescents with metastatic rhabdomyosarcoma - a report from the Intergroup Rhabdomyosarcoma Study IV. Journal of Clinical Oncology：official journal of the American Society of Clinical Oncology. 2003；21：78-84.
- Grier HE, et al. Addition of ifosfamide and etoposide to standard chemotherapy for Ewing's sarcoma and primitive neuroectodermal tumor of bone. The New England Journal of Medicine. 2003；348：694-701.
- 鎌田　正．悪性軟部腫瘍の放射線療法．吉川秀樹編．最新整形外科学大系20 骨・軟部腫瘍および関連疾患．東京：中山書店；2007.p.158-60.
- Weiss SW, Goldblum JR. Enzinger & Wieiss's Soft Tissue Tumors Fifth Edition. Mosby Elsevier；2008.
- Chung PW, et al. Radiosensitivity translates into excellent local control in extremity myxoid liposarcoma：a comparison with other soft tissue sarcomas. Cancer. 2009；115：3254-61.
- Tanaka K, et al. Preoperative and postoperative chemotherapy with ifosfamide and

adriamycin for adult high-grade soft-tissue sarcomas in the extremities: Japan Clinical Oncology Group Study JCOG0304. Japanese Journal of Clinical Oncology. 2009;39:271-3.
- Sobin LH, et al. eds. UICC (International Union Against Cancer) TNM Classification of Malignant Tumors Seventh Edition. Wiley-Blackwell;2009.
- 日本小児がん学会編．小児がん診療ガイドライン 2011 年度版．東京：金原出版；2011.
- Malempati S, Hawkins DS. Rhabdomyosarcoma: review of the Children's Oncology Group (COG) Soft-Tissue Sarcoma Committee experience and rationale for current COG studies. Pediatric blood & cancer. 2012;59:5-10.
- 日本整形外科学会診療ガイドライン委員会，軟部腫瘍診療ガイドライン策定委員会編．軟部腫瘍診療ガイドライン 2012 改訂第 2 版．東京：南江堂；2012.
- Fletcher, et al. "WHO Classification of Tumors of Soft Tissue and Bone Fourth Edition", IARC. 2013.

### 骨軟部腫瘍の組織学的悪性度と grading
- Hasegawa T. Histological grading and MIB-1 labeling index of soft-tissue sarcomas. Pathol Int. 2007;57:121-5.
- Edge SB, et al. AJCC Cancer Staging Manual. 7th ed. New York: Springer; 2010, p.291-8.
- Guillou L, et al. Comparative study of the National Cancer Institute and French Federation of Cancer Centers Sarcoma Group grading systems in a population of 410 adult patients with soft tissue sarcoma. J Clin Oncol. 1997;15:350-62.
- Evans HL, et al. Prognostic factors in chondrosarcoma of bone. A clinicopathologic analysis with emphasis on histologic grading. Cancer. 1977;40:818-31.

## 3 章　骨腫瘍の概要と鑑別診断
### 良性骨形成性腫瘍―類骨骨腫，骨芽細胞腫
- 野島孝之．第 10 章 骨・関節．松原修ほか編．カラーアトラス 病理組織の見方と鑑別診断．第 5 版．東京：医歯薬出版；2007．p. 409-38.
- de Andrea CE, et al. Osteoblastoma. In: Flecher CDM, et al. eds. WHO classification of tumours of soft tissue and bone. Lyon: IARC; 2013. p. 279-80.
- Garcia RA, et al. Benign bone tumors-recent development. Semin Diagn Pathol. 2011;28:73-85.
- Horvai A, Klein M. Osteoid osteoma. In: Flecher CDM, et al. eds. WHO classification of tumours of soft tissue and bone. Lyon: IARC; 2013. p. 277-8.
- McHugh JB, et al. Sino-orbital osteoma: A clinicopathologic study of 45 surgically treated cases with emphasis on tumor with osteoblastoma-like features. Arch Pathol Lab Med. 2009;133:1587-93.
- Nielsen GP, Rosenberg AE. Bone-forming tumors. In: Folpe AL, Inwards CY, eds. Bone and soft tissue pathology. Philadelphia: Saunders; 2010. p. 309-29.
- Unni KK, et al. Bone-forming lesions. In: Squazzo KA, et al. eds. AFIP atlas of tumor pathology series 4. Tumor of the bones and joints. Washington, DC: American Registry of Pathology; 2005. p. 119-92.

### 髄内骨肉腫
- Fletcher CDM, et al. ed. World Health Organization classification of tumors. WHO Classification of Tumours of Soft Tissue and Bone. Lyon: IARC Press; 2013.
- Unni KK, Inwards CY. Dahlin's Bone Tumors sixth edition. Lippincott: Williams & Wilkins; 2009.
- Greenspan A, et al. Differential Diagnosis in Orthopaedic Oncology second ed. Lippincott: Williams & Wilkins; 2006.
- Yoshida A, et al. Immunohistochemical analysis of MDM2 and CDK4 distinguishes low-grade osteosarcoma from benign mimics. Mod Pathol. 2010.

### 表在性骨肉腫

- 骨腫瘍の病理．悪性骨腫瘍取扱い規約．第3版．日本整形外科学会，骨・軟部腫瘍委員会編．東京：金原出版；2000. p.99-102.
- 石田　剛．骨表面骨肉腫．骨腫瘍の病理．東京：文光堂；2012. p.97-114.
- Okada K, et al. Parosteal osteosarcoma. A clinicopathological study. J Bone Joint Surg Am. 1994；76：366-78.
- Bertoni F, et al. Dedifferentiated parosteal osteosarcoma：the experience of the Rizzoli Institute. Cancer. 2005；103（11）：2373-82.
- Hoshi M, et al. Oncogenic outcome of parosteal osteosarcoma. Int J Clin Oncol. 2006；11：120-6.
- Duhamel LA, et al. Frequency of Mouse Double Minute 2（MDM2）and Mouse Double Minute 4（MDM4）amplification in parosteal and conventional osteosarcoma subtypes. Histopathology. 2012；60：357-9.
- Unni KK, et al. Osteosarcomas of the Surface of Bone. In：Unni KK, et al. eds. Tumors of the Bones and Joints, AFIP Atlas of Tumor Pathology, 4th Series. Washington, D.C.：American Registry of Pathology；2005. p.171-84.
- Rose PS, et al. Periosteal osteosarcoma：long-term outcome and risk of late recurrence. Clin Orthop Relat Res. 2006；453：314-7.
- Hoshi M, et al. Three cases with periosteal osteosarcoma arising from the femur. J Orthop Sci. 2006；11：224-8.
- Cesari M, et al. Periosteal osteosarcoma：a single-institution experience. Cancer. 2011；117：1731-5.
- Okada K, et al. High grade surface osteosarcoma：a clinicopathologic study of 46 cases. Cancer. 1999；85：1044-54.
- Hoshi M, et al. Report of four cases with high-grade surface osteosarcoma. Jpn J Clin Oncol. 2006；36：180-4.
- Staals EL, et al. High-grade surface osteosarcoma：a review of 25 cases from the Rizzoli Institute. Cancer. 2008；112：1592-9.

### 良性軟骨形成腫瘍

- Unni KK, Inwards CY. Dahlin's bone tumors：general aspects and data on 10,165 cases. 6th ed. Philadelphia：Lippincott Williams&Wilkins；2010.
- Fletcher CDM, et al, eds. WHO classification of tumours of soft tissue and bone. Lyon：IARC；2013.
- Unni KK, et al. In：Silverberg SG, Sobin LH, eds. AFIP atlas of tumor pathology, 4th series. Tumors of the bones and joints. Silver Spring：ARP PRESS；2005.
- 日本整形外科学会，骨・軟部腫瘍委員会編．整形外科・病理　悪性骨腫瘍取扱い規約．第3版．東京：金原出版；2000. p. 84-158.
- Amary MF, et al. Ollier disease and Maffucci syndrome are caused by somatic mosaic mutations of IDH1 and IDH2. Nat Genet. 2011；43：1262-5.
- Jones KB, et al. A mouse model of osteochondromagenesis from clonal inactivation of Ext1 in chondrocytes. PNAS. 2010；107：2054-9.

### 骨未分化高悪性多形肉腫

- Romeo S, et al. Malignant fibrous histiocytoma and fibrosarcoma of bone：a re-assessment in the light of currently employed morphological, immunohistochemical and molecular approaches. Virchows Arch. 2012；461：561-70.
- Fletcher CDM, et al. WHO Classification of Tumours of Soft Tissue and Bone. Lyon：IARC；2013.
- Nielsen GP, et al. Diagnostic Pathology. Bone. AMIRSYS；2013.
- 石田　剛．骨腫瘍の病理．東京：文光堂；2012.
- Dorfman HD, Czerniak B. Bone tumors. Philadelphia：Mosby；1998.

- Unni KK, Inward C. Dahlin's Bone Tumors. Philadelphia：Wolters Kluwer/Lippincott Williams & Wilkins；2010.

### Ewing 肉腫

- de Alva E, et al. Ewing sarcoma. In：Fletcher CDM, et al, eds. WHO Classification of Tumours of Soft Tissue and Bone. Lyon：IARC；2013. p.305-9.
- Folpe AL, et al. Immunohistochemical detection of FLI-1 protein expression：a study of 132 roundcell tumors with emphasis on CD99-positive mimics of Ewing's sarcoma/primitiveneuroectodermal tumor. Am J Surg Pathol. 2000；24(12)：1657-62.
- Fletcher CDM, et al. Undifferentiated/unclassified sarcomas. In：Fletcher CDM, et al, eds. WHO Classification of Tumours of Soft Tissue and Bone. Lyon：IARC；2013. p.236-8.
- Kawamura-Saito M, et al. Fusion between CIC and DUX4 up-regulates PEA3 family genes in Ewing-like sarcomas with t(4；19)(q35；q13) translocation. Hum Mol Genet. 2006；15(13)：2125-37.
- Pierron G, et al. A new subtype of bone sarcoma defined by BCOR-CCNB3 gene fusion. Nat Genet. 2012；44(4)：461-6.
- Wang L, et al. Identification of a novel, recurrent HEY1-NCOA2 fusion in mesenchymalchondrosarcoma based on a genome-wide screen of exon-level expression data.Genes Chromosomes Cancer. 2012；51(2)：127-39.
- Bishop JA, Westra WH . NUT midline carcinomas of the sinonasal tract. Am J Surg Pathol. 2012；36(8)：1216-21.

### 骨原発の非ホジキンリンパ腫と多発性・単発性骨髄腫

- Lorsbach R, Kluin PM. Plasma cell myeloma, and Solitary plasmacytoma of bone. In: Fletcher CDM, et al. ed. WHO Classification of Tumours of Soft Tissue and Bone. 4th ed. Lyon：IARC Press；2013. p.312-5.
- Hogendoorn PCW, Kluin PM. Primary non-Hodgkin Lymphoma of Bone. In:Fletcher CDM, et al. ed. WHO classification of Tumours of Soft Tissue and Bone. 4th ed. Lyon：IARC Press；2013. p.316-8.
- Unni KK, Inwards CY. Malignant lymphoma of bone. In：Dahlin's Bone Tumors, 6th ed. Lippincott：Williams & Wilkins；2010. p.201-10.
- Nielsen GP, Rosenberg AE. Primary lymphoma. In：Nielsen GP, Rosenberg AE, eds. Diagnostic Pathology, Bone. Amirsys 2013 ;12 p.8 -15.
- McKenna RW, et al. Plasma cell neoplasms. In：Swerdlow SH, et al. eds. WHO Classification of Tumours of Haematologic and Lymphoid Tissues. Lyon：IARC press；2008. p.200-13.
- 坂井　晃．多発性骨髄腫の病気分類と予後因子．木崎昌弘編．多発性骨髄腫治療マニュアル．東京；南江堂；2012. p.75-80.
- Martinez A, et al. Primary bone marrow lymphoma：an uncommon extranodal presentation of aggressive non-hodgkin lymphomas. Am J Surg Pathol. 2012；36 (2)：296-304.

### 脊索腫

- Franagan AM, Yamaguchi T. Chordoma. WHO Classification of Tumors of Soft Tissue and Bone, 4th ed. In：Fletcher CMD, et al. eds. Lyon：IARC Press；328-9.
- McMaster ML, et al. Chordoma：incidence and survival patterns in the United States, 1973-1995. Cancer Causes Control. 2001；12：1-11.
- Mukherjee D, et al. Survival of patients with malignant primary osseous spinal neoplasms：results from the Surveillance, Epidemiology, and End Results (SEER) database from 1973 to 2003. J Neurosurge spine. 2011；14：143-50.
- 日本整形外科学会骨軟部腫瘍委員会編．国立がん研究センター．全国骨腫瘍登録一覧表．2010. p.26-7.

- Rutherfoord GS, Davies AG. Chordomas-ultrastructure and immunohitochemistory: a report based on the examination of six cases. Histopathology. 1987；11；775-87.

### その他の巨細胞性腫瘍類似病変
- World Health Organization Classification of Tumours of Soft Tissue and Bone. Lyon：IARC Press；2013. p.347-49, 319-20.
- Dorfman HD, Czerniak. Bone tumors. St Louis：Mosby；1998. p.855-67, 598-604.
- Leithner A, et al. Aneurysmal bone cyst. A population based epidemiologic study and literature review. Clin Orthop Relat Res. 1999；363：176-9.
- Panoutsakopoulos G, et al. Recurrent t(16；17)(q22；p13) in aneurysmal bone cysts. Genes Chromosomes Cancer. 1999；26：265-6.
- Lorenzo JC, Dorfman HD. Giant-cell reparative granuloma of short tubular bones of the hands and feet. Am J Surg Pathol. 1980；4：551-63.
- Murphey MD, Nomikos GC, Flemming DJ, et al. From the archives of AFIP. Imaging of giant cell tumor and giant cell reparative granuloma of bone：radiologic-pathologic correlation. Radiographics. 200；21：1283-309.
- Buresh CJ, et al. t(X；4)(q22；q31.3) in giant cell reparative granuloma. Cancer Genet Cytogenet. 1999；115：80-1.
- Pan Z, et al. A novel t(6；13)(q15；q34) translocation in a giant cell reparative granuloma (solid aneurysmal bone cyst). Hum Pathol. 2012；43：952-7.

### 線維性骨異形成，骨線維性異形成
- Fletcher CDM, et al. ed. World Health Organization classification of tumors. WHO Classification of Tumours of Soft Tissue and Bone. Lyon：IARC Press；2013.
- Unni KK, Inwards CY. Dahlin's Bone Tumors, 6th ed. Philadelphia: Lippincott Williams & Wilkins；2009.
- Idowu BD, et al. A sensitive mutation-specific screening technique for GNAS1 mutations in cases of fibrous dysplasia: the first report of a codon 227 mutation in bone. Histopathology. 2007：50：691-704.
- Khanna M, et al. Osteofibrous dysplasia, osteofibrous dysplasia-like adamantinoma and adamantinoma: correlation of radiological imaging features with surgical histology and assessment of the use of radiology in contributing to needle biopsy diagnosis. Skeletal Radiol. 2008；37：1077-84.

## 4章 軟部腫瘍の概要と鑑別診断
### 結節性筋膜炎と fasciitis-like lesion
- Rosenberg AE. Pseudosarcomas of soft tissue. Arch Pathol Lab Med. 2008；132：579-86.
- Krandorf MJ, Meis JM. From the archives of the AFIP. Extraskeletal osseous and cartilaginous tumors of the extremities. Radiographics. 1993；13：853-84.
- Erickson-Johnson MR, et al. Nodular fasciitis：a novel model of transient neoplasia induced by MYH9-USP6 gene fusion. Lab Invest. 2011；91：1427-33.
- Spjut HJ, Dorfman HD. Florid reactive periostitis of the tubular bones of the hands and feet. Am J Surg Pathol. 1981；5：423-33.
- Weiss SW, Goldblum JR. Benign fibroblastic/myofibroblastic proliferations. In：Weiss SW, Goldblum JR, eds. Soft Tissue Tumors, 5th ed. Amsterdam：Elsevier；2008. p.175-226.
- Lazar A, et al. Nodular fasciitis. In：Fletcher CDM, et al. eds. WHO Classification of Tumours of Soft Tissue and Bone. 4th ed. Lyon：IARC press；2013. p. 46-7.

### デスモイド型線維腫症
- Saito T, et al. beta-catenin nuclear expression correlates with cyclin D1 overexpression in

sporadic desmoid tumours. J Pathol. 2001；195：222-8.
・Lazar AJ, et al. Specific mutations in the beta-catenin gene（CTNNB1）correlate with local recurrence in sporadic desmoid tumors. Am J Pathol. 2008；173：1518-27.
・Yamamoto H, et al. Kit-negative gastrointestinal stromal tumor of the abdominal soft tissue：a clinicopathologic and genetic study of 10 cases. Am J Surg Pathol. 2011；35：1287-95.
・Hauben EI, et al. Desmoplastic fibroma of bone：an immunohistochemical study including b-catenin expression and mutational analysis for b-catenin. Human Pathol. 2005；36：1025-30.
・Erickson-Johnson MR, et al. Nodular fasciitis：a novel model of transient neoplasia induced by MYH9-USP6 gene fusion. Lab Invest. 2011；91：1427-33.

### 隆起性皮膚線維肉腫

・Mentzel T, et al. Dermatofibrosarcoma protuberans. In：Fletcher CDM, et al. eds. WHO Classification of Tumours of Soft Tissue and Bone. Lyon：IARC；2013. p. 77-9.
・Mark D, et al. Radiologic evaluation of soft tissue tumors. In：Weiss SW, Goldblum JR, eds. Enzinger and Weiss Soft Tissue Tumors 5th ed. Philadelphia：Mosby；2008. p. 33-71.
・Kesserwan C, et al. Multicentric dermatofibrosarcoma protuberans in patients with adenosine deaminase-deficient severe combines immune deficiency. J Allergy Clin Immunol. 2012；129：762-9.
・Reimann JDR, Fletcher CDM. Myxoid dermatofibrosarcoma protuberans：A rare variant analyzed in a series of 23 cases. Am J Surg Pathol. 2007；31：1371-7.
・Calonje E, Fletcher CDM. Myoid differentiation in dermatofibrosarcoma protuberans and its fibrosarcomatous variant：clinicopathological analysis of 5 cases. J Cutan Pathol. 1996；23：30-6.
・Davis DA, Sanchez RL. Atrophic and plaquelike dermatofibrosarcoma protuberans. Am J Dermatopathol. 1998；20：498-501.
・Kutzner H, et al. Plaque-like CD34-positive dermal fibroma（"medallion-like dermal dendrocyte hamartoma"）：clinicopathologic, immunohistochemical, and molecular analysis of 5 cases emphasizing its distinction from superficial, plaque-like dermatofibrosarcoma protuberans. Am J Surg Pathol. 2010；34：190-201.
・Abbott JJ, et al. The prognostic significance of fibrosarcomatous transformation dermatofibrosarcoma protuberans. Am J Surg Pathol. 2006；30：436-43.
・Llombart B, et al. Dermatofibrosarcoma protuberans：a comprehensive review and update on diagnosis and management. Semin Diag Pathol. 2013；30：13-28.
・Heinrich MC, et al. Phase Ⅱ, open-label study evaluating the activity of imatinib in treating life-threatening malignancies known to be associated with imatinib-sensitive tyrosine kinases. Clin Cancer Res. 2008；14：2717-25.

### 孤立性線維性腫瘍

・Fletcher CDM, et al. Extrapleural solitary fibrous tumor. In：Fletcher CDM, et al. eds. WHO Classification of Tumours of Soft Tissue and Bone. Lyon：IARC；2013. p. 80-2.
・Mark D, et al. Radiologic evaluation of soft tissue tumors. In：Weiss SW, Goldblum JR, eds. Enzinger and Weiss Soft Tissue Tumors 5th ed. Philadelphia：Mosby；2008. p. 33-71.
・Hasegawa T, et al. Extrathoracic solitary fibrous tumors：their histological variability and potentially aggressive behavior. Hum Pathol. 1999；30：1464-73.
・de Saint Aubain Somerhausen N, et al. Myxoid solitary fibrous tumor：a study of seven cases with emphasis on differential diagnosis. Mod Pathol. 1999；12：463-71.
・Guillou L, et al. Lipomatous hemangiopericytoma：a fat-containing variant of solitary fibrous tumor? Clinicopathologic, immunohistochemical, and ultrastructural analysis of a series in favor of a unifying concept. Hum Pathol. 2000；31：1108-15.
・Mosquera JM, Fletcher CDM. Expading the spectrum of malignant progression in solitary

- fibrous tumors : a study of 8 cases with a discrete anaplastic component-is this dedifferentiated SFT? Am J Surg Pathol. 2009 ; 33 (9) : 1314-21.
- Chmielecki J, et al. Whole-exome sequencing indentifies a recurrent NAB2-STAT6 fusion in solitary fibrous tumors. Nature Genetics. 2013 ; 45 : 131-2.
- Marino-Enriquez A, Fletcher CDM. Angiofibroma of soft tissue : clinicopathologic characterization of a distinctive benign fibrovascular neoplasm in a series of 37 cases. Am J Surg Pathol. 2012 ; 36 : 500-8.
- Edgar MA, et al. Soft tissue angiofibroma : report of 2 cases of a recently described tumor. Hum Pathol. 2013 ; 44 : 438-41.
- Fletcher CDM, et al. Cellular angiofibroma. In : Fletcher CDM, et al. eds. WHO Classification of Tumours of Soft Tissue and Bone. Lyon : IARC ; 2013. p. 65-6.
- McMenamin M, Debiec-Rychter M. Mammary-type myofibroblastoma. In : Fletcher CDM, et al. eds. WHO Classification of Tumours of Soft Tissue and Bone. Lyon : IARC ; 2013. p. 61-2.
- Miettinen MM, Mandahl N. Spindle cell/pleomorphic lipoma. In : Fletcher CDM, et al. eds. WHO Classification of Tumours of Soft Tissue and Bone. Lyon : IARC ; 2013. p. 29-30.

## 粘液線維肉腫

- Mentzel T, et al. Myxofibrosarcoma. Clinicopathologic analysis of 75 cases with emphasis on the low-grade variant. Am J Surg Pathol. 1996 ; 20 : 391-405.
- Nascimento AF, et al. Epithelioid variant of myxofibrosarcoma : expanding the clinicomorphologic spectrum of myxofibrosarcoma in a series of 17 cases. Am J Surg Pathol. 2007 ; 31 : 99-105.
- Oda Y, et al. Low-grade fibromyxoid sarcoma versus low-grade myxofibrosarcoma in the extremities and trunk. A comparison of clinicopathological and immunohistochemical features. Histopathology. 2004 ; 45 : 29-38.
- Hisaoka M, et al. Retroperitoneal liposarcoma with combined well-differentiated and myxoid malignant fibrous histiocytoma-like myxoid areas. Am J Surg Pathol. 1999 ; 23 : 1480-92.
- Huang HY, et al. Distant metastasis in retroperitoneal dedifferentiated liposarcoma is rare and rapidly fatal : a clinicopathological study with emphasis on the low-grade myxofibrosarcoma-like pattern as an early sign of dedifferentiation. Mod Pathol. 2005 ; 18 : 976-84.
- Antonescu CR, et al. Consistent t (1 ; 10) with rearrangements of TGFBR3 and MGEA5 in both myxoinflammatory fibroblastic sarcoma and hemosiderotic fibrolipomatous tumor. Genes Chromosomes Cancer. 2011 ; 50 : 757-64.
- Folpe AL, et al. Low-grade fibromyxoid sarcoma and hyalinizing spindle cell tumor with giant rosettes : a clinicopathologic study of 73 cases supporting their identity and assessing the impact of high-grade areas. Am J Surg Pathol. 2000 ; 24 : 1353-60.
- 久岡正典. 粘液状腫瘍. 小田義直, 長谷川匡編. 腫瘍鑑別診断アトラス 軟部腫瘍. 東京：文光堂 ; 2011. p.183-90.

## 腱鞘巨細胞腫, びまん型巨細胞腫

- Weiss SW, Goldblum JR, eds. Enzinger and Weiss's. Soft tissue tumors. 5th ed. Philadelphia: Mosby Inc ; 2008. p.769-88.
- Fletcher CD, eds. WHO Classification of Tumors of Soft Tissue and Bone, 4th ed. IARC. Lyon : 2013. p.100-3.

## 平滑筋肉腫

- Farshid G, et al. Leiomyosarcoma of somatic soft tissues : a tumor of vascular origin with multivariate analysis of outcome in 42 cases. Am J Surg Pathol. 2002 ; 26 : 14-24.
- Weiss SW, Goldblum JR. Leiomyosarcoma. In : Weiss SW, Goldblum JR, eds. Soft Tissue

Tumors, 5th ed. Amsterdam：Elsevier；2008.
- Abraham JA, et al. Outcomes and prognostic factors for a consecutive case series of 115 patients with somatic leiomyosarcoma. J Bone Joint Surg Am. 2012；94：736-44.
- Lazar A, et al. Leiomyosarcoma. In：Fletcher CDM, et al. eds. WHO Classification of Tumours of Soft Tissue and Bone, 4th ed. Lyon：IARC press；2013. p.111-3.

### 横紋筋肉腫

- Hostein I, et al. Rhabdomyosarcoma：value of myogenin expression analysis and molecular testing in diagnosing the alveolar subtype. An analysis of 109 paraffin-embedded specimens. Cancer. 2004；101：2817-24.
- Bahrami A, et al. Aberrant expression of epithelial and neuroendocrine markers in alveolar rhabdomyosarcoma：a potentially serious diagnostic pitfall. Mod Pathol. 2008；21：795-806.
- Davicioni E, et al. Molecular classification of rhabdomyosarcoma-genotypic and phenotypic determinants of diagnosis. A report from the children's oncology group. Am J Pathol. 174；550-64.
- Skapek SX, et al. PAX-FOXO1 fusion status drives unfavorable outcome for children with rhabdomyosarcoma：a children's oncology group report. Pediatr Blood Cancer. 2013；in press.
- Fletcher CDM, et al. eds. World Health Organization Classification Tumours WHO Classification of Tumours of Soft Tissue and Bone. Lyon：IARC Press, 2013.

### 血管内皮腫，血管肉腫

- Fletcher CDM, et al. WHO Classification of Tumours. Pathology and Genetics of Tumours of Soft Tissue and Bone. Lyon：IRAC Press；2013.
- Fukunaga M, et al. Kaposiform hemangioendothelioma associated with Kasabach-Merritt syndrome. Histopathol. 1996：28；281-4.
- Fukunaga M, et al. Retiform hemangioendothelioma. Virchows Arch. 1996；428：301-4.
- Fanburg-Smith JC, et al. Papillary intralymphatic angioendothelioma（PILA）；a report of twelve cases of a distinctive vascular tumor with phenotypic features of lymphatic vessels. Am J Surg Pathol. 1999；23：1004-10.
- Fukunaga M, et al. Composite hemangioendothelioma：report of 5 cases including one with associated Maffucci syndrome. Am J Surg Pathol. 2007；31：1567-72.
- Honick JL, Fletcher CD. Pseudomyogenic hemangioendothelioma：a distinctive oftern multicentric tumor with indolent behavior. Am J Surg Pathol. 2011；35：190-201.
- Billings SD, et al. Epithelioid sarcoma-like hemangioendothelioma. Am J Surg Pathol. 2003；27：148-57.
- Fukunaga M. Expression of D2-40 in lymphatic endothelium of normal tissues and in vascular tumours. Histopathol. 2005；46：396-402.
- Mentzel T, et al. Epithelioid hemangioendothelioma of the skin and soft tissues；clinicopathologic and immunohistochemical studies of 30 cases. Am J Surg Pathol. 1997；21：363-74.
- Fletcher CDM, et al. Epithelioid angiosarcoma of deep soft tissue；distinctive tumor readily mistaken for an epithelial neoplasm. Am J Surg Pathol. 1991；15：915-24.
- 福永真治. 類上皮血管内皮腫. 長谷川 匡, 小田義直編. 腫瘍病理鑑別診断アトラス・軟部腫瘍. 東京：文光堂；2011. p. 89-94.
- Brenn T, Fletcher CDM. Radiation-associated cutaneous atypical vascular lesions and angiosarcoma. Clinicopathologic analysis of 42 cases. Am J Surg Pathol. 2005；29：983-96.

### 悪性末梢神経鞘腫瘍

- Nielsen GP, et al. Malignant peripheral nerve sheath tumour. In：Fletcher CDM, et al. eds. WHO Classification of Tumours of Soft Tissue and Bone, 4th eds. Lyon：International

- Agency for Research on Cancer ; 2013. p. 187-9.
- Miettinen M. Nerve sheath tumors. In : Miettinen M, ed. Modern Soft Tissue Pathology. Cambridge : Cambridge University Press ; 2010. p. 660-723.
- Fanburg-Smith JC. Nerve sheath and neuroectodermal tumors. In : Folpe AL, Inwards CY, eds. Bone and Soft Tissue Pathology. Philadelphia : Saunders ; 2010. p. 193-238.
- Weiss SW, Goldblum JR. Malignant tumors of the peripheral nerves. In : Enzinger and Weiss's Soft Tissue Tumors, 5th ed. Mosby ; 2008. p. 903-44.
- Scheithauer BW, et al. Primary malignant tumors of peripheral nerve. In : Atlas of Tumor Pathology, 3rd series, fascicle 24. Tumors of the Peripheral Nervous System. Washington, D.C. : Armed Forces Institute of Pathology ; 1999. p. 303-72.
- Scheithauer BW, et al. Malignant peripheral nerve sheath tumour (MPNST). In : Louis DN, eds. WHO Classification of Tumours of the Central Nervous System, 4th ed. Lyon : International Agency for Research on Cancer ; 2007. p. 160-2.

## 滑膜肉腫

- Suurmeijpr AJH, et al. Synovial sarcoma. In : Fletcher CDM, et al. eds. WHO Classification of Tumours of Soft Tissue and Bone. Lyon : IARC ; 2013. p.155-6.
- Miettinen M, Virtanen I. Synovial sarcoma-a misnomer. Am J Pathol. 1984 ; 117 : 18-25.
- dos Santos NR, et al. Molecular mechanisms underlying human synovial sarcoma development. Genes Chromosomes Cancer. 2001 ; 30 : 1-14.
- Sonobe H, et al. Establishment and characterization of a new human synovial sarcoma cell line, HS-SY-II. Lab Invest. 1992 ; 67 : 498-505.
- Sultan I, et al. Comparing children and adults with synovial sarcoma in the Surveillance, Epidermiology, and End Results program, 1983 to 2005 : an analysis of 1286 patients. Cancer. 2009 ; 115 : 3537-47.
- Pelmus, et al. Monophasic fibrous and poorly differentiated synovial sarcoma : immunohistochemical reassessment of 60 t(X ; 18)(SYT-SSX) -positive cases. Am J Surg Pathol. 2002 ; 26 : 1434-40.
- 元井 亨, 熊谷有紗. 滑膜肉腫. 長谷川 匡, 小田義直編. 軟部腫瘍, 腫瘍病理鑑別診断アトラス. 東京 : 文光堂 ; 2011. p.116-25.

## 類上皮肉腫

- Billings SD, et al. Epithelioid sarcoma-like hemangioendothelioma. Am J Surg Pathol. 2003 ; 27 : 48-57.
- Guillou L, et al. "Proximal-type" epithelioid sarcoma, a distinctive aggressive neoplasm showing rhabdoid features. Clinicopathologic, immunohistochemical, and ultrastructural study of a series. Am J Surg Pathol. 1997 ; 21 : 130-46.
- Prat J, et al. Epithelioid sarcoma : an analysis of 22 cases indicating the prognostic significance of vascular invasion and regional lymph node metastasis. Cancer. 1978 ; 4 : 1472-87.
- Kohashi K, et al. SMARCB1/INI1 protein expression in round cell soft tissue sarcomas associated with chromosomal translocations involving EWS : a special reference to SMARCB1/INI1 negative variant extraskeletal myxoid chondrosarcoma. Am J Surg Pathol. 2008 ; 32 : 1168-74.
- Kohashi K, et al. Infrequent SMARCB1/INI1 gene alteration in epithelioid sarcoma : a useful tool in distinguishing epithelioid sarcoma from malignant rhabdoid tumor. Hum Pathol. 2009 ; 40 : 349-55.
- Hornick JL, Fletcher CD. Pseudomyogenic hemangioendothelioma : a distinctive, often multicentric tumor with indolent behavior. Am J Surg Pathol. 2011 ; 35 : 190-201.
- Mirra JM, et al. The fibroma-like variant of epithelioid sarcoma. A fibrohistiocytic/myoid cell lesion often confused with benign and malignant spindle cell tumors. Cancer. 1992 ; 69 : 1382-95.

- Spillane AJ, et al. Epithelioid sarcoma：the clinicopathological complexities of this rare soft tissue sarcoma. Ann Surg Oncol. 2000；7：218-25.

### 明細胞肉腫
- Weiss SW, Goldblum JR. Clear cell sarcoma of tendon and aponeurosis. In：Enzinger & Weiss's Soft tissue tumors, Fifth ed. Philadelphia：Mosby-Elsevier；2008. p.926-34.
- Antonescu CR. Clear cell sarcoma of soft tissue. In：Fletcher DM, et al. eds. WHO Classification of Tumours of Soft Tissue and Bone. Geneva：World Health Organization；2013. p.221-2.

### 骨外性粘液型軟骨肉腫
- Hisaoka M, et al. Microtubule-associated protein-2 and class Ⅲ beta-tubulin are expressed in extraskeletal myxoid chondrosarcoma. Mod Pathol. 2003；16：453-9.
- Lucas DR, et al. High-grade extraskeletal myxoid chondrosarcoma：a high-grade epithelioid malignancy. Histopathology. 1999；35：201-8.
- Meis-Kindblom JM, et al. Extraskeletal myxoid chondrosarcoma：a reappraisal of its morphologic spectrum and prognostic factors based on 117 cases. Am J Surg Pathol. 1999；23：636-50.
- Okamoto S, et al. Extraskeletal myxoid chondrosarcoma：a clinicopathologic, immunohistochemical, and molecular analysis of 18 cases. Hum Pathol. 2001；32：1116-24.
- Oliveira AM, et al. Extraskeletal myxoid chondrosarcoma：a clinicopathologic, immunohistochemical, and ploidy analysis of 23 cases. Mod Pathol. 2000；13：900-8.
- Stout AP, Verner EW. Chondrosarcoma of the extraskeletal soft tissues. Cancer. 1953；6：581-90.
- Weiss SW. Ultrastructure of the so-called "chordoid sarcoma". Evidence supporting cartilagenous differentiation. Cancer. 1976；37：300-6.

## 5章　病理検体の取り扱い
### 病理検体の取り扱い
- 日本整形外科学会骨・軟部腫瘍委員会編．骨・軟部肉腫切除縁評価法．東京：金原出版；1989．
- Kawaguchi N, et al. The concept of curative margin in surgery for bone and soft tissue sarcoma. Clin Orthop. 2004；419：165-72.
- 松本誠一ほか．骨軟部肉腫の手術療法．癌と化学療法．2004；31：1314-8．
- 蛭田啓之ほか．浸潤性発育を示す低悪性度軟部肉腫の組織学的検討，高悪性度例との対比および切除縁との関連について．日整会誌．2007；81：S722．
- 橋本　洋．軟部腫瘍の生検ならびに切除材料の取り扱いと診断へのアプローチ．病理と臨床．1999；17：881-5．
- 野島孝之ほか．骨腫瘍の生検ならびに切除材料の取り扱いと診断へのアプローチ．病理と臨床．1999；17：1019-22．
- 蛭田啓之ほか．骨肉腫の術前化学療法組織学的効果判定と問題点．日整会誌．2010；84：1120-125．
- 蛭田啓之ほか．Ⅵ．軟部肉腫の組織学的治療効果判定と切除縁評価．長谷川　匡ほか編．腫瘍病理鑑別診断アトラス，軟部腫瘍．東京：文光堂；2011. p.246-54．
- 石田　剛．Ⅴ．骨腫瘍へのアプローチと検索方法．骨腫瘍の病理．東京：文光堂；2012. p.27-33．
- The 25th forum of the surgical society for musculoskeletal sarcoma，抄　録：2013；3-4, 2013．
- 阿江啓介ほか．切除縁評価法　−バリア概念の検証−．日整会誌．2013；87：S1142．

## 6章　症例の実際

### 症例1　良性脊索細胞腫

- 山口岳彦. 良性脊索細胞腫. 脊椎脊髄ジャーナル. 2010；23：455-9.
- Yamaguchi T, et al. Distinguishing benign notochordal cell tumor from vertebral chordoma. Skeletal Radiol. 2008；37：291-9.
- Yamaguchi T, et al. Intraosseous benign notochordal cell tumors-overlooked precursors of classic chordomas? Histopathology. 2004；44：597-602.
- Nishiguchi T, et al. Lumbar vertebral chordoma arising from an intraosseous benign notochordal cell tumour：radiological findings and histopathological description with a good clinical outcome. Br J Radiol. 2010；83：e49-53.
- Lee YD, et al. Array comparative genomic hybridization analysis show that a conventioanl chordoma and an adjacent benign notochordal tumor lack lineage relationship. Fourth International Chordoma Research Workshop, Boston, March 21-22, 2013.
- Fletcher CDM, et al. WHO Classification of Tumours of Soft Tissue and Bone. Lyon：IARC Press；2013.
- Nielsen GP, et al. Diagnostic Pathology. Bone. AMIRSYS；2013.
- 石田　剛. 骨腫瘍の病理. 東京：文光堂；2012.

### 症例2　骨類上皮血管肉腫

- 長谷川　匡ほか編. 腫瘍病理鑑別アトラス：軟部腫瘍. 東京：文光堂；2011. p.191-6.
- Deshpande V, et al. Epithelioid angiosarcoma of the bone：a series of 10 cases. Am J Surg Pathol. 2003；27：709-16.
- Fletcher CDM, et al. eds. World Health Organization Classification Tumours WHO Classification of Tumours of Soft Tissue and Bone. Lyon：IARC Press, 2013.

### 症例3　軟部PEComa

- Yamada Y, et al. Sclerosing variant of perivascular epithelioid cell tumor in the female genital organs. Pathol Int. 2011；61（12）：768-72.
- Hornick C-C Pan. PEComa JL. In：Fletcher CDM, et al. eds. World Health Organization Classification of Tumours. Pathology and Genetics of Tumours of Soft Tissue and Bone. Lyon：IARC Press；2013. p. 230-1.

### 症例4　炎症性筋線維芽細胞性腫瘍

- 山元英崇. 炎症性筋線維芽細胞腫瘍. 長谷川　匡, 小田義直編. 腫瘍鑑別診断アトラス軟部腫瘍. 東京：文光堂；2011. p.26-31.
- 山元英崇, 小田義直. 炎症性筋線維芽細胞性腫瘍とその周辺疾患. 病理と臨床. 2012；30：258-64.
- Mariño-Enríquez A, et al. Epithelioid inflammatory myofibroblastic sarcoma：An aggressive intra-abdominal variant of inflammatory myofibroblastic tumor with nuclear membrane or perinuclear ALK. Am J Surg Pathol. 2011；35：135-44.
- Yamamoto H, et al. Inflammatory myofibroblastic tumor versus IgG4-related sclerosing disease and inflammatory pseudotumor：a comparative clinicopathologic study. Am J Surg Pathol. 2009；33：1330-40.

### 症例5　低悪性線維粘液肉腫

- Bhattacharya B, et al. Nuclear beta-catenin expression distinguishes deep fibromatosis from other benign and malignant fibroblastic and myofibroblastic lesions. Am J Surg Pathol. 2005；29：653-9.
- Evans HL. Low-grade fibromyxoid sarcoma：a report of two metastasizing neoplasms having a deceptively benign appearance. Am J Clin Pathol. 1987；88：615-9.
- Doyle LA, et al. MUC4 is a highly sensitive and specific marker for low-grade fibromyxoid

- sarcoma. Am J Surg Pathol. 2011；35：733-41.
- Matsuyama A, et al. Molecular detection of FUS-CREB3L2 fusion transcripts in low-grade fibromyxoid sarcoma using formalin-fixed, paraffin-embedded tissue specimens. Am J Surg Pathol. 2006；30：1077-84.
- Mertens F, et al. Clinicopathologic and molecular genetic characterization of low-grade fibromyxoid sarcoma, and cloning of a novel FUS/CREB3L1 fusion gene. Lab Invest. 2005；85：408-15.
- Panagopoulos I, et al. The chimeric FUS/CREB3L2 gene is specific for low-grade fibromyxoid sarcoma. Genes Chromosomes Cancer. 2004；40：218-28.

### 症例6　軟部悪性ラブドイド腫瘍

- Oda Y, Tsuneyoshi M. Extrarenal rhabdoid tumors of soft tissue：clinicopathological and molecular genetic review and distinction from other soft-tissue sarcomas with rhabdoid features. Pathol Int. 2006；56：287-95.
- Hollmann TJ, Hornick JL. INI1-deficient tumors：diagnostic features and molecular genetics. Am J Surg Pathol. 2011；35：e47-63.
- Kohashi K, et al. Glypican 3 expression in tumors with loss of SMARCB1/INI1 protein expression. Hum Pathol. 2013；44：526-33.
- Fletcher CDM, Julia AB, eds. WHO Classification of Tumours of Soft Tissue and Bone. Lyon：IARC Press；2013.

### 症例7　phosphaturic mesenchymal tumor

- Folpe AL. Phosphaturic mesenchymal tumor. In：Fletcher DM, et al. eds. WHO Classification of Tumours of Soft Tissue and Bone. Geneva：World Health Organization；2013. p.211-2.
- Weidner N, et al. Neoplastic pathology of oncogenic osteomalacia/rickets. Cancer. 1985；55：1691-705.
- Weidner N, et al. Phosphaturic mesenchymal tumors, A polymorphous group causing osteomalacia or rickets. Cancer. 1987；59：1442-54.
- Cai Q, et al. Inhibition of renal phosphate transport by a tumor product in a patient with oncogenic osteomalacia. N Engl J Med. 1994；330：1645-49.
- Shimada T, et al. Cloning and characterization of FGF23 as a causative factor of tumor-induced osteomalacia. PNAS. 2001；98：6500-5.
- Toyosawa S, et al. Expression of dentin matrix protein 1 in tumors causing oncogenic osteomalacia. Mod Pathol. 2004；17：537-8.
- Folpe AL, et al. Most osteomalacia associated mesenchymal tumors are a single histopathologic entity. Am J Surg Pathol. 2004；28：1-30.
- Bahrami A, et al. RT-PCR analysis for FGF23 using paraffin sections in the diagnosis of phosphaturic mesenchymal tumors with and without known tumor induced osteomalacia. Am J Surg Pathol. 2009；33：1348-54.
- Bower RS, et al. Intracranial phosphaturic mesenchymal tumor, mixed connective tissue variant presenting without oncogenic osteomalacia. Surg Neurol Int. 2012；3：151.

# 索引

太字：病理写真

## 欧字

AJCC/UICC TNM 分類　57
atypical vascular lesion　295
Baker 囊胞　35
Bednar 腫瘍　231
Ewing 肉腫　**13**, 87, 132, 145, 146, **147**, 148, 149, 160, 341,
　骨外性——　273
GIST（gastrointestinal stromal tumor）　**228**, 244
IgG4 関連硬化性病変　227
IgG4 関連硬化性腸間膜炎　**380**
Kaposi 肉腫　282, **289**
Kaposi 肉腫様血管内皮腫　**282**
Langerhans 細胞組織球症　117, 159
Nora 病変　114, 218
NUT 正中線癌　**153**
Ollier 病　112, **113**
PEComa　**375**
phosphaturic mesenchymal tumor **391**
PNET（primitive neuroectodermal tumor）　**13**, **14**, 132, 160, 273
Sino-orbital osteoma　**76**

## あ

悪性巨細胞腫　139, 259
悪性黒色腫　320, 334, 350
悪性骨腫瘍の TNM 病理学的分類　68
悪性孤立性線維性腫瘍　**240**, 346
悪性線維性組織球腫　**13**, 235, 250, 275
悪性 Triton 腫瘍　271, **302**
悪性末梢神経鞘腫瘍　**13**, 266, 297, **298**, **299**, **300**, 314, 333, **349**
　神経周膜細胞性——　**303**
　腺性——　**303**
　低異型度——　**300**
　類上皮型——　**301**
悪性ラブドイド腫瘍　271
悪性リンパ腫　26, 87, 153, 273
アダマンチノーマ　**140**
　骨線維性異形成様——　**188**, **189**
アテローム　36

## い

異型神経線維腫　**305**
異所性腸間膜骨化症　207

胃腸管外胃腸管間質腫瘍　236
異物肉芽腫　257

## え

円形細胞型脂肪肉腫　**201**, 269, 341
円形細胞肉腫　201
炎症性筋線維芽細胞性腫瘍　197, 207, **208**, **226**, 227, 250, 264, **379**

## お

横紋筋肉腫　161, 341
　硬化型——　**276**
　胎児型——　212, **270**
　多形型——　266, **274**, **348**
　紡錘形細胞型——　266, **267**, **276**
　胞巣型——　149, **150**, 212, **272**, 328
　——の術後 group 分類　55
　——の治療前 stage 分類　55
　——のリスク群分類　56

## か

仮骨　**82**, 219
化骨性筋炎　33
褐色腫　176, **182**
滑膜肉腫　**311**, 321, 333
　単相型——　132, 137, 243, 279, **306**
　単相線維型——　**310**
　低分化型——　132, 150, **151**, 273
　二相型——　**309**
顆粒細胞腫　327
環状肉芽腫　320
関節炎　258
間葉性軟骨肉腫　88, 129, **130**, 151, **152**, 160, 273
癌肉腫　**315**

## き

偽筋原性血管内皮腫　**288**, 320
木村病　293
虚血性筋膜炎　**214**
巨細胞腫　139
巨細胞修復肉芽腫　175
巨細胞腫様骨肉腫　176
巨細胞線維芽細胞腫　232
筋上皮癌　321
筋肉内粘液腫　**200**

## け

形質細胞骨髄腫　159, **163**
　λ型―― **163**
血管拡張型骨肉腫　**85**
血管筋脂肪腫　194, **263**
血管腫　33
血管肉腫　**140**, **295**
結節性筋膜炎　**205**, 223, **224**, 249, 277
ケロイド　**224**
腱黄色腫　257
限局性筋炎　211
腱鞘巨細胞腫　31, **254**
腱鞘線維腫　206, **207**, 258
原発性癌　319

## こ

高悪性度表在性骨肉腫　99, 100, **101**
硬化性類上皮線維肉腫　279
高分化型脂肪肉腫　34, 59, **193**
骨外性骨肉腫　**216**, 259, **349**, 352
骨外性粘液型軟骨肉腫　200, **201**, 337
骨化性筋炎　95, **216**
骨化性線維腫　183
骨化性線維粘液性腫瘍　339
骨巨細胞腫　**16**, 21, 117, 172, 173, **174**, 183
骨腫　73
骨腫瘍の悪性度分類　69
骨腫瘍の好発部位　8
　原発性――　19
骨線維性異形成　186, **188**
骨線維性異形成様アダマンチノーマ　188, **189**
骨髄腫　87
骨内高分化型骨肉腫　**89**
骨内脂肪腫　20
骨内低悪性度骨肉腫　96
骨軟骨腫　27, 95, 109, **110**, 115, 126
骨肉腫　22, **76**, 77, 128, 219
骨への転移性癌　169
骨膜性骨肉腫　97, **98**, 110, 111, 126
骨膜性軟骨肉腫　98, **99**, 110, 125
骨未分化高悪性度多形肉腫　134, **136**
骨芽細胞腫　74, **75**, 81, 137
孤立性骨形質細胞腫　164

孤立性線維性腫瘍　14, **225**, 234, **239**, 312
　脂肪形成型―― **240**
　脱分化型―― **240**
　粘液型―― **240**
　富巨細胞型―― **240**

## さ

細網状神経周膜腫　340

## し

色素性繊毛結節性滑膜炎　38
脂肪壊死　**194**
脂肪腫　34, 194
脂肪髄　**368**
脂肪組織　193
脂肪芽細胞腫　**199**
小細胞癌の骨転移　161
小細胞型骨肉腫　**86**, 151
神経周膜腫　**385**
神経鞘腫　**14**, 37, 248, **346**
神経鞘粘液腫　248
神経節神経腫　211
神経節神経芽細胞腫　212
神経線維腫　53, **224**, 248
神経芽細胞腫　153
腎外ラブドイド腫瘍　321
腎細胞癌　328, **350**
侵襲性血管粘液腫　248
腎淡明細胞癌　**368**
腎明細胞癌　334

## す

髄膜腫　243

## せ

成人型線維肉腫　236, **314**
脊索腫　28, 139, **167**, **168**, 340, **368**
脊索腫様髄膜腫　169
脊椎血管腫　24, 27
切除縁分類　58
線維形成性小円形細胞腫瘍　151, **152**, 273
線維骨性偽腫瘍　216, **218**
線維性骨異形成　89, 107, 183, **185**, 189
線維軟骨性異形成　106
線維肉腫　14, 83, 89, 137, **187**, 265, 306, 333

腺癌　292
　前立腺癌多発骨転移　29

**そ**
　爪下外骨腫　114，**218**
　増殖性筋炎　**211**
　増殖性筋膜炎　**211**

**た**
　胎児型横紋筋腫　269
　多形型平滑筋肉腫　**348**
　多形性癌　349
　多形型脂肪肉腫　**202**，**347**
　多形脂肪腫　194，**195**，241，**242**，344
　多形性硝子化血管拡張性腫瘍　**344**
　多骨性線維性骨異形成　134
　脱分化型脂肪肉腫　59，**196**，**198**，203，
　　**250**，266，**267**，275，**347**
　脱分化型軟骨肉腫　128，**138**
　脱分化型傍骨性骨肉腫　93，**95**，96
　短管骨巨細胞性病変　**181**
　弾性線維腫　39
　淡明細胞型軟骨肉腫　118，**127**

**つ**
　椎体動脈瘤様骨嚢腫　28
　通常型骨肉腫　**16**，80，135，**137**
　　軟骨芽細胞型――　98，**124**，129，132
　通常型髄内骨肉腫　98
　通常型軟骨肉腫　**107**，120，138

**て**
　低悪性筋線維芽細胞肉腫　**208**，265
　低悪性線維粘液性肉腫　225，**226**，249，
　　**250**，**382**
　低悪性中心型骨肉腫　**89**
　低悪性度骨内型骨肉腫　**186**，189
　低悪性度粘液線維肉腫　60
　デスモイド型線維腫症　95，**207**，264
　　腹腔外デスモイド　**223**
　　腹壁デスモイド　222，**223**
　転移性癌　319
　転移性骨腫瘍　161
　転移性小細胞癌　87
　転移性肉腫様癌　142

**と**
　動脈瘤様骨嚢腫　76，85，175，**177**，**179**
　特発性後腹膜線維症　227

**な**
　内軟骨腫症　112，**113**
　軟骨腫　103
　　内軟骨腫　23，105，**106**，110，122
　　骨膜軟骨腫　98，108，**109**，125
　軟骨肉腫　**16**，82，**83**，122，**123**，168，
　　219，338
　軟骨粘液線維腫　**119**，124，**139**，169
　軟骨芽細胞腫　82，116，**117**，127，138，
　　174，**176**
　軟部悪性ラブドイド腫瘍　**386**
　軟部巨細胞腫　258，351
　軟部筋上皮癌　338
　軟部筋上皮腫　338
　軟部血管線維腫　**241**
　軟部軟骨腫　338
　軟部肉腫のTNM病理学的分類　68

**に**
　肉腫様癌　349
　肉芽腫性炎症　320
　二次性軟骨肉腫　112，**115**，126
　乳腺型筋線維芽細胞腫　241，262，**263**
　乳頭状リンパ管内血管内皮腫　**285**
　乳幼児線維肉腫　277

**ね**
　粘液・円形細胞型脂肪肉腫　**13**
　粘液炎症性線維芽細胞肉腫　**212**，**249**
　粘液型脂肪肉腫　197，**199**，214，250，
　　269，339
　粘液癌　341
　粘液腫　246
　粘液脂肪腫　**199**
　粘液線維肉腫　36，200，**200**，**209**，215，
　　**247**，270，339，346，**347**

**は**
　白血病　159
　反応性骨形成　**114**

**ひ**
　非骨化性線維腫　137，**138**，174，**176**

皮膚線維腫　233，**235**
皮膚線維性組織球腫　**206**
非ホジキンリンパ腫　**140**
　骨原発——　157，**158**
びまん型巨細胞腫　**256**
びまん性腱鞘巨細胞腫　53
表在性肢端線維粘液腫　248
表皮嚢腫　36

### ふ
複合血管内皮腫　**286**，293
富細胞性血管腫　282
富細胞性血管線維腫　241，**242**
富細胞性シュワン細胞腫　**305**
富細胞性神経線維腫　**305**
富細胞性青色母斑　334
富細胞性皮膚線維腫　233，**235**

### へ
平滑筋腫　226，262
平滑筋肉腫　**14**，135，**137**，**209**，**261**，277，306，**315**，**352**

### ほ
房状血管腫　282
胞巣状軟部肉腫　39，**324**，**325**，**326**
ホジキンリンパ腫　143
傍骨骨軟骨異形増生　114
傍骨性骨腫　95
傍骨性骨肉腫　93，**94**，115
傍神経節腫　327
傍神経節腫様皮膚色素細胞性腫瘍　334
紡錘形細胞血管腫　**283**
紡錘形細胞脂肪腫　194，**195**，241，**242**，344
紡錘形細胞肉腫　252

### ま
末梢型軟骨肉腫　115

### み
未分化円形細胞肉腫　149，**150**
未分化大型細胞リンパ腫　350
未分化高悪性(度)多形肉腫　83，**84**，343
未分化多形肉腫　**13**，259，275，**351**，235，250，**353**
未分化肉腫　265

未分類肉腫　265

### め
明細胞肉腫　330，331

### も
網状血管内皮腫　284

### り
リウマチ結節　319
リポイド類壊死　320
隆起性皮膚線維肉腫　**14**，230，**231**，233，312
　プラーク様——　231
　色素性——　**231**
　線維肉腫様——　**232**
　粘液型——　**231**，249
良性脊索細胞腫　169，**367**
良性線維性組織球腫　138
良性末梢神経鞘腫瘍　**301**
リンパ管腫　200
リンパ形質細胞性リンパ腫　159

### る
類腱線維腫　89，137，**186**，190，224
類骨骨腫　24，**73**，137
類上皮悪性末梢神経鞘腫　321
類上皮血管腫　292，**293**
類上皮血管肉腫　**293**，321，**371**
類上皮血管内皮腫　140，**291**
類上皮肉腫　214，287，**318**
　遠位型——　**13**，317
　近位型——　**318**

中山書店の出版物に関する情報は，小社サポートページを御覧ください．
http://www.nakayamashoten.co.jp/bookss/define/support/support.html

---

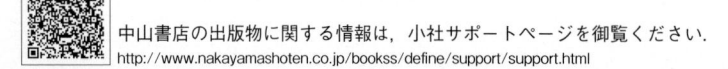

癌診療指針のための病理診断プラクティス
# 骨・軟部腫瘍
2013年12月10日　初版第1刷発行Ⓒ　　〔検印省略〕

総編集 ——— 青笹克之（あおざさかつゆき）
専門編集 ——— 小田義直（おだよしなお）
発行者 ——— 平田　直
発行所 ——— 株式会社 中山書店
　　　　　　〒113-8666 東京都文京区白山1-25-14
　　　　　　TEL 03-3813-1100（代表）　振替 00130-5-196565
　　　　　　http://www.nakayamashoten.co.jp/
DTP製作 ——— 株式会社明昌堂
印刷・製本 ——— 三報社印刷株式会社

Published by Nakayama Shoten Co.,Ltd.　　　Printed in Japan
ISBN 978-4-521-73675-4
落丁・乱丁の場合はお取り替え致します

本書の複製権・上映権・譲渡権・公衆送信権（送信可能化権を含む）は株式会社中山書店が保有します．

**JCOPY** <(社)出版者著作権管理機構 委託出版物>
本書の無断複写は著作権法上での例外を除き禁じられています．複写される場合は，そのつど事前に，(社)出版者著作権管理機構（電話03-3513-6969，FAX 03-3513-6979, e-mail: info@jcopy.or.jp）の許諾を得てください．

本書をスキャン・デジタルデータ化するなどの複製を無許諾で行う行為は，著作権法上での限られた例外（「私的使用のための複製」など）を除き著作権法違反となります．なお，大学・病院・企業などにおいて，内部的に業務上使用する目的で上記の行為を行うことは，私的使用には該当せず違法です．また私的使用のためであっても，代行業者等の第三者に依頼して使用する本人以外の者が上記の行為を行うことは違法です．